"十三五"国家重点图书出版规划

药物临床试验设计与实施丛书

临床试验数据管理学

Discipline of Data Management in Clinical Trials

主　　审　苏炳华　邵庆翔

主　　编　夏结来　黄　钦

副 主 编　刘　川　刘玉秀

编　　者（以姓氏笔画为序）

丁　力　于　浩　邓亚中　付海军　刘　川　刘玉秀

孙华龙　李　卫　李见明　何奕辉　沈　彤　宋宇飞

张　玥　张　薇　张子豹　陈　峰　陈平雁　陈朝华

郑青山　胥　煜　姚　晨　贺　佳　夏结来　徐列东

黄　钦　颜崇超　魏朝晖

编写秘书　宋宇飞

人民卫生出版社

图书在版编目（CIP）数据

临床试验数据管理学／夏结来，黄钦主编. — 北京：
人民卫生出版社，2020

（药物临床试验设计与实施丛书）

ISBN 978-7-117-29316-7

Ⅰ.①临…　Ⅱ.①夏…②黄…　Ⅲ.①临床药学-药
效试验-数据管理-研究　Ⅳ.①R969.4

中国版本图书馆 CIP 数据核字（2019）第 270214 号

| 人卫智网 | www.ipmph.com | 医学教育、学术、考试、健康，购书智慧智能综合服务平台 |
| 人卫官网 | www.pmph.com | 人卫官方资讯发布平台 |

药物临床试验设计与实施丛书

临床试验数据管理学

主　　编：夏结来　黄　钦

出版发行：人民卫生出版社（中继线 010-59780011）

地　　址：北京市朝阳区潘家园南里 19 号

邮　　编：100021

E - mail：pmph @ pmph.com

购书热线：010-59787592　010-59787584　010-65264830

印　　刷：北京盛通数码印刷有限公司

经　　销：新华书店

开　　本：787×1092　1/16　印张：36

字　　数：899 千字

版　　次：2020 年 8 月第 1 版　2023 年 11 月第 1 版第 3 次印刷

标准书号：ISBN 978-7-117-29316-7

定　　价：118.00 元

打击盗版举报电话：010-59787491　E-mail：WQ @ pmph.com

质量问题联系电话：010-59787234　E-mail：zhiliang @ pmph.com

序　言

——为《临床试验数据管理学》而作

众所周知,在药物/医疗器械的研发过程中,临床试验发挥了至关重要的作用,监管机构批准某个药物/医疗器械上市使用,主要依据该药物/医疗器械的临床试验结果对安全有效性的证实,临床试验数据是论证药物/医疗器械安全有效并获准上市的最重要实证,而良好规范的数据管理工作正是保证临床试验质量的关键。临床试验数据管理工作是注重实践的科学活动,从试验方案的设计开始,到数据采集的启动,数据入库,数据清理,直至数据库锁定,每一步过程都有相应的标准操作规程予以规范并在全面质量管理理论的指导下完成。当今时代数据采集和信息管理技术日新月异,临床试验的数据管理已经从生物统计学中逐渐分离,成为大数据时代的一门新兴学科在蓬勃发展。

在我国,医药企业的研发模式长期以研发仿制药为主,临床试验研究在认识理念、人员素质和实际操作方面与国际先进水平相较存在着一定的差距,不过随着国力的增强和科技水平的不断进步,特别是“十二五”以来国家发展战略明确提出将生物医药作为战略性新兴产业进行重点培育,将提升新药创新创制能力,加快国际化进程作为主要导向,从而大大促进了我国临床试验水平的不断提升。2015 年以来,在国务院《关于改革药品医疗器械审评审批制度的意见》(〔2015〕44 号)和中央办公厅、国务院办公厅《关于深化审评审批制度改革鼓励药品医疗器械创新的意见》(〔2017〕42 号)的指导下,国家对审评审批体制机制进行了一系列广泛深入的改革,从上市许可人制度、临床试验管理、专利链接、数据保护、药品全生命周期层面重塑了药品监管的制度框架,对药物临床评价水平和能力提出了更高的要求和目标,对临床数据管理方面也提出了与其相适应的更高监管要求。2015 年 7 月 22 日,国家食品药品监督管理总局发布《关于开展药物临床试验数据自查核查工作的公告》(〔2015〕117 号),要求所有已申报上市待审评的药品注册申请,申请人均需自行开展药物临床试验自查核查以确保药物临床试验数据真实性、可靠性及相关证据的完整性,并向总局审核查验中心提交自查报告等资料并签字承诺真实性,若自查发现数据存在真实完整性问题,可提出撤回注册申请,国家食品药品监督管理总局将对自查报告逐一进行临床试验数据核查,发现弄虚作假及时立案调查,不批准注册申请,并向社会公布调查结果。经过这次行动,国内临床试验的数据管理和数据质量水平得到了极大重视、促进和提高。2016 年,国家食品药品监督管理总局也针对性发布了《临床试验数据管理工作技术指南》《临床试验的电子数据采集技术指导原则》《药物临床试验数据管理与统计分析的计划和报告指导原则》等相关技术文件和规范性要求。

我很高兴地看到,业内一批来自学术界、工业界和监管部门的临床试验数据管理专家在2013 年已经自发组织成立了中国临床试验数据管理学组(Clinical Data Management Working Group of China,CDMC),并依托专业学会积极开展了一系列研究讨论、发表共识和教育培训活动,成果斐然,这有力地促进了国内临床试验数据管理工作的规范化。尤其重要的是,这次他们归纳总结实践经验,首次运用质量管理学的原理理论将临床试验数据的采集、处理、存储与共享作为研究对象以一门独立学科的形式予以阐释,将临床试验数据管理的实际工作和管理学相关理论进行了有机结合,具有重要的开创意义。

本书共分27章内容对临床试验的数据管理工作进行理论化、体系化的介绍,并附有实例和常用表格模版,对广大读者非常实用有益。相信本书的出版一定会对我国临床试验科学的发展产生积极和深远的影响。可以预见,随着技术进步和数据科学的发展,临床试验数据管理学必将成为临床试验相关诸学科中一门不可或缺的重要学科。同时我也希望更多的有识之士共同参与学习研究,积极努力探索,使得我国临床试验科学水平跻身国际先进和领先行列,更加蓬勃发展和兴旺发达。

十一届全国人大常委会副委员长

中国工程院院士

国家科技重大专项"重大新药创制"技术总师

桑国卫

2019 年 10 月

前 言

　　"让数据说话"是循证医学的核心思想,数据质量的高低直接影响数据证据的强度。数据是临床试验的产品,临床试验是生产数据的过程,对临床试验全过程的管理是确保数据质量的重要环节,只有高质量的数据才有高质量的临床证据。"管理出质量,质量出效益",这是一切生产活动的根本性指导方针,可以说临床试验的数据管理工作是质量管理学原理在临床试验中的具体运用,它是一门科学,也是一门管理艺术。

　　临床试验数据管理工作是注重实践的科学活动。从试验方案的形成,到临床试验数据采集的源起、数据入库、数据清理,直至数据库锁定,每一步管理过程都有相应的数据管理标准操作规程予以规范指导,但整个过程一直以来都在具体详细的工作流程和操作中完成,而未从全面质量管理的理论框架下形成科学体系的归纳和总结。随着国家监管部门、广大医学从业者和患者对临床证据质量需求的提升,临床试验数据管理的重要性日益凸显。国家的相关法规对临床试验数据质量提出了更高要求,监管部门也发布了相应的技术指导原则,在这种大背景下,我们尝试运用质量管理学的原理从理论层面和具体操作层面对临床试验数据管理的全过程进行了体系化的诠释,因此本书——《临床试验数据管理学》应运而生。

　　早在十多年前,国内生物统计学专家就参与到药品审评中心(CDE)和器械审评中心(CMDE)统计审评工作中,能够感受到当时临床试验中的数据管理是较为薄弱的环节,数据管理被简单地等同为数据录入,数据生产过程中对数据管理的投入偏低,临床试验的相关方对数据管理的重要性常常没有足够认识。低质量的数据无法产生高质量的证据,在这种数据生态下,统计审评只能是流于形式。鉴于此,CDE 的相关专家召集国内生物统计学专家和企业界多年从事临床试验数据管理的专家二十余位,于 2013 年成立了中国临床试验数据管理学组(Clinical Data Management Working Group of China,CDMC),其宗旨是积极开展临床试验数据管理相关的学术研究,讨论和解决国内临床试验数据管理实践中的关键问题并达成专家共识,宣传、发表、发布研究成果和学术共识,教育培训临床试验数据管理工作的专业人才队伍。CDMC 成立后积极开展各类学术讨论和相关培训活动,形成 5 部数据管理技术工作的专家共识,结集发表于《药学学报》,为中国临床试验数据管理水平的提升做出了应有的贡献。《临床试验数据管理学》是 CDMC 专家学术探讨和实操经验的结晶,结合了国内外管理学相关理论和临床试验实践,形成了相对完整的知识体系,将数据管理提升到了科学的层面。

　　本书共 27 章。第一章绪论介绍了临床试验数据管理的发展简史、临床试验数据管理学的形成和发展现状,以及数据管理在临床试验中的地位和基本要求等。第二章阐释了临床试验数据管理学的基本原理,是数据管理科学性的支撑,从数据质量的定义,到数据质量管理工具与标准,再到数据质量中的质量保证和质量评估诸方面做了理论梳理。第三章介绍了临床试验数据管理的法规基础和监管要求,从国际视野下看法规的重要性和对数据管理的引领作用。第四章、第五章具体介绍了临床试验数据管理的流程以及数据管理的分工和职责。第六章介绍了数据管理计划，阐明数据管理计划是由数据管理人员依据临床试验方案撰写的动态文件，一个设计良好的数据管理计划可为数据管理工作提供一个蓝图，涵盖数据管理各项具体工作。第七章讲解了病例报告表的设计及其管理，明确病例报告表设计的重要性，需从数据采集源头予以规范。第八章到第十八章分别讨论了数据核查计划、数据库的建立及其管理、数据的采集、数据的核查、数据质疑管理等具体操作流程与规范，均体现了质量管理的核心内容。第十九章介绍了临床试验医学编码，强调统一医学术语的表达以达到语义上的标准化可显著提高临床试验分析时数据的质量、时效性和可用性。第二十章介绍了数据库锁定及后续工作。第二十一章具体列出了数据管理外包服务的种类、流程与管理要求。第二十二章讨论了与数据监察委员会相关的数据管理的内涵与特点，并实例演示。第二十三章就临床试验数据管理中的项目管理做了翔实的介绍，梳理了项目管理的目标、内容、要点与有关的管理工具。第二十四章介绍了 CDISC 标准及其应用，简要概述 CDISC 标准及其在临床试验领域的作用，展望 CDISC 标准促进临床试验数据和临床医疗数据的互联互通。第二十五章、第二十六章分别介绍了临床试验计算机化系统及其验证，从电子化计算机系统的概念到系统验证逐步展开，对计算机化系统在临床试验数据采集与管理方面提出了规范化要求。最后一章按照国际标准化组织（ISO）质量管理体系要求，介绍了构建临床试验数据质量管理体系和质量评估体系的基本内容，以保证临床试验数据质量的客观性与可靠性，为临床试验结论提供科学依据。

　　本书的读者对象是所有临床试验相关人员，包括但不限于研究者、数据管理人员、试验统计师、医学和临床运营管理人员、各级监管机构的监督管理者和技术审评人员以及高等医药院校临床研究相关专业的师生。本书作为一门学科的体系化构建尚属首次，其学科理论体系、章节安排、内容深度广度等虽经学组数十次集体研讨、反复研判，仍然难免疏漏错讹，敬请广大读者提出宝贵意见和合理建议，以利于今后的进一步修订和不断完善。

　　最后，在本书付梓之际，适逢我国重新修订的《药物临床试验质量管理规范》（2020 年版 GCP）正式发布，新法规对数据质量提出了更高的要求，相信本书将为新法规理念的诠释和践行提供较为全面的有力技术指导。

夏结来　黄　钦

2020 年 2 月

缩略词汇表

英文缩写	英文全称	中文译名
aCRF	annotated case report form	注释病例报告表
ADaM	analysis dataset model	分析数据模型
ADR	adverse drug reaction	药物不良反应
AERS	adverse event reporting system	不良事件报告系统
ARR	attributable risk ratio	归因风险度
ATC	anatomical therapeutic chemical	解剖治疗化学分类
CAPA	corrective and preventive actions	纠正和预防措施
CDA	clinical document architecture	临床文档架构
CDASH	clinical data acquisition standards harmonization	临床数据获取协调标准
CDE	Center for Drug Evaluation	药品审评中心
CDEs	common data elements	通用数据元素
CDISC	Clinical Data Interchange Standards Consortium	临床数据交换标准协会
CDM	clinical data management	临床数据管理
CDMC	Clinical Data Management Working Group of China	中国临床试验数据管理学组
CDMS	clinical data management system	临床数据管理系统
CFDA	China Food and Drug Administration	国家食品药品监督管理总局
CFR	Code of Federal Regulations	美国联邦法规
CIM	common information model	公共信息模型
CIS	clinical information system	临床信息系统
CRA	clinical research associate	临床监查员
CRC	clinical research coordinator	临床研究协调员
CRF	case report form	病例报告表
CRO	contract research organization	合同研究组织
CSR	clinical study report	临床研究报告
CT	controlled terminology	受控术语
CTD	common technical documents	通用技术文档

英文缩写	英文全称	中文译名
CTMS	clinical trial management system	临床试验项目管理系统
DBL	database lock	数据库锁定
DCF	data clarification form	数据澄清表
DM	data manager	数据管理人员
DMC	Data Monitoring Committee	数据监察委员会
DMP	data management plan	数据管理计划
DMR	data management report	数据管理报告
DSMB/DSMC	Data and Safety Monitoring Board/Committee	数据与安全监察委员会
DSUR	development safety updated report	研发期间安全性更新报告
DVP	data validation plan	数据核查计划
eCRF	electronic case report form	电子病例报告表
eCTD	electronic common technique documents	电子通用技术文档
EDC	electronic data capture	电子数据采集
eDiary	electronic diary	电子日记
EHR/EMR	electronic health/medical record	电子健康/医疗档案
EMA	European Medicines Agency	欧洲药品管理局
ePRO	electronic patient reported outcome	电子患者自报结果
ESTRI	electronic standards for the transmission of regulatory information	监管信息传输电子化标准
FDA	Food and Drug Administration	美国食品药品管理局
GCDMP	Good Clinical Data Management Practice	《临床数据质量管理规范》
GCP	Good Clinical Practice	《临床试验质量管理规范》
GLP	Good Laboratory Practice	《实验室质量管理规范》
GMP	Good Manufacture Practice	《药品生产质量管理规范》
HIPPA	Health Insurance Portability and Accountability Act	健康保险携带和责任法案
HIS	hospital information systems	医院信息系统
HLGT	high level group term	高位组语
HLT	high level term	高位语

英文缩写	英文全称	中文译名
IB	investigational brochure	研究者手册
ICD	International Classification of Diseases	《国际疾病分类》
ICH	International Council for Harmonisation of Technical Requirements for Pharmaceuticals for Human Use	国际人用药物注册技术要求协调会
ICSR	individual case safety reports	个例药品不良反应报告
iDMC	Independent Data Monitoring Committee	独立数据监察委员会
IEC	Independent Ethics Committee	伦理委员会
IIT	investigator initiative trial	研究者发起的临床试验
IQ	installation qualification	安装确认
ISO	International Organization for Standardization	国际标准化组织
IVRS/IWRS	interactive voice/website response system	交互式语音/网络应答系统
KPI	key performance index	主要绩效指标
LAB	laboratory data model	实验室数据模型
LIMS	laboratory information management system	实验室信息管理系统
LLT	lowest level term	低位语
LOINC	logic observation identifiers names and codes	观测指标标识符逻辑命名与编码系统
MAH	market authorization holder	上市许可持有人
MedDRA	medical dictionary for regulatory activities	《监管活动医学词典》
MVP	master validation plan	主验证计划
NMPA	National Medical Products Administration	国家药品监督管理局
ODM	operational data model	操作数据模型
OQ	operational qualification	运行确认
PACS	picture archiving & communication system	医学影像存档和通信系统
PBRER	periodic benefit-risk evaluation report	定期效益-风险评价报告
PD	protocol deviation	方案偏离
PDC	paper-based data capture	纸质数据采集
PHI	protected health information	敏感个人健康信息

续表

英文缩写	英文全称	中文译名
PMDA	Pharmaceutical and Medical Devices Agency	日本药品及医疗器械管理局
PQ	performance qualification	性能确认
PRM	protocol representation model	方案呈显模型
PRO	patient report outcomes	患者自报结果
PSUR	periodic safety updated report	定期安全性更新报告
PT	preferred term	首选术语
PV	pharmacovigilance	药物警戒
QA	quality assurance	质量保证
QC	quality control	质量控制
QMS	quality management system	质量管理体系
QOL	quality of life	生活质量
RACI	responsible accountable consulted informed chart	临床试验责任分配表
RBM	risk-based monitoring	基于风险的监查
RMP	risk management plan	风险管理计划
RTSM	randomization and trial supply management	随机化与药物供应管理
SAE	serious adverse event	严重不良事件
SAP	statistical analysis plan	统计分析计划
SCDM	Society for Clinical Data Management	美国临床试验数据管理学会
SCS	system configuration specification	系统配置技术参数
SDLC	system development life cycle	系统开发生命周期
SDTM	study data tabulation model	研究数据列表模型
SDV	source document verification	源文件核查
SEC	self-evident correction	自明性错误修正
SMQ	standardized MedDRA queries	标准 MedDRA 查询
SOC	system organ class	系统器官分类
SOP	standard operating procedure	标准操作规程
TMF	trial master file	临床试验主文档
TQM	total quality management	全面质量管理

英文缩写	英文全称	中文译名
UAT	user acceptance testing	用户接受测试
UMC	Uppsala Monitoring Centre	乌普萨拉监测中心
WHO	World Health Organization	世界卫生组织
WHO-DD	WHO-Drug Dictionary	世界卫生组织药物词典
WHO-DDE	WHO-Drug Dictionary enhanced	世界卫生组织药物词典增强版
WHO-HD	WHO-Herbal Dictionary	世界卫生组织草药词典

目 录

第一章

绪　　论

　　大数据时代已经来临,并逐渐渗透到各个行业领域之中。人们在借助数据认识世界、改造世界的历史长河中,透过繁杂的数据从感性认识、理性抽象到循证决策,都必须以高质量的数据作为前提,古往今来概莫例外。循证医学是当代医学的基本理念,一切证据来源于医学实践中产生的数据,高级别的证据来源于高质量的数据。临床试验数据的生产和其他的人类生产活动一样,唯有良好的管理才是高质量产出的基础。随着人们对健康需求的不断提升,医药事业蓬勃发展,临床试验快速进步,数据管理的重要性日益凸显,数据管理科学的学科特征逐渐显现,临床试验数据管理学作为一门专业学科已经基本形成。

第一节　数据管理工作及其沿革

　　数据,自古就有,人口普查、卫生健康、农业统计、军事战争、政治计算……数据虽小,只要管理到位、应用得当,则有助于治国安邦。对数据的理解和掌握是人类文明进步的标志,尊重事实、管好数据、用数据说话应成为大众的共同追求。

一、数据管理历史回溯

　　"事大,大结其绳;事小,小结其绳;结之多少,随物众寡。"上古时代尚无文字,结绳以记事。可见数据管理的思想在远古时代已经萌芽。文字出现后,"后世圣人易结绳以书契,百官以治,万民以察",将数据管理的重要性提高到国家治理的高度。周宣王料民,登万民之数,异其男女、生卒,三年大数民之众寡,大大提高了国家的治理能力。

　　世界的文明史,也是一部数据记载、管理的历史,数千年来都是通过手工记录各类数据于不同的媒介,如上古的岩画、印加与古埃及的石刻、殷商时期的甲骨、死海的羊皮卷、秦汉的竹简以及后来的纸张。历史的钩沉,虚虚实实,很多记载无据可考。

　　传统意义上的"数据",是指"有根据的数字"。数字之所以产生,是因为人类在实践中发现,仅仅用语言、文字和图形来描述这个世界是不精确的,也是远远不够的。人类的一切生产、交换活动,可以说都是以数据为基础展开的,例如度量衡、货币的背后都是数据,它们的发明和出现,都极大地推动了人类文明的进步。

　　数据最早来源于测量,所谓"有根据的数字",是指数据是对客观世界测量结果的记录,而不是随意产生的。就此而言,数据之于科学的重要性,就像语言之于文学、音符之于音乐、颜色之于美术一样,离开数据,就没有科学可言。

除了测量,新数据还可以由老数据经计算衍生而来。传统意义上的数据和信息、知识也是完全不同的概念,数据是信息的载体,信息是有背景的数据,而知识是经过人类的归纳和整理,最终呈现规律的信息。某种意义上可以说,数据是一切知识形成的源头。

笼统地说,数据管理系指对数据进行采集、分类、组织、编码、存储、检索和维护的系列性工作,以及保证数据质量所采取的各种方法、措施的总和。

二、现代数据管理

如今,基于数据证据的科学逐渐成为当代文明的主流趋势,数据管理的重要性愈显重要。现代数据管理的观念诞生于 20 世纪 50 年代。其发展可以大体归为三个阶段:人工管理、文件系统和数据库管理系统。

(一) 人工管理

1946 年 2 月 15 日,世界第一台电子计算机"埃尼阿克"(ENIAC)在美国研制成功。计算机的问世,为现代数据管理开启了新阶段。这一阶段(20 世纪 50 年代中期以前)计算机主要用于科学计算。外部存储器只有磁带、卡片和纸带等,还没有磁盘等直接存取的存储设备。只有汇编语言方面的软件,尚无数据管理方面的软件。数据处理方式基本是批处理。

这个阶段人工管理成分较重,有如下几个特点:①数据不保存。只是在计算某一课题时将数据输入,用完即退出。②数据不独立。数据是作为输入程序的组成部分,即程序和数据是一个不可分割的整体,数据脱离了相应的程序就失去了存在的价值,数据没有独立的属性。③数据不共享。数据是面向应用的,一组数据对应一个程序,不同应用的数据之间相互独立、彼此无关的,即使两个不同应用涉及相同的数据,也必须各自定义,无法相互利用、相互参照。数据不但高度冗余,而且不能共享。④由应用程序管理数据。数据没有专门的软件进行管理,需要应用程序自己进行管理,应用程序中要规定数据的逻辑结构和设计物理结构(包括存储结构、存取方法等),因此程序员负担很重。

(二) 文件系统

在这一阶段(20 世纪 50 年代后期至 60 年代中期)计算机不仅用于科学计算,还应用于信息管理方面。随着数据量的增加,数据的存储、检索和维护问题成为紧迫的需要,数据结构和数据管理技术迅速发展起来。此时,外部存储器已有了磁盘、磁鼓等直接存取的存储设备。软件领域出现了操作系统和高级软件。操作系统中的文件系统是专门管理外存的数据管理软件,文件是操作系统管理的重要资源之一。数据处理方式有批处理,也有联机实时处理。

这个阶段的数据管理特点有:①数据以"文件"形式可长期保存在外部存储器的磁盘上。由于计算机的应用转向信息管理,因此对文件要进行大量的查询、修改和插入等操作。②数据的逻辑结构与物理结构有了区别,但比较简单。程序与数据之间具有"设备独立性",即程序只需用文件名就可与数据打交道,不必关心数据的物理位置。由操作系统的文件系统提供存取(读/写)方法。③文件组织已多样化。有索引文件、链接文件和直接存取文件等。但文件之间相互独立、缺乏联系。数据之间的联系要通过程序去构造。④数据不再属于某个特定的程序,可以重复使用,即数据面向应用。但是文件结构的设计仍然是基于特定的用途,程序基于特定的物理结构和存取方法,因此程序与数据结构之间的依赖关系并未根本改变。⑤对数据的操作以记录为单位。这是由于文件中只存储数据,不存储文件记录的结构描述信息。文件的建立、存取、查询、插入、删除、修改等所有操作,都要用程序来实现。

随着数据管理规模的扩大,数据量急剧增加,文件系统显露出缺陷:①数据冗余。由于文件之间缺乏联系,造成每个应用程序都有对应的文件,有可能同样的数据在多个文件中重复存储。②不一致性。这往往是由数据冗余造成的,在进行更新操作时,稍不谨慎,就可能使同样的数据在不同的文件中不一样。③数据联系差。这是由于文件之间相互独立,缺乏联系造成的。

文件系统阶段是数据管理技术发展中的一个重要阶段。在这一阶段中,得到充分发展的数据结构和算法丰富了计算机科学,为数据管理技术的进一步发展打下了基础,时至今日仍是计算机软件科学的重要基础。

(三) 数据库管理系统

这一阶段(20 年代 60 年代后期),数据管理技术进入数据库系统阶段。数据库系统克服了文件系统的缺陷,提供了对数据更高级、更有效的管理。这个阶段的程序和数据的联系通过数据库管理系统(DBMS)来实现,如图 1-1 所示。

概括起来,数据库系统阶段的数据管理具有以下特点:①采用数据模型表示复杂的数据结构。数据模型不仅描述数据本身的特征,还要描述数据之间的联系,这种联系通过存取路径实现。通过所有存取路径表示自然的数据联系是数据库与传统文件的根本区别。这样,数据不再面向特定的某个或多个应用,而是面向整个应用系统。数据冗余明显减少,实现了数据共享。②有较高的数据独立性。数据的逻辑结构与物理结构之间的差别可以很大。用户以简单的逻辑结构操作数据而无须考虑数据的物理结构。数据库的结构分成用户的局部逻辑结构、数据库的整体逻辑结构和物理结构三级。用户(应用程序或终端用户)的数据和外存中的数据之间转换由数据库管理系统实现。③数据库系统为用户提供了方便的用户接口。用户可以使用查询语言或终

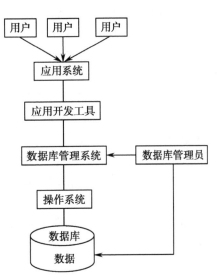

图 1-1 数据库管理系统(DBMS)示意图

端命令操作数据库,也可以用程序方式(如用 C 一类高级语言和数据库语言联合编制的程序)操作数据库。④数据库系统提供了数据控制功能。例如,对数据库的并发控制、数据库的恢复、数据完整性保持、数据安全性保证等。⑤增加了系统的灵活性。对数据的操作不一定以记录为单位,可以以数据项为单位。

经过以上三个阶段的发展,不难发现,当代数据管理就是利用计算机硬件和软件技术对数据进行有效的收集、存储、处理和应用的过程。随着信息技术的快速发展,数据管理的理念和技术正在发生深刻的变化,例如云数据管理、人工智能等技术已得到应用,必将为数据管理提供更大的发展空间,也必将为构建数据管理学的学科体系提供强大的技术支撑。

第二节 临床试验数据管理学的形成和发展

新的药物、疫苗、医疗器械以及各种医学干预措施的有效性和安全性证据通常来源于临床试验。临床试验的数据质量往往是决定证据质量的关键因素,而数据质量的保证是靠数

据管理工作实现的。临床试验的数据管理工作包括源数据的录入、传送和/或转换衍生后进入临床试验数据库等,自然涉及数据库创建、数据输入、审查、编码、编辑、质量控制、数据库锁定等内容。

从概念上区分,我们可以把数据管理的具体工作理解为一种专业性的实践活动,而数据管理学则是以数据管理工作为研究内容的,具有较为完整理论体系的学科门类。

从目前临床试验数据管理工作的实践和发展现状来看,临床试验数据管理学作为一门独立学科的雏形已经形成。

从监管科学方面看,为了确保临床试验结果的真实完整、准确可靠,国际社会和世界各国都纷纷出台了一系列的法规要求、技术指南和指导原则,用以规范临床试验数据管理的全流程。例如,2012 年我国国家食品药品监督管理局(SFDA)药品审评中心(Center for Drug Evaluation,CDE)起草了《临床试验数据管理工作技术指南》,2016 年更新修订后正式发布执行,同时还发布了《临床试验的电子数据采集技术指导原则》;美国食品药品管理局(Food and Drug Administration,FDA)2003 年发布了关于电子记录和电子签名的要求,2007 年出台了《临床试验中使用的计算机化系统指导原则》等。

在学术界,有关临床试验数据管理的国内外学术交流和合作活动一直蓬勃发展,2013 年 8 月 14 日,为提升和规范我国临床试验的数据管理水平,学术界、工业界和监管部门的临床试验数据管理专家、生物统计专家 20 余人自发组织成立了中国临床试验数据管理学组(Clinical Data Management Working Group of China,CDMC),挂靠归属于中国卫生信息学会统计理论与方法专业委员会。其宗旨是:积极开展临床试验数据管理相关的学术研究,讨论和解决国内临床试验数据管理实践中的关键问题,并达成专家共识;宣传、发表、发布研究成果和学术共识;教育培训临床试验数据管理工作的专业人才队伍,促进临床试验数据管理学这一新兴学科的发展壮大。CDMC 成立至今,共发表 5 部专家共识,连续举办 6 届临床试验数据管理学术年会,同时联合临床数据交换标准协会(Clinical Data Interchange Standards Consortium,CDISC)中国协调委员会在业界开展了十数次免费的 CDISC 临床数据标准培训活动,有力推动了临床试验数据管理学的学科建设,对行业的发展产生了深远影响。从世界范围看,美国临床试验数据管理学会(Society for Clinical Data Management,SCDM)也编写发布了《临床数据质量管理规范》(Good Clinical Data Management Practice,GCDMP)并定期进行更新。这些文件为注册临床试验的数据管理工作提出了具体要求,为每个关键环节规定了相应操作的最低标准和最高规范,为临床试验中数据管理工作的实际操作提供了详细的技术指导。

随着临床试验需求的提升,临床试验数据管理的人才队伍建设逐渐受到重视。一些医药院校和企业联合,组织专家编写临床试验数据管理培训教材并交流教学经验,在国内开展了师资骨干培训,为生物统计专业学生开设了数据管理课程。在我国的各类继续医学教育活动中,组织方已经将数据管理作为专题内容,每年也有专门举办的临床试验数据管理培训班,这为我国数据管理从业人员提供了不断进步的平台。

在企业界和临床试验机构,随着医药研发的行业发展,不少大型制药企业和医院已专门设立数据管理和统计部门,一些专门从事新药研发和临床研究数据管理和统计分析业务的合同研究组织(contract research organization,CRO)也在快速成长。从事数据管理的专业人员不断成长和涌现,数据管理人员(data manager,DM)已经成为重要的工作岗位。这些专业人员在临床试验数据管理全生命周期中发挥出越来越重要的职能和作用。

社会学一般认为,一门学科的形成有两个方面的标志:一方面是较为成熟的理论和知识体系,即所谓"内在建制";另一方面是专门的学会、研究机构、大学院系及专门刊物/出版物等,即所谓"外在建制"。内在建制是学科知识的系统建构,外在建制是其社会存在和影响的建构。置身于临床试验数据管理实践,我们深切感到数据管理应用于临床试验的学科特征日益凸显:首先以质量管理学的理论体系,以监管机构的政策和法规要求、技术指南/指导原则为基石形成了其坚实的"内在建制",而"外在建制"表现在国际国内的专业性学会定期举办的学术团体活动、形成发表的行业专家共识/专著、大学课程教育计划以及开展的社会培训活动等方面,形成了广泛深远的社会及行业影响。因此在这里,我们首次提出"临床试验数据管理学"(discipline of data management in clinical trials)这门学科的定义,即,临床试验数据管理学是以临床试验数据的采集、处理(如核查、清理和质疑)、存储和共享为研究对象,运用质量管理理论和原理研究如何提高管理水平、提升数据质量、保证数据真实性、完整性和合规性的方法措施的一门科学。

如上所述,临床试验数据管理学是在临床试验的数据管理工作实践中逐渐形成的,更需要在临床试验的实践活动中不断发展、成熟和完善。可以预见,随着技术进步和数据科学(data science)的发展,临床试验数据管理学必将成为与临床试验相关的诸多学科中一门不可或缺的重要学科。

第三节　临床试验的数据质量标准

数据质量是保证数据应用的基础。对数据质量进行评估一直都是数据管理工作的重要内容,但质量评估的标准只是近年来才逐步得以统一和明确的。

一般而言,人们主要从完整性、一致性、准确性和及时性四个方面评估数据质量。

一、完整性

完整性(integrity)指的是数据信息是否存在缺失的状况以及是否存在说明性数据,如数据核查轨迹、元数据。数据缺失的情况可能是整个数据记录缺失,也可能是数据中某个字段信息的记录缺失。不完整的数据所能借鉴的价值就会大大降低,也是数据质量最为基础的一项评估标准。

数据质量的完整性是描述数据客观存在的逻辑体系,比较容易评估,例如记录了患者的合并用药,但没有记录使用剂量、使用时间等则属于不完整。

Integrity 不仅仅是"完整"的意思,还有一层含义即"真实"。数据完整性对数据提出的要求包含更多的内容:所有的数据都被保存并可用;数据准确,错误或者修订都要有书面记录;记录的所有内容与其发生的时间顺序一致;记录在活动发生的同时进行;保存原始数据,采用机器打印资料或者经确认的复印件;数据清晰易读;能追踪到进行操作的人;应保存在经批准的媒体上(纸质或电子);要有规定的保存周期,并且可供稽查和检查使用。

数据完整性已经成为数据核查的重点。

二、一致性

数据质量的一致性(conformance)主要体现在数据记录的规范和数据是否符合逻辑。如前列腺疾病患者的性别应该是男性。记录规范的一致性主要体现在:概念的一致性,如肝损伤的概念必须是统一的;值域的一致性,身高是以米为单位还是以厘米为单位;格式的一致

5

性,如性别是文本格式还是数值格式;拓扑关系的一致性,如育龄妇女参与临床试验应该有尿妊娠检查结果。

三、准确性

准确性(accurate)是指数据记录的信息是否存在异常或错误。区别于一致性的是,存在准确性问题的数据不仅仅只是规则上的不一致。最为常见的数据准确性错误就如乱码。其次,异常的大或者小的数据也是不符合条件的数据。

数据质量的准确性可能存在于个别记录,也可能存在于整个数据集,例如数量级的记录错误。这类错误则可以使用最大值和最小值的统计量去审核。

四、及时性

及时性(timeliness)是指数据从产生到可以查看的时间间隔,也叫数据的延时时长。及时性对于数据分析本身要求并不高,但如果数据分析周期加上数据建立的时间过长,就可能导致分析得出的结论失去了借鉴意义。

近年来,学术界和监管机构对数据质量的评估标准逐渐统一,形成行业共同遵循的标准。良好的数据质量应该达到如下要求:溯源性(attributable)、易读性(legible)、同时性(contemporaneous)、原始性(original)和准确性(accurate)。另外还可以附加更多的质量属性要求,例如完整性(complete)、一致性(consistent)、持久性(enduring)和可获得性(available),形成ALCOA+CCEA标准,或称为ALCOA+标准,将在第三章中对该标准予以进一步详细介绍。

第四节　临床试验数据管理与监管科学

众所周知,药品的研发除了受科学技术进步的影响外,政府监管机构的政策和法规要求对其有着决定性的影响。政府监管机构对公众用药的安全有效负有义不容辞的把关保护职责,同时还要制定相关政策和规则促进医药产品的创新研制和供应,保障公众用药的可获得和可支付以促进公众健康。因此,临床试验除了伦理性、科学性的特征外,还具有规制性。监管机构对新药上市实行注册审批制,同时对试验过程进行监管,要求其符合《临床试验质量管理规范》(Good Clinical Practice,GCP)要求,对论证药品安全有效最重要证据的临床试验数据和结果要求达到真实完整、准确可靠,并由此在监管科学的发展中形成了一系列的方法措施和工具体系,主要分为3类:法规要求、行业共识和技术指南;现场核查行动及其后续措施(如警告信、叫停试验、处罚);试验数据和结果的审评。

一、制定和发布监管法规和技术指南,指导和规范数据管理操作

《国际人用药物注册技术要求协调会临床试验质量管理规范》(ICH-GCP)作为临床试验的行业共识成为全球遵循的共同要求,虽没有专门的章节阐述临床试验数据管理的要求,但是它对临床试验开展过程中的研究者、申办方的职责以及试验方案、随机化过程的记录、数据核查等都直接或间接地提出了原则性的规定,以保证整个临床试验过程中获得的各类数据信息真实可信、准确可靠。各国的监管机构都以此为总纲,起草和制定了较为细化具体的操作层面的技术指南。

以美国为例,1997年美国联邦法规第21标题下的第11部分(21 CFR Part 11),对临床试验数

据的电子记录和电子签名进行了明确规定和要求。美国 FDA 据此于 2003 年 8 月发布了相应的技术指导原则,对 Part 11 的规定作了具体阐释。1999 年 4 月 FDA 颁布"临床试验中采用计算机系统的指导原则"(Guidance for Industry:Computerized Systems Used in Clinical Investigations),对计算机系统的特征、验证、电子病例报告表(electronic case report form,eCRF)、稽查轨迹,以及文件记录的复制等作了明确的定义,成为了临床试验中计算机系统开发的基本参照标准。2007 年 5 月又更新该指导原则,从多个方面做出指导,包括临床研究方案、标准操作程序、原始文件及其保存、内部安全、外部安全维护、其他系统特征以及人员培训等。

2003 年 9 月 FDA 发布了"临床研究中的电子源数据"(Electronic Source Data in Clinical Investigations),本指南从电子源数据的获取和识别、数据修改和校正、数据审查、记录保存以及权限管理方面对电子源数据的管理做出了详细的说明,其目的是保证从电子源数据到电子递交数据的可靠性、完整性和可追溯性。

关于国际权威监管机构制定和发布的有关临床数据的政策法规和技术指南的详细总结和介绍参见本书第三章。总之,这些试验数据管理法规和技术指导原则涵盖了从临床数据的管理系统、软件认证、数据的采集、存档、签名、申报、源数据等方面,规定了临床数据管理的基本原则和操作规范,从而有力地促进了临床研究中数据质量和管理水平的提升,对全球临床试验数据管理规范要求和标准都有着深远的影响。

在我国,长期以来医药企业的药品研发模式以仿制药为主,多倚重药学研究,临床数据管理的监管要求是随着近年来新药临床试验的需求不断提高和技术进步发展完善起来的。从历史发展和法规要求沿革来看,从 1985 年 7 月我国首部《药品管理法》开始实施算起至 1999 年,期间的药品临床研究不规范,没有 GCP 要求;1999 年起至 2003 年,《新药审批办法》和 GCP 进一步细化规范了试验分期,同时明确要求执行 GCP;2003 年至 2005 年期间修订和完善了 GCP 要求;2005 年至 2007 年颁布实施"生物统计学指导原则""临床研究报告结构和内容"等多个临床方面技术指导原则;2007 年修订的《药品注册管理办法》明确要求提交临床数据库,同时尝试进行了临床真实性现场核查。

2013 年 CDE 开始起草《规范药物临床试验数据管理工作的实施方案》,2015 年 7 月 22 日,CFDA 就数据质量和真实完整性的要求进一步提高,发布了要求药企对申报临床试验数据质量自查核查的 117 号公告,以此作为审评审批的前提和基础。同时也启动我国《药物临床试验质量管理规范》的新一轮修订,增加了临床试验的电子数据管理系统应经过验证、应有相应的标准操作规程保证电子数据形成过程的可靠性、数据修改应留有稽查轨迹的内容。2016 年 7 月 CFDA 正式发布《临床试验数据管理工作技术指南》,充分借鉴国际相关通用规范和技术指南,并结合当时现状,对数据管理相关人员的职责、资质和培训、质量管理体系的要求、试验数据的标准化、数据管理工作的职责分工、数据质量的保障及评估、安全性数据及严重不良事件报告等方面做出了较详细的阐述。此外,同年还发布了《临床试验的电子数据采集技术指导原则》对临床试验的电子数据采集(EDC)系统的构架要求和管理规范给出了明确的监管标准,以及《临床试验数据管理与统计分析的计划和报告指导原则》,对临床试验数据管理的计划制订和工作总结做出了规范要求。

由此,一改我国长期以来缺乏系统性的具体操作层面技术指导性文件的被动局面,使得监管层面的规范要求得以具体明确和体系化。虽然与欧美规范相比较,相关数据质量和管理的配套技术指南和规范还需进一步补充和完善,特别是对提交数据的格式标准等,但 2018 年我国药监局已经正式成为国际人用药物注册技术要求协调会(International Council for

Harmonisation of Technical Requirements for Pharmaceuticals for Human Use, ICH)成员之一,从目前的喜人现状和发展形势可以预见,通过监管机构和业内专业人员的共同努力,我国的临床试验数据质量及其管理水平达到国际先进标准应指日可待。

二、开展临床试验现场核查/检查,实施过程监管和预防纠错

临床试验进行过程中或试验完成后药品申报上市注册时,监管机构通常会派出人员对临床试验现场(研究者、CRO、试验机构或伦理委员会)进行 GCP 相关法规、指南遵循情况的检查,称作合规性核查/检查(inspection),以考核试验质量和临床试验数据的完整性、准确性和真实性,以及保障受试者的权益与安全。这种核查/检查可分为常规和有因两类,常规检查(routine inspection)通常针对申请人提交的临床试验数据进行的现场检查,以确定数据的准确性及可靠性;有因检查(for-cause inspection)主要针对技术审评部门对药物临床试验申报资料和数据产生的质疑,或受试者权益及安全性的相关问题,也包括来自相关人员的投诉举报等进行的现场检查,我国也称为飞行检查。

对于试验现场核查/检查中发现的问题,监管机构通常根据情况性质的不同而采取针对性的措施,如美国 FDA 在现场核查后会给被检方反馈检查报告,可有 3 种结果:①不采取行动;②自愿采取纠正行动;③监管机构采取行动。在欧盟,现场核查发现的缺陷分为重大缺陷、主要缺陷及次要缺陷。而美国 FDA 在处罚方面也是方式多样,轻重程度不同,包括:警告信;叫停临床试验;不予批准申请/不予注册;撤回已批准申请;不接受临床试验中心数据;将研究机构列入黑名单(black list)方式公布,暂停或永久终止研究者资格和情节严重者罚款或起诉入狱等方式。

近年来,我国更是有力加强了临床现场的核查工作,2015 年 7 月 22 日,CFDA 发布了《关于开展药物临床试验数据自查核查工作的公告(2015 年 117 号文)》,要求所有已申报上市待审评的药品注册申请,申请人均需自行开展药物临床试验检查核查以确保药物临床试验数据真实性、可靠性及相关证据的完整性,并向 CFDA 审核查验中心提交自查报告等资料并签字承诺真实性,若自查发现数据存在真实完整性问题,可提出撤回注册申请,CFDA 将对自查报告逐一进行临床试验数据核查,发现弄虚作假及时立案调查,不批准注册申请,并向社会公布调查结果。这一事件即所谓的"722 风暴",截至 2017 年 6 月底,CFDA 共发布了 7 期公告,涉及对 2 033 个已申报生产或进口的待审药品注册申请开展的药物临床试验数据核查。其中,申请人主动撤回的注册申请 1 316 个(占 64.7%),申请减免临床试验等不需要核查的注册申请 258 个(占 12.7%),共派出检查组 185 个,组织检查员 1 635 人次,对 313 个已提交自查资料的药品注册申请进行了临床试验数据现场核查,有 38 个注册申请的临床试验数据涉嫌数据造假,对其中 30 个注册申请做出不予批准的决定,并对涉嫌数据造假的 11 个临床试验机构及 CRO 予以立案调查。经过这次行动,使得我国临床试验的数据质量得到极大的提升和规范。

综上,监管机构通过不断改进方式加强过程监管,在很大程度上能够保证药物临床试验过程规范、数据结果可靠、受试者的权益安全得到保障,对临床试验的过程监管成为保证药物临床试验质量的重要措施。

三、试验数据的质量评价是技术审评的重要内容和审评决策的关键前提

一般而言,用于支持药品上市的安全性、有效性数据主要来源于关键的Ⅲ期临床试验,

这是监管机构批准新药上市的主要科学依据。数据质量的好坏直接影响了审评效率高低、结果能否重现、结论推断是否可信正确的判定。以质量差的数据进行的统计分析,其结果意义有限甚至导致结论和审评决策的错误。

因此,良好质量的临床数据是审评决策的首要基础,而申请人能否提供可溯源的、真实完整、准确可靠的高质量数据和记录,则取决于数据管理工作是否规范化,这又将直接影响对新药安全性和有效性的客观技术评价,审评中对数据质量的审评则是结合临床现场核查报告、试验总结报告、试验的数据管理计划和总结等关键资料对试验数据库进行核查,通过构建和完善评价数据质量的方法学及指标体系,有效发现涉及数据真实性、可溯源性、可靠性、完整性以及科学性的问题。

第五节 临床试验数据管理学与生物统计学的关系

脱离了实际数据的统计学是数学,数据科学的核心是统计学,数据管理的目的是确保临床试验中所得到数据的可靠性、完整性、准确性以及能真实地再现受试者的基本信息,在此基础上运用统计学获得科学结论。临床试验数据管理和统计虽然在临床试验中的分工和职责不同,但在工作中相辅相成,密不可分。

一、数据管理的重要作用和地位

随着临床试验趋于规范化,生物统计学与临床数据管理学的紧密联系和相互合作越来越为重要。ICH E9 和我国生物统计学指导原则中均明确指出,生物统计人员应该自始至终参与到临床试验的整个过程。生物统计学的作用不仅仅是等所有数据收集后,才开始统计分析,而是要渗透到临床试验的各个环节,从试验设计、病例报告表 CRF/eCRF 的设计、数据收集、数据核查清理、统计分析直至最后的临床试验总结报告的撰写,都离不开生物统计学。

临床数据管理在确保临床试验中所得到数据的可靠性、完整性、准确性的同时,还必须了解生物统计学需求,使被统计分析的数据是可用的,易于被分析的。所以在数据的采集、核查和清理的过程中,就需要有生物统计人员的密切参与。数据是临床试验的核心价值所在,生物统计人员应该充分认识到对药物的安全性和有效性而言,数据真实可靠性的重要性。一个理想的临床试验必须做到:毫无瑕疵的试验设计,无可挑剔的严格实施,完善可控的质量管理,没有争议的结果分析和可接受的风险效益比。

为了达到这一要求,临床试验从设计到实施,从分析到总结,都必须有严格的质量控制(quality control,QC)。尤其是 2015 年 7 月 22 日 CFDA 发布的 117 号公告要求所有已申报并在总局待审的药品注册申请人,均须按照《药物临床试验质量管理规范》等相关要求,对照临床试验方案,对已申报生产或进口的待审药品注册申请药物临床试验情况开展自查,确保临床试验数据真实、可靠,相关证据保存完整。这反映了监管的要求已经从只是注重统计结果,向临床试验全过程监督的转变。GCP 要求质量控制应适用于数据处理的每个阶段,以确保所有的数据是可信的,并已正确处理,而数据管理中的质量控制离不开生物统计学思维和方法。生物统计学的提前介入,或者说将生物统计学思维应用到数据管理的各个步骤中,通过规范的数据管理和严格的质量控制可使数据在采集、录入、核查、锁定、导出的各个环节减少犯错的概率,以保证临床数据的质量,进而可为统计分析提供真实可靠的数据。

二、数据采集的统计学考虑

完善的、界面友好的 CRF/eCRF 设计,为数据的正确录入提供了方便。无论是纸质的病例报告表(case report form,CRF),还是电子 CRF 的设计,都必须要满足试验方案、统计分析的设计要求以及临床试验的操作要求,以方便采集的临床试验数据准确地转录/录入到 CRF/eCRF 上,同时数据应能快速准确地被处理、分析及解释。

(一) 必须完整、准确地采集研究方案所要求的数据

没有记录的事情就只能认为是没有发生过,这已经是管理者的共识,但是只有满足试验设计的统计分析要求、采用国际通用的标准化的数据结构、完整准确的数据集才可以保障准确的统计分析和科学的临床试验评价。

CRF 设计时应该根据试验方案需要全面理解试验方案的设计,根据临床试验要求和统计分析的需求来考虑该临床试验的数据类型、源数据的产生方式,怎样去采集、录入、导入以及后续的临床数据的整合清理步骤。事实上,在临床试验的实践中,经常会有这种情况的发生,统计分析时需要的数据没有被收集,或者统计人员需要在统计分析前做大量的数据处理工作。

统计分析计划对临床试验中不同数据的阐述,关键数据的用途及其在统计分析的时间点,对于设计病例报告表以及构建临床数据库有着重要的参考意义。在保证数据采集的完整性的同时,需要根据统计分析计划书来进行数据变量的选择,注释 CRF 的标记,关注数据结构的相互关系以构建元数据和分析数据集。数据管理人员应该尽量避免临床数据的重复采集,明确区分临床试验中需要录入 CRF 的数据和直接导入数据库/仓库的数据,提前考虑临床数据整合的顺畅,为研究者提供清晰的病例报告表填写指南并且帮助参与试验的研究者了解数据采集过程,加深对病例报告表与试验方案的契合的理解以方便研究者执行试验方案。

应用 CDISC 数据标准,在同一药品及其不同适应证的临床试验中采用相同变量名、代码、结构和数据格式,有助于优化研究实施,方便数据分析、交流和共享,也方便了向管理部门递交资料的流程,同时 CRF 的库和统计分析的 SAS 编程可被其他试验兼容、共享,缩短了研究和评价的周期并节省费用。

(二) 采集的数据必须符合统计分析的要求

临床试验数据最终要经过统计学分析,将样本中所蕴涵的信息提升到一般情况,将样本信息推断到总体。因此,临床试验中所采集的信息和数据必须采用统一的标准进行量化,以便于统计分析。临床试验中有时采集的数据无法直接地被用于统计分析,比如 CRF 中伴随用药的相关描述、既往史、家庭史等有时被设计成开放式问题,研究者在记录数据时多了许多任意性,影响了数据的准确性。而在统计分析时,生物统计人员需要对数据进行分类编码。事实上对于特定的适应证而言,通常伴随用药既往史等有许多共通之处,如将这些共同点设计成闭合式的问题选项,剩下的无法特定的部分可混合用开放式,因为选项在数据库中有固定代码,数据便于统计分析。所以在 CRF 的设计中应有效地利用代码,尽可能减少开放式的数据采集,同时在整个临床试验中应确保代码的一致性,如:1 = 是,2 = 否。

在 CRF 设计时尽可能采用多信息结构化设计,如 CRF 的页眉或页脚中包括申办方编码、方案代码、受试者识别号、受试者姓名缩写、页码、访视号/标签、CRF 的版本号及序号等,有利于数据库编程和统计分析。

采集数据时应该确保临床试验过程中数据的一致性,如日期的格式(yyyy/mm/dd)、小数点后保留位数,实验室检查值的单位应尽可能地采用国际标准的度量衡单位,或者在数据库中转化为国际标准单位,而采用代码来表达不知道/不适用/未执行和其他数据点时应尽可能地保持其一致性。

(三)及时将采集的数据记录或录入可以避免回忆偏倚

前瞻性研究优于回顾性研究的一个特点,就是数据是及时记录的,因此避免了回忆偏倚。这对于正确分析变量间的关系是有利的,所得结果更加可靠。但是,前瞻性研究中如果数据记录不及时,这个优势就不复存在了。精心设计的数据管理系统可以实现试验数据的及时录入,并为在最短时间内实现数据的核查和答疑提供保障,提高了数据的真实性、完整性、可靠性和安全性,从而为统计分析提供"干净"的数据。

综上所述,临床数据管理人员接受生物统计学的培训,理解试验方案中有关统计学的描述,能够帮助其在 CRF 设计时满足试验方案数据采集的要求,有效地为统计分析提供服务。临床数据管理人员虽然是 CRF 设计的责任者,但生物统计人员应该审核 CRF,确认方案要求的数据是否被准确完整地在 CRF 中采集,所有采集的数据是否符合统计分析的要求,有关的检查的单位是否统一,数据的格式是否统一,采集的数据是否易于被统计分析等。

三、数据核查的统计学考虑

对于生物体来讲,变异(variation)总是客观存在的,但是变异是有规律的,任何变量都有其特有的方差和分布,变量间具有特有的关系。在数据核查中要充分利用变量及变量间固有的变异规律,对异常数据进行核查。生物统计人员通常会要求数据管理人员在构建数据库的同时建立具有统计学内涵的数据逻辑核查程序。

(一)单个变量的核查

取值范围的逻辑核查:主要是从变量的取值范围来核查。例如,某个量表的总分在 0~40,则不在该范围的值被认为是错误的。

实验室检查的正常值范围核查:根据不同中心、不同实验室的正常值范围,判断变量的取值是否为异常。通常,将超过正常值范围的数据作为异常值罗列出来,再进行复核。

统计学上的异常值检查:即根据每个变量的实际分布情况,判断取值是否为异常。例如对于正态分布变量,取值在±3 倍的标准差以外的数据,认为是可疑数据,需要进一步复核。

(二)多个变量的关系核查

除了对单个变量进行核查,还需要根据两个或多个变量间的关系进行核查。包括变量间逻辑取值的核查和相关关系的核查两个方面。

两个变量逻辑取值的核查主要检查内容:当一个变量取某个值时,另外一个变量的取值的逻辑性和合理性检查。例如,性别如果是"男性",则"是否绝经"就应该空缺,而不应该有"是"或"否"的答案。又如,基线访视、第一次随访和最后一次访视的时间,是有序的,后续的访视时间不应该早于基线日期等。

相关关系的核查。变量间的相关关系也是生物体固有的特性,例如,成年人的身高与体重是相关的,且相关系数在 0.7 左右。我们可以根据这种相关关系,同时对两个变量进行核查。例如,从单个变量的逻辑性核查可以认为成年人的身高在 140~190cm 是可接受范围,体重在 40~100kg 也是可接受范围,但是,如果一个人的身高为 188cm,而体重为 45kg,则是不太符合常识的。

（三）临床数据核查中生物统计人员的职责

执行数据核查是临床数据管理的职责。数据管理人员依据临床试验方案以及其医学、统计学及科学常识对临床试验数据进行方案依从性、数据内容和科学逻辑的核查。当数据管理人员完成数据核查计划的草案后,生物统计人员必须参与审核,确保数据核查计划符合试验的参数(如:安全性和有效性的关键数据点是准确的)和统计分析的要求。

而国际上为了提高临床数据质量,通常会要求在临床试验的实施过程中进行统计学核查。统计学核查不是如临床数据管理那样去核查或清理单个的数据或受试者。它可通过一些特定的数据和变量(制表、列表、图),去评估临床试验是否如事先计划或期待的在进行,同时需检出潜在的问题(如:目标分析人群、受试者的安全性、试验的依存性、严重方案违背、结果和事件的监查等),这些潜在的问题有可能影响实施中临床试验数据的准确性和真实可靠性,影响实施中临床试验的依存性,影响其他临床试验的实施或计划,需引起足够重视。

随着电子数据采集技术的进步及其在临床试验中的广泛利用,FDA 正提倡直接利用电子表格采集源数据,临床数据的监查变得越来越重要。FDA 和欧洲药品管理局(European Medicines Agency,EMA)相继颁布了临床研究监查的技术指南——基于风险的监查方法。监查员和数据管理人员可在线远程评价临床试验数据,生物统计人员则通过统计分析的程序对数据进行监查。

总之临床数据管理的目的是确保临床试验数据的可靠性、完整性、准确性,并为统计分析及临床试验报告提供合理可用的数据。

临床数据管理人员和生物统计人员虽然在临床试验中的分工和职责不同,但在工作中相辅相成,密不可分。生物统计人员必须积极地参与临床数据管理的活动,主要体现在 CRF 设计,定义开放性数据代码,CRF 填写指南,数据库的建立,衍生算法,注释 CRF 的标注,确认国际标准化度量衡单位,数据标准化格式,元数据集和数据核查计划的审核等,并运用统计学的思维和方法帮助数据管理人员理解试验方案,落实方案对临床数据的要求,并且在临床数据管理过程中确保数据质量。数据管理人员应该接受相应的生物统计学培训并熟知统计分析计划书,使得数据的采集、核查和清理满足统计学需求,并且在数据管理的项目启动时,主动理解生物统计人员的方案设计理念、关键数据的定义及用途和数据采集要求,认真采纳生物统计人员的审查意见,同时为生物统计人员及临床试验团队提供数据采集管理流程、数据质量管理步骤、数据管理时间节点以及对生物统计人员和临床试验团队的要求。

在临床试验过程中及时与生物统计人员交流沟通,明确各个统计分析时间节点的数据质量要求。在数据管理关闭过程中,提前为统计编程员提供接近完整的标准数据集、元数据集,协助其完成统计列表和图型草稿的建立,并且收集统计编程过程中对数据质量的反馈。临床数据管理人员应邀请生物统计人员和统计编程员参与锁库前的数据审查,共同完成数据库锁库程序,以便更好地对临床数据进行质量控制,为临床试验的统计分析,进而为临床试验报告提供高质量的数据。随着电子数据采集技术的进步和基于风险的监查方法在临床试验中的广泛利用,生物统计人员和临床数据管理人员的合作正在变得越来越重要。

（撰写:夏结来　黄　钦　陈　峰;审阅:刘玉秀）

参 考 文 献

[1] International Conference on Harmonisation of Technical Requirements for Registration of Pharmaceuticals for Human Use. ICH Harmonised Tripartite Guideline for Good Clinical Practice E6(R1). [1996-06-10]. http://

www.ich.org/fileadmin/Public_Web_Site/ICH_Products/Guidelines/Efficacy/E6/E6_R1_Guideline.pdf.

［2］国家食品药品监督管理总局.关于发布临床试验数据管理工作技术指南的通告(2016 年第 112 号).
　　［2016-07-27］.http：//www.sfda.gov.cn/WS01/CL0087/160961.html.

［3］国家食品药品监督管理总局.关于发布临床试验的电子数据采集技术指导原则的通告(2016 年第 114
　　号).［2016-07-27］.http：//www.sfda.gov.cn/WS01/CL0087/160963.html.

［4］国家食品药品监督管理总局.关于发布药物临床试验数据管理与统计分析的计划和报告指导原则的通
　　告(2016 年第 113 号).［2016-07-27］.http：//www.sfda.gov.cn/WS01/CL0087/160962.html.

［5］国家食品药品监督管理总局.关于开展药物临床试验数据自查核查工作的公告(2015 年第 117 号).
　　［2015-07-22］.http：//eng.sfda.gov.cn/WS01/CL0050/124800.html.

［6］国家食品药品监督管理总局食品药品审查核验中心.药物临床试验数据核查阶段性报告(2015 年 7
　　月—2017 年 6 月).［2017-07-24］.http：//www.cfdi.org.cn/resource/news/9137.html.

［7］陈峰,孙华龙,沈彤,等.数据管理与统计学的关系.药学学报,2015,50(11):1420-1424.

第二章

临床试验数据管理学的基本原理

临床试验数据管理的概念始于 20 世纪 80 年代,是指对临床试验数据的收集、整理、归档、检索和毁弃的全生命过程制订管理计划,并根据管理计划实施和监控的规范化流程,其目的是保证临床试验数据质量和符合监管法规的要求。数据质量是临床试验数据管理的核心所在,因此,临床试验数据管理学实质上就是关于临床试验数据质量的管理科学。

第一节　数据质量及其影响因素

数据质量是临床试验研究的生命线。临床试验中数据质量如果不能得到保障,将直接影响研究结论的真实性和可靠性,可能直接导致临床试验的失败,从而造成人力、物力、财力和时间的巨大损失。高质量数据是临床试验效率的先决条件之一。

一、数据质量

数据质量可由以下十二个属性体现:

(1)数据说明:数据质量的说明性文件,应能够全面地说明数据采用的标准、数据的采集和录入、数据操作的程序、衍生数据、数据的更新和使用等详细内容。

(2)数据完整性:所有数据质量属性均基于数据完整性,它包括数据质量的基本要素,如数据的缺失率、真实性、数据值及其分布特征、最大最小值、参照完整性(referential integrity)等。

(3)重复数据:即某特定的字段、记录或数据集出现系统内或跨系统的不必要的重复数据,它会增加统计分析的难度,甚至招致分析结果错误的风险。

(4)准确性:数据的准确性无疑是极为重要的,而正确数据需要权威的参照来源进行识别和验证,例如血压的测量需要使用型式检验校验过的血压计,以及测量过程需遵循操作规范等。

(5)一致性和同步性:在不同的数据存储、应用和系统中保证数据的存储或使用具有一致性和同步性。

(6)及时性和可及性:在定义的时间框架内保证数据采集和使用的及时性和可及性。

(7)易操作性和可维护性:旨在保证数据的使用、更新、维护和管理的便利。

(8)代表性:获取数据能否代表研究的目标人群对研究结论有着直接影响。

(9)表述质量:临床试验某些信息的格式与表达也直接关系到数据的质量,例如不良事件的描述是否规范和准确会影响对不良事件的分类判断。

(10)可信度:数据管理人员对数据质量控制的认知以及对重要变量的理解等在一定程度上反映了其对数据质量控制的能力,即其胜任该项工作的可信度。

(11)数据失效:数据失效的比例亦是体现数据质量的特征之一。

(12)效用性:数据的效用性(transactability)是指重要的结局变量是否能够满足研究方案的严格要求,例如,主要指标如果缺失率太高将影响临床试验的主要结论;以量表作为主要评价指标时,若其信度不足会影响研究结论的可靠性。

二、影响数据质量的因素

临床试验数据管理中影响数据质量的因素很多,而且可能发生在数据生命周期(data life cycle)的任何一个环节,概括起来如表 2-1 所示。

表 2-1　数据质量架构

<table>
<tr><td colspan="7">(1)目的/策略/问题/机遇</td></tr>
<tr><td rowspan="2">(3)关键要素</td><td colspan="6">(2)数据生命周期</td></tr>
<tr><td>制订数据管理计划</td><td>获取数据</td><td>存储和共享数据</td><td>维护数据</td><td>使用数据</td><td>数据归档保存</td></tr>
<tr><td>数据类型</td><td></td><td></td><td></td><td></td><td></td><td></td></tr>
<tr><td>数据管理流程</td><td></td><td></td><td>(4)交互矩阵</td><td></td><td></td><td></td></tr>
<tr><td>数据管理相关人员和团队</td><td></td><td></td><td></td><td></td><td></td><td></td></tr>
<tr><td>数据管理技术</td><td></td><td></td><td></td><td></td><td></td><td></td></tr>
<tr><td colspan="7">(5)地点与时间</td></tr>
<tr><td colspan="7">(6)其他要素:申办方资质,责任和权利,改进和预防,结构和含义,沟通,变更</td></tr>
<tr><td colspan="7">(7)文化与环境</td></tr>
</table>

基于表 2-1 数据质量架构,影响数据质量的因素简要说明如下。

(1)目的/策略/问题/机遇:应明确获取数据的目的,无论采用何种策略和遇到什么问题。

(2)数据生命周期:数据生命周期可以划分为六个阶段,即制订数据管理计划、获取数据、存储和共享数据、维护数据、使用数据(统计分析)和数据归档保存(plan, obtain, store and share, maintain, apply, dispose, POSMAD)。

(3)关键要素:有四个关键要素,即数据类型(变量的个数、定义、属性和用途等)、数据管理流程、数据管理相关人员和团队(角色和责任)、数据管理技术,数据管理技术包括 CRF 设计、数据库设计、编程、编码、存储和交换的媒介和技术、共享技术等。

(4)交互矩阵:由关键要素和数据生命周期构成了交互矩阵,如表 2-1 中的交互表。这一矩阵反映了影响数据质量的各关键要素在生命周期的任何一个环节都可能产生质量问题,应给予控制。

(5)地点与时间:应完整准确地记录质量问题发生的地点、时间点以及持续的时间长短等。

（6）其他要素：其他需要进一步考虑的影响数据质量的因素包括以下六个方面。①申办方资质：对于获取符合临床试验规范的高质量数据，申办方应该而且能够给予足够的支持，以满足商业、技术、法律、合同、产业、内部政策、隐私、安全、合规、监管等方面的要求。②责任和权利：质量控制各相关方的职责和权利应明确界定。③改进和预防：通过分析查明数据质量问题产生的根本原因，并提出针对性的持续改进措施，包括制定监测方法、指标和目标。④结构和含义：定义数据的层次结构、语义、含义和相互关系，采用的标准和规则，数据质量的分析模型，数据的合并和转换等。⑤沟通：应使各相关方知晓数据质量控制的计划、职责、实施内容、有关文档等，以保证数据质量控制目标的实现。学习、培训、会议交流和讨论则是相互沟通的必要手段。⑥变更：在项目实施过程中，方案的变更、组织管理体系的变更、数据采集时点的变更以及数据的变更等，都会对数据的质量控制带来新的要求，需及时提出应对的策略和措施。

（7）文化与环境：应考虑所处的文化与临床试验环境如何才能更好地适应项目的研究目的和数据质量控制目标。

第二节 数据质量管理工具与标准

质量管理方法最早由 Shewhat 于 1924 年创立，其思想是用统计方法实现生产过程中的质量控制，使用的主要工具是质量控制图，故又称为统计质量控制。之后 Deming 将这一方法应用于第二次世界大战期间美国的军工制造领域取得显著效果，为质量控制的应用与发展奠定了良好基础。日本自 1950 年后工业制造产品质量的巨大提升亦得益于质量控制的广泛开展。现代的质量管理方法以全面质量管理（total quality management，TQM）为标志，始于 20 世纪 80 年代早期的美国和英国。TQM 的核心理念是项目流程的每个节点保持质量的持续改善。

一、数据质量管理工具

质量管理工具有很多种，除了前述的 TQM 方法以外，还有源于日本的精益管理方法，以及 20 世纪 90 年代兴起的六西格玛方法等。下面以六西格玛方法为例做一简要介绍。

六西格玛方法目前在国际上使用甚广，应用领域遍及制造、服务、医疗、电信、金融、咨询、物流等行业，尤以通用电气（GE）、杜邦等世界五百强公司为代表。该方法最早由摩托罗拉公司的 Bill Smith 提出（即三西格玛方法），后由通用电气公司的 Jack Welch 发扬光大。六西格玛方法的基本原理是：以控制缺陷率（差错率）为目标，采集运行系统中各节点的重要数据，以数据分析为核心手段，发现导致缺陷的主要原因，制定相应纠正缺陷的措施并付诸实施，进而通过质量控制使系统在正常和稳态下运行。西格玛是一个希腊字母符号 σ，在统计学上代表标准差。根据正态分布原理，测量数据在均数 $\pm 3\sigma$ 范围以外的分布比例约为千分之三，也是摩托罗拉公司最早提出的西格玛方法对缺陷率的控制目标。后来 Jack Welch 将缺陷率的控制进一步提高到百万分之 3.4，但这并不意味着是均数 $\pm 6\sigma$ 范围以外的分布比例，而是大于均数 $+4.5\sigma$ 或小于均数 -4.5σ 的分布比例（即单侧 4.5σ 的尾部面积），因为六西格玛方法允许有 1.5σ 的漂移，所以准确讲应该是 4.5 西格玛，只是六西格玛的称谓已被人们所接受，习惯成了自然。

六西格玛方法又称为 DMAIC 方法，它代表六西格玛方法的五个阶段，即定义（define）、测量(measure)、分析(analyze)、改善(improve)和控制(control)。

- 定义:根据客户需求确定项目的目的。
- 测量:采集相关的信息,主要是数据。
- 分析:通过数据分析查找和论证导致缺陷的主要原因。
- 改善:根据数据分析结果改进现有的运行系统。
- 控制:建立质量控制系统以保障系统在正常和稳态下运行。

二、数据质量管理标准

临床研究中数据标准化包括在不同研究不同地区间使用标准化的命名(names)、编码(codes)、结构(structures)以及格式(formats)。数据质量管理中标准化的采用可以降低研究启动的成本,缩短启动时间,可帮助临床研究的实施,数据的传递、分析以及提交高质高效的完成。标准化的采用还可以加速数据的交流与分享。

以下组织及标准在推动临床研究数据标准化及提高数据质量中发挥着重要的角色。

以国际标准化组织(International Organization for Standardization,ISO)发布的ISO9000系列为代表的质量管理标准为普适性标准,包含了质量标准的八个方面,即客户需求、领导层、参与者、流程管理、系统管理、持续改善、基于数据分析的有效决策、互惠互利的合作方。除了普适性标准外,ISO也制定了一些适用于部分临床研究过程的标准(ISO:http://www.iso.org/iso/home.htm)。

ICH目前建立了一套适用于多个国家和地区的药物申报标准,其主要目的是用来减少同类试验所带来的额外经济负担,加速药品上市。到目前为止ICH已制定了60多个技术指导性文件,例如给监管机构提交结构符合要求的通用技术文档(common technical documents,CTD),电子通用技术文档(electronic common technical documents,eCTD),监管信息传输电子化标准(electronic standards for the transmission of regulatory information,ESTRI),《监管活动医学词典》(medical dictionary for regulatory activities,MedDRA)等,后者是目前应用最广的医学数据编码词典,见ICH网站:http://www.ich.org。

健康水平7(health level 7,HL7),是为了建立医院信息系统(hospital information systems,HIS)而创立的非营利标准化组织。与临床数据管理有关的HL7标准包括:参考信息模型(reference information model,RIM)、临床上下文管理标准(clinical context object workgroup,CCOW)、临床文档架构(clinical document architecture,CDA),见HL7:http://www.hl7.org。

CDISC是为建立标准化临床研究数据而创建的机构。该机构目前发布的临床数据获取协调标准(clinical data acquisition standards harmonization,CDASH)、实验室数据模型(laboratory data model,LAB)、操作数据模型(operational data model,ODM)、研究数据列表模型(study data tabulation model,SDTM)、分析数据模型(analysis dataset model,ADaM)标准,用于标准化临床研究数据及元数据(metadata)的获取、交换、提交以及归档,目前这些标准被加速推广采用(CDISC:http://www.cdisc.org/)。

数据管理学会(the Data Management Association,DAMA)发布的《数据管理知识体系指南》(data management body of knowledge,DMBOK)定义了十个信息及数据管理的核心领域。该指南提供了关于数据管理功能、术语及最优实践的行业标准,但未涉及具体的操作方法(DAMA:https://www.dama.org/)。

第三节 数据管理中的质量控制及流程管理

临床试验数据管理中的 QC 是指将质量管理方法应用于数据管理,对数据的处理、分析、提交,以及数据的传输、保存和归档等进行质量控制,以保证数据处理的正确性和可靠性,贯穿于数据处理的每一个阶段。GCP 关于数据管理质量控制要求"在数据处理的每一阶段都应当有质量控制,以保证所有的数据是可靠的并已经得到正确处理"。由于流程管理中的每一个过程都涉及质量控制工作,上一过程经质量控制后的输出将作为下一过程的输入,这里一并介绍流程管理。

一、数据管理中的质量控制

临床试验数据管理中的质量控制用以评估、改善和建立质量控制系统,是一个包括计划、实施和持续质量改善的完整流程。为保证这一流程的顺利实施,需要相应的项目管理经验。就流程管理而言,我们也可以使用六西格玛管理方法。图 2-1 表示数据管理质量控制的十个步骤及其对应的一般流程管理和六西格玛流程管理。

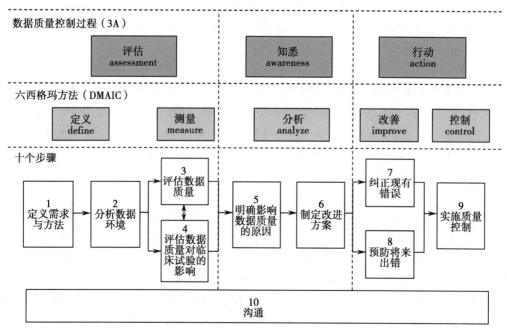

图 2-1 数据管理质量控制的十个步骤

下面介绍数据管理质量控制的十个步骤。

(1)定义需求与方法:明确临床试验的目的,描述高质量的数据管理环境(包括管理流程、参与方、数据采集与维护技术等),制订良好的项目管理计划,提出可能产生的数据质量问题,明晰整个管理过程中各参与方的沟通渠道和办法。

(2)分析数据环境:汇总和分析与数据环境有关的信息,制订采集数据和评估数据质量的计划,设计数据质量框架,包括定义数据生命周期和影响数据质量的要素。

(3)评估数据质量:通过对数据质量的评估,明确数据质量问题的类型和范围,为探究导致质量问题的根本原因奠定良好基础。

（4）评估数据质量对临床试验的影响：采用定性和定量方法评估数据质量对临床试验的影响，又称为业务影响分析技术（business impact techniques，BIT）。该技术从收集因数据质量差对临床试验产生负面效应的案例入手，应用定量和定性分析手段，重点探究质量问题会产生什么样的影响（如研究结论错误、重复劳动、耗时耗财等），以及质量问题为什么会发生。分析中应将数据质量问题对临床试验的影响程度进行排序，以区分轻重缓急，如不正确的数据与缺失数据、主要评价指标和次要评价指标等的影响是不同的。必要时 BIT 还会采用成本-效益分析（cost-benefit analysis）更好地量化数据质量的影响程度。

（5）明确影响数据质量的原因：基于以往的知识和经验，以及在上一步骤中的发现，明确列出影响数据质量的较为确定的原因和所有可能的原因，为后续制定针对性的改进措施提供依据。

（6）制定改进方案：根据前面五个步骤的实施结果，包括数据环境、数据质量问题及其原因，制定针对性的改进方案，并形成正式文件，送达各相关方。

（7）纠正现有错误：采取切实措施及时纠正现有的数据错误，并记录在案，防止数据错误重复出现。

（8）预防将来出错：严格按照质量改进方案执行，尽可能地避免或减少将来发生的数据错误。

（9）实施质量控制：严格按照项目管理计划和数据质量改进方案实施数据质量的持续改进与控制。

（10）沟通：项目组各相关方之间的沟通和重要文件内容的知晓贯穿于上述所有步骤，因为所有相关方只有对项目管理计划、数据质量改进方案、数据环境、所出现的数据质量问题以及解决对策和结果等有充分认识和深刻理解，才能保障获得高质量的试验数据。

其中步骤（7）和（8）合称为纠正和预防措施（corrective and preventive actions，CAPA）。纠正现有错误时需要对出现的错误进行根本原因分析，从而从根源上防止数据错误的重复出现。根本原因分析以及纠正和预防措施是质量系统的基础，而 CAPA 是质量持续改善的核心。深刻了解数据管理系统和数据管理工作过程有助于建立有效的 CAPA 机制，从而加强质量管理体系，保证数据管理所有过程的产出都符合临床试验的目的，以及确保受试者安全和数据的完整性。

需要指出的是，针对不同的临床试验项目，上述质量控制十个步骤的具体内容和侧重会有所不同，在应用中需灵活掌握。

在数据管理中，根据数据管理人员的不同工作性质，有两种质量控制方式：过程质量控制（in-process QC）和实时在线质量控制（on-line QC）。对于临床研究设计阶段的质量控制，如 CRF 设计、数据库的设计以及逻辑核查的建立等，通常采用过程质量控制的方法。过程质量控制是指对数据产生的流程中每一个环节实施控制以保证每个环节质量可靠。例如，逻辑核查的质量控制就是通过录入不同的测试数据来检查该逻辑核查的计算机程序能否正确地捕捉到问题数据，若不能，则该逻辑核查需要修改并再次测试，直到正确为止。当逻辑核查可以捕捉到问题数据后，就可以进入到下一环节。对于临床试验进行阶段的质量控制，一般多采用实时在线质量控制。实时在线质量控制是计算某一时间点数据的错误率来评估数据的质量。例如，实时在线质量控制报告显示有 3 个受试者已经按计划完成了整个试验，但这些受试者的某一访视的实验室检查数据却仍未录入。因此，要求数据管理人员及时发现这些实验室数据并适时启动质疑机制。

二、数据管理中的流程管理

任何使用资源将输入转化为输出的活动或一组活动都可以视为一个流程或者过程。为使组织有效运行,必须识别和管理许多相互关联相互作用的过程。临床试验数据管理的流程管理是指为了获得符合要求的高质量的数据而对数据产生的一组彼此相关的活动进行的管理活动。临床试验数据管理的流程管理是临床研究中非常重要的步骤,是通过对每个过程的管理来实现的,与有关的资源、活动和影响因素密切相关。

临床试验数据的流程一般包括:临床研究数据填入 CRF、CRF 数据录入数据库、数据的清理、发起质疑、质疑解决、编码、数据库的锁定、统计分析和研究报告等。这些过程中每一个过程都涉及质量控制工作,上一过程经质量控制后的输出将作为下一过程的输入。此外,在这种纵向传递过程中会涉及与该过程相关的横向过程(表 2-2)。所有横向及纵向过程的管理组成数据管理的全过程。

表 2-2　临床数据管理中纵向过程及横向过程举例

过程	举例
纵向过程	主要涉及机构内部的工作流程: (1)CRF 的一次录入→CRF 的二次录入 (2)数据审查发现问题→向研究者发起质疑 (3)质疑表的发出→回收→疑问的解决
横向过程	主要涉及数据管理部门与其他部分的协作: (1)CRF 的提交→数据的录入 (2)外部数据→数据库 (3)数据导出数据→统计分析

针对每一个临床研究项目,数据质量控制根据研究启动前、进行中及结束后三个阶段的具体活动如表 2-3 所示。其中数据管理计划结合相应标准化操作流程是整个管理工作的综合体现。数据管理计划是在试验计划阶段制定的一份书面文件。其中详细列出了数据管理人员为使试验能获得真实的和可靠的数据而需完成的全部工作内容。其目的是保证临床研究数据管理工作的一致性、有效性和规范性,从而建立一个高质量的数据库用于研究分析。数据管理计划内容涵盖整个数据管理过程的所有质量控制活动。对于每一个活动会清楚地定义:具体有什么工作要做、谁负责相应的工作、有哪些标准操作规程(standard operating procedure,SOP)可以用来指导工作、什么文件需要被收集或产生。

表 2-3　临床研究数据管理中的质量控制活动

临床研究过程	数据管理中的质量控制活动
研究开始前	人员培训 人员分工及明确职责 全面审查数据管理程序 临床研究方案及修订 数据管理计划 CRF 设计

临床研究过程	数据管理中的质量控制活动
	数据库设计
	逻辑核查
	数据库安全性
	计算机验证
研究进行中	CRF 的接收与追踪
	数据录入
	数据审查与清理
	数据差异管理
	外部电子数据管理
	药物及不良事件编码
	严重不良事件—一致性检验
	数据库锁定与解锁
研究结束后	数据的保存与存档
	数据管理报告

所有数据质量控制活动的实施均依赖于数据管理单位的数据管理体系。目前业内借助相应的计算机化系统,如临床试验项目管理系统(clinical trial management system,CTMS)、电子数据采集(electronic data capture,EDC)系统、临床数据管理系统(clinical data management system,CDMS)及不良事件报告系统(adverse event reporting system,AERS)等,大大提高了整个数据管理中流程管理的管理效率。

第四节 数据质量管理规范

临床试验数据质量管理是一项系统工程,必须进行质量体系建设。数据管理的质量体系由组织结构、标准化操作规程、数据管理过程和资源四部分组成。该体系在充分了解各数据质量影响因素相互关系的基础上,从整体优化的角度处理各项质量活动的协调和配合,通过对整个数据管理活动各纵向及横向过程的质量控制,实现对影响数据质量因素的全面控制。

一、标准操作规程

数据管理 SOP 是临床数据管理中非常重要的用于指导具体操作的文件。ICH GCP 1.55 中对 SOP 的定义是为了达到均一性,为完成一个特定职责而制定的详细书面说明。就数据管理机构而言,数据管理 SOP 是数据管理正式的详细的书面文件,ICH 及美国 FDA 的有关指导原则都明确提出临床试验数据管理需制定 SOP,并在数据管理工作中严格按照 SOP 管理数据。ICH E6(Good Clinical Practice:Consolidated Guidance)明确指出:"申办方负责通过书面 SOP 实施和维护质量保证及质量控制,用以保证试验的实施及数据的产生、存档和报告符合方案、GCP 及相关法规要求"。在临床研究实践当中,业内公认"没有 SOP,就没有 GCP"。

数据管理 SOP 要求相关工作人员在实际工作中遵守执行,作为质量稽查的必需文件,覆盖数据管理活动中各个重要环节。一般来讲数据管理 SOP 均需要包含如下几个方面:数据管理计划(data management plan,DMP);CRF 设计(CRF design);CRF 完成指南(CRF flow);数据库的建立与维护(database setup);系统验证及变更控制(system validation and change control);研究水平整体验证(study-level validation);逻辑核查的建立(data validation programming/edit check);CRF 追踪(tracking CRFs);数据录入(data entry/and editing);数据编码(coding/AEs and Meds);数据质疑流程管理及处理(query flow and handling);实验室指标正常值范围(handling lab normal ranges);SAE 一致性检验(SAE reconciliation);数据稽查(data audit);数据库锁定及解锁(database lock/unlock);文档管理(document management/study binder);数据安全性(security of systems and data);人员培训(training);数据转入转出(transfer/extraction of data);外部数据管理(loading data from other sources);数据管理 CRO 的选择与管理(CRO management);研究数据及文件归档(archive of study data)。

FDA 关于计算机化系统的指导文件建议建立以下 SOP:系统安装(system setup/installation);数据的收集与处理;系统的维护(system maintenance);数据的备份、恢复和应急计划(data backup,recovery,and contingency plans);系统的安全性(security and account maintenance);变更控制(change control);在系统无法使用的情况下其他替代记录方法。

由于各数据管理机构人员分工及工作流程上各不相同,在 SOP 内容安排和组织结构上会有很大差别,并各具自身特点。各管理机构根据自身管理特点可以一个内容制定多个 SOP,也可以在一个 SOP 文件中包含几个方面的内容。

这里需要注意特别区分 SOP 与工作指南或工作手册的不同,SOP 涉及机构的特定部门,而工作指南或工作手册专属某一特定系统。SOP 的制定一般反映机构总体操作要求及管理理念,而工作指南及工作手册规定特定系统的具体操作程序。在一个 SOP 中,可能有一个或几个工作指南与手册具体规范 SOP 的落实。SOP 相对稳定,而工作指南或手册随着系统升级及变动往往变动频繁。

SOP 的建立是一个不断完善的过程。制定 SOP 首先是要遵守 GCP、符合国家法规要求以及行业的标准,其次是与机构政策相一致,另外还应具有可操作性。制定 SOP 目的是为了规范流程、提高质量,因此相关工作人员必须遵守,可操作性不强的 SOP 往往导致 SOP 的不被遵守,而"不遵守的 SOP 比没有 SOP 更糟糕"。在实际工作当中相关人员开展具体工作之前,一个必不可少的环节就是要接受 SOP 培训,避免因为不知道规范的存在而造成不遵守 SOP 的情况。

SOP 的制定过程一般按照 SOP 的创作、审查、定稿及批准发布、修订、归档几个步骤。一个好的 SOP 应当有效地回答一个工作由谁来做、做什么、在哪里做、何时做以及怎么做的问题。在建立 SOP 时,要求建立者有较好的工作经验并能与团队一起完成。

对于一个新的数据管理机构而言会面临创作大量的 SOP,此时就需要制定者根据工作的轻重缓急来优先制定部分工作的 SOP,通常根据研究方案设计 CRF、数据库的建立与测试以及数据录入是最先需要制定的三个方面。最初的 SOP 建立一般是参照其他机构现成的 SOP,建立者经验可能不足,在实际工作中发现流程与实际不符、不合理以及有遗漏的情况等均需对 SOP 进行及时的修订。在 SOP 的制定及修订中也催生出关于 SOP 的 SOP。

总而言之,数据管理 SOP 是数据管理质量的保证,一方面它是临床数据管理规范化操作的步骤,具有先进性、科学性及实用性;另一方面它的制定需要一个过程,需要在实践中不断完善发展。

二、《临床数据质量管理规范》

《临床数据质量管理规范》(GCDMP)是 SCDM 发布的规范临床数据管理的指导性文件,提供了数据管理中的良好实践标准。GCDMP 于 2000 年 9 月第一次发布,后经过几轮修订,目前应用的版本是 2011 年版。GCDMP 提供了数据管理中符合官方要求并广泛接受的实践标准,其中详细列出了各个数据管理活动所需达到的最低标准及良好实践操作标准。该指南目前被奉为临床数据管理领域的经典。

三、21 CFR Part 11

21 CFR Part 11 是美国联邦法规(Code of Federal Regulations,CFR)21 章第 11 款,该法规适用于电子数据的产生、修改、存储、存档、备份及传递过程。为了保障电子数据的真实性、可信性及一致性,该法规要求所有电子数据记录系统均需经过验证。在此标准下,FDA将认为电子记录、电子签名和电子记录上的签名是可信可靠的,可以等同于纸质记录和纸质记录上的手写签名。该法规要求制药厂商、医疗设备制造商、生物科技公司以及其他与 FDA相关的产业都要遵守这一标准。为了更好地理解和执行该条款,FDA 还发布了正式的指导性文件对该条款的一些要求做了具体的建议,如计算机化系统的验证要求、稽查留痕以及文件记录和复制等。

第五节 数据管理中的质量保证和质量评估

ICH E6 将质量保证(quality assurance,QA)定义为"为保证试验的进行和数据产生、留档(记录)以及报告均符合 GCP 和适用的监管要求所建立的所有有计划、成体系的行为"。临床试验数据管理中的质量保证和质量评估都是为获得高质量的真实可靠的临床数据,良好的数据质量应该达到什么样的标准和要求,则需要考虑质量保证和评估问题。

一、临床试验数据管理中的质量保证

在临床试验数据管理中,质量保证是指预防、探测和纠正临床试验过程出现的数据错误或问题的措施。质量保证与监管合规性密切相关,只有符合 GCP 标准才能从根本上保证临床试验的数据质量;同时,质量保证需贯穿于数据管理的每一个环节。作为最基本的要求,数据管理的每一环节必须制定相应的 SOP。下面列举了一些关键的质量保证要点。

(1)病例报告表设计的质量保证:经验丰富的 CRF 设计人员审核 CRF 是保证病例报告表设计质量的最好方式。

CRF 审核者应核查:①病例报告表在恰当的随访点收集方案中要求的检测以及分析中将要使用的数据;②如果可以,应尽可能使用标准化或者曾用模块;③对于分类条目的记录,应保证研究的各访视点及相关研究间的一致性;④CRF 填写指南应清晰、明确。

(2)数据库设计的质量保证:同时使用标准模块和类似模块进行测试是数据库设计质量保证的最好方式。要求在数据库设计后有他人审核也是非常重要的质量保证手段之一。

(3)稽查的质量保证:数据管理的稽查是质量保证人员对数据的录入以及数据管理中关键步骤的质量检查,以文件的形式证明数据的准确性和完整性已经经过了核实与评估的独立的检查过程。所有的稽查都应该有稽查计划和报告。稽查过程中发现的问题,均应记录在稽查报告中。

（4）数据录入的质量保证：是指为数据录入建立的一系列标准和程序，从而确保数据准确录入数据库中。这一系列的标准、程序应记录在数据管理计划中。

（5）CRF追踪的质量保证：CRF追踪记录是非常重要的。CRF追踪应记录在文档中（纸质或者电子），以显示数据管理人员使用CRF追踪报告确保所有数据录入数据库。良好的CRF追踪系统能够很方便地根据一些给定规则产生相应的追踪表格。

（6）数据清理的质量保证：记录数据清理时做了哪些改动，以及为何做这样的改动，是数据清理质量保证的重要举措，也是监管机构要求的。数据管理系统应对数据清理进行稽查留痕，而差异管理系统（discrepancy management system）为解决数据差异问题提供更详细的步骤。此外，在审核数据差异及其解决方式时，应能够溯源到数据最原始的情形。

（7）实验室数据的质量保证：实验室数据的质量必须满足高标准要求，无论数据来自纸质还是电子CRF。对于电子数据，正规传输需由实验室和数据管理部门双方签发确认。如果不同研究中心的检测数据变异较大，应考虑采用中心实验室统一检测。

（8）不良事件数据的质量保证：不良事件数据是临床试验数据的重要组成部分。无论不良事件数据来自纸质还是电子CRF，数据管理团队都需要依据明确的工作流程对不良事件数据进行处理、编码以及一致性核查，从而保证不良事件数据的质量。对于基于纸质途径的临床试验，通常是对不良事件数据进行100%的稽查，以确保其质量。

（9）数据库锁定的质量保证：数据库锁定是为统计分析提供可靠和稳定的数据。建立数据库锁定的数据管理工作清单和流程，并按照工作清单和流程检查数据库锁定前的所有工作，是数据库锁定质量保证的有效途径。

二、临床试验数据管理中的质量评估

临床试验数据管理中的质量控制和质量保证都是为获得高质量的真实临床数据。数据完整、准确、真实和可靠是达到良好数据质量的最基本的要求。ALCOA标准或和扩充的ALCOA+标准被广泛用于数据质量的评估。

临床试验中的数据错误必须尽可能少。对临床试验数据在转录、转移和处理中的错误及其对临床试验结果正确性的影响进行定量评估是必要的。定量评估数据质量最常用的方法是计算错误数据的发生率，即错误率。

错误率=查出的错误数/所检查的数据项总和×100%。

对于临床试验中的关键指标，应进行100%的核查，与CRF及疑问表进行核对，发现的所有错误要予以更正。对于非关键性指标，如果总病例数大于100，将随机抽取10%的病例进行核查；如果小于100例，则抽取例数为总病例数的平方根例数进行核查。

FDA没有对错误率制定相应的标准。但SCDM认为业内可以接受的质量水平是，总错误率（不区分关键和非关键变量）是每10 000个数据中有50个以内的错误。关键变量/重要变量的错误率是每10 000个数据中有10个以内的错误，而非关键变量/重要变量的错误率是每10 000个数据有20~100个错误。国家药品监督管理局（National Medical Products Administration，NMPA）发布的《临床试验数据管理工作技术指南》中规定，将数据库与CRF及疑问表进行核对，可接受的错误率为：数值变量不超过0.2%；文本变量不超过0.5%。如错误率超过此标准，将进行100%核对。

（撰写：陈平雁 刘玉秀；审阅：夏结来）

参 考 文 献

［1］MCGILVARY D. Executing data quality projects ten steps to quality data and trusted information.Morgan Kaufmann：Elsevier Inc.,2008.

［2］BATINI C,SCANNAPIECA M.Data quality concepts,methodologies and techniques.Springer-Verlag Berlin Heidelberg,2006.

［3］SADIQ S.Handbook of data quality research and practice.Heidelberg：Springer,2013.

［4］MAYDANCHIK A.Data quality assessment.USA,Technics Publications,LLC 2007.

［5］JUGULUM R.Competing with high quality data：concepts,tools,and techniques for building a successful approach to data quality.Hoboken：John Wiley & Sons,Inc.,2014.

第三章

临床试验数据管理的法规基础和监管要求

临床试验数据管理的最佳实践不仅代表了法规、标准和规范，还是对试验药物有效性和安全性数据质量及可信度进行科学公正评价的基础。要使临床试验数据管理行业能切实按照最佳实践的规程、降低临床试验受试者的风险、助力于与临床其他领域的合作和共同发展、建立全球医药产品服务和发展的统一标准、促进全球药品申报的通用性和便利性，临床试验数据管理过程就必须遵循数据管理国际规范基础和监管要求，并推进和加强临床试验数据管理的标准化进程。所谓法规标准和指导原则是人们在专业工作中必须遵循或普遍被接受作为行为或过程的借鉴基础。在临床试验中，它可以保障数据的采集、存储、报告、分析和存档过程在不同临床研究实践中都保持一致性，使得药品监管部门在评价临床试验过程和数据结果时能最大限度地对所有申办方和申报数据保持统一的评判标准。目前，国际上针对临床试验及其数据管理的标准规范较为完备，国际行业指导原则和欧美国家对试验数据管理规程指南或条例，以及执行力度都较为成熟，数据标准化的法理和监管基础也日趋完善。我国在临床试验及其数据管理方面的经验和监管规范尚处于起步阶段。本章拟从 GCDMP 的角度，对 ICH-GCP 的临床试验数据管理法规条例、欧美国家先进的数据管理理念和指导原则，以及数据管理行业的行为准则做出概述，以便为临床试验数据管理提供可靠的法规基础和监管要求的依据，并可供临床试验数据管理的从业者在建立其 SOP 时参考。

第一节　与医学实践有关的国际通行规则

临床试验中的"试验"一词暗示着通过合规的医疗探索途径对不同的药物治疗或方法进行对比，包括研发、测试、评价和观察等手段，以获得新药或治疗措施的新的认识和知识。因此，医学实践及其临床研究相关的国际通行原则是临床试验必须遵循的首要规范标准，它不仅意味着临床试验利益各方对公众承诺的保障受试者权益，而且也展示了试验过程的公平、公正和合规，由此得到的试验数据结果足以作为试验药物安全有效的有力证据。这些医学实践及其临床研究普遍推崇的指导原则和要求主要包括但不限于：

一、《赫尔辛基宣言》

全称《世界医学协会赫尔辛基宣言》。1946 年针对第二次世界大战期间纳粹医生灭绝人性的人体医学研究的审判导致了保护人体医学研究受试者的纽伦堡法案。1948 年公布的纽伦堡法案首次提出了医学研究者应向临床研究的受试者提供知情书的要求,即所有参与医学研究的受试者应当被详细地告知研究的内容,了解拟参与的医学研究的性质、目的、周期、益处和风险性等,使他们能有充分的时间考虑是否参加该研究。同时指出任何医学研究的进行必须有强有力的科学依据,并不允许对受试者造成肉体或精神上的损害或伤害。即使受试者同意参加相关医学研究,他们有权利在试验中的任何时候退出所参与的试验,并不会因此受到医学治疗的怠慢或惩罚。在纽伦堡法案的基础上,1964年第18届医学世界大会的医生起草了规范医学临床研究伦理和行为的《赫尔辛基宣言》。该宣言自发表至今,已经过多次修改,其基本保留了纽伦堡法案的基本准则,扩展了涉及人体的医学实践的道德原则,是一份包括以人作为医疗对象的生物医学实践的伦理原则和限制条件,也是全球关于人体医学临床研究伦理道德规范的基石。虽然《赫尔辛基宣言》在国际上并非是一个有法律拘束力的文件,但却已普遍被世界各国纳入各自的人体医学实践及其临床研究的法规文件、伦理指南、监管指导原则或条例中,并已成为人体医学实践及其临床研究的道德准则和临床试验管理规范的核心。

虽然世界医学会发布的《赫尔辛基宣言》以医生为主要对象,但也鼓励参与涉及人类受试者的医学研究的所有各方人员都应当遵守这些原则。任何不遵循该宣言而产生的临床研究数据及其结果都是不被认可和接受的。《赫尔辛基宣言》的三个核心概念包括研究方案需由独立的伦理委员会(independent ethics committee,IEC)批准、研究者应对受试者的医疗负责和建立受试者书面知情同意规程;该宣言的六项基本原则是:受试者需要对临床试验的性质和内容有了解;受试者需要在清醒状态下同意参与相关临床试验;试验目的是为了寻求新的医疗方法;人体临床试验前需先有实验室或动物实验的安全有效数据作为支持性基础;由于为将来寻求医疗方法,若试验使人体身心受损须立即停止;要预先拟好试验失败的补偿措施,才可能在合法机构的监督下实施,再由有资质的研究者开展试验。在《赫尔辛基宣言》中,与临床试验数据管理有关的实践原则有:

(1)研究应当建立在科学背景知识的基础上(第11条)。

(2)采用被批准的试验方案,受到独立伦理审查并由相应的专门委员会监督(第13条)。

(3)试验方案应当强调伦理问题,并指出它符合本宣言(第14条)。

(4)对被研究人群有合理的研究可行性(第19条),并由受过训练的研究者相宜地进行(第15条)。

(5)研究的信息应当公布于众(第16条)。

(6)仔细评估风险和效益(第16、17条)。

(7)如果获得的信息表明原来的考量已不再令人满意的话,研究应当被终止(第17条)。

(8)伦理运用应扩展到结果的公布和任何潜在的利益冲突的考量(第27条)。

(9)试验研究者应当始终与最佳治疗措施相比对,但在某些情况下,安慰剂或没有治疗的组别可以被运用(第29条)。

(10)研究结束后受试者的利益应当是整个伦理评估的部分,包括他们对已被证明是最佳医护方法的使用权(第30条)。

(11)在可能没有被证实的情况下,应当在所作的研究可能有效益的合理信念下进行研究(第32条)。

二、健康保险携带和责任法案

1996 年由美国签署批准的健康保险携带和责任法案（Health Insurance Portability and Accountability Act，HIPPA）在国际上已经成为国际医疗信息安全与隐私保护指导原则，并已于 2003 年正式列为个人信息安全隐私保护法案加以实施。作为保护个人医疗记录和其他个人健康信息的标准规范，其适用于健康计划、医疗实践看护场所和任何涉及卫生保健的工作者和医疗程序。按照医疗数据隐私保护法的指导原则，任何涉及医疗数据采集的场合，都需要明确其采集的目的、用途、采集质量的标准、所涉各方（包括患者本人）的责任，明确数据使用的目的细则和用途限制，在使用或披露个人卫生或医护信息（PHI）前必须获得其或其法定监护人的书面授权同意使用相关信息，并规范医疗数据的公开性原则，即个人有权利知道他或她的什么信息或数据会被收集，谁拥有权力接触到这些信息或数据、这些信息或数据如何被使用，包括检查和获得相关个人健康记录的权利和要求修正的权利等。在临床试验中任何形式的个人健康或医疗记录信息及其数据的采集、存储、维护、传输和使用，都必须严格遵循 HIPAA 的条例规定。在当今医疗保健信息系统广泛应用的环境下，不可避免地要在不同的系统之间进行数据的共享和交换。因此，电子临床系统对数据的隐私性的保护和流程规范也应当遵循 HIPPA 原则实施管理。

值得指出的是，数据的安全和隐私有着两个不同规范要求的方面，不可混为一谈。按照 HIPPA 的安全标准，数据的安全管理可以分为三种，即：

（1）管理防护（administrative safeguards）：建立和落实信息数据系统的保密性、一致性和可用性。

（2）物理设备防护（physical safeguards）：保护计算机系统及其运营环境和设备免受自然灾害、计算机病毒侵害或人为破坏的措施。

（3）技术防护（technical safeguards）：保护和监控数据的被披露或接触的技术或手段的落实。

无论采用纸质或电子临床系统的临床试验，这些安全标准都应当从临床试验数据源及其数据库管理两个方面加以实施。按照 HIPPA 隐私条例规定，临床试验中涉及个人健康或医疗信息或数据的内容，又称敏感个人健康信息（protected health information，PHI），无论以何种媒介存储，如纸质、电子或其他媒介，都应当遵循严格的管理规程予以监控，即：

（1）在何种情况下这些数据才可以被准许或授权组织机构使用。

（2）不能直接或间接地能被推断识别出个人身份信息。

（3）所涉个人有权了解和控制自己的信息是如何被使用和披露的。

（4）受试者需要被告知他们的个人信息在移除了个人身份信息的前提下，只用于相关试验药物或医学研究的目的。

（5）何种情况下他们的个人信息可以向授权人和监管部门披露或使用。

因此，涉及个人健康信息或数据的隐私性保护都需要通过知情同意的方式告知受试者，并要求他们在知情同意书上签字，表示同意或允许其个人健康或医疗信息或数据在相应条件下被使用或披露。

第二节 与人体临床试验及其数据管理有关的规范原则和国际标准

一、国际人用药品注册技术要求协调会系列指南

1996 年国际人用药物注册技术要求协调会(ICH)首次发布的 ICH-GCP 是在《赫尔辛基宣言》基础上进一步提出的国际普遍遵循的开展人体药物临床试验,包括用于药品申报的数据质量及其可信性监管的核心原则,之后又经过了多次补充和修改,其目的是为了建立全球普遍认可的临床试验统一标准,使各国的药品监管部门能相互认可临床数据。依据这个原则,对临床试验及其数据质量的监查不仅仅只停留在试验安全性和有效性数据分析的可信性和可靠性的验证上,还应当包括产生这些相关数据的试验管理过程和规程文档的合规性和科学性的考量上。ICH-GCP 对临床试验及其数据管理的指导原则由总体原则、数据安全性的管理原则、数据有效性的管理原则和数据处理与报告的管理原则等四个主要部分所组成。

ICH 总体原则:在 ICH 临床试验系列指导文件中,ICH E6 和 ICH E8 这两个文件总体概述了开展临床试验及其数据管理必须遵循的总体原则。ICH E6[《临床试验质量管理规范》(GCP)]及 ICH E6A 附录(研究者手册)和 ICH E6B 附录(临床试验的基本文件要求)详细概述了临床试验主要各方(申办方,研究者和伦理委员会)的角色和责任,其主要原则包括:

(1) 临床试验必须符合《赫尔辛基宣言》要求的伦理原则,即受试者在临床试验受益必须大于风险,受试者的权利、安全和健康高于一切,受试者参加试验前必须被充分和准确地告知可能的风险和获益,并自愿签署知情同意书。

(2) 实施的临床试验方案必须经过伦理委员会批准,临床试验方案必须具备科学性和合理性,即建立在合理的临床前研究及临床资料的基础上。

(3) 所有临床试验受试者经历的不良反应事件必须被及时予以记录和评估,特别是严重不良反应事件应当立即报告,并对受试者的安全性风险做出及时评估。

(4) 临床试验用药品必须在《药品生产质量管理规范》(Good Manufacture Practice,GMP)环境下生产、运输和保存,以确保人体临床试验用药的安全性。

(5) 申办方需要有建立临床试验质量的管理系统和程序,并对保证临床试验实施和维护的质量、试验方案的依从性和试验过程的合规性负有责任。

(6) 申办方的质量管理体系必须贯穿于试验数据管理的每个阶段和环节,以确保数据的可靠性和正确性。

(7) 研究者对受试者的医疗和安全风险负责,有相应的资格和能力,以及所有参加试验人员都具备相应资格。

(8) 临床试验还需遵守 GCP 和当地法规要求,保护公众免受虚假或欺诈性药物安全和有效的宣传。

(9) 在保证临床试验数据质量和科学性的同时,所有数据都应当准确、完整、及时和清晰地被记录和处理,并有充足的源文件得以查验,所有试验信息必须正确记录、保存并妥善管理,受试者的信息必须正确保管和不可外泄。

依据 ICH E6-GCP,临床试验中需要建立数据与安全监察委员会(data and safety monitoring board,DSMB),以评价临床试验进展中有效性和安全性数据和主要疗效终点,并根据试验数据信息的评判向申办方推荐是否继续、修正或终止进行中的临床试验。在充分保护受试者的前提下,DSMB 的主要职责还包括:根据预设的试验方案监查计划来监督和评价受试者的安全性、监督未预期的不良反应事件、评价临床试验中任何效益-风险比的变化、监督和评价临床试验治疗的有效性、监督研究进展,包括数据质量,受试者招募和慰留等。目前 ICH E6 正在被进一步地修改和完善,以适应以风险为依据的临床试验及其数据管理监管发展的要求。

ICH E8 原则再次重申了 ICH E6 的保护受试者权益的原则,对临床试验设计、实施和数据分析的科学方法,包括支持开展人体临床试验的非临床科学研究方法和规程做出了明确分类和规范。

依据 ICH 临床安全性数据管理原则,临床试验的安全性评价必须包括对安全性参数的详述,同样对评价、记录和分析安全性参数的方法和时机也应制定相应规范,特别对安全性报告和记录、不良事件、内在自身疾病记录、受试者不良事件后的随访类别和时间长度做出相应的规定。在临床试验和上市药物的安全性监督、报告和管理方面,遵循这些规范和要求规程已成为国际医药领域的共识(表 3-1)。

表 3-1 临床试验安全性数据管理的 ICH 指南

ICH#	文件	用途
E1	《用于长期治疗药物的临床安全性》	用于对长期或反复服用治疗非致死性慢性病(>6 个月)药物的安全性评价原则,包括评价识别临床药物开发阶段的安全性,以及量化药物在合理的时间周期中(相当于长期服用期)的安全性。因此,药物接触时间、不良事件的发生和严重程度是需要考察的重要指标
E2A	《临床安全性数据管理:速报制度的定义和标准》	给出不良事件(AE),药物不良反应(ADR),药物未知不良反应,严重不良事件(SAE)的定义,以及加速报告这些事件或反应的程序、时间、报告方式,最少报告要素和如何归属事件与试验药物或对照药物的关联性等
E2B (R3)	《临床安全性数据管理:个案安全性报告递交的数据要素》	描述在报告和评价不良事件或药物不良反应时,需要考察哪些与试验药物有关的参数
E2B (R3)	《临床安全性数据管理:个案安全报告的电子递交》	这是一个目前仍在起草中的 E2B 的工作指导文件,主要针对电子临床系统对安全性报告的规范和管理
E2C(R2)	《临床安全性数据管理:定期效益-风险评估报告》	描述定期效益-风险评价报告的规范标准,包括报告格式、内容、递交的概述要点等,适用于已上市药物,包括计划批准上市药物的安全性监督管理规程的建立
E2D	《批准后的安全数据管理:速报制度的定义和标准》	相对于 E2A 针对上市前要求安全性数据管理标准而言,E2D 主要针对上市后药物安全性信息的报告和管理,并给出了加速报告的定义和标准,进而与 E2A 一起构成了对药物全生命周期的安全性数据管理。E2A 的一些概念同样也适用于上市后的药物安全性的加速报告

ICH#	文件	用途
E2E	《药物警戒计划》	用于上市药物或待上市药物制定药物警戒活动的安全性专属指导性文件。其中涉及的安全规程和药物警戒计划的要素可以在递交的通用技术文档(CTD)中体现。该文件描述了如何总结重要的药物可识别风险,重要的潜在风险和重要的缺失信息,包括潜在的处于危险的人群和药物批准前尚未研究的安全风险情形,但该文件并未涉及如何减少药物风险的方法
E2F	《研发期间安全性更新报告(DSUR)》	描述了研发阶段药物(包括上市药物)年度定期安全性报告的标准,包括 DSUR 的格式和内容要求等

　　根据 ICH 有效性临床试验数据进行管理时,临床试验的有效性评价必须包含有效性参数的详细内容,并对评价、记录和分析有效性参数的方法和时机制定了详尽的规范。表 3-2 对这些临床试验有效性数据管理的标准和要求做出了总结。实际上,其中的许多标准和要求已经在欧美国家和我国参照执行。

表 3-2　临床试验有效性数据管理的 ICH 指南

ICH#	文件	描述
E3	《临床研究报告的结构和内涵》	描述了临床研究报告中应如何将临床有效性和安全性数据,如人口统计学资料、关键有效性指标分析、试验组和对照组受试者的有效性观察比较等,及其统计分析方法和结果展现在报告的表格、列表和图表中,试验方案、病例报告表、相关研究者信息、试验药物和对照药物信息,以及统计文件等应包含在报告的附录中
E4	《支持药品注册的剂量反应信息》	描述了临床试验中如何确定和管理试验药物剂量、血药浓度和临床效益的关系,并阐述了不同临床试验设计方法中药物剂量及其血药浓度/临床效益的管理和数据分析方法
E5	《接收国外临床数据的种族因素》	定义临床试验数据种族适用性的监管要求,以及如何进行和管理桥接临床试验数据以支持跨种族试验药物应用的药政策略和实施标准;对海外临床试验数据用于支持其他申请国的药政考量要素,以减少临床试验数据的重复性验证,使国外临床数据在他国更易被接受
E7	《特殊人群的研究:老年人》	描述了涉及老年人的药物临床试验及其数据管理的基本原则,特别是在进行相关药动学、药效学和药物-药物相互反应时应该考虑的主要因素
E11	《儿童人群的药物临床研究》	描述了涉及儿童人群的药物临床试验及其数据管理的基本考量要素,特别是涉及新生儿、婴幼儿、儿童和少年人群在进行临床试验时,应该如何区别对待和管理知情同意的程序。对于何时适宜开始儿童人群的临床试验,儿童药物治疗适应证的考量、药动学研究的注意点,有效性和安全性数据的观察点和上市后儿童用药的药物警戒要求做出了详尽的规范

　　按照 ICH 原则对数据处理和报告进行管理时,临床试验采集到的数据分析、处理及其报告的规范化直接关系到试验结果全球申报的统一标准。特别是电子临床系统应用的日新月异,使得规范试验数据电子化系统处理和报告更有必要。表 3-3 描述了 ICH 数据处理和报告管理原则的文件。

表 3-3　临床试验数据处理和报告的 ICH 指南

ICH#	文件	描述
E9	《临床试验的统计学指导原则》	这是对 ICH E6-GCP《临床试验质量管理规范》应用于临床试验数据统计分析及其管理领域的延展性指导文件,并对统一化的试验数据统计方法原则应用于临床试验设计、实施、分析、评价和报告做出了详尽的阐述,已被国际临床试验行业(包括我国)普遍采纳并实施。其中提出的二类临床试验数据监督原则具有重要的现实意义,即:①通过鉴别逻辑或数据质量问题,即招募、慰留、试验方案违规问题等,鉴别澄清数据终点的证据的必要性,鉴别用于计划和设计试验方案的研究假设的问题(如样本规模的合理性等)来监督临床试验的质量;②通过监督治疗组别实效结果的比较来管理临床试验的风险和效益,即有效性和安全性的比较,以及监督试验参与者的伦理职责,如中期研究显示试验对参与者有害,试验必须终止,中期研究显示试验对治疗有清晰的益处,试验可以终止。同时,也指出"独立数据监察委员会"在监督临床试验受试者的安全性和数据的有效性和完整性方面的角色和职责
E15	《生物标示物,药物基因学,药物遗传学,遗传数据和样本编码分类的原则》	明确了药物基因学和药物遗传学临床研究中有关主要生物标示物,基因和遗传数据的定义和处理原则,并对基因数据和样本编码的一般分类规程,即鉴别、编码归类、佚名化和去名化制定了规范
M2	《监管信息传输电子化标准(ESTRI)》	适用于临床试验数据及其信息的药政申报数据转移的电子标准规程。其通过评价、推荐、公开和非专利的形式提出国际标准和为相关互换电子系统产品提供一种适应性的技术框架,或寻求可用于这些国际标准的专属解决方案,以最大程度地促进各国试验数据的电子交流。目前已经涉及的药政传递数据电子标准领域包括个人病例安全报告(ICSR-E2B)、《电子通用技术文档》(eCTD)和研究标记文档(STF)规格要求
M4	《通用技术文档(CTD)》	为世界各国统一药监申报程序和文件要求所做出的国际新药申请标准。我国已开始采纳该文件标准用于药政申报。其中的第 5 模块列出了临床试验数据的具体要求,如临床 PK/PD 和相关体外数据的管理及其评价分析、临床微生物或免疫学研究的数据管理和分析,以及临床安全性数据管理和分析等
M8	《电子通用技术文档(eCTD)》	这是 ICH M4 的延展性文件,主要针对电子提交 CTD 的情况下,如何对临床试验数据管理及其分析结果作做相应调整的规范要求,并对电子系统的验证标准提出了要求

二、《临床试验质量管理规范》

　　《临床试验质量管理规范》(Good Clinical Practice,GCP)又称《药物临床试验质量管理规范》。20 世纪 60—70 年代,美国发生了三起科学研究不当行为事件,为犹太慢性病医院事件(终末期患者被接种癌细胞,以发现癌症是否能以此种方式传播)、塔斯基吉梅毒实验(患梅毒后多年不予治疗,以观察梅毒的自然病程)、州立 Willowbrook 学校事件(智力发育迟缓儿童被接种肝炎病毒,以观察疾病的进程和发现何种方法保护人类免患疾病)等。因而,美国 FDA 在 1977 年率先提出 GCP 和数据完整性的概念,并逐步完善 GCP 体系。1997 年 ICH 正式把 GCP 概念归纳在 ICH 框架下,提出临床试验全过程,包括方案设计、组织实施、监查、稽查、记录、分析总结和报告的国际伦理和科学质量的标准规范,并要求在全球临床试验过程中建立相关的质量管理规范文件。GCP 的原则要求任何临床试验都必须建立在伦理、科学和合规的基础上,其目标是保护受试者,即保护他们的安全性、知情权、拒绝权和任何时候都具有退出权、隐私保护权等;提倡研究数据的真实完整性来确保数据的可靠性,即任何临床试验研究必须有良好的科学性、研究过程的合规性和研究结果的准确性等;要求运用质量体系来确保所有研究程序的一致性,涉及临床试验过程的所有角色(如研究者、申办方和伦理委员会)都必须有明确的职责定位,并建立完善的 SOP 程序等。

三、《实验室质量管理规范》

《实验室质量管理规范》(Good Laboratory Practice,GLP)又称《标准实验室规范》。1972年新西兰和丹麦首先提出 GLP 的概念,之后美国于 1978 年针对国内一系列非临床研究欺诈和不合规行为开始采纳这一概念。1992 年国际经济合作和发展组织(OECD)正式开始推行GLP 原则,并逐步被世界各国所接受。GLP 是就实验室研究从计划、实验、监督、记录到报告等一系列标准操作规程(SOP),针对实验室组织架构、人员资质和培训、工作方法、质量管理体系和硬件条件所提出的法规要求,涉及实验室工作的所有方面。GLP 旨在严格控制药物候选品非临床安全性和有效性评价实验的各个环节,即严格控制可能影响实验结果准确性的各种主/客观因素,降低实验误差,确保实验结果的准确性、真实性和可靠性,为人体药物临床试验的开展提供高质量的可靠评价基础,并更好地保护人类健康和环境安全。虽然最初 GLP 规范是针对非临床试验而建立和发展的,但由于其适用于所有的分析仪器和分析工作,因而在临床试验中任何涉及药物规范产品安全性研究的实验室(政府、大学和工业界)和提供支持性人体临床试验数据的实验室(病理学、样本分析、临床化学、药学、化验检测等),如人体血/尿液样本、组织样本、生物等效性分析、PK/PD 分析、药物一致性评价、试验分析检测仪器设备(如 HPLC、GC、LC-MS/MS)运行和维护、数据管理软件稽查模块的安装及其运行监管等环节,也必须遵循和实施 GLP,或按照类似 GLP 的标准操作规程(SOP)进行管理,以保证临床试验数据的完整性和可靠性。特别是人体临床试验生物样本分析方法验证和生物样本管理数据文件完整性的质量管理涉及 GLP 和 GCP 两个领域,所以从生物样本的采集、处理、保存、运输、交接、分析、存储到销毁的生命周期均需符合 GLP/GCP 规范,以及生物样本分析方法的科学性和验证合规性。这样才能保证不仅生物样本一直处于可控的监管环境下,而且样本分析的结果具有科学性和准确性,所得到的结果可以真正实现可归因性和再现性,以确保提交的分析数据结果能被药品监管部门接受。

四、临床数据交换标准协会标准

临床数据交换标准协会(CDISC)标准已经成为全球通行的临床试验数据标准,欧美等国已宣布 CDISC 中的 SDTM 将成为唯一可接受的临床试验数据申报标准。我国也正在积极推进 CDISC 标准的应用进程。有关 CDISC 标准的详尽介绍可参见本书第二十四章。

第三节　全球临床试验数据管理行业标准和指南

除了上述国际人体临床试验及其数据管理规范、标准和要求外,还有一些具有影响力的涉及临床试验数据管理行业的标准和要求。这些主要的试验数据质量管理的行业标准对于保证临床试验质量和数据的真实完整性有着积极的推动和示范意义。

一、《临床数据质量管理规范》

《临床数据质量管理规范》(GCDMP)是美国临床试验数据管理学会(SCDM)提出的系列试验数据管理规范指导性文件,其目的不仅是为了向临床数据管理领域提供现有其他法规和指南没有涵盖的与临床数据管理有关的指南,也是为临床试验数据规程提供已证明是行之有效的最佳实践准则。临床试验数据管理规程需要包含专业知识和技术两个方面。所以,质量标准的掌握和应用有助于保证试验数据的妥善质量管理,提高试验数据管理的效率。新技术的不断出现并介入临床试验数据管理,促使数据管理专业人员不仅要有前瞻性的思维来规范数据管理的流程和效率,还要有创新性的理念来优化试验数据管理的流程。《临床数据质量管理规范》(GCDMP)正是从技术和专业技能两个角度来引导数据管理行业的标准化和规范化进程。GCDMP 共由 20 个章节所组成,涉及临床试验数据管理的各个环节。每个章节均从最低标准和最佳实践两个方面予以阐述。最低标准是要确保临床试验数据是完全的、可靠的和准确的,也称之为数据的真实完整性;最佳实践除了要保证真实完整性外,还要求临床数据管理要做到高效、高质量、高功能和低风险。

《临床数据质量管理规范》概述:

1. 数据保密

(1)最低标准

- 确保临床试验所涉人员对数据隐私性保护理念、法规和要求都受到适当的培训。
- 所有数据采集工具都符合受试者隐私性的监管要求。
- 所有递交给数据管理的个人试验数据及其记录都不含有可识别受试者身份的信息。
- 定期审核和更新数据管理流程,以确保符合现行数据隐私性 SOP 和监管要求。

(2)最佳实践

- 建立和维护个人信息和数据隐私性及其使用的工作规程和责任制。
- 实施数据转移或迁移前的检查规程,以确保所有隐私性因素都得到考量。
- 实施用于数据超出原先知情同意范畴的管理规程。
- 强制实行个人数据调阅的基本审核流程,以确保在特殊科学的原因下,所有隐私性因素能得到兼顾。
- 对特别敏感数据(如遗传信息)实施严格的安全转移、存储、接触、加工和报告规程。

(3)主要关注点:包括服务商对数据的接触,实验室/化验室数据,报告给中心委员会数据,数据转移或迁移,计算机和网络安全性,个人识别信息数据的适当隐晦。

2. 数据管理计划

(1)最低标准

- 在首位受试者入组前完成数据管理计划(DMP)的草案。
- 确保 DMP 符合相关法规要求。
- 确定涉及数据采集、处理、质量控制和决策人员的角色和职责。
- 确保从研究开始直至数据库关闭整个过程中数据管理流程的健全和明确。

(2)最佳实践

- 与临床试验所涉及各方共同完成 DMP 的建立,以确保所有责任各方在整个试验过程中都理解并遵循各自的角色和职责。

● 确保和维护 DMP 与所有项目的要求和标准一致。

● 确保根据每个试验项目要求及时更新 DMP,包括适当的版本控制,所涉各方都知晓并同意现行 DMP 的要求。

● 确保 DMP 所涉工作内容在其启动实施前得到相应的批准执行。

(3)主要关注点:包括所涉人员的角色、职责及其培训,DMP 所涉文件、内容和步骤的时间表,病例报告表(CRF)管理,数据库的设计、建立、维护和存档以及安全性管理,数据输入和加工管理,数据验证和用户接受测试,安全性数据的核对,质量控制和质量保证,外包数据的转移管理,数据编码管理。

3. 针对临床数据员的项目管理

(1)最低标准

● 采用任何数据的最新版本标准。

● 采用项目进行的所在国家监管要求的数据标准。

● 不会修改发表的数据标准。

(2)最佳实践

● 尽可能地采用普遍接受的数据标准,以促进数据的兼容性。

● 在试验项目进行的国家采用监管部门推荐的所有数据标准。

● 审阅任何数据标准的实施指南。

(3)主要关注:包括如何有效地把项目管理原则应用到临床数据管理中去,诸如临床试验管理部门的特定管理活动,和承担项目管理职责的数据管理员所需具备的能力等。

4. 逻辑核查设计原理

(1)最低标准

● 在设计逻辑核查前,完成试验方案和初版数据库参数指标的定案。

● 根据 CRF 上的参数和试验方案的有效性/安全性参数来建立逻辑核查。

● 如果适用的话,对外部数据建立专属逻辑核查。

● 确保所有逻辑核查的编程、验证和记录均符合已建立的 SOP。

● 确保所有逻辑核查技术说明文件有适当的版本控制。

● 对输入和管理临床数据的人员进行逻辑核查的培训。

(2)最佳实践

● 如果适用的话,比对逻辑核查程序与入选/排除标准就有可能显示方案偏离。

● 设计逻辑核查参数指标,使得逻辑核查运行时不会出现重复结果。

● 由相关统计和数据管理人员审核逻辑核查程序,以确保该编程满足研究需要,并有助于鉴别出研究终点的差异。

● 详述所有研究终点和支持安全性数据和研究终点数据的逻辑核查编程。

● 根据所用标准,如 CDASH 或公司专属标准,建立标准 CRF 和逻辑核查库。

● 在开展逻辑核查用户接受测试(UAT)之前,进行逻辑核查设计和参数指标的质量控制审核。

● 评价上线后的逻辑核查程序的效率,并根据需求进行适当的逻辑核查修订、删除或者补充。

(3)主要关注点

● 建立逻辑核查程序参数说明。

● 逻辑核查程序质量控制检查：一般数据(终点/安全性)检查、方案依从性检查、程序检查、手工检查、列表检查、外部检查。

● 标准 CRF 和逻辑核查程序库。

● 逻辑核查参数说明文件一致性。

● 逻辑核查类别：缺失数据、缺失 CRF 页、数值范围、重复数据、逻辑非一致性、外部数据、方案违背。

● 逻辑核查程序验证。

● 逻辑核查培训。

5. 电子数据采集——概念和研究启动

(1)最低标准

● 确保遵循 21 CFR Part 11。

● 标明的质量标准支持用于自动数据采集、管理和存档。

● 确保数据转移和其他系统整合的要求明确。

● EDC 系统项目实施前完成软件系统的验证。

● 确保系统投入运行前完成 UAT。

● 为所有 EDC 用户提供必需的培训。

● 核查数据接触只限于授权人员。

● 确定数据审核和质疑管理的角色及其职责。

● 为用户提供应用软件的技术支持,建立客户咨询服务台。

● 确保研究机构在数据库锁定前都可以登录系统,并能对数据监控。

(2)最佳实践

● 用商务流程分析方法建立 EDC 专属工作流程,并鉴别出当前流程所需的过渡要点。

● EDC 研究中避免使用纸质研究流程。

● 明确现行流程中所涉各方角色和职责。

● 规划研究项目,避免对 EDC"最后 1 分钟"的系统修改。

● 邀请监查、数据管理、统计、药政事务、医学人员参与 CRF 或数据采集系统的构建。

● 确保系统的数据输入界面友善和应用简便。

● 确保逻辑核查程序和质疑管理工具被构建在 EDC 系统中。

● 确保 EDC 系统不会限制研究机构人员提供任意答案。

● 在研究项目开始前,设置完成锁定表格和/或 CRF 的条件,如源文件核查(SDV)完成,数据审核完成,无缺失或未答数据质疑等。

● 当在 EDC 系统编码时,建议研究机构用户端不会看见编码术语。

● 确保数据有稽查轨迹,并能方便地查询或打印其稽查轨迹结果。

● 在 EDC 投入运行前测试数据转移功能,以确保所有数据转移质量和便利性。

● 在用 EDC 系统启动试验项目前,测试 EDC 与数据库的整合性,以便其能在需要时与其他数据库的整合。

● 确保实验室数据和其他非 CRF 数据整合已确立。

● 确保所有 UAT 都记录在案。

● 确保变更控制规程包括完成文件。

● 确保要提供给研究机构使用的文件在递交给研究机构前已被审核。

- 如果没有全天候技术支持,咨询台应涵盖研究机构所在地区的工作时间。
- 建立和遵循 EDC,数据验证和数据存档的 SOP。
- 评估现行 SOP 对 EDC 工作流程的可能影响,必要时予以更新 SOP。

(3)主要关注点:包括软件应用程序的验证,电子签名,支持库功能,电子 CRF 存档,与其他系统的整合,系统和服务商评价,变更控制,灾难恢复,应急计划。

6. 电子数据采集——研究实施

(1)最低标准

- 确保建立研究中需要的其他逻辑核查和列表。
- 记录所有逻辑核查和数据审核变更。
- 维护更新和准确的系统权限。
- 做好系统使用和维护培训。
- 监督项目团队人员的变更,以确保相关人员的系统登录权限和使用培训的及时性,并记录在案。
- 指导研究机构人员数据输入和数据质疑答复的时间表。
- 确保项目团队人员能定期收到和审阅系统使用报告。
- 及时沟通研究机构系统使用问题。
- 观察自动和收到质疑的频率。
- 通过报告监督未答和已答数据质疑状态。
- 确保持续审核数据列表,以鉴别质疑产生的任何数据差异。
- 监督和交流数据质量趋势。

(2)最佳实践

- 记录研究进行过程中的培训活动。
- 用所有信息来鉴别培训的不足或需求。
- 在项目团队中设立系统质量综合目标和交流计划。
- 强制实施数据输入和答疑时间表。
- 尽早编制方案偏离报告。
- 数据管理人员负责所有数据质疑的关闭的时效性。
- 尽早和经常提供和审核有关的合规性和安全性报告。
- 与项目团队及时沟通交流所遇问题的解决方案。

(3)主要关注点:包括交流计划,管理目标和计划,进展报告,用户管理,培训计划,系统支持管理。

7. 电子数据采集——研究收尾

(1)最低标准

- 确保所有数据源文件核查和数据审核完成。
- 确保所有研究者签名已完成。
- 确保遵循已建立的数据域或表格的锁定规程。
- 进行数据列表的最后审核,以确保无任何未解决的数据质疑存在。
- 确保遵循数据库锁定的规程,必要时遵循数据库解锁的规程。
- 确保遵循数据库锁定后人员对数据库登录权限的限制和消除。
- 确保遵循稽查计划和后稽查数据转移流程的规定。

- 明确格式化受试者数据文件的参数指标,以及产生和审核这些文件的流程。
- 确保研究机构在项目解释后能获得其机构的 CRF 数据。
- 确保提供给研究机构的任何硬件设备按照 SOP 的要求收回。
- 决定是否需要其他媒介工具来取代数据库的要求。

(2)最佳实践

- 培训研究者及其机构人员知晓项目关闭后签名破解程序的原则,即任何数据库锁定后的数据更改都意味着原签名的无效,必须重新签名,以避免任何对此原则的混淆。
- 实施核查规程来确保数据库收到或提取的数据与输入的 CRF 一致,特别在需要进行外部编程输出的情况下。
- 当末位受试者完成某次访视及其数据输入后与监查员核实源文件核查的时间表。
- 确保所有医学编码活动按要求进行。
- 采用逐步锁定经审核的数据表的方式来减少项目结束时数据审核和锁定的工作量。
- 确保 DMP 中的所有任务都已完成。
- 数据库锁定前建立数据审核检查任务清单。
- 建立行之有效的交流计划,以确保数据管理按时间表进行。
- 建立数据管理人员在数据关闭期间的外出和度假时间表,以确保数据审核能有充足的人员完成锁库活动。
- 遵循监管标准和要求完成数据文件报告。
- 决定采用何种媒介来报告受试者数据文件。

(3)主要关注点:数据文件终审活动;数据库锁定活动,包括软锁定和硬锁定;研究机构数据文件的建立管理。

8. 数据收集工具的设计和开发

(1)最低标准

- 根据试验方案设计采集数据的 CRF。
- 记录 CRF 设计、建立、批准和版本控制的程序。
- 在受试者招募前培训研究机构人员试验方案,CRF 完成指南和数据递交程序,并做好培训记录。
- 核实 CRF 中采用的评价量化工具已得到使用许可,并遵循其模板或版权要求。
- 确保研究机构人员在试验启动收到可供填写的 CRF。

(2)最佳实践

- 建立和维护标准表格及其相关逻辑核查数据库。
- 听取项目团队各方对 CRF 设计和审核流程的建议,以优化 CRF 的完成。
- 确保所需安全性和有效性流程终点都设计在 CRF 中。
- 保持 CRF 问题,注释和指南清晰、准确和符合 CDISC CDASH 标准。
- 从完成 CRF 人员的数据流程角度设计 CRF。
- 尽可能避免在 CRF 中收集参考性的、重复性的或不必要的数据,如果出于评价数据有效性的目的要采集重复性数据的话,其检测应当通过独立的途径来获得。
- 用无碳复写纸或其他方法来确保纸质采集工具的可复制性。

(3)主要关注点:包括 CRF 设计的布局,用字和词的准确、清晰和专属,多重数据答案选择预先编码,减少数据的重复性收集,质量控制和保障程序用于 CRF 的设计和使用前审核上,CRF 设计及其注释的标准,CRF 变更和版本控制,数据的隐私性,CRF 完成指南及其培训。

9. 数据库验证、编程和标准

(1)最低标准

● 建立明确检测方法、范畴、问题报告及其解决方案、测试数据、验收标准和验证团队成员的验证计划。

● 确保 CDMS 符合用户/功能和监管要求,并在临床使用过程中持续维护这些要求。

● 按照参数说明完成 CDMS 的测试,记录所有测试和问题,并确保测试目标证据。

● 建立处理变更控制问题的流程,清晰地确立变更后重新验证的必要性。

● 在实施前记录所有验证细节,包括相关审核和批准签名。

● 确保文档及时更新和完整。

● 确保只有有资质的人员开发、维护和使用系统。

(2)最佳实践

● 鉴定所有需要的用户需求。

● 按照制定的标准准备研究项目专属的编程方案。

● 按照制定的标准记录编程行动。

● 如有可能采用编码库。

● 确认研究专属编程运用平台按照客户要求执行(如数据管理计划要求,CRF 要求,数据库参数说明,逻辑核查参数说明,验证计划等)。

● 做好验证活动记录。

● 确保记录完整和实时,并利于今后使用完毕或存档后的检索。

● 确认加工的准确、可靠、一致和有效,并能鉴别出无效或修改的记录,可通过记录或测试来确认这些方面。

● 确认系统有追溯轨迹利用关联测试案例和要求。

● 确认正确配置研究专属运用程序。

(3)主要关注点:包括编程验证和验证标准。

10. 实验室数据处理

(1)最低标准

● 建立和维护所有实验室数据采集、转移和验证流程的 SOP。

● 建立数据上载和数据可行性的验证流程。

● 尽可能早地选择服务研究项目的实验室。

● 使用标准的实验室检测和单位名称。

● 确保收到实验室数据之前明确并收到实验值参比范围。

● 确保实验室值参比范围的及时更新。

● 当需要电子转移数据时,全面记录所有数据转移的参数要求。

● 在检测数据转移前选定处理数据的软硬件,并确保数据媒介格式的匹配性。

(2)最佳实践

● 尽可能采用普遍接受的数据标准,如 CDISC。

● 在开始数据采集前定义所有的数据标准。

● 确保明确明显不同的或特殊的试验亚组的实验值参比范围。

- 建立和维护采集和存档参比范围数据的标准流程。
- 建立和维护地方实验室数据审核和中心实验室数据核对的标准方法。
- 建立电子数据转移的数据转移协议,并进行检测值转移的质量控制。
- 在签署接受所有数据转移参数说明前记录和确认数据变量的可信性。
- 采用转换因子表来标准化常规实验室单位转换成国际单位系统(SI)。
- 根据实验室数据来定义入选和排除的逻辑核查和确立团队成员审核流程。
- 采用标准单位,使得对转换数据的逻辑核查能有更恒定的审核结果。
- 通过正式的流程完成实验室数据更正的要求。
- 建立和维护超出试验方案参数数据收集的管理流程。

(3)主要关注点:包括中心实验室和地方实验的管理区别,数据标准和名称,数据单位,数据正常值范围,实验室数据的清理,实验室数据的转移流程验证。

11. 外部数据传输

(1)最低标准

- 建立通过申办方和服务商合作进行外部数据收集、转移、上传、验证和编辑的流程。
- 尽可能早地确立服务商,并确立与服务商的交流方式。
- 提供上传外部数据到申办方数据库的书面技术要求说明。
- 在上传数据前,就必需数据域或关键变量做出决定并达成协议。
- 维护交流文件轨迹。
- 确保所涉各方都有SOP,以及遵循这些SOP的执行记录。
- 当由外部收集主要有效性数据时,需要建立保护盲态的书面流程。
- 对数据处理的每一环节或步骤进行QC检测,确保所有数据都是可靠的,并被正确地处理。

(2)最佳实践

- 定期和资质稽查外部数据服务商。
- 建立和维护处理数据不一致和更新的数据清理流程。
- 在临床研究环境中验证所有处理和加工试验数据的程序和系统(参见数据库验证,编程和标准章节要求)。
- 给服务商提供专属培训,明确各种在质量和临床研究效率方面需承担的主要职责。

(3)主要关注点:包括常见外包数据如化验数据、PK/PD数据、仪器检测数据(如EDC)、电子患者日志等,外部数据转移,外部数据的关键变量和必需域的定义,数据编辑和核实流程,记录格式和文档格式的差异,数据转录,数据库更新,数据存档和更新。

12. 临床数据管理的评价指标

(1)最低标准

- 确保数据管理指标与项目或公司的主要绩效指标(KPI)一致,如试验项目里程碑事件,时间表,交付成果等。
- 确保所有指标定义明确,可量化,记录在案并获得批准。
- 在项目之内与所有有关人员交流和培训批准的指标。
- 确保有充足的资源(软硬件工具,人员)进行相应和全面的指标评价和报告。
- 确保指标数据的质量,是建立在准确和及时的数据基础之上。
- 如果出现指标偏离目标有流程对其进行修正并记录在案。

（2）最佳实践

● 要求所有各方共同建立指标参数体系。

● 在实施指标体系前,征得所有各方的理解和同意。

● 必要时,将指标体系目标与项目/公司标准,行业标准和利益各方协议挂钩。

● 在所有情况下对指标体系参数术语和参数定义标准。

● 在项目启动前批准指标,并在整个项目运行期间实施指标的评价。

● 考虑选择若干关键指标对所有项目进行评价,并对其结果进行比较。

● 在实施指标参数时综合考虑费用、质量、属性、时间和绩效要求等因素。

● 确保对指标数据的采集和报告进程的效益,可能的话,采用指标数据的自动化采集,并建立在现有主要数据的基础上,如稽查轨迹、追踪体系等。

● 确保采集指标的工具或体系得到全面验证,并符合电子皿(21 CFR Part 11)的监管要求。

● 运营报告体制使有关各方对指标评价发现的问题有所了解,做好后续根源分析,纠偏防偏措施的落实。

● 对采集、报告和交流指标评价过程做好记录。

● 对指标采集和报告流程评价常态化。

● 根据实际需要及时对指标及其流程进行修正。

（3）主要关注点:包括量化属性或目标指标,时间/里程碑评价,费用分析,质量导向,单个或多个指标的分别或综合评估,主要标准的关联性、评价的持续性、验证有效性、专属性、可操作性和可行性。

13. 数据质量保证

（1）最低标准

● 按照质量体系要求建立和维护数据处理规程。

● 保证有充分的数据加工文件信息利于最终数据分析从源数据的再现性。

● 对递交的数据进行质量评估。

● 确保数据最终分析的质量。

（2）最佳实践

● 有健全的公司质量管理政策和体系,并得到公司高层管理的支持,所有员工对政策和体系的理解和遵循。

● 采用标准化的数据采集和处理规程。

● 采纳尽可能少的数据采集和加工步骤,以减少数据错误的概率。

● 只采集试验结果报告和解析所需的数据。

● 在 QA 方面,着眼错误的预防、QC 关注流程的监督,最终结果不应成为 QA 和 QC 关注的重点。

● 进行数据质量的稽查,包括规程对监管要求和 SOP 的合规性和依从性,与源数据的一致性。

（3）主要关注点:包括书面 SOP,质量手册和计划,数据管理流程的全过程和步骤的质量保障政策,标准化程度。

14. 数据质量评价

（1）最低标准

● 采用统计抽样的稽查方法。

● 在项目数据管理/质量计划中记录数据质量评价的方法和频率。

● 在数据库锁定前至少进行一次数据质量的评定。

● 必要时记录数据质量评定的问题和纠偏防偏措施。

● 制定试验项目有效性和安全性变量的错误可接受率标准。

（2）最佳实践

● 采用可量化的方法进行数据质量的评定。

● 比较试验初期、中期和结束各阶段的试验数据和流程。

● 与临床运营团队合作，根据监查报告来开展研究机构质量比较。

● 对关键有效性和安全性变量进行100%的质量控制。

● 监督递交的累积数据来检测具有显著数据差异的研究机构，以便采取纠偏和防偏措施。

● 在用于决策的数据结果公布之前进行质量控制流程。

（3）主要关注点：数据错误率的量化方法，错误率＝发现的错误数/评定的数据数。

15. 数据存储

（1）最低标准

● 确保所收集的所有数据和数据文件保存的安全性和保密性。

● 记录数据库或数据源接触人员的授权流程和权限标准。

（2）最佳实践

● 备份存储的数据。

● 尽可能对存档，存储和转移数据采用开放式格式（如 ASCII、SAS、PDF 和 CDISC 的 ODM 等）。

（3）主要关注点：包括物理存储（如数据库）的安全性，管理存储的措施，技术防护措施。

16. 临床数据的项目管理要求

（1）最低标准

● 尽可能早地明确临床试验团队成员，所涉各方责任人的角色及其职责，并对相关信息定期做好记录。

● 明确和建立所有试验项目专属流程及其目标要求。

● 建立清晰、全面和技术可行的任务时间表。

● 监督、跟踪和记录项目计划和预算，以及实际进度和花费。

● 建立风险和信号的识别机制和预防与应急措施。

● 建立项目团队成员的交流计划。

● 实时全面评价项目组成员对项目流程、要求和职能的熟悉程度，并做好相应的培训。

● 确保所涉各方人员及其资源的调配合理，并能保证项目所需任务的及时和合规地完成。

（2）最佳实践

● 建立试验项目过程中开展各项活动的责任关系图。

● 与项目团队成员定期举行项目沟通交流会。

● 不断评估项目进度，必要时修改试验流程使之更加有效合理。

● 确保出现项目流程或任务变更时，及时与项目团队人员进行交流，并做好相关记录和版本控制。

- 建立和及时更新试验主文档,以便建立清晰的稽查轨迹。

(3)主要关注点:包括人事管理、范畴管理、费用管理、时间管理、质量管理、交流管理、风险管理、外包管理、整合管理。

17. 医学编码词典的管理和维护

(1)最低标准

- 选择符合项目和监管要求的词典。
- 建立和遵循词典装置和维护的安全规程。
- 确保获得词典使用许可,并在使用期间保持许可的更新。
- 管理词典或列表变更/更新的稽查轨迹。
- 不要修改已发表的商业用途的编码词典。
- 在研究总结报告和综合总结中引述所用词典的版本和名称。
- 保存所有可用的词典版本,供以后参考。

(2)最佳实践

- 选择编码工具,保证词典使用的一致性。
- 考虑所用词典版本作为元数据的部分。
- 确保数据管理和其他词典用户可以对所用编码词典版本和内容做出评判。
- 建立词典术语或类别改变的评价流程,以及使用不同版本词典时对过去编码数据的影响的评价流程。
- 建立不同版本词典重新编码的能力。
- 确保编码人员的培训和词典编码专业匹配能力,培训需要记录在案。
- 培训涉及记录、监督、审核、分析和报告编码数据的人员有关所用词典功能和性能。
- 利用词典变更要求申报流程向负责维护词典的公司递交要求变更词典的申请。
- 确保建立词典版本变更控制流程。

(3)主要关注点:包括 MedDRA ——不良反应事件报告系统,WHO Drug ——同期药物报告系统,CTCAE——常用不良事件术语标准。

18. 数据录入流程

(1)最低标准

- 建立数据流程、数据输入、数据加工的书面规范和所需质量标准。
- 确保有足够的专一性能再现来源于源文件记录的数据库分析。
- 对有关各方就所用系统、规程、指南、工作规范和相关工具进行培训。
- 确保数据输入或管理的人员登录权限的管理。
- 维护好有数据更改的授权人员名单。
- 在数据输入和加工的每一环节加强质量控制,以确保数据可信性和加工的适宜性。

(2)最佳实践

- 在每项研究项目的数据输入培训场合强调数据输入和加工的目的,特性和复杂性。
- 在正式输入/加工数据前,对输入和加工环节实际环境进行测试核查,以保证输入/加工功能能按照设计进行。
- 对 CRF 完成指南和相关数据输入指南进行全面用户培训。
- 对数据收讫、数据追踪、数据输入、数据质疑回复、文档转移和数据库递交的时间要求向有关各方提出明确标准。

- 建立全面的数据收讫和表格的追踪机制。
- 建立数据库质量标准,包括对主要有效性和安全性数据的质量控制计划。
- 监督试验过程中数据输入功能质量的稳定和可接受性,并符合项目要求。
- 建立和维护全面的变更控制流程。

(3)主要关注点:包括纸质和电子数据输入与加工管理及规程的不同,数据审核清理要求的建立。

19. 安全性数据管理和报告

(1)最低标准

- 确保安全性数据采集、管理、分析和报告的监管合规性。
- 建立质量控制标准支持数据的运用。
- 确保试验药物安全性数据的结论较容易从数据库中检出。
- 确保准确鉴别和报告安全性风险。
- 确保实验室数据具有实验室检测数据正常值范围,特别要关注正常值范围的更新和调整。

(2)最佳实践

- 涉及试验监查、数据管理、统计、药政事务和医学人员参与 CRF 的设计,以确保安全性数据采集的完全性。
- 考虑在研究项目中采集安全性数据的等级精准度,以及随后对其进行的精准分析,选择采集 AE 记录在 CRF 中的记录格式。
- 明确定义严重度,理解其使用和限制。
- 注意检查相关类别改变,幅值变化,个体显著实验室检测值异常或变化造成的实验室列表值的变化,并考虑修改参数变化对特殊生理系统可逆的毒性影响。
- 考虑采用不同正常检测值范围或正常值范围变化时对试验项目整体数据可比性技术。
- 邀请数据管理人员、统计师共同管理、构建、报告和分析安全性数据,并建立相应 SOP。
- 记录安全性数据的状态和质量。
- 建立对照数据的明确关联性。
- 考虑安全性数据收集和报告的精确性,以减少过度解析或误解的可能性。
- 理解时间-事件分析只有在事件的时间点可靠时才有意义。
- 考虑检测值类别和幅度变化时对安全性数据分析和报告的意义。
- 采用数据库报告安全性数据时,考虑采用数据库中结果的标准化描述功能。

(3)主要关注点:包括采集、管理和报告 AE 时,考察精准度和严重度,编码词典的采用和管理,安全性数据库的清理和核对。

20. 严重不良反应事件一致性核查

(1)最低标准

- 建立 SAE 输入和编辑规程,包括删除和变更控制流程。
- 标准化临床数据库和安全性数据库 SAE 数据元素的采集要求。
- 进行事件术语的核对,确保至少两个数据库的术语相似。

（2）最佳实践

● 建立对项目数据库核对的时间表，尤其是中期分析或安全性数据报告的机制。

● 确立需要核对的数据条目。

● 可能的话，在不影响数据库或应用软件可信性的前提下，编程待核对数据库数据域的核对程序。

● 在核对开始前，数据管理人员需确认所有要核对的数据都已输入并验证过。

● 数据管理人员，安全官和临床运营人员应当就研究、提取、核对和修正 SAE 数据差异的流程时间规程达成一致。

● 建立数据库安全性数据的输入，审核/核对，修改的权限。

（3）主要关注点：包括安全性数据库的建立、维护和验证，严重不良事件核对规程及其管理。

21. 数据库关闭

（1）最低标准

● 确保数据库管理流程已建立。

● 在数据库关闭前，所有要求任务和标准文件已完成。

● 在关闭启动时，确保所涉所有人员都已知晓，并取消所有数据库人员的编辑权限，记录在案。

● 数据库锁定后，建立清晰地解锁数据库的书面 SOP。

（2）最佳实践

● 建立并实施数据库管理质量管理清单。

（3）主要关注点：包括锁定和关闭研究数据库的流程、清单和文件，重新打开一个已被锁定的数据库进行的评价和纠错，以及在这个过程中应当处理的重要因素、决定和必须遵循的程序和生成的文档核查。

22. 供应商选择和管理

（1）最低标准

● 建立申办方和所需外包服务职能的范畴。

● 在建立外包服务商合约之前，考察和评价服务商的资质、能力、合规性和质量系统的完善性。

● 在交换项目信息前确保与服务商签署保密协议。

● 建立服务商对等成员的联络列表。

● 确定和记录需遵循申办方或服务商的 SOP 清单。

● 清楚地界定服务商的期许、任务目标和职责所在。

● 对服务商的项目活动进行监督和管理，并及时评价其绩效。

（2）最佳实践

● 在可行的情况下，评估聘用数据外包服务商的利弊和风险。

● 建立和维护内部批准的优选服务商列表。

● 根据外包服务范畴，建立其职能稽查计划。

● 利用外部专家监督服务商，以建立服务商评价流程，以及问题解决与升级程序。

● 明确和记录服务商的工作计划，审阅服务商的各种报告，以及建立服务商评价工具或流程。

● 鉴别在服务过程中可能的风险和应急措施。

● 明确和记录交流计划。

● 如果涉及计算机化系统的服务,确保系统支持性文件的到位,特别是在系统失效或灾难发生的情况下,数据库的备份计划,以及确保商务延续的计划。

（3）主要关注点:包括服务商在所需服务领域的经验,区域服务能力、财务稳定状况和质量管理体系的完善性,人员资质、能力和支持项目数量的匹配性,人员培训及其培训记录,服务领域所要求的证书,自身 SOP 的健全和遵循申办方 SOP 的灵活性,变更控制流程的文件系统,质量系统及其合规性的证据(如计算机化系统、CDMS、数据库等),数据转移流程的健全,服务商所在位置的安全性,服务器和文档室的管理条件和状况,保护商务运营的灾难/应急计划的健全,涉及二级外包时的服务商对二级外包的管理流程,过去客户的反馈。

23. 患者自报结果(PRO)

（1）最低标准

● 向受试者提供完成 PRO 问卷的详尽说明。

● 建立严格的 PRO 版本控制管理,每一个问题用词和顺序的变动都可能使结果变得无效。

● 如果 PRO 数据采集工具涉及多语言,确保所有翻译语言的一致性。

● 建立确保 ePRO 数据的保护和拥有权符合监管要求的管理流程。

● 确保 ePRO 网络工具应用的安全性和保密性。

● 确保 ePRO 系统的验证符合监管标准。

（2）最佳实践

● PRO 只用于无法直接测量的变量数据。

● 采用标准化的经过验证的 PRO 问卷。

● 记录新的 PRO 问卷创建流程。

● 记录任何出现的针对研究项目的 PRO 修改。

● 进行受试者使用 PRO 的培训或再培训。

● 采用预设的标准采集受试者数据的方式,如电话采访、电子装置、问卷布局、面试语言等。

● 确保 PRO 问题都已经过全面心理学测试。

● 避免缺失或不一致数据的事后数据采集质疑,因为其可能无法反映受试者事发当时的感受或情形。

（3）主要关注点: PRO 使用的方法管理如面试、电话问答、纸质问卷、日志等。

24. 临床数据归档

（1）最低标准

● 存档的临床数据应当包含一个中心目录列表。

● 电子临床数据存档记录的可用性在每次电子管理系统发生重大升级时需要进行测试。

● 对纸质 CRF 来说,原始签署的完成 CRF,CRF 修正原文件都应当保存在申办方的文档馆中。

● 临床数据文档应当在合理的时间内可以随时索取。

● 对于每一项研究项目而言,文档应当能鉴别其所用的软硬件及其版本。

（2）最佳实践

● 所有临床数据、元数据、管理数据、参考数据都应当按照行业标准，开放式格式予以保存，如 CDISC ODM。

● 电子仓储系统应当能连接所有研究项目内容，包括临床数据、CRF 扫描或 PDF 版本、编程文件、验证记录和监管文件等。

● 逻辑核查轨迹应当以开发式的文件保存在安全系统中。

● 所有系统用户和系统用于采集或管理临床数据的应用文件或其核证副本都应当保存在公司的文库或文档设施中。

● 描述元数据和研究元数据验证，包括数据结构，逻辑核查描述，以及电子数据上载参数说明等，应当保存在临床数据文档中。

● 系统安全管理报告，包括用户列表，权限和授权日期应当打印或存档保存。

● 文档应当包括所有逻辑核查、功能和次级规程的编程编码，以及版本控制文件和验证文件信息。

● 纸质 CRF 应当扫描并建立检索档案，如果采用 EDC，输入页码应当以便利可见格式（如 PDF）保存。

● 记录和核查外部数据管理供应商的文档信息，申办方应当确保任何与服务商签署的合约包括其存档的内容目录。

（3）主要关注点

● 存档内容包括：临床数据、外部数据、数据库元数据、编码词典、实验室参考数据、核查轨迹、逻辑核查/演绎数据/变更数据列表、差异管理登记表和数据处理指南、数据质疑表、编程代码、CRF 的扫描文件（PDF 格式）、数据管理计划（DMP）、数据验证文件、临床文件/备忘录等。

● 临床数据文档的理想技术标准和格式包括：CSV、XML、SAS 转移文件、PDF 等。

25. 培训

（1）最低标准

● 记录每项培训科目的内容和学习目的。

● 定期审核和更新培训课程，包括相应 SOP。

● 确保培训所有数据管理人员有关其角色和岗位职责的要求和规程。

● 确保建立培训记录规程，至少包括课程名称、课程目的、教员姓名、课程日期等、受训者姓名等，培训记录也应包含外包培训。

（2）最佳实践

● 记录每一岗位角色专属性培训课程。

● 确保定期审核和修改主要培训计划。

● 进行岗位需求分析和培训分析，以指导培训计划的建立。

● 按照职员的职业目标和个人发展需求制定和记录每一位员工的定制培训发展计划。

● 对培训课程进行评价，以确保课程培训形式和内容的适用性和有效性。

● 确保在线培训的必要支持。

● 确保培训内容与培训教程的一致性，培训传达的主要内容能使受训者了解和掌握目标概念和技能。

● 确认培训师所培训内容和知识的时效性。

● 确保培训能模拟数据管理的真实工作环境。

● 确保员工有时间参加培训课程。

（3）主要关注点：包括数据管理培训主要计划和内容,数据管理培训内容包括 SOP、计算机软件和技术技能、监管和行业标准、专业职能、交流与其他部门的交接流程等。

26. 临床研究中的数据管理标准

（1）最低标准

● 使用最新版本的标准,如果有的话。

● 使用研究实施国监管机构要求使用的标准。

● 不要修改已经公布的标准。

（2）最佳实践

● 只要条件允许,都应使用公认的标准,并力求实现互操作性。

● 使用研究实施地监管机构所推荐的全部标准。

● 对于任何有实施指南的标准,核查实施指南。

（3）主要关注：包括临床数据管理的相关标准及每一种标准的更为详尽的信息。

27. CDM 在研究者会议上的陈述

（1）最低标准

● 数据管理员应为会议准备好所分配的陈述和材料。

● 材料应包括病例报告表(CRF)样本、CRF 填写指南、数据质疑和自明性修正。

● 数据管理员应准备一个关于数据收集全流程的可视化报告,包括非 CRF 数据,比如实验室、ECG 和影像数据。

● 给所有参与数据清理过程的项目团队成员提供指南,指南内容应基于各成员所承担的工作。

● 要记录关于填写 CRF 和完成数据质疑的培训。

● 数据管理员应展示在项目中如何进行不良事件(AE)和严重不良事件(SAE)的数据收集。在一些单位(公司)中,SAE 收集流程可能会由来自于药物安全或是药物警戒小组的代表来展示。

● 准备一个关于 AE 和合并用药的编码展示。

● 如果在试验中可以进行自明性修正,应在陈述中讨论其流程,包括各研究中心的签批,以及如何使用这种修正方式的例子。

（2）最佳实践

● 避免使用缩略词。如果你必须使用缩略词,在第一次提到的时候给出全称,之后再使用缩略词。

● 给所有与会者提供一份陈述材料。

● 录制好相关的部分(音频或视频)以供将来培训使用。

● 会议中预留充足的时间来回答 CRF 相关的问题。

● 组织一个单独的环节进行 CRF 的填写练习并评价常见错误。

● 如果在研究其他适应证的项目中用过类似的 CRF,提供关于每一个部分的问题数据的有针对性的培训,介绍每一个数据集的差异指标。同时提供核查流程的培训来解决最常见的错误。

● 针对会议类型,提供或是帮忙准备最合适的材料。比如,幻灯片和流程图适用于发言或网络会议。其他陈述方式对于自学更合适。最好是咨询专家来决定陈述信息的最佳方式。

（3）主要关注：包括数据管理员在为这类会议准备陈述时应遵循的步骤，如展示病例报告表样稿，讨论不同类型的误差检查，审核数据管理员的角色，以及强调数据澄清表的合理使用。

28. CRF 填写指南

（1）最低标准

● 记录 CRF 指南创建、核查、批准、更新和传播的流程。

● 至少要为每一个多研究中心研究方案编写 CRF 填写指南。

● 为研究中心协调员和临床监查员（clinical research associate，CRA）提供 CRF 填写指南，在第一个患者就诊或是招募之前，培训用户理解这些指南的功能。记录这些培训，转送这些记录给合适的研究团队成员来保留。

● 提供 CRF 填写指南给数据管理、生物统计、医学写作及其他临床研究团队成员，这样他们就可以了解研究中心是如何被指引来填写 CRF 的。

● 从研究中心协调员和 CRA 的角度来设计 CRF 填写指南，他们才是需要使用这些指南的人；要考虑到研究中心的临床治疗流程，比如管理病历的部门、获得测量的方法。

● 包括一般指引以及逐页指引两部分。

● 确保指南对于用户来说很容易阅读和获取。确保指引是简洁的、容易理解的，并不会给填表的用户建议答案。

● 如果 CRF 有更新并会影响到其填写，亦要更新 CRF 填写指南，在更新的文档上包括版本控制。

（2）最佳实践

● 与来自临床研究、编程、数据管理、生物统计、安全性和医学写作团队的代表合作，制定指南。

● 建立一个 CRF 填写指南的正式书面审批流程，这个流程要与实际的 CRF 审批流程一致或者成为其一部分。记录关于这个文档任何变更，并做好版本控制。

● 与带领核查和培训的数据管理团队成员一起，在研究者会议（或类似的形式）上展示 CRF 填写指南。在培训的时候，提供给研究中心人员和 CRA 一份正确填写的 CRF 样本以及 CRF 填写指南。

● 强调完成所有必填字段的重要性。如果一个数据项是不可用或是未知的话，指导用户录入一些可接受的符号来指示缺失值（比如，"N/A"表达不适用，"UNK"表达未知）。清晰地定义在什么情况下使用什么符号（比如，区分好"UNK"和"N/A"）。

● 包含一个可被接受的缩写语的列表（如适用），并附上在填写该 CRF 时这些缩写的定义。

● 包含对于正确填写每一页 CRF 页面的详细指引。对于纸质研究，把 CRF 填写指南打印在一页空白 CRF 的对向页面上（也就是 CRF 填写指南的背面是下一页 CRF）在实践中被证明是最有效的。

● 定期核查数据质量，需要的话重新培训研究中心的人员和修改 CRF 填写指南，特别是对于长期的研究。

● 对于 EDC 研究项目，要使得 CRF 填写指南可被使用（例如：在线文档、复印文档或者是打印文档），也可以在 EDC 研究项目中通过编程将 CRF 填写指南作为屏幕显示的一部分。

● 制定标准的 CRF 填写指南，使其可以用于不同的研究。

（3）主要关注：包括培训各研究机构准确填写 CRF 的指南和这类指南的格式、设计和内容。同时，还有一般指南和针对具体的 CRF 或页面的特定指南的建议。

29. 数据存储

（1）最低标准

● 在一项临床研究过程中，所有收集到的原始数据（例如，病例报告表和电子实验室数据）都要存放在安全的地方，比如有访问控制（例如，锁定）的房间或文件柜中。这些原始文档是回溯来源数据的稽查轨迹的一部分，应与数据库修改或备份程序的电子稽查轨迹一样被严格地保护和控制。

● 记录给予数据库服务器访问权限、建立系统控制和分配密码的流程。在原始数据就是通过电子方式收集并且没有纸质资料作为备份的研究中，这个流程显得尤为重要。

（2）最佳实践

● 用便于随时进行备份的方式存储临床数据。比如，纸质文档应当被扫描并电子归档。

● 尽可能使用开放的格式来归档、存储和传输数据（比如，ASCII、SAS Transport、PDF 和 CDISC ODM 模式）。遵循该操作可以实现当前和今后不同的系统或核查人员对数据的访问。

（3）主要关注：包括数据存储时应考虑的问题，无论是使用电子或纸质方式存储，以及安全存储数据的指南，重点强调避免那些会损害研究完整性的非法访问，在数据收尾阶段对数据库锁定和存档给出详细建议。

二、临床研究中的计算机化系统

自 GCP 于 20 世纪问世以来，互联网和计算机技术在临床试验中应用日趋扩大，对计算机化系统在 GCP 领域的基本标准和管理原则有必要予以规范。电子化技术的日益成熟和普及也使得药品监管部门开始正视医药工业迈向电子化时代的来临，并制定和推动相应药政法规来监督和管理电子化临床试验实践。同样，医药公司，包括医疗器械制造公司在实施电子化临床研究过程中也受到药品监管部门规范的制约和管理。为此，药物信息协会组织全球 100 多位来自于工业界、药品机构和学术机构的专业人士共同起草并于 2011 年发表了《临床研究中计算机化系统：目前质量和数据可信性概念》。这份文件明确了计算机化系统的定义，对电子临床系统的验证规程和实施的质量管理做出了规范（图 3-1）。其中对计算机化系统的验证要求和程序、变更监控和风险监控要求源自国际药物工程协会（ISPE）（http://www.ispe.org）于 2008 年发布的"良好自动化系统管理系统规范"（GAMP5），已成为国际普遍认同的临床试验电子系统，包括数据采集、分析和报告系统验证、试验电子数据系统程序的变更管理和风险监控的标准实践。按照这份文件的描述，一个应用于临床试验中的计算机化系统不仅涉及计算机本身的功能性硬件和软件配置系统的管理，即以电子表格的形式用于建立、修正、维护、存档、采集、分析、评价、报告、管理、再现或转移等功能的电子临床数据系统，还包括与之呼应的人员、设备、管理措施、程序和培训等环境的质量管理体系的建立。对计算机化系统的验证包含了对计算机化系统的用户需求及其设计规格、安装、运行、性能的正确性和适用性进行全面的测试和确认，以证实应用的计算机化系统达到设计要求、技术指标以及用户要求。同时，对临床试验实际应用中的相关系统验证状态的维护也保证了临床试验数据生命周期的质量和可信性，并始终处于风险可控状态下。显然，计算机化系统的质量管理既是企业自身临床试验质量管理的保障，也是法规、行业规范以及标准业务流程的要求。

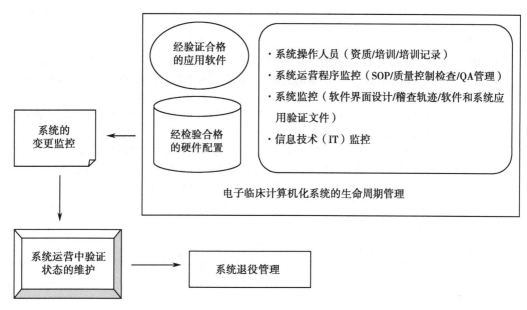

图 3-1 电子临床系统质量规范管理示意图

三、数据质量和可信性的全球标准和要求

数据质量和可信性是对整个临床试验的有效性和安全性进行正确评价的基础。可信性应当贯穿于第一个试验记录出现直至试验结果的获得及其存储,以及之后出现的数据加工分析全过程中的各个方面,即数据的真实完整和准确。所以,数据质量监控的缺失就意味着数据可信性的缺失。值得注意的是数据质量的好坏并不能在临床试验进行过程和数据采集过程中被检测出,它只有通过对试验行为方式、产生数据过程及其结果的监查、稽查或验证的行为才能得以体现。为此,《临床试验质量管理规范》和 GCP 指南都提出了适用于纸质和电子临床试验的质量和数据可信性的全球标准及其要求,其包含的质量要素简称为 ALCOA 原则(表 3-4)。

表 3-4 全球数据质量 ALCOA 原则

质量原则	内涵定义
溯源性 (attributable)	● 每一个数据的产生和修改都可溯源到该数据点的受试者源文件记录,无论这个源文件记录是以何种形式建立的。 ● 每一个数据的输入及其修正都应当可追溯到观察、记录和修改该原数据的个人和数据记录日期和时间,并且每一数据记录不能有多个原数据源。 ● 数据点修改除了要保留原数据记录轨迹外,还必须有修改该数据点的个人识别名,修改日期和时间,以及修改原因记录。 ● 所有的电子记录的输入都应当由经过培训的人员完成,而这种培训必须有文件或证书证明它的发生。所以,必须制定相应的培训电子数据系统的 SOP,并指出培训文件如何存档保留,稽查者应当定期检查。 ● 所有与数据有关的电子签名都应有相应的电子签署签名协议,这种签名协议和身份识别文件应当存档保留。 ● 每个签名都与特定试验数据相关联

质量原则	内涵定义
易读性 （legible）	●不能被认读和理解的数据或术语缩写不应当被采用（与准确性和归属性无关），因为任何不能被清楚地认读的数据或术语缩写可能造成误解，以及被输入数据的人员错误地输入数据系统中。 ●只有易被认读的数据才能使任何不符合逻辑的数据可以实时地被监测出，并能及时予以纠正。 ●任何不符合逻辑的数据点在输入之际就可以被实时性地发现逻辑错误。一旦这些非逻辑的不一致性数据错误出现，就必须通过 EDC 数据自动数据质疑的功能对输入人员提出质疑，使之能及时得到纠正。这样可以增加数据的准确性和严谨性。 ●CDISC 标准使数据变量命名统一化，便于全球申报
同时性 （contemporaneous）	●数据的实时记录伴随着数据的实时观察而完成。 ●任何延滞数据的输入都可能造成数据记忆的偏差和错误。 ●任何数据的输入都应当伴有输入日期和时间，以便监查或稽查人员能比对数据输入日期和时间与数据实际产生的日期和时间。对这些日期和时间的变更只有被授权的人员才能进行，并需要记录在案。 ●系统必须始终保持最更新的数据信息。 ●数据在输入和输出时都能符合 CDISC 标准
原始性 （original）	●第一次被记录或采集的数据为原始数据。 ●任何数据点不能有多重源数据。 ●EDC 技术可以避免数据的双输入过程，从而确保每位患者的数据都是直接来源于源文件记录，并都具有唯一和独特性。 ●减少数据输入步骤，以减少数据的错误
准确性 （accurate）	●电子化系统在实施运行前，都需要完成构建细节规划、步骤、测试和验证等程序，而这些程序记录应当存档保留。 ●通过这些程序可以确保用于输入、加工、审阅、咨询、编辑和修正数据记录的电子化系统功能的可重复性、可靠性和完整性。 ●所输入的数据应当真实地反映临床观察和评价所得出的结论。 ●逻辑核查功能则可以将错误数据输入降至最低，并防止错误被不正确地修正或改变。 ●在确保数据准确的基础上，实现以风险为基础的临床试验项目程序和数据质量的监查将成为可能。 ●注释 CRF 的数据标准运用正确

在 ALCOA 的基础上，欧盟提出还应增加以下若干数据质量的原则，即 ALCOA+原则。

1. 持久性（enduring） 申办方记录的整套数据（包括数据质疑和变更轨迹记录）在试验结束后需要给研究机构提供核证副本件，以便其作为试验文件长期保留。任何临床试验电子文件的保留应当符合国家有关临床试验记录文档保留时限的规定。

2. 完整性/一致性（complete/consistent） 与电子数据文档和记录相对应的源数据文件应当同时有案可查，数据记录一致。临床试验的所有数据文档（包括源数据记录）的保存都应当有相应的文档管理规程，以便保障数据记录和文档的完整无误；数据链能反映过程管理质量。

3. 可获得性和可用性（available） 研究者收集的所有数据（包括数据质疑和数据变更

轨迹记录)需要在临床试验进行期间随时在研究机构都可以被审阅和监查;在临床试验结束后的保存期限内,当药监部门和稽查人员需要审阅时能及时提供;数据以标准化格式输入和输出。

　　试验数据可信性是指临床试验数据拥有可重复性、可证实性和可靠性的特质。也就是说试验数据在采集、录入、转移、转录、存储、恢复、分析、报告、申报和存档等过程中都能保持稳定不变的特质,所有的数据都能经过严格验证核查,源数据和存储数据在整个试验过程中乃至试验结束后的未来任何时候都能通过验证的可靠数据再现并能匹配出既往试验过程的全貌。最后,特别需要指出的是临床试验数据质量和可信性原则正在成为各国药品监管部门对采用纸质或电子数据采集规程呈现的试验数据的可靠性和完整性进行评价的重要依据。

第四节　欧美数据管理规范和标准

　　在 ICH-GCP 的基础上,欧美等发达国家也发展形成了值得借鉴的完善试验数据管理法规体系和技术规范体系。近年来,他们发布的一些试验数据管理标准和法规分别从数据管理系统的计算机系统、软件认证、数据的采集、电子文档、电子签名、电子申报、电子源数据等方面规定了电子数据管理的基本原则和操作规范,从而有力地推动了电子化工具在临床研究中的普及和运用。表 3-5 总结了欧美药品监管机构有关电子临床系统的法规条文。这些条文对全球临床试验数据管理规范要求和标准都有着深远的影响。

表 3-5　欧美药品监管机构有关电子临床系统的药政法规概要

发布者	法规	内容提要
美国 FDA	《临床试验数据电子记录和电子签名的规定(21 CFR Part 11)》	有关电子系统生命周期的监管规范和管理标准,适用于任何药物和医疗器械生产、临床研究、质量监控、药政记录保存和申报的计算机化系统和电子记录系统,包括作为医疗器械配件的应用程序软件系统;对电子系统的验证标准、电子签名和系统保密及安全性提出了严格的监管规程;对任何临床试验中建立、修改、保存、存档、恢复或转移的电子记录数据也做出了明确的规范要求
美国 FDA	《临床试验申办方指南——建立和实施临床试验数据安全监察委员会》	对临床试验数据安全监察委员会的设立、运营和标准操作规程做出了监管要求,对如何监督、管理、评价和保障临床试验安全性和受试者的权益也给予了监管标准
美国 FDA	《临床试验中采用计算机系统的指导原则》	鉴于临床源数据在再现和评价药物安全性和有效性的过程中起着十分重要的作用,FDA 提出的这份监管文件就是要保证采用计算机化系统的电子源数据和源文件的可靠性、高质量和真实完整性。2007年重新颁布的这个监管文件适用于任何计划建立、修改、维护、存档、恢复或转移以监管申报为目的临床数据的电子临床系统,也是 21 CFR Part 11 的补充指南
美国 FDA	《临床研究中的电子源文档》	这份监管文件对临床研究中的源数据和源文件做出了明确的定义和管理规范,因而有助于消除不必要的数据重复收集和保存,减少转录错误,促进受试者数据的及时录入,以及确保数据的准确性和完整性。FDA 指出这份文件应当和 21 CFR Part 11,临床试验中采用计算机系统的指导原则和软件验证的通用原则一起使用

续表

发布者	法规	内容提要
美国FDA	《软件验证的通用原则（FDA）——用于临床研究中的计算机化系统》	这份监管文件要求实施电子系统的生命周期的质量和风险管理,即系统的开发、测试、实施、操作、维护和下线等活动都必须满足监管部门的要求。特别是对如何进行规范的系统验证做出了详尽的阐述。这份文件应当和21 CFR part 11,计算机系统的指导原则和电子源文件指导原则一起作为整体监管文件加以解读
美国FDA	《临床研究工业监督指南——临床试验风险基础的监查方法》	FDA的这份指导性文件表明其支持基于风险的监查目的是提高临床试验质量,更好地保障受试者的安全,并对不同监查方法的运用及关键数据的识别做出了规范要求。这份文件充分反映了目前药物研发中数据管理的技术变更要求和趋势(如电子技术)。FDA要求通过使用集中监查或远程监查,解决监查资源上的问题,并对协助风险监查策略及风险缓解给出了具体的指导性建议。按照这份文件的监管要求,临床试验的关键性数据必须进行100%的监查;远程数据监察将起着越来越大的中心监查的作用,但并不能取代监查员的现场源文件核查
美国FDA	《标准化研究数据指导原则》	这份监管文件对于任何计划提交FDA的研究药物申请(IND)、新药上市申请(NDA)、某些生物药物上市申请(BLA)和补充新药申请(ANDA)的试验数据(临床和临床研究数据)的电子申报格式和标准提出了具体的要求。任何不符合标准化格式的试验数据将不会被FDA接受审阅
美国FDA	《供药物审评中心药政视察用的研究机构临床试验数据总结》	FDA要求所有NDA/BLA申请的临床试验申办方必须按照这份指南的要求,在提交临床试验数据分析结果报告时,也需要提交研究机构的详尽试验数据总结,包括参与临床试验的各研究机构信息、按照各研究机构层面总结的受试者数据列表和试验方案及其注释CRF以审阅试验数据的真实完整性,以及根据研究机构及其受试者数据的总结列表,基于风险的监查管理原则,以上作为选择研究机构依从性,试验行为和受试者合规性检查的依据。这份指南对如何总结研究机构及其受试者数据信息提出了详尽的建议
欧盟EMA	《符合临床试验管理,稽查和视察的试验主文档》	依据ICH-GCP的要求,欧盟在国际上率先提出了试验主文档的监管规范。其目的是提出临床试验数据及其记录文档的良好文档质量管理规范,使临床试验的行为过程和产生的数据质量都能得到很好评价。这份文件对临床试验前、进行中和结束后的试验数据及其管理文件记录的范畴、标准、文档结构、文档保存和销毁标准都提出了明确的要求。根据这个监管要求,目前在欧盟任何NDA申报时,除了需要提交试验数据集和数据库外,还必须提交试验主文档。美国虽然目前没有专门的TMF监管指导原则,但在其GCP指南中对试验文档有监管要求的描述,在NDA申报中也开始要求与试验数据同时提交试验主文档。欧美在临床试验的药政视察中,试验主文档是必须审查的内容之一

发布者	法规	内容提要
欧盟 EMA	《临床试验中电子源数据和数据转录到电子数据采集根据的要求》	根据欧盟的 GCP 监管要求,所有的临床试验数据及其信息必须以可以精准报告、解析和核查的方式记录、处理和存储,同时受试者记录的保密性和隐私性需要保障
欧盟 EMA	《临床试验中的电子源数据和转录到电子数据采集工具中的数据》	这份监管文件对电子源数据和转录数据应遵循的 GCP 原则和国际数据标准要求提出了指导性建议。文件所提出的指导原则适用于任何用于临床试验中的数据采集、管理、评价、报告和申报的工具、系统和仪器设备,以及医学记录系统,包括电子患者自报结果(ePRO)系统
欧盟 EMA	《临床试验中的基于风险的质量管理》	如何在临床试验设计、实施、评价和报告过程中识别潜在和发生的风险,以及减少这些风险对临床试验质量带来的危害,并提出在临床试验管理中建立依据风险的质量管理体系的方法,并在这个体系中可以运用的监控、评估、管理与交流风险的策略和工具
欧洲制药工业协会联盟(EFPIA)和美国药品研究制造商协会(PhRMA)	《临床试验数据共享共同原则》	从 2014 年 1 月 1 日开始,来自美国和欧盟为批准药品而开展的临床试验的受试者数据、研究数据、完整的临床研究报告和(数据传递)协议,将依照"保护患者隐私和机密商业信息必要条款",在符合条件的科学和医学研究人员提出申请后可以访问患者数据、临床试验方案以及美国和欧盟批准新药的临床研究报告。那些已发布研究成果的研究人员可获授权访问这些数据;提交至美国 FDA、欧洲药品管理局或欧盟成员国国家药品监管机构的临床试验报告摘要,一旦新药或新适应证获批,可以公开;无论研究成果如何,公司将公布临床试验结果。根据原则,至少所有Ⅲ期研究结果和"有重大意义的医药"临床试验报告应公开发表。这一原则将使得数据的透明度和标准化有了更高的要求

第五节　中国药政法规对临床试验数据管理的要求

我国临床试验起步较晚,1999 年发表了第一部《药物临床试验质量管理规范》,2003 年做了第一次修订,2015 年开始新一轮修订,极大地推动了我国临床试验事业的发展。2020 年修订版的《药物临床试验质量管理规范》对临床试验方案的格式和内容有明确的建议,并指出申办方是临床试验方案的主体责任人,申办方对安全性报告负责,研究者是受试者安全性保障的主体,并且增加了临床试验的电子数据管理系统应经过验证,有相应的标准操作规程,保证电子数据形成过程的可靠性,数据修改应留有稽查轨迹。2009 年 SFDA 的《关于提交临床试验统计数据库和人体药代动力学全部图谱的通知》虽然提出了统计数据库的提交要求,但还没有从数据库格式和数据标准上提出细节要求。2012 年发布的《临床试验数据管理工作技术指南》和 2013 年的《规范药物临床试验数据管理工作的实施方案》充分借鉴了国际相关通用规范和技术指南,并结合当前临床试验数据管理现状,对数据管理相关人员的职责、资质和培训、质量管理体系的要求、试验数据的标准化、数据管理工作的职责分工、数据质量的保障及评估、安全性数据及严重不良事件报告等方面做出了较详细的技术操作规范要求。2015 年发表的《药物临床试验的生物统计学指导原则》更加明确了如何把控和分析临床试验中的终点事件数据,对试验数据的各种变量做出定义解释,提出临床试验数据管理的质量管理体系(QMS)原则。同时,首次在国内的临床试验监管文件中对数据与安全监察委员会(DSMB)在试验安全性数据方面的受试者安全保护和数据监督作用予以了明示。2015 年 CFDA 就数据质量和真实完整性的要求进一步提高,发布了要求药企对申报临床试验数据质量自查核查的公告,明确提出临床试验数据质量和可信性的标准要求,并以此作为药品技术审评的基础。2016 年颁布的《临床试验数据采集系统技术指导原则》对临床试验的电子数据采集(EDC)系统的构架要求和管理规范给予了明确的监管标准;《临床试验数据管理计划和统计分析计划技术指导原则》则对如何准备临床试验数据管理计划,临床试验数据管理总结报告和临床试验统计分析计划做出了规范要求。与欧美规范相比,我国在临床研究中相关数据质量和管理的配套技术指南和规范还有待完善,特别是对提交数据的格式标准等还有待具体化。可以预见,通过我国药品监督管理部门对数据标准与要求的完善和临床试验专业人员的共同努力,我国的临床试验数据质量及其管理规范达到全球 ICH/GCP 标准指日可待。

全球药物、医疗器械和生物药物的研发和监管为人类健康生活带来了巨大的变化。如何使临床试验的数据结果可以被各国监管部门接受已成为一个国际性的药政话题,其中全球认可的试验数据规范以及标准的制定和实施起着关键性的作用。因此,全面理解、掌握并执行全球试验数据药政法规和指南至关重要。当然,也必须意识到在实际操作过程中,只有建立在合规性基础上的高标准和前瞻性的质量要求才能使试验数据质量能经得起动态变化中的全球规范和标准的监管,同时又可以符合所在国家药政规范的要求。

(撰写:刘 川 黄 钦;审阅:于 浩)

参考文献

[1] World Medical Association.Declaration of Helsinki Ethical Principles for medical research involving human subjects.JAMA,2013,310(20):2191-2194.

[2] ICH expert working group.ICH Harmonized Tripartite Guideline:Guideline for Good Clinical Practice E6(R2). 2016 version.[2016-11-09].https://www.ich.org/fileadmin/Public_Web_Site/ICH_Products/Guidelines/Efficacy/E6/E6_R2__Step_4_2016_1109.pdf.

[3] Organization for Economic Co-operation and Development.OECD Principle of Good Laboratory Practice. 1997 version.[1998-01-26].http://www.oecd.org/chemicalsafety/testing/oecdseriesonprinciplesofgood-

laboratorypracticeglpandcompliance-monitoring.htm.

[4] US Department of Health and Human Service.45 CFR Parts 160 and 164：Standards for privacy of individually identifiable health information；regulation text；security standards for the protection of electronic protected health information；general administrative requirements including，civil money penalties：procedures for investigations，imposition of penalties，and hearings.2003 version.[2017-06-02].http://www.hhs.gov/ocr/privacy/hipaa/news/2002/combinedregtext02.pdf.

[5] FDA.Guidance for Industry E6 Good Clinical Practice：Consolidated Guidance.[2017-06-02].http://www.fda.gov/downloads/drugs/guidancecomplianceregulatoryinformation/guidances/ucm073122.pdf.

[6] Clinical Data Interchange Standards Consortium.[2017-06-02].https://www.cdisc.org/standardsICH.

[7] The extent of population exposure to assess clinical safety for drugs intended for long-term treatment of non-life-threatening conditions E1.[1994-10-27].http://www.ich.org/products/guidelines/efficacy/article/efficacy-guidelines.html.

[8] ICH.Clinical safety data management：definitions and standards for expedited reporting E2A.[1994-10-27].http://www.ich.org/products/guidelines/efficacy/article/efficacy-guidelines.html.

[9] ICH.Clinical safety data management：data elements for transmissions of individual case safety reports E2B（R3）.2016.[2016-11-10].http://www.ich.org/products/guidelines/efficacy/article/efficacy-guidelines.html.

[10] ICH.Electronic transmission of individual case safety reports E2B（R3）IWG.[2016-11-10].http://www.ich.org/products/guidelines/efficacy/article/efficacy-guidelines.html.

[11] ICH.Periodic benefit-risk evaluation report E2C（R2）.[2012-12-17].http://www.ich.org/products/guidelines/efficacy/article/efficacy-guidelines.html.

[12] ICH.Post-approval safety data management：definitions and standards for expedited reporting E2D.[2003-11-12].http://www.ich.org/products/guidelines/efficacy/article/efficacy-guidelines.html.

[13] ICH.Pharmacovigilance planning E2E.[2003-11-12].http://www.ich.org/products/guidelines/efficacy/article/efficacy-guidelines.html.

[14] ICH.Development safety update report E2F.[2010-08-17].http://www.ich.org/products/guidelines/efficacy/article/efficacy-guidelines.html.

[15] ICH.Structure and consent of clinical study reports E3.[1995-11-30].http://www.ich.org/products/guidelines/efficacy/article/efficacy-guidelines.html.

[16] ICH.Dose-response information to support drug registration E4.[1994-03-10].http://www.ich.org/products/guidelines/efficacy/article/efficacy-guidelines.html.

[17] ICH.Ethnic factors in the acceptability of foreign clinical data E5（R1）.[1998-02-05].http://www.ich.org/products/guidelines/efficacy/article/efficacy-guidelines.html.

[18] ICH.Statistical principles for clinical trials E9.[1998-02-05].http://www.ich.org/products/guidelines/efficacy/article/efficacy-guidelines.html.

[19] ICH.Common technical document M4.2002-2015.[2017-06-02].http://www.ich.org/products/ctd.html.

[20] ICH.Electronic common technical document M8.[2017-06-02].http://www.ich.org/products/guidelines/multidisciplinary/article/multidisciplinary-guidelines.html.

[21] ICH.Electronic standards for the transfer of regulatory information M2.[2017-06-02].http://www.ich.org/products/guidelines/multidisciplinary/article/multidisciplinary-guidelines.html.

[22] Society for Clinical Data Management.Good Clinical Data Management Practices.[2017-06-02].https://scdm.org/publications/gcdmp/.

［23］Drug Information Association.Computerized system in clinical research：current quality and data integrity concepts.2011.

［24］刘川.药物临床试验方法学.北京：化学工业出版社,2011.

［25］FDA.Guidance for Industry part 11,electronic records；electronic signatures—scope and application.［2017-06-02］.http：//www.fda.gov/downloads/RegulatoryInformation/Guidances/ucm125125.pdf.

［26］FDA.Establishment and operation of clinical trial data monitoring committees for clinical trial sponsors.［2017-06-02］.http：//www.fda.gov/downloads/RegulatoryInformation/Guidances/ucm127073.pdf.

［27］FDA.Guidance for industry：computerized systems used in clinical investigations.［2019-10-05］.https：//www.fda.gov/regulatory-information/search-fda-guidance-documents/computerized-systems-used-clinical-investigations.

［28］Electronic Source Data in Clinical Investigations.September 2013 | FDA.［2019-10-05］.https：//www.fda.gov/regulatory-information/search-fda-guidance-documents/electronic-source-data-clinical-investigations.

［29］FDA.Guidance for Industry：electronic source data in clinical investigations.［2017-06-02］.http：//www.fda.gov/downloads/drugs/guidancecomplianceregulatoryinformation/guidances/ucm328691.pdf.

［30］FDA.General principles of software validation；final guidance for industry and FDA staff.［2017-06-02］.https：//www.fda.gov/media/73141/download.

［31］FDA.Guidance for industry：oversight of clinical investigations-A risk based approach to monitoring.［2017-06-02］.http：//www.fda.gov/downloads/drugs/guidancecomplianceregulatoryinformation/guidances/ucm269919.pdf.

［32］FDA.Providing regulatory submissions in electronic format-standardized study data.［2017-06-02］.https：//www.fda.gov/regulatory-information/search-fda-guidance-documents/providing-regulatory-submissions-electronic-format-standardized-study-data.

［33］FDA.Standardized Format for Electronic Submission of NDA and BLA Content for the Planning of Bioresearch Monitoring(BIMO)Inspections for CDER Submissions.［2019-10-15］.https：//www.fda.gov/media/85056/download.

［34］EMA.Reflection paper on GCP compliance in relation to trial master files(paper and/or electronic)for management,audit and inspection of clinical trials.［2019-10-15］.https：//www.ema.europa.eu/en/documents/scientific-guideline/reflection-paper-good-clinical-practice-compliance-relation-trial-master-files-paper/electronic-management-audit-inspection-clinical-trials_en.pdf.

［35］EMA.Reflection paper on expectations for electronic source documents used in clinical trials.［2017-06-02］.http：//www.ema.europa.eu/docs/en_GB/document_library/Scientific_guideline/2009/10/WC500004385.pdf.

［36］EMA.Reflection paper on expectations for electronic source data and data transcribed to electronic data collection tools in clinical trials.［2017-06-02］.http：//www.ema.europa.eu/docs/en_GB/document_library/Regulatory_and_procedural_guideline/2010/08/WC500095754.pdf.

［37］EMA.Reflection paper on risk based quality management in clinical trials.［2019-10-05］.https：//www.ema.europa.eu/en/documents/scientific-guideline/reflection-paper-risk-based-quality-management-clinical-trials_en.pdf.

［38］EFPIA and RPhMA.Principles for Responsible Clinical Trial Data Sharing.［2017-06-02］.http：//www.pharmatimes.com/Article/14-01-02/Industry_s_joint_principles_on_data-sharing_take_effect.aspx.

［39］国家药品监督管理局.药物临床试验质量管理规范(2020年第57号).［2020-04-26］.http：//www.nmpa.gov.cn/WS04/CL2138/376852.html.

［40］国家食品药品监督管理总局.总局关于发布临床试验数据管理工作技术指南的通告（2016 年第 112 号）.［2016-07-27］.http://samr.cfda.gov.cn/WS01/CL0087/160961.html.

［41］国家食品药品监督管理总局药物审评中心.规范药物临床试验数据管理工作的实施方案.［2013-07-09］.http://www.cde.org.cn/news.do? method＝largeInfo&id＝313176.

［42］国家食品药品监督管理总局.总局关于发布药物临床试验数据管理与统计分析的计划和报告指导原则的通告（2016 年第 113 号）.［2016-07-29］.http://samr.cfda.gov.cn/WS01/CL0087/160962.html.

第四章

数据管理的流程

　　临床试验数据管理是试验计划和实施过程中不可或缺的重要部分,贯穿每一临床试验的始终。在每一个试验项目中根据试验的关键时间节点可以划分为起始和规划阶段、启动阶段、运行阶段和结束阶段,需要负责各个环节的数据管理专业人员在各个阶段与各部门密切配合、高质量地完成。数据管理的起始和规划阶段是从最初的项目筹划开始到研究方案确定之间的时间。启动阶段从项目开始启动进行到第一个患者的第一次访视开始。运行阶段是从第一个患者第一个访视开始到最后一个患者的最终访视完成。最后一个患者最终访视完成到数据库最终锁定之间的时间为项目结束阶段(图 4-1)。

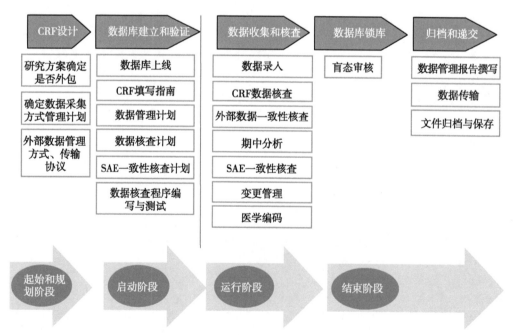

图 4-1　数据管理的工作流程示意图

　　本章就数据管理在临床试验项目运行全程中,每一阶段需要计划和完成的工作内容、每项工作间的相互关联、各项工作的关注点以及项目管理和风险预估等进行阐述。

第一节　起始和规划阶段的流程

临床研究从开始设计和起草研究方案的时候,数据管理相关的活动也同时开始了。这个阶段数据管理人员的主要工作有:参与研究方案的审阅和确定、确定试验数据管理的主要运行方式、数据管理各项任务的细则划分、制定风险预测与规避方案等方面的内容。

一、参与研究方案的审阅和确定

研究方案是临床试验的核心设计。方案中对研究对象、数据收集内容、统计分析方法等有明确的规定,对数据收集的方式和要求也会有明确规定。数据管理人员应仔细审阅研究方案,针对其中所需要采集的数据的收集方式、可能出现的不足及必须注意的数据管理细节等做出客观评价,提出改进意见。研究方案的最终定稿应征询数据管理人员的意见。如果研究方案中规定的数据采集、检测及清理相关的内容等从数据管理的角度可操作性极差甚至无法达到研究数据分析要求达到的精准度,研究最终的成功是无法保证的。

数据管理人员对方案的审阅应有内部审阅和质量控制流程。数据管理项目经理和团队讨论并提出修改意见,在方案定稿前应由有经验丰富的数据管理成员或主管审核批准。

二、确定试验数据管理的主要运行方式

临床试验在启动前应根据申办方的具体情况确定以下三个方面的内容。

(一)确定数据管理工作是由申办方自己的数据管理团队完成,还是外包给供应商

外包有两种方式:全部外包和部分外包。临床试验项目各个环节的职责全部外包给第三方称为全部外包;只外包数据管理的工作内容称为部分外包,比如只外包电子数据库平台及建库的部分工作。

决定一个项目是否外包,一般会综合考虑项目的研究目的、数据管理要求、项目完成时限、现有数据管理团队的情况等。例如,以注册为目的的研究项目一般在数据管理的各个环节上都有很高的要求,项目完成时限比较严格,数据质量要求很高。这一类型的项目是否要采用外包模式、选择什么样的外包商,都会直接影响到项目的成败。

(二)确定每类数据采集方式和系统要求

临床试验中的源数据来源很多,主要包括研究者或研究助理填写的数据、受试者或其监护人填写的数据、检测仪器生成的数据,以及临床试验过程中产生的笔记、备忘录、药房配药记录等相关数据等。

数据的采集方法主要有 CRF 表格直接录入、数据库间数据实时传输和数据打包上传等3 种方式,其中最常用的数据录入方式是由数据管理人员或研究中心的研究人员将数据直接录入到纸质 CRF 表或电子数据采集平台中及电子数据打包上传。

很多临床试验采集的数据分别收集在不同的数据库中。不同的数据库之间的数据可以用计算机程序实现实时传输。这种传输方式可以避免数据传输过程中可能产生的错误或录入延迟,要求所采用的数据库系统具有较强的传输功能才能实现。数据上传到临床数据库是一种常用的数据传输方式,在临床试验数据管理中应用很广泛,最常见的是生物检测实验室或中心实验室数据的传输。

数据采集和传输的具体内容参见第十章和第十三章的详细描述。在规划和设计临床试

验时,应该考虑以下方面:

1. 考虑采用电子还是纸质数据采集方式 电子数据采集和纸质数据采集方式在实际数据收集、清理和传输方面都有很大的差异,各有优缺点。具体哪一种方式最适合因项目的要求而异。项目启动前,这一点必须确定。

2. 考虑使用中心实验室还是本地实验室 一般的临床试验中都有实验室检测。中心实验室和本地实验室从数据的采集到传输截然不同。研究方案对检测数据的精准度、检测时限、数据用途和监测要求等都会影响到这两种实验室的选择。项目启动前应及时确定实验室检测的方式及相关供应商的选择,是确保项目运行顺利的又一关键因素。

3. 考虑采用电子化还是纸质的患者日志、评估量表 患者日志和评价量表是一个独立的评估或记录表格。其中的数据可以请受试者直接填入纸质表格收集,也可以采用电子数据录入系统单独收集。纸质表格收集的主要优点是快速简洁,但数据得等到患者到研究中心随访时才能录入病例表中提供给研究人员。电子系统收集,研究者不但可以实时看到数据,项目监查员还可以及时提醒受试者按时填写数据,减少数据丢失并提高方案依从性。

4. 考虑是否使用电子随机及药物分发和管理系统 研究药物的管理可以采用人工记录或电子系统管理两种方式。电子数据管理系统一般是由供应商提供的。电子管理系统的应用可以大幅度提高药物发放和数据收集的精准性,并有效预测药物库存、效期,减少由于药品不到位或分发错误导致的方案违背或患者数据不可用的发生。但电子系统的费用相对较高、需要的准备时间较长,是否采纳要在项目启动前及时确定。

(三)确定项目数据管理方式和系统所需考虑的因素

1. 研究项目的目的和要求 临床试验分为 4 期,其中,Ⅰ 期到Ⅲ期是以药品上市为目的的注册研究,Ⅳ期是上市后研究。一般注册研究的方案设计较为复杂,所需要收集的数据精准度要求高,数据的缺失或错误所造成的影响很大,项目完成的期限限制也比较严格。研究项目的治疗领域不同,方案设计的复杂度也相差很大。比如肿瘤领域药物研究的方案设计无论是从受试者分组、药物治疗周期、实验室数据收集和传输等方面都比其他领域的项目复杂很多。很多项目还需要收集临床终点数据,比如肿瘤、疫苗等研究项目,必须对研究项目的这些特点进行全方位考量后再确定数据管理的方式。

2. 数据管理团队的能力 在考虑是否要进行项目外包时,除了考虑项目自身的特点,申办方自身数据管理团队的业务能力和人员特点是一个重要的决定因素。如果申办方的团队完全具备独立完成所有数据管理各项工作的能力,主要考量因素一般是申办方数据管理部门可承担的项目量,外包的项目一般以上市后研究较多。如果申办方的管理团队不具备项目全程数据管理的能力,项目外包就是必需的。部分外包或全部外包的决定会因申办方的团队特点而异。部分外包的主要原因是需要外包的部分工作由所选择的数据管理供应商提供会更加适应项目全方位的要求。全部外包项目中,项目所有的工作都是由同一家被选定的供应商负责全面完成的,项目实施的效率应较部分外包模式效率更高,但所选择供应商的服务质量会直接影响到研究项目的全面运营。正确地选择外包供应商是外包项目成败的关键。选定好外包供应商后,应及时与供应商签订合作合同并存档。

3. 项目预算 研究项目的预算也是选择数据管理方式时需要考虑的重要因素。一般来讲,电子数据采集方式所需要的经费较高。外包供应商的选择也和项目预算直接相关,不同水平的供应商、不同复杂度的数据管理系统会直接影响项目完成所需的报价。

三、数据管理各项任务的细则划分

在确立了数据管理各项活动的运行方式后,应进一步细化各项工作的具体分工职责,如每项具体任务的责任人和职责范围、完成时限要求等。在进入到项目启动阶段前,各项分工的具体实施方式和责任划分应完全明确。确立后的职责内容应详细记录,经管理团队批准后存档。

四、制定风险预测与规避方案

在试验设计阶段积极进行风险预测、制定规避措施是确保项目成功的重要环节。主要风险一般会来源于项目中无法完全确定的因素。例如采用电子数据采集系统,当研究中心多分布在三线城市时,网络信号质量出现问题的频率会很高。这会对患者访视数据的录入及之后的工作环节直接造成影响。没有预先设定好的紧急预案,是很难确保项目顺利进行的。

在考虑可能存在的风险时可以从以下几个角度出发。

（1）整体研究项目相关。

（2）数据库运行 IT 相关。

（3）数据收集和管理方面相关。

（4）研究中心相关。

确定了各种可能存在风险后,应对每一风险进行详细的分析和级别定位,制定可以规避该风险的紧急预案,明确主要预案的实施细则要求。做到一旦预测到的风险出现时,预案方式可以即刻启动。

第二节　启动阶段的流程

启动阶段从项目开始启动进行到第一个患者的第一次访视开始。这个阶段数据管理的主要任务是完成各项数据管理工具的建立并准时上线,保证临床数据可以按时开始采集和传输,包括以下 4 个方面的内容。

（1）数据管理相关文档的确定。

（2）数据库系统的搭建和测试。

（3）数据核查工具的设计和测试。

（4）人员培训和数据库权限授予。

我们以一个采用电子数据采集系统、中心实验室、电子患者日志系统、电子随机化和药物分发系统的项目为例,分别叙述项目启动阶段数据管理应该完成的任务。

一、数据管理相关文档的确定

启动阶段应完成的数据管理文档主要包括数据管理计划、病例报告表、病例报告表填写指南、数据核查计划、外部数据传输协议及 SAE 一致性核查计划等。

（一）数据管理计划

数据管理计划是一个临床研究项目数据管理活动的纲领,内容囊括了一个临床试验项目在数据管理过程中应该完成的各项工作及各项工作计划采用的实施方式。数据管理计划应符合药品监管法规的各项要求,必须在第一个受试者的第一个访视前确定。

（二）电子数据采集系统相关文档

电子数据采集系统相关文档主要包括病例报告表、病例报告表填写指南、自动逻辑检查计划和医学编码规则等。

（三）外部数据相关文档

外部数据相关文档包括数据传输协议和数据传输格式。

（四）电子患者日志或评价量表系统相关文档

电子患者日志或评价量表系统相关文档包括患者日志或评价量表设计表格,数据上传至临床数据库的协议和格式要求。

（五）电子随机化和药物分发系统相关文档

电子随机化和药物分发系统相关文档主要包括随机化要求和系统设计方案。如果这个系统里的数据会直接对接到电子化数据采集系统中,电子病例报告表的设计中就应有支持数据直接对接的 CRF 表格设计,囊括需要实时传输的所有数据。如果数据传送以打包上传的方式进行,就需要确定详细的数据传输协议和格式要求。

（六）数据清理相关文档

与数据清理相关的文档主要包括数据核查计划和严重不良事件(SAE)一致性的核查计划。

数据核查计划应包含临床项目数据清理的各个方面,如自动数据核查计划、人工数据核查计划、外部数据与临床数据库中数据的比对计划等。如果一个临床试验采用了中心实验室、电子患者日志和评价量表、电子药物分发和管理系统,且这些系统所收集的数据都采用数据打包上传的方式合并到临床数据库时,外部数据与临床数据库比对计划里应该包含所有这三个系统数据的核查计划。

如果不良事件数据存在单独的安全性数据库中,就需要对这个安全性数据库和临床数据库之间严重不良事件数据的一致性进行核查。核查数据点和核查方式应清晰描述在核查报告中。

制定上述所有文档时,工作流程里必须有审阅批准和质量控制步骤,详细记录质量控制细节。所有文档的终稿都需要及时存档。

二、数据库系统的搭建和测试

无论是采用纸质还是电子临床病例报告表,搭建后台的临床数据库系统都是必需的。如果项目中还使用其他电子数据收集系统,每一个系统的搭建及测试都必须在项目启动阶段完成。

搭建各数据库的指导文件是其对应的设计计划书,比如病例报告表、自动数据核查计划及中心实验室数据收集计划等。其中,临床数据库的搭建是最重要的。临床数据库系统的设计应与病例报告表的设计完全一致,尽量采用标准化的病例报告表内容,并全面考虑项目的特殊性,尽量个性化设计,同时保证满足医学编码和外部数据上传时的数据设计需求。

数据库搭建的过程中应设有必要测试环节。测试有程序员测试和用户认可测试两种。数据库建库程序员负责的系统测试称为程序员测试,主要是确保所编写的程序准确无误。用户认可测试是由数据管理人员或数据库使用人员进行的测试。测试人员利用模仿真实的数据,对正确和错误的数据都进行测试,以确保数据在系统中存储的正确性。

数据库建库、测试相关的各项计划书、测试数据及测试结果、各个版本的终版数据库都需要及时存档。

三、数据核查工具的设计和测试

人工数据核查工具多采用计算机编程的方式,是依据数据核查计划的内容完成的,也需要经过程序编写和测试的步骤。设计核查程序是要确保与数据核查计划的要求完全一致。核查程序输出数据有完整数据列表和选择性列表两种方式,应尽量使用排除式结果输出的方法,只输出数据有差异需要数据管理人员逐条考量的列表,并对同一内容重复核查。核查工具的测试和数据库的测试类似,需要进行程序员测试和用户认可测试。测试计划、测试数据及结果应详细记录并及时存档。

四、人员培训和数据库权限授予

完成各个数据管理系统的建立后,应立刻为系统用户提供相应的培训,并授予每个用户相应的系统使用权限。权限的设置应严格依据使用者的工作需求,避免不应该的数据审阅或更改。权限正确授予给每位用户后,数据管理人员就可以正式宣布数据管理系统上线使用了。数据库用户清单及权限细则应详细记录并存档。

第三节　运行阶段的流程

运行阶段是从第一个患者第一个访视开始到最后一个患者的最终访视完成的期间,项目运行阶段数据管理的主要活动为数据采集、核查和清理。医学编码工作也需根据项目的需要在此阶段完成。

一、数据录入和接收

从第一个受试者访视开始,研究数据开始生成并持续不断地存储到各个数据管理系统。数据管理人员及项目团队需要及时准确完成以下工作:

1. 确保实验数据及时录入数据采集系统　数据应及时录入临床病例报告表。纸质临床病例报告表应及时运输至数据管理中心完成手工录入。

2. 外部数据及时上传或实时传输至临床数据库　各种外部数据都应依照实验计划及时收集并传输到临床数据库。数据管理人员需要与项目团队紧密合作确保这部分数据的顺利收集。

所有填写了数据的纸质 CRF 表、质疑表,外部数集上传接收和确认表,每次上传的电子数据等都应及时存档。

二、数据核查及质量监控

项目运行中,数据管理人员应及时审核收集到的临床研究数据,按照项目规定发出质疑,并与研究中心配合及时解决数据质疑。

在数据审核的过程中,数据管理人员应随时关注数据特点,发现新的核查需求,与项目团队密切沟通,及时更新完善数据核查计划。每一版更新过的数据核查计划都应按照流程完成审阅和定稿,并及时存档。

三、医学编码

医学编码在开始收到临床试验数据的时候就开始进行了。自动编码程序可以完成初步的编码工作,医学编码人员应仔细审阅需要进行手工编码的数据,按照项目规定的编码规则及时完成。需要时医学编码人员也可向研究中心发出质疑并保证质疑及时回复,以确保编码准确。

当所使用的编码词典升级时,应及时进行升级,并与项目团队一起考量是否需要从研究数据中重新映射术语。需要重新映射时要及时完成相关的工作。

医学编码相关的质疑、沟通中最终编码选择的确认、词典升级后的重新映射等相关决议需要及时记录并归档。

四、中期分析

很多临床研究项目都有预先计划的中期分析。数据管理人员应该仔细分析每一次中期分析的数据采集和核查范围,区分是否按照实际需求完成必需的数据清理和锁定工作。如需要锁库,则应按照数据库锁定前的工作流程进行,完成相关数据清理的确认和研究者签名,并及时按要求存档。

五、变更修正

项目运行过程中常常会有变更的需求。变更触发的原因一般是方案修正、新出现的数据分析或项目运营的变化等。也有一部分变更是由数据管理人员在工作中的失误造成的数据库系统错误引起的。

系统的变更和修正过程与建库的流程相同。当研究中心已经开始输入数据,这时发生的变更需要系统有一段的离线时间,对项目运行会产生影响。数据管理人员应和项目团队密切合作,最大程度地减少系统离线产生的影响。

在每一次变更前,数据管理人员应代理项目团队评估数据管理计划是否也需要变更。如果需要变更,要确保数据管理计划先更改并得到批准,然后再启动各项变更操作。变更时涉及的各个数据管理文档的变化需要严格按照流程要求讨论、审阅并定稿。更改过的各个文档应及时归档。

六、持续的项目进展和风险预测

数据管理人员应在项目运行过程中密切关注各方面的进展,定期重新评估可能的风险和相应的规避计划,随时进行必要的调整。

评估时应关注项目的意外变化,进展是否符合预期以及各种数据收集的速度是否失衡等。

第四节　结束阶段的流程

当最后一个患者完成最后一个访视时,研究项目便进入了结束阶段。这个阶段数据管理的工作重点是完成所有数据收集、核查、外部数据整合、医学编码、提供盲态审核会议所需数据、确认收到所有研究者签名后完成数据库锁定,锁定数据库后完成数据传输及数据管理报告的撰写,并确保所有文件存档及时完成。

如果数据库锁定后有数据需要更改,应该按照事先规定的流程判断是否需要进行数据库解锁。对于需要解锁的情况,准确及时地完成必需的各项数据更改、记录与归档。

数据的保存至关重要,只有完整保存的文档才能证明数据管理每一步骤的妥善完成。数据管理活动中每一步都会生成不同的文档,文档保存也有一系列详尽的要求。

一、盲态审核会议的准备

数据盲态审核会议是临床试验完成数据收集后,在数据库锁定前,应由申办方、研究者、数据管理人员和统计分析师组成的项目团队在盲态下共同最终审核数据中未解决的问题,对所有数据质疑、脱落和方案偏离的病例、合并用药和不良事件的发生情况以及分析数据集的划分进行最终确认的过程。

数据管理人员为保证盲态审核会议的顺利召开,需要做好相应的准备工作,包括完成和确认数据核查工作、完成和确认医学编码相关工作、完成外部数据的整合等。从内容来说,这和数据管理人员在前述运行阶段的日常工作区别不大,但值得关注的是,这个阶段需要检查项目的所有数据,有着工作量较大、工作集中、覆盖面广的特点,需要在尽量短的时间内完成所有检查,解决所有质疑,保证全部数据的一致性,对数据管理人员的工作质量有着较高的要求。

从最后一例受试者的最后一次访视结束到数据盲态审核会议的完成,这段时间越快越好,时间的长短同时也间接和综合反映了试验项目的运行和管理的质量状况。

二、数据库的锁定

数据库的锁定是指对完成并最终确定的数据库文档取消编辑权限的过程。这是临床研究过程中的一个重要里程碑。数据库锁定过程应有明确的文档记录,应按照事先制定的锁库工作程序进行,应获得所有相关人员的批准。对于盲法临床试验,数据库锁定后才可以揭盲。中期分析数据库锁定过程与最终分析的数据库锁定要求可能有所不同,但是所有数据库锁定的要求以及采取的步骤都应记录在文件中,还应报告截至中期分析时的数据情况、时间情况及终点事件情况等。

1. 数据库锁定清单 数据库锁定时,数据管理人员应制定数据库锁定清单并由试验相关人员签名及签署日期,清单一般包括以下内容:所有的数据已经正确录入;所有的数据质疑表已经解答;所有的病例报告表已经得到主要研究者签字批准;所有的外部数据(例如,中心实验室电子数据)已经合并到试验数据库中,并完成了与试验数据库的数据一致性核查;已完成医学编码;已完成最终的数据的逻辑性和一致性验证结果审查;已完成最终的明显错误或异常的审查;已完成最终的医学核查;已完成数据质量审核,并将质量审核中发现的错误发生率记录在文档中;根据 SOP 更新并保存了所有试验相关文档。

2. 数据库锁定后发现数据错误 如果数据库锁定后发现有数据错误,应仔细地考虑处理并记录这些错误数据。最重要的是,应评估这些数据错误对安全性分析和有效性分析的潜在影响。尽管一些申办方选择更改发现的数据库中的所有错误,但一些申办方可能只更改对安全性/有效性分析有重要影响的数据错误。数据错误也可以记录在统计分析报告和临床报告文档中。较为重要的是应事先确定一个程序来决定应处理哪些数据错误和记录这些数据错误。

如果一个数据库锁定后又重新开锁,这个过程必须谨慎控制,仔细记录。重新开锁数据库的流程应包括通知项目团队,清晰地定义将更改哪些数据错误,更改原因以及更改日期,并且由主要研究者、数据管理人员和统计分析师等人员共同签署。数据库的再次锁定应遵循和数据库首次锁定一样的通知/批准过程。

三、完成数据管理总结报告

数据管理报告是数据管理人员撰写的研究项目数据管理全过程的工作总结,是数据管理执行过程、操作规范及管理质量的重要呈现手段。通常与数据管理计划一起作为药物注册上市的申请材料提交给监管部门用于对临床试验结果的评价。

数据管理报告应全面且详细陈述与数据管理执行过程、操作规范及管理质量相关的内容,包括参与单位/部门及职责、主要时间节点、CRF 及数据库设计、数据核查和清理、医学编码、外部数据管理、数据质量保障、重要节点时的数据传输记录、关键文件的版本变更记录,并描述与数据管理计划的偏离。

四、文件归档和保存

数据管理过程形成的文档都需要完整保存。

数据管理过程形成的数据通常包括但不限于:临床试验数据、外部数据、数据库元数据信息、实验室检测参考值范围、逻辑核查及衍生数据变更控制列表、数据质疑表和程序代码等。

数据管理过程形成的文件通常包括但不限于:数据管理计划、空白 CRF、CRF 填写指南、完成 CRF 的 PDF 格式文件、注释 CRF、数据库设计说明、数据库录入说明、数据核查计划、数据质量控制核查报告等。

将所有收集到的原始数据(如 CRF 和电子数据)存储在安全的地方,诸如受控的房间,保证相应的温度、湿度,具有完善的消防措施,防火带锁文档柜。各类归档保存的数据和文件要求详见《临床试验数据管理工作技术指南》。

根据不同国家药品监管的情况,临床试验项目相关的所有数据和文档应在递交上市申请后保存一定的时间,时间长短应符合监管部门的具体要求,之后申办方可以将其妥善销毁。至此为止,临床数据的生命周期也完整结束了。

（撰写：张　玥　陈朝华　沈　彤；审阅：黄　钦）

参 考 文 献

［1］国家食品药品监督管理总局.总局关于发布临床试验数据管理工作技术指南的通告（2016 年第 112号）.［2016-07-27］.http://samr.cfda.gov.cn/WS01/CL0087/160961.html.

［2］国家食品药品监督管理总局.总局关于发布临床试验的电子数据采集技术指导原则的通告（2016 年第114 号）.［2016-07-29］.http://samr.cfda.gov.cn/WS01/CL0087/160963.html.

［3］国家食品药品监督管理总局.总局关于发布药物临床试验数据管理与统计分析的计划和报告指导原则的通告（2016 年第 113 号）.［2016-07-29］.http://samr.cfda.gov.cn/WS01/CL0087/160962.html.

［4］Society for Clinical Data Management（SCDM）：Good Clinical Data Management Practices（GCDMP）.［2013-10-01］.https://scdm.org/publications/dcdmp/.

［5］FDA：Code of Federal Regulations, Title21 part 11.［2019-10-05］.https://www.ecrf.gov/cgi-bin/text-idx？ SID＝b63fa28abe513aa5bbc2dcfff7f77e99&mc＝true&tpl＝/ecrfbrowse/Title21/21cfrv1_02.tpl.

［6］CDISC：Introducing the CDISC Standards：New Efficiencies for Medical Research.［2019-10-05］.http://www.cdisc.org.

第五章

数据管理的分工和职责

数据管理工作贯穿整个临床试验的始终。数据管理团队在内部有项目管理人员、建库人员、数据管理人员、编码人员的分工协作,在外部与临床团队和统计编程团队紧密合作。合理的数据管理团队架构、明确的人员职责分工、完整的技术培训,是保证高质量数据管理的关键。与其他部门的紧密合作更是保证整个临床试验顺利完成的关键。本章就以上几个方面进行详细的论述和分析,并且给出数据管理团队的完整构架、职责分工,以及与其他部门的合作内容。

第一节　数据管理团队的架构要素

合理有效的团队架构对于项目整体顺利、准时、高效、高质量地完成是至关重要的。一个良好合理的团队架构需要有合理的人员,承担合理的职责以及该分工能够与整个项目的流程相契合。

在临床试验中数据管理团队前面连接研究机构和临床运营团队,是数据的来源,后面连接统计分析团队,对临床试验的数据进行整合和分析,起到承前启后的重要作用,也是整个临床试验团队中参与项目时间较长的团队。而数据管理工作流程的烦琐和注重细节的要点,使得数据管理团队的角色和分工也较多,这就要求临床试验的数据管理团队的架构具有以下几个重要的要求:清晰,分工明确,与数据管理工作的整体流程相一致,并且每个环节有效沟通和无缝衔接;同时由于数据管理工作的周期从方案设计开始到数据库的锁定、统计报告结束,一个临床试验的数据管理工作周期通常从几个月到几年不止,这样就需要同时考虑到团队人员的后备计划,以减小团队成员因为任何原因离开该项目对该项目的影响。

基于此,一般来说数据管理团队的组织架构如图 5-1 所示。

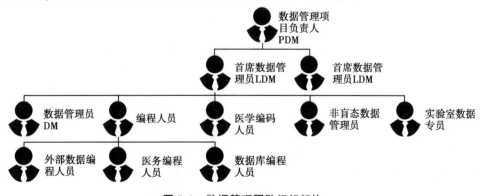

图 5-1　数据管理团队组织架构

临床试验的数据管理是复杂、烦琐以及周期比较长的工作,这就需要有效的项目管理。一般在一个临床试验中,除了整个试验的临床项目经理外,数据管理团队也会有一个角色是从数据管理方面进行项目管理的数据管理团队的项目经理。

数据管理经理主要负责给各个项目组调配数据管理人员,对数据管理人员进行培训和绩效管理等。每个项目有一位数据管理项目经理或称主要数据管理人员,其负责项目的数据管理工作分配、进度管理,以及其他部门或外部的沟通,也是数据管理相关文件撰写的主要责任人,领导数据审核团队和数据录入的团队,负责第一例受试者入组后到数据库锁定之间的数据管理工作。数据管理项目经理通常由资深的数据管理人员担任,数据管理经理也可能作为数据管理项目经理的后备人员。

数据库构建团队主要负责数据库和编程核查程序的构建以及维护临床数据管理系统,通常由至少两位数据库程序员组成,其中一位作为主要负责人,而两人互相作为后备。

医学编码人员主要负责临床数据中医学事件如既往病史、不良事件和药物的编码工作以及编码词典的更新维护工作,通常由至少两位人员组成,其中一位作为主要负责人,而两人互相作为后备。

除数据管理团队组织架构以外,临床监查员、临床试验协调员、研究者、生物统计师、项目经理等都会参与数据管理过程。

我们会在下一节中详细讨论各个角色的职责以及资质。

第二节 数据管理团队的角色、资质和职责

临床数据管理团队的组织架构包括数据管理项目经理、数据管理人员、数据库编程人员、数据库测试人员、数据录入人员以及医学编码人员等。数据管理相关的 SOP 和操作指南(working instruction,WI)中应该对临床试验项目的不同分工和职责加以规定,同时对数据管理团队不同职位的职责、资质等有相应的岗位说明(job description,JD)。

在临床数据管理流程中的数据管理的不同角色承担的不同职责以及相互之间的合作关系见表 5-1 和表 5-2:

表 5-1 数据管理流程的 RACI 模型

任务	执行人 (responsible)	主要批准人 (accountable)	咨询人 (consulted)	告知人 (informed)
方案审核	数据管理人员、数据库程序员	数据管理项目经理		
CRF 设计	数据管理人员、数据库程序员	数据管理项目经理、医学专员	生物统计师、临床监查员、医学专员	药物安全警戒团队、临床项目经理,以及其他项目特别要求的人员
注释 CRF/CRF 规格说明书	数据管理人员、数据库编程人员	数据管理项目经理	生物统计师、统计程序员	临床项目经理
数据库构建	数据库编程人员	数据管理项目经理	数据管理人员、统计程序员	数据库测试人员

续表

任务	执行人 （responsible）	主要批准人 （accountable）	咨询人 （consulted）	告知人 （informed）
数据库测试	数据库测试员（数据管理人员、临床监查员，以及临床试验协调员等）	数据管理项目经理	数据管理人员	临床监查员、临床试验协调员
数据库上线	数据库程序员	数据管理项目经理		临床项目经理、项目团队、研究者、临床试验协调员
数据管理计划	数据管理人员	数据管理项目经理、医学专员	生物统计师、临床项目经理、医学专员	药物安全警戒团队
数据核查计划	数据管理人员	数据管理项目经理、医学专员	生物统计师、数据库程序员、统计程序员、临床监查员、医学专员	药物安全警戒专员、临床项目经理
数据录入说明	数据录入人员	数据管理项目经理	生物统计师和统计程序员	临床项目经理和临床监查员
eCRF 填写指南	数据管理人员	数据管理项目经理	生物统计师、统计程序员，以及临床试验协调员	临床监查员和临床项目经理
数据录入/核实	数据录入人员	数据管理项目经理	数据管理人员	临床项目经理和临床监查员
数据核查	数据管理人员	数据管理项目经理	生物统计师和医学专员	临床项目经理
质疑管理	数据管理人员、医学编码人员、医学专员、临床监查员、研究者，以及临床试验协调员	数据管理项目经理	临床监查员	临床项目经理
医学编码计划	医学编码人员	数据管理项目经理和医学专员	医学专员和药物安全警戒专员	临床项目经理
医学编码	医学编码人员、医学专员，以及药物安全警戒专员	数据管理项目经理和医学专员	医学专员	临床项目经理
数据传输协议	数据管理人员、数据库编程人员、统计程序员，以及外部数据供应商	数据管理项目经理	生物统计师	临床项目经理

续表

任务	执行人 （responsible）	主要批准人 （accountable）	咨询人 （consulted）	告知人 （informed）
数据传输程序	数据库编程人员和统计程序员	数据管理项目经理	生物统计师	临床项目经理和数据库测试人员
数据传输程序测试	数据传输程序测试人员	数据管理项目经理	数据管理人员	临床项目经理、统计程序员，以及数据库程序员
外部数据传输	外部数据供应商、统计程序员，以及数据库程序员	数据管理项目经理		临床项目经理、生物统计师，以及数据管理人员
外部一致性核查数据传输	数据管理人员	数据管理项目经理		统计程序员
数据传输计划	数据库程序员和统计程序员	数据管理项目经理	生物统计师和数据管理人员	临床项目经理
数据传输规格说明书	数据库程序员和统计程序员	数据管理项目经理	生物统计师	临床项目经理
数据传输	数据库程序员和统计程序员	数据管理项目经理	生物统计师和统计程序员	临床项目经理和数据管理人员
SAE 一致性核查计划	数据管理人员	数据管理项目经理	药物安全警戒专员	临床项目经理
SAE 一致性核查	数据管理人员	数据管理项目经理	药物安全警戒专员	临床项目经理
数据审核会	生物统计师、数据管理人员、医学专员、药物安全警戒专员，以及临床监查员等	临床项目经理、数据管理项目经理、项目主要生物统计师*		研究者和临床试验协调员
数据库锁定	数据库程序员	项目主要生物统计师、医学专员	医学专员、药物安全警戒专员、临床项目经理、数据管理项目经理，以及研究者	项目团队和临床试验协调员
数据库解锁、再锁定	数据库程序员、医学专员	项目主要生物统计师	医学专员、临床项目经理、数据管理项目经理，以及药物安全警戒专员	项目团队、研究者，以及临床试验协调员

注：*因为不同公司的操作规程不同，具体主要负责数据审核会的人员可能有不同。

表 5-2 数据管理的职责（RACI 模型）

任务	数据管理项目经理	数据管理人员	数据库编程人员	数据库测试人员	数据录入人员	生物统计师	统计程序员	医学专家	医学编码人员	临床监查员	临床项目经理
方案审核	R	R									I
CRF 设计	A	R	R			C		C		C	I
注释 CRF/CRF 规格说明书	A	R	R			C	C				I
数据库构建	A	C	R	I				C			I
数据库测试	A	C	I	R						I	
数据库上线	A		R							I	I
数据管理计划	A	R	I			C	C	C		I	I
数据核查计划	A	R	C			C	C	C		C	I
数据录入说明	A	C			R	C	C				
eCRF 填写指南	A	R				C				I	I
数据录入/核实	A	C			R					I	I
数据核查	A	R				C		C			I
质疑管理	A	R						R	R	R/C/I	
医学编码计划	A							C	R		I
医学编码	A	I						R/C	R		
外部数据传输											
数据传输协议	A	R	R			C	R				I
数据传输程序	A		R	I		C	R				I
数据传输程序测试	A	C	I	R		I					I
外部数据传输	A	I	R				R				I
外部数据一致性核查	A	R	I				I				I
数据传输											
数据传输计划	A	C	R				R				I
数据传输规格说明书	A		R			C	R				I
数据传输	A	A	R			I	R				I
SAE 一致性核查计划	A	R									I
SAE 一致性核查	A	R								I	I
数据审核会*	A	R				A	R	R		R	A
数据库锁定	C	I	R			A		R		I	C
数据库解锁、再锁定	C	R				A		R		I	C

注：* 因为不同公司的操作规程不同，具体主要负责数据审核的人员可能有不同。

一、数据管理人员

项目中数据管理人员在数据管理项目经理的领导下,参与临床试验方案的审核、CRF 设计和审核、数据库测试、数据管理计划和数据核查计划等数据管理相关文件的撰写和审核,并依据数据核查计划负责整个临床试验中数据核查工作,包括 CRF 数据、外部数据一致性核查、SAE 一致性核查等。如发现数据问题,则需发放人工质疑至研究机构,并审核研究机构回复的质疑。如数据问题被解决则关闭质疑,否则需要再质疑。在日常工作中,有任何问题需要及时与临床数据项目经理和直属的数据管理部门经理进行沟通,以减少任何可能的风险。具体的工作内容详见表 5-1。

一个合格的数据管理人员,需要有良好的职业素养。首先要有从事临床试验相应的知识,一般要求本科以上学历,医学、药学、流行病学和生物统计学的教育背景优选;需了解新药研发的过程,具有良好的医学和药学知识,接受过我国国家药品监督管理局(NMPA)和美国食品药品管理局(FDA)等国内外有关数据管理或数据质量的法规、数据管理的 SOP 和 WI 的培训,熟悉临床试验数据质量国际标准 ALOCA+,熟悉数据管理工作的相关流程和数据管理人员的分工和职责,熟悉并掌握至少一种以上的 EDC 系统或 CDMS 的使用方法,精通Office 等办公软件,积累了一定的数据库的建立、用户接受测试(user acceptance testing,UAT)和数据管理文档创建的经验,具有严密的逻辑性、良好的沟通能力、发现问题和解决问题的能力及快速学习的能力。而更为重要的是一个数据管理人员的职业道德,其需要有积极的工作热情、诚实和认真的工作态度,以及良好的团队合作精神;在数据管理工作中注重细节,理解数据质量对新药研发的重要性。因为知识和经验可以通过培训和学习,在工作中不断积累,但是一个员工的职业道德是内在的,需要严格的职业道德教育和监督管理。

二、数据管理项目经理

数据管理团队的项目经理作为临床试验中数据管理团队的负责人,是与临床试验中各个职能部门的主要联系人。其主要的职责是与临床试验中其他部门进行有效的沟通,参加临床试验启动会及和研究者的会议;合理地安排项目数据管理人员在数据管理中的工作,根据项目的风险程度在项目开始前负责安排相应人员制订相应的数据质量管理计划并审核;在项目进行中跟踪数据质量管理计划的执行及修订,及时解决项目中的数据质量问题;在项目结束时对数据质量进行汇总报告,确保临床试验中的数据管理各个环节的工作质量;管理并把控数据管理的工作进程、数据管理流程的风险管理,以及重大事件的时间确定;负责培训数据管理团队人员,培训研究机构人员如何填写 eCRF;与相关供应商沟通并确认提供服务的范围,预估合理的人员需求以满足项目的需要以及重要数据管理文档的撰写和审批(详见表 5-1);并能够识别和预测在数据管理中潜在的问题,提出对应措施解决问题。

数据管理项目经理要求由临床数据管理的资深人员担任,通常要求本科以上学历,教育背景以医/药学、生物统计学和流行病学为优选;具有较强的沟通和团队合作能力,具有项目管理的相关经验;具有相关的电子数据采集系统或临床数据管理系统的经验;熟悉临床试验的主要工作环节以及数据管理工作各个流程并具有丰富的工作经验。

三、数据管理部门经理

数据管理部门经理的工作主要是负责数据管理部门人员的招聘、培训、绩效考评和人员的日常管理。数据管理部门经理通常不直接参与临床试验的运营,但会根据直属人员的工作,以及各数据管理项目经理沟通。在临床试验开始前为项目合理地配备人力,在项目执行过程中根据项目工作量的负荷及时调配人力。虽然数据管理经理不直接参与临床试验的运营,但仍然对临床试验数据质量负有监管的责任,需要在日常的人员管理中及时掌握数据管理人员在临床试验交付中的质量和时间,同时作为数据质量问题沟通上升渠道的一环,协助数据管理项目经理解决项目组层面无法解决的质量问题,或上升至上级管理层。数据管理部门经理也可能作为后备人员在项目中担任数据管理项目经理。

数据管理部门经理通常由临床数据管理的资深人员担任,通常要求本科以上学历,教育背景以医/药学、生物统计学和流行病学为优选,具有良好的沟通和团队合作能力,具有注重细节的能力,熟悉并掌握临床数据管理系统,理解临床数据管理工作流程并具有丰富的工作经验和人员管理经验。

四、数据录入人员

数据录入人员主要工作在于使用纸质 CRF 的项目中,他们依照数据录入说明书将 CRF 上的数据录入到数据库即 CDMS 中,并确保录入质量。在录入过程中遇到任何问题,应及时与项目的数据管理人员沟通并协商解决。

数据录入人员通常要求大专以上学历,具有良好的沟通和团队合作能力,以及快速学习的能力,接受过数据管理基础知识以及相应 SOP/ WI 的培训,会使用办公软件并了解临床数据管理系统。

五、数据库程序员

数据库程序员主要负责 EDC 或 CDMS 的数据库构建,包括在 EDC 系统中 CRF 界面或 CDMS 中 CRF 数据录入界面的构建、数据逻辑核查程序的编程,以及数据库上线后的维护、用户管理和数据导出和导入等,还负责 CRF 注释、电子数据的传输规格以及程序的实现,数据库之间的数据整合等(详见表5-1)。数据库程序员需要清楚地理解 CRF 和数据核查计划的要求,并确保构建过程的质量以及时间的保证。

数据库程序员通常要求本科以上学历,教育背景以计算机科学软件相关专业为优选;掌握一种以上编程语言如 SQL、Java,或 C++等,熟悉临床数据的 CDISC 标准;具有良好的沟通和团队合作能力,以及逻辑思维能力;熟悉并掌握 EDC 或 CDMS 的原理以及构建技术、流程;理解临床数据管理工作各个流程并具有相应的工作经验。

随着 EDC 系统技术的发展,不少 EDC 系统采用图形界面化的组建功能完全可以实现 EDC 数据库构建,不再需要计算机编程语言等专业知识。这类 EDC 系统数据库构建可由数据管理人员兼任。

六、数据库测试人员

数据库测试人员不是一种职位,只是项目的一种分工,通常由项目中参与 CRF 设计、数据库构建和数据核查计划撰写以外的数据管理人员担任,主要负责 EDC 或 CDMS 数据库的测试工作。数据库测试人员可以使用数据管理人员、研究者、临床试验协调员、临床监查员 (CRA)等不同角色对数据库进行测试,包括测试计划的撰写、测试数据的编辑、CRF 界面、逻辑核查程序的测试实施、测试结果的记录和报告,以及电子数据的传输程序的测试等。数据库测试人员需要清楚地理解 CRF 的要求,以及数据核查计划的逻辑要求等,并与数据管理人员以及数据库程序员一起紧密合作以确保构建过程的质量以及时间。

七、医学编码人员

医学编码是把从临床试验中收集的不良事件、医学诊断、既往病史、合并用药,以及既往用药等的描述与标准词典(MedDRA、WHODrug 等)中的术语进行匹配的过程。

医学编码人员主要负责临床试验中医学编码的相关工作,包括撰写、审核以及批准医学编码说明书,测试编码程序,执行医学编码并生成医学编码的唯一术语报告,发送和处理与编码相关的质疑,审核医学编码结果,也包括与医学编码标准词典供应商沟通等。医学编码团队与医学专员和数据管理人员在编码过程中紧密合作,确保在数据库锁定前所有编码工作完成并被批准。

医学编码人员要求具有本科以上学历和医学或药学的教育背景,具有良好的沟通和团队合作能力,熟悉医学编码的流程以及原则,掌握并熟悉医学编码词典,理解临床数据管理工作各个流程。目前跨国制药企业或跨国 CRO 有专设的医学编码人员岗位,但国内企业通常由数据管理人员兼任这部分工作,但需要经医学专员审核。

第三节　数据管理的培训

企业应制定培训相关的标准操作规程,规定数据管理人员必须接受相应的培训并考核以确保数据管理人员具备工作要求的相应资质和能力,以保证临床试验项目的数据管理的质量。数据管理的培训可以分为三大类:即临床试验和数据管理相关法规的培训,数据管理操作规程和数据采集/管理系统相关的培训,以及项目专属培训。所有培训必须被完整记录并归档,并由数据管理经理定期审核,以备稽查。

一、法规和工业界标准的培训

临床试验数据管理工作要求符合食品药品监督管理部门的规范和法规要求,并且工业界的标准也是作为数据管理人员的日常工作的指南。如 ICH-GCP、《药物临床试验质量管理规范》、《临床试验数据管理工作技术指南》、《药物临床试验数据管理与统计分析的计划和报告指导原则》、《临床试验的电子数据采集技术指导原则》、《药品数据管理规范》、FDA 21 CFR Part11 等,以及由 SCDM 出版的 GCDMP、CDISC 标准等。

二、标准操作规程以及操作指南

数据管理人员要求在其所在企业的质量管理体系框架下完成临床试验数据管理工作,所以必须接受标准操作规程、操作指南、数据管理相关文件如 CRF 设计、数据管理计划和报告、数据核查计划,以及数据传输协议的撰写等培训,当 SOP、WI 以及规定流程有任何的更新时,要求数据管理人员根据更新的文档进行重新学习并记录在案。

三、EDC/CDMS 及其他计算机软件的培训

由于临床试验的数据管理工作离不开计算机化系统,尤其是近年来电子化系统的开发和应用更使得数据管理工作的一部分就是有效地使用计算机软件工具来进行,以提高数据管理

工作乃至整个临床试验项目的效率和质量。这类系统一般包括数据采集的 EDC 系统、数据处理的 CDMS 系统、外部数据采集系统如 ePRO/eDiary 等。系统培训一般由具有资质的培训师进行,培训师一般由系统供应商或是从系统供应商处获得培训师资质的人员担任。这类培训包括系统的使用、数据库的构建、终端用户使用的培训师资格培训,以及用户管理等基本培训。

四、临床试验基础知识培训

数据管理只是临床试验整个流程中的一个环节,对数据管理人员而言了解临床试验的整个过程及各职能的分工和职责是非常重要和必需的。临床试验中数据管理人员的工作通常从方案的准备阶段就已经开始,所以清楚地了解整个临床试验中的数据流程以及各个相关环节的人员职责能够有效地增强数据管理与各个部门的协作,并提高工作效率和质量。例如了解 CRA 如何启动研究机构、临床监查及和研究者沟通,就能够更好地在 CRA 的协助下处理质疑;理解药物警戒部门的人员处理 SAE 的流程,有助于安全性数据管理;理解临床试验生物统计学的一般原则和统计分析对数据的要求,能更精准地设计 CRF 和数据核查等。我们会在本章的最后一节进行更多的探讨。

五、医学与药学基础知识培训

数据管理人员的教育背景虽然一般要求是医学或药学的教育背景,但并不局限,具备临床试验所需的医药学相关知识能让数据管理人员更准确地理解方案,设计更科学严谨的 CRF 和数据核查计划,并提高数据核查的效率和准确性。一般企业都会有治疗领域和药物研发相关的培训,数据管理人员一方面可以从中学到一定的医药学知识,同时也可以通过方案培训及临床试验项目经验的积累不断地丰富医学和药学知识。

六、项目相关培训

项目相关培训是每个安排到具体临床试验项目的数据管理人员都必须完成的,其中包括项目特定的临床试验方案、项目管理计划、项目的一些操作细则、项目的数据管理文件(其包括但不限于数据管理计划、CRF 或是 eCRF、CRF 填写指南、CRF 数据录入说明、数据核查计划、数据传输计划、医学编码指南、SAE 一致性核查计划和方案偏离计划等)和统计分析计划等。

七、培训的执行和记录

数据管理的培训有讲师课堂培训、在线课堂培训、在线课程和自学等形式。讲师面对面的培训效果最好,如数据管理系统的专业培训,培训课堂上通常有互动、讨论和实践,讲师可实时解答问题等。但是有讲师的培训也有其局限性,如可同时参与培训的人数有限,又因为数据管理人员通常是跨地区工作,讲师面对面培训相对成本较高。另外一种方式是在线课堂培训,这种培训可以在人员相对集中的地区以面对面方式进行,而其他地区可通过网络跨地区或国家进行,培训师可利用在线共享的电话会议形式进行培训,例如临床试验方案的培训等。但如企业新人较多时,集中式面对面的培训非常重要。企业的标准操作规程和操作指南等,可通过自学来进行。有些课程可设置成在线课程培训,如将讲师的面对面培训录像做成在线培训资料,也可以设置成有模拟场景的在线课程,并且在课程结束的时候进行考核以保证培训的效果,例如企业的标准操作规程和 EDC 系统的培训等。

数据管理人员的所有培训都必须保持完整的培训记录,培训记录根据培训的形式记录内容不尽相同,但是都必须包括:课程名称、参加培训的日期、讲师的签名、完成情况、受训人员。不同形式的培训记录见表 5-3。

表 5-3　培训记录内容要求

	自学	在线课程	在线课堂培训	课堂培训
课程名称				
培训日期				
完成情况				
受训人员及签字	纸质或是电子记录	纸质或是电子记录	纸质或是电子记录	纸质或是电子记录
讲师及签名	无	无	可以是确认的电子邮件,或是在线学习系统中的确认	纸质或是电子记录
培训记录形式	纸质或是培训系统记录	纸质或是培训系统记录	纸质或是培训系统记录	纸质或是培训系统记录

第四节　数据管理与统计分析的区别和关联

由于我国临床试验开展之初,数据管理相对滞后于生物统计学的发展,之前相当长的时间数据管理是作为统计分析的前期辅助而存在的。随着近 10 年来临床试验的快速发展以及国家对数据质量监管的越来越严格的要求,特别是 2015 年 7 月 22 日 CFDA 发布的 117 号《有关开展药物临床试验数据自查核查工作》的公告以来,监管部门越来越重视临床试验数据的真实可靠性,并对临床试验过程中的文档管理有了要求,这说明我国的监管要求日趋严格化、科学化和系统化,已经从只注重统计结果,转为重视对整个临床试验过程的质量监管。要求质量控制适应于数据处理的每个过程,以确保所有的数据可信,并准确完整。临床试验的数据管理体系、专业的工具以及专业人员团队逐渐建立健全。

一、数据管理与统计分析的区别

在临床试验中数据管理与生物统计的分工和职责不同。临床数据管理的目的是确保临床试验中所得数据的真实性、完整性、准确性以及可靠性,通过对数据的采集、处理、维护和存储、归档等数据的生命周期进行规范化管理,以保证数据是清洁的且满足统计分析的要求。生物统计则从统计学角度参与临床试验的设计,数据的采集、核查、分析和总结的全过程,并对试验的结果进行解释和推论。在临床试验中生物统计师和数据管理人员相应的具体职责见表 5-4。

表 5-4　临床试验中生物统计师与数据管理人员的职责

生物统计师的职责	数据管理人员的职责
试验方案的制定	试验方案的审阅
试验设计的统计部分	CRF 的设计和审阅
样本量计算	数据库的建立和验证

生物统计师的职责	数据管理人员的职责
随机码生成	数据管理计划的撰写和审阅
CRF 的审阅	数据核查计划的撰写和审阅
数据核查计划的审阅	数据传输计划的撰写和审阅
统计分析计划的撰写和审阅	数据录入和核实
统计分析	数据核查和审阅
统计分析报告的撰写和审阅	质疑的生成和解决
临床试验报告的撰写和审阅	医学编码
数据监察委员会的支持	电子数据的导入和导出
分析数据集的生成	数据传输的编程
表格、清单、图表清样的生成	数据库的整合
表格、清单、图表的编程	严重不良事件的一致性核查
方案偏离处理的编程	外部数据的一致性核查
数据的统计学核查	数据库锁库
锁库前的数据审核	标准数据集的生成（SAS/SDTM）
揭盲	数据审查会议的支持

数据管理的工作主要围绕着如何确保数据的可靠性、真实性、完整性以及准确性为核心进行。从临床试验规划阶段对 EDC/CDMS、外部数据供应商的选择，启动阶段试验方案的审核、CRF 设计、数据库的构建和测试、数据管理计划、数据核查计划、数据传输协议等数据管理文件的制定和审核，到试验进行阶段对数据的清理和核查、质疑的发送和解决、外部数据的接收和一致性核查、SAE 一致性核查、医学编码、方案偏离的检出和确认，再到试验结束阶段的数据库锁定，临床试验的每个环节无不以数据的质量为重心和质量控制对象。密切地监查整个临床试验的数据质量，需要数据管理对每个流程进行详细的把控，这就需要专业的技术支持、专业的系统软件或工具，以及专业的团队来共同完成，以确保临床试验数据的可靠性、真实性、完整性和准确性，并将这种已经完成清理的数据集传输给统计师和程序员，确保产生可靠科学的统计结果。

二、数据管理与统计分析的关联

尽管数据管理和生物统计师的职责在临床试验的各个阶段各不相同，但从表 5-4 可以发现，从临床试验的方案设计到最终的数据库锁定的整个过程中，数据管理与生物统计的工作是紧密相连、需要双方共同协作的。数据管理的工作是为了确保数据满足统计分析的需求，所以数据管理人员必须了解项目的统计分析计划的要求，而生物统计师则需要参与到数据采集、处理、锁定和传输中，提供统计学审核意见，以提高数据质量。在数据管理中生物统计的介入包括：

（一）数据采集

完善的(e)CRF 设计是确保临床试验所收集数据的完整性、准确性的前提，既要满足临床试验方案对数据及临床试验的实际操作的要求,又要满足统计分析的要求。CRF 设计还得考虑用户友好性,既方便采集到的临床数据能够准确地录入到(e)CRF 上,同时数据能被快速准确地处理和分析。这就要求在 CRF 设计阶段跨部门的合作,其中生物统计师需要对设计的 CRF 进行审核,从生物统计的角度考虑 CRF 的设计是否符合统计分析的要求,如所有的统计分析所需的数据是否收集完整、数据的格式和值是否易于统计分析等。数据管理在 CRF 设计时应具有统计学的思维,信息采集采用统一的标准进行量化,可以减少统计分析前的数据处理的时间;减少开放文本信息的采集以及采用 CDISC 数据标准进行 CRF 设计以便后期统计分析的标准化等。所以试验启动阶段,需要跨部门的充分参与和审核,才能设计出科学且合理的 CRF,以满足临床试验数据收集的需要。

(二) 数据审核

在进行数据逻辑核查的设计时,也同样需要跨部门合作。生物统计师同样需从统计学角度审核逻辑核查设计,确保数据核查计划已经覆盖了有效性和安全性等关键数据,核查后的数据能满足统计分析的要求。相对于数据管理的数据审核关注于临床数据的单个点或单个的记录,生物统计可重点针对主要疗效指标、受试者有效性和安全性数据等,通过统计学手段检出有无重要的访视的有效性数据缺失或离群值,观察不同机构或地区间数据趋势的差异,从而发现试验依从性问题等。在数据核查过程中,数据管理人员应该和生物统计师紧密沟通,以提高数据核查的效率。

(三) 数据锁定

数据库锁定之前,通常会组织数据审核会,在审核会中生物统计师作为主导会对存在的数据问题、方案违背等问题进行讨论。数据管理会协助生物统计师为数据审核会提供数据汇总的表单、方案偏离的清单和其他审核会议所需资料,双方共同在数据库锁定之前对存在或是可能存在的数据问题与医学专员、药物安全警戒专员以及项目团队成员共同进行审核,以确保所有数据问题都在数据库锁定前澄清并清理干净。

第五节　数据管理团队和其他部门的分工与合作

临床试验数据管理团队作为临床试验执行过程中承前启后的职能团队,与临床试验中其他职能部门各有分工不同,但是同时又有紧密的合作。以上我们已经探讨过临床试验数据管理团队与统计分析部门的分工与合作。本节我们将继续讨论临床试验数据管理团队与临床项目经理、临床监查员、医学专员、药物警戒专员、研究机构人员,以及一些供应商(EDC、IXRS、中心实验室等)在项目中的分工与合作。

一、数据管理团队与临床项目经理及临床监查团队的分工与合作

临床项目经理负责从项目规划阶段开始至项目结束的全过程进行计划、组织、指挥、协调、控制和评价,以实现试验目标并顺利完成项目。数据管理团队则在项目经理的领导下,与项目组的其他人员密切合作,确保数据的真实完整性。

临床监查员主要负责对源数据的核查工作,是申办方和数据管理人员与研究者之间的主要联系人。

(一) 项目管理沟通

当数据管理部门在具体的工作环节中需要与其他部门进行沟通时,临床项目经理都会

参与并协助进行。详细的工作内容见表 5-1。在 EDC、IVRS/IWRS 或中心实验室等供应商选择时临床项目经理会与数据管理人员协商,同时对数据管理相关文件的制定,项目经理会协调项目各职能人员提供建议并加以审核。在临床试验进行过程中,所有需要与研究机构进行沟通的部分,临床项目经理和 CRA 都作为联系的窗口支持完成数据管理人员的工作,例如在数据库上线后,由于方案更新导致的 CRF 数据库进行更新,有时会在更新数据库上线的时候通知到研究机构尽量不要在 EDC 系统中进行任何操作,这就需要临床项目经理和 CRA 与研究机构的积极沟通和配合。项目中数据管理人员同时可以为临床运营提供一些项目的绩效指标如各研究机构的入组速度、数据录入状况和质疑状况等,以帮助项目运营。

（二）试验启动阶段的资料准备

在资料提交特别是提交伦理委员会的资料准备中,数据管理人员会及时准备 CRF 草稿以备伦理委员会审核。

另外根据 2016 年 CFDA 的最新要求,在新药临床试验申请(investigational new drug, IND)的资料提交中,还需要与其他资料(方案等)同时提交数据管理计划书,数据管理部门也需要准备起草数据管理计划。

（三）试验进行阶段的数据清理

在数据的清理过程中,临床项目经理及临床监查员会协助数据管理人员确保研究机构根据质疑的内容以及方案的规定进行质疑的回答、澄清或是对数据进行更新,并确保回答和更新的准确性和可追溯性。

数据管理团队会定期提供试验的数据状况,包括数据录入的情况以及各种质疑的解决状况,以帮助临床项目经理及临床监查团队更有效以及更加有针对性地发现并解决问题。

（四）试验结束阶段

数据管理人员与临床项目经理及临床监查团队共同合作,确保所有的质疑按时准确地解决并关闭,数据库能按时锁定。

二、数据管理团队与医学团队的合作

申办方在临床试验中一般会配备有资质的临床医学专员,其负责对临床试验的相关医学问题提供咨询以及核查。由于临床试验的数据多数都是医学相关数据,需要具有临床医学背景的人员对其进行核查,数据管理人员通常会定期提供相关的报告,由医学专员进行审核并提出质疑,由数据管理人员协助质疑的发送和解决。现在 EDC 系统已经被广泛地应用且功能齐全,通常会在 EDC 系统中专门设置一个医学专员的角色,由医学专员登录到 EDC 系统中直接审核相应的数据,并发送和解决质疑。

在医学编码的审核中,通常也有医学专员进行最终审核和确认工作。

方案偏离的处理通常由数据管理团队和医学团队的共同合作来完成。在试验开始阶段,通常由数据管理团队撰写方案偏离处理计划,并经项目其他职能团队审核。在临床试验运营过程中,数据管理团队既能从系统获得程序检出的方案偏离,通过数据质疑以确认方案偏离,同时又可获得 CRA 进行源文件核查时发现的方案偏离。数据管理人员会定期地更新方案偏离的清单给医学团队,医学专员则从医学科学的视点出发判断方案偏离的严重程度,及对受试者安全性的影响。

三、数据管理团队与药物警戒团队的分工与合作

药物警戒团队在临床试验中主要负责药物安全相关的工作,包括 SAE 的记录、描述的撰

写、审核、处理、追踪以及上报工作。由于 SAE 在 EDC 或数据管理系统中以 AE 的形式被记录，数据管理团队与药物警戒团队共同合作进行 SAE 的一致性核查工作，包括由此产生的质疑的处理，以确保临床数据管理数据库与药物警戒数据库中的数据相一致。

四、数据管理团队与供应商的分工与合作

临床试验中通常会选定一些供应商以获取如 EDC 或临床数据管理系统、交互式语音/网络应答系统、中心实验室等服务。以上三类供应商提供的数据采集、处理和外部数据等服务，以及数据管理密切相关，从项目的启动阶段开始直到项目结束，这些供应商和数据管理团队都有合作。下面就分别举例讨论这三种类型的供应商与数据管理团队的分工与合作。

(一) 电子数据采集/临床数据管理系统的供应商

EDC/CDMS 的供应商提供临床试验中的数据采集、处理和传递的工具，确保该系统符合 FDA 21 CFR Part 11 的要求，能保证数据的安全性，并满足临床试验数据处理流程的要求。系统必须被验证通过并有相应的验证报告和文件。数据管理团队在使用 EDC/CDMS 系统前应该对 EDC/CDMS 供应商进行稽查以确认其合规性、是否满足临床试验的要求，并要求 EDC/CDMS 的供应商提供软件使用的许可证，提供软件的维护服务以及技术支持服务（根据 EDC/CDMS 供应商的不同以及签订的使用合同的不同，服务范围会有所不同）。另外，EDC/CDMS 供应商通常会给数据管理部门提供如何使用和构建该系统的培训，以使得数据管理人员获得构建数据库以及培训终端用户的资质。

数据管理团队会使用选定的 EDC/CDMS 系统进行临床试验数据库的构建、测试、上线，及该临床试验数据库的维护工作。EDC/CDMS 系统的终端用户账号和权限管理工作也通常由数据管理部门来进行，并且通常也会提供终端用户的使用培训。

(二) 交互式语音/网络应答系统的服务供应商

交互式语音/网络应答系统（interactive voice/website response system, IVRS/IWRS）服务供应商提供在临床试验中的随机化以及药品管理服务，IVRS/IWRS 服务供应商通常会在临床试验开始阶段与统计师一起创建随机化计划并完成随机码加载和测试工作。

在此期间，由于 IVRS/IWRS 系统收集的信息通常会与 EDC/CDMS 中收集的信息相关或是有部分重复的信息，通常在 IVRS/IWRS 构建过程中，数据管理部门会参与并与 IVRS/IWRS 服务供应共同确保相关内容一致。另外，通常 IVRS/IWRS 与 EDC 系统会进行整合，数据管理部门与 IVRS/IWRS 供应商需对数据的传输内容、格式以及频率进行沟通和确认，并合作进行整合程序的测试。

(三) 中心实验室类型的供应商

中心实验室类型的供应商通常提供临床试验标本、血样等的检测结果，涉及临床试验的安全性和/或有效性的关键数据点。数据管理团队需要在试验启动阶段和中心实验室进行沟通，就数据变量名、传输的格式、方式以及频率达成一致意见及制定数据传输协议，并对数据传输进行测试；在试验进行中对该类型数据进行整合、清理工作。数据管理部门与中心实验室供应商根据计划，由中心实验室传输数据给数据管理部门，数据管理部门依照数据核查标准对该传输的数据进行审核，与供应商一起对疑问数据进行确认、质疑的处理，以确保相应数据清理干净。

（撰写：徐列东　李　卫　邓亚中　孙　毅；审阅：孙华龙）

参 考 文 献

［1］International Conference on Harmonization，E9.Statistical principle for clinical trials.［1998-02-05］.https://www.ich.org/fileadmin/Public_Web_Site/ICH_Products/Guidelines/Efficacy/E9/Step4/E9_Guideline.pdf.

［2］International Conference on Harmonization.Guidance for industry，E6 good clinical practice：consolidated guidelines.［1996-05-01］.https://www.ich.org/fileadmin/Public_Web_Site/ICH_Products/Guidelines/Efficacy/E6/E6_R2_Step_4_2016_1109.pdf.

［3］YAN CC.Data management in clinical research.Beijing：Science Press，2011：329-399.

［4］Society of Clinical Data Management.Good Clinical Data Management Practice.［2019-10-25］.https://scdm.org/publications/gcdmp/.

［5］国家药品监督管理局.药物临床试验质量管理规范(2020 年第 57 号).［2020-04-26］.http://www.nmpa.gov.cn/WS04/CL2138/376852.html.

第六章

数据管理计划

　　临床试验数据管理作为临床试验重点环节,在数据收集开始之前应该建立详细的数据管理计划(DMP),以规范试验数据的管理工作,有助于获取真实、准确、完整和可靠的高质量数据。

　　数据管理计划是由数据管理人员依据临床试验方案撰写的动态文件,它详细、全面地规定并记录某一特定临床试验的数据管理任务,包括人员角色、工作内容、操作规范等。通常,数据管理计划需要根据实际操作及时更新与修订。一个设计良好的数据管理计划需要详细定义数据管理过程中的具体任务及职责,明确数据管理中必须遵守的操作标准以及人员培训要求,为数据管理工作提供一个蓝图,涵盖数据管理各项具体工作,用于规范如何在可预见的情况下管理数据,以及建立流程管理不可预见的问题。

第一节　制订数据管理计划的目的和意义

　　制订数据管理计划的目的是规范临床试验数据管理的具体程序和过程,保证数据的可溯源性、可阅读性、实时性、原始性和准确性,以获取高质量的临床试验数据用于研究分析。

　　数据管理计划隶属于质量管理 PDCA 循环的计划环节(P),是临床试验数据质量管理的重要步骤,对临床试验数据质量至关重要,是数据管理工作开展(D)的规划,是数据管理质量核查(C)的依据,也是采取改进措施(A)的基石。在质量管理学领域,PDCA 是一个周而复始的循环,数据管理计划本身就处于 PDCA 循环中。数据收集开始前制订数据管理计划,在数据管理工作中严格遵照计划执行,在数据管理工作执行或数据管理质量核查过程中,发现数据管理计划的缺陷或不足,及时采取改进措施,并根据需要更新数据管理计划。作为数据管理人员撰写的一个动态文件,数据管理计划就一直处于这种 PDCA 循环中,直至数据管理工作完全结束。

　　制定数据管理计划,可有效提高数据管理工作效率,也能保证数据管理工作规范开展。数据管理计划应遵守监管部门要求及 SOP。一个良好完善的数据管理计划有助于:①确保收集的数据格式正确;②确保数据符合审评要求;③提高临床数据真实性;④确保数据准确性;⑤确保数据完整性;⑥提高数据可溯源性;⑦确保数据可读性;⑧确保数据原始性;⑨确保数据可分享性。同时,数据管理计划也为稽查提供重要参考文件,稽查者可以根据数据管理计划,来审核数据管理过程中是否操作规范,是否符合质量/协议要求。

第二节 数据管理计划的创建和更新

数据管理计划应在方案定稿后开始制订,数据收集之前完成首次定稿,在项目执行过程中根据需要进行更新修正。一个良好的数据管理计划能预测到数据管理过程中可能出现的一些问题并提供解决方案。在撰写数据管理计划之前,需要和数据管理相关各方沟通,了解各方意见。撰写数据管理计划所需要的相关文件包括试验方案、项目计划、合同职责以及数据管理标准规范、CRF 等。熟悉方案是撰写一份好的数据管理计划的基本要求,只有熟悉方案,才能更好地了解数据采集流程及注意事项,需要关注方案的盲法设定、有无外部数据及是否有中心实验室检查等。CRF 是收集数据的核心,如可行,撰写数据管理计划同时也需要参考 CRF,了解试验流程以及收集数据的种类等。

数据管理计划必须包括数据管理可能出现的各个方面的内容。作为指导性文件,数据管理计划在撰写过程中必须包括版本号、项目号。记录此项内容的原因是为了更好地记录任何更新,方便后期归档以及审阅,并且每个版本的数据管理计划都必须妥善保管。数据管理计划必须包括审批页,记录数据管理计划的修正和审批过程,在更新、修正、补充时需更换版本号,更改的过程需要记录版本号、撰写人、审批人、章节号、修正页码、修正内容、具体描述以及修正日期。数据管理计划应由该项目的数据管理人员进行起草,草拟的数据管理计划将递交给数据管理经理、统计师、医学人员、项目经理/监查员进行审核,通常还需要申办方进行审阅批准。

各个数据管理单位规模、人员配备、角色分工、SOP 体系不尽相同,因而数据管理计划的样式可以不同。SCDM 发布的《临床数据质量管理规范》(GCDMP)提出数据管理计划最低需要符合以下几点要求:①在首例受试者入组前完成 DMP 草稿;②确保数据管理计划遵循相应的法规;③定义临床试验数据管理各个流程中的各个角色,其流程主要是指角色制定、数据收集、数据处理以及数据质量控制;④确保数据管理计划描述了试验从启动到数据库关闭各个阶段的数据管理过程。所提出最佳实践要求包括:①DMP 制定过程中,试验的各方均应参与,并了解数据管理的详细流程并从试验开始至数据库关闭均遵循 DMP 制定的流程;②每个机构都应制定自己的 DMP 模板,保持各个项目的一致性,方便统一管理;③确保试验过程使用的 DMP 为正确的版本,并确保所有相关责任方都知晓并同意当前内容;④确保 DMP 批准以及发布在数据采集之前。

在试验过程中可能需要对制定并签署好的数据管理计划进行修订,修订的原因可能为方案修订、合同重新谈判/确定、CRF 变更、申办方要求变更等。DMP 在执行的过程可能会遇到上述各种问题,如出现相关情况,DMP 需要进行更新,并重新递交审阅和签署。当临床试验结束后,DMP 各个版本均需要和临床试验其他文件一起归档保存。DMP 作为临床试验中数据管理的标准规范,是临床试验数据管理部门稽查的必需文件,应在撰写更新 DMP 时严格遵守国家法律、官方指导原则以及公司内部 SOP 或工作指南。

第三节 数据管理计划的内容要点

数据管理计划需要详细描述数据管理过程中的具体任务职责,明确数据管理遵守的操

作标准,详述数据管理各项工作具体要求,数据管理计划通常包含下列内容:

一、试验方案摘要

描述试验方案设计中与数据管理直接或间接相关的信息,通常包括试验方案的标题、试验总体设计(包括随机、盲法、对照、比较类型等试验设计内容)、访视流程、评价指标等。了解方案才能更好地进行数据管理,这也是为什么在方案定稿之后才能撰写数据管理计划的原因之一。例如,中央随机的试验会影响到 EDC 系统的设计;盲法的设定会影响到后期数据库锁定环节;复合性主要疗效指标会影响到后期数据稽查的方法。试验方案是数据管理的灵魂,数据管理相关人员必须准确无误地理解与把握试验方案与数据管理相关的内容/要求。

二、制订数据管理计划的目的

应阐明制订数据管理计划的目的。例如,为了保证单位/公司内部的临床试验数据管理工作的一致性、有效性和规范化,并促进临床各研究单位/部门之间(数据管理人员、研究者/CRC、数据库程序员、统计师、临床监查员和医学人员等)的沟通和交流,进而获得高质量的试验数据用于研究分析。

三、数据管理流程图/数据流程图

数据管理流程图需要包括准备阶段、设计阶段、测试阶段、应用阶段、试验结束阶段。各个阶段需要明细其主要环节,方便阅读和参考。各个阶段可用不同颜色、不同形状的图形显示,以便进行区分。数据管理过程是连续的、动态的、循环的过程,各任务间可使用箭头连接。清晰的流程图能直观显示出每个流程应该完成的任务,方便管理和稽查。不同的公司可参考各自的 SOP 进行流程图绘制。

不同的数据管理单位收集数据的途径和流程可能会有不同,数据流程图需要反映数据从收集到数据库关闭的全部流程。

四、相关人员及其职责

数据管理计划需要明确参与数据管理的相关人员的组织架构及其职责,可以采用清单形式表述。研究团队中与数据管理工作相关的人员可包括数据管理人员、数据录入人员、医学编码人员、参与数据核查与医学审核的医学人员、参与数据核查/分析与数据报告的统计/程序人员、负责数据采集与质疑处理的研究者、负责原始数据核查的监查员。这些人员可来自 CRO、申办方和临床试验机构。

数据管理人员必须经过 GCP、相关法律法规、相关 SOP、数据管理的专业培训及数据管理工具的培训,以确保其具备符合工作要求的相应资质。数据管理人员应保持完整的培训记录以备核查,培训记录需提供课程名称、培训师名称、课程日期、完成状况、受训人员及培训师的签名等。

通常,数据管理的具体工作应按照工作步骤划分。常见的工作步骤有:临床试验方案审核、建立数据管理计划、CRF 填写指南的写作、建立研究数据库、测试数据库、参加临床研究者会议、CRF 的接收/追踪与报告、CRF 数据的录入、数据审查与清理、设置逻辑检查与验证、实验室以及外部数据的管理、不良事件、严重不良事件及其报告的核查、不良事件以及伴随药物的编码、编码词典的维护、数据库的锁定与解锁、质量控制、数据的保存与归档、临床试验数据管理报告的书写等。上述各项职责通常不是数据管理人员一人独立担负，而是需要一个团队来完成的。各数据管理人员在各步骤中承担职责不同，可分为负责、参与、告知、审核、批准等。数据管理计划中必须一一体现具体职责、明确分工，以便后续管理和实际操作的遵照执行。

五、数据采集/管理系统和工具

数据采集可采用纸质 CRF 或电子病例报告表（eCRF）。如采用纸质的 CRF 收集数据，则应描述 CRF 数据录入的系统名称和版本。如采用 eCRF，则应描述所应用 eCRF 系统的名称和版本。

越来越多的临床试验采用 EDC 系统收集数据。EDC 收集数据的方式有①离线收集：收集数据的软件安装在研究者/研究机构的计算机内，定期或不定期地向申办方数据库发送数据。②在线收集：客户计算机只要求配备诸如网络浏览器和键盘等基本软硬件，应用软件资源由服务器统一管理。这是典型的 EDC 收集方法。通过网络资源，将临床试验数据填入 EDC 提供的 eCRF 后，存储在中央服务器，用户只作为终端，因而减少了繁杂的各个临床/数据管理机构的系统验证工作。③混合收集法：将给予纸质的脱机收集模式和 EDC 在线收集模式结合起来的数据收集方法。

不论何种数据记录方式，均需制定相应的 CRF 填写指南。对纸质 CRF 而言，填写指南应为 CRF 的一部分或一个单独的文件。对 eCRF 或 EDC 系统而言，填写指南可以是针对表格的说明，在线帮助系统，也可以是系统提示以及针对录入的数据产生的对话框。

六、外部数据管理

在临床试验中，通常需要收集 CRF 之外的一些数据。外部数据可以由不同的信息渠道产生，但是需要一个中心化的机构对数据进行管理和转化。常见的外部数据包括以下几种：受试者随机化数据、中心实验室检查数据或 PK/PD 数据、仪器设备数据（如心电图、照片等）、患者电子日志数据等。

所有外部数据均需要设立一个关键变量来标识每个数据的来源，以便后期精准地合并数据和匹配数据。所有外部数据均需要列出外部数据的类别、外部数据提供者、数据类型和格式、传输方式及测试、传输频率、是否需要导入临床数据库、是否为盲态数据、导入整合、外部数据质量控制负责单位等。应尽可能附上外部数据传输协议。

七、注释病例报告表和/或数据库设计说明

设计数据库之前应首先制定注释 CRF 和/或数据库设计说明，以便临床数据管理人员设计数据库界面及变量格式建立临床数据库。注释 CRF（annotated CRF），即命名 CRF 变量，是对空白 CRF 的标注，记录 CRF 各数据项的位置及其在相对应的数据集中的变量名和编码，可作为数据库/数据集与 CRF 之间的联系，以帮助数据管理人员、数据库编程人员、生物统计师、数据库程序员和数据库评审人员了解数据集。注释 CRF 的数据变量名应当符合监管部门现行要求，尽量依从标准数据库（例如：CDISC）的结构和设置，包括变量的名称和定义。每一页 CRF 中所有数据变量均需要标注。注释 CRF 可采用手工注释，如可编辑 PDF

文件的工具;也可用电子化技术自动注释,如 EDC 系统导出、SAS 软件等,提高可读性,方便重复使用。

八、数据库设计

数据库设计是建立数据库的过程,也是一个细化数据库数据结构的过程。最主要或者最重要的是,数据库设计过程可以被认为是一个有逻辑性地设计数据结构的过程。数据库设计分为以下步骤:①决定哪些数据需要存储在数据库中;②不同数据之间有哪些逻辑关系;③根据这些逻辑关系叠加成一个数据架构。

在数据库设计过程中,收集的数据项、设计好的 CRF 以及数据库是三个相互关联的整体。收集的数据项是构建数据库架构的基础,而数据库是基于设计好的 CRF 制定的。由于临床试验数据库的复杂性,需要多个数据集来构成该临床试验的一个完整的数据库。这种情况下,需要一种方法去连接一个患者的所有记录,通常采用一个不重复的独立变量去标识。收集数据项通常分类有①受试者标识数据:在临床试验开始后,必须收集患者基本信息。一般需要包括受试者姓名缩写、随机号/药物编号/试验编号等。②目的指标数据:包括试验方案中设计的用于回答是否达到临床试验目的的数据。这些数据需要在方案设计阶段明确指出,一般包括主要疗效指标、次要疗效指标。考虑到临床试验前瞻性的特点,一旦这些指标未被收集,就无法补救,会造成数据缺失,影响后续分析。③安全性数据:任何临床试验均需要评价受试药物或器械的安全性,一般包括不良事件的信息、生命体征、体格检查和实验室指标等。④受试者用药数据:临床试验需要收集受试者用药数据,以评估其依从性。用药数据的复杂程度和试验设计的复杂程度有关。如果项目是采用中央随机化发放药物的,要记录发放药物种类、发送药物的时间、接受药物的时间等相关信息。⑤中心实验室数据:一些样本需要送交中心实验室检测,也有些主观性指标需要中心实验室统一判定,例如 X 线数据的中心阅片。中心实验室数据一般需要集中录入,应注意录入的数据结构中必须保留一个唯一的标识变量。

数据类型一般分为数字型、日期和时间格式类型、字符数据类型。数据库设计时需要查看注释 CRF,了解变量的类型。设置数字型变量时需要注意小数点的保留。设计日期变量时,如该日期变量需要用于分析计算,则宜设置为日期型变量,否则,可设置为文本型格式。对于字符型变量,设计数据库时要注意设置足够长度,以免录入时因长度不够而无法录入或录入不全。

数据管理主要是为了临床试验的统计分析报告收集并提供准确可靠的数据,无论数据收集和录入多么仔细,数据库中的数据错误或差异都在所难免。好的逻辑检查可以充分利用数据库和数据管理系统的自动检查能力,快速有效地捕捉研究数据中不一致的数据以及可能的"错误"数据。这些数据包括:缺失数据、正常值范围之外的数据、非期望的数据、自相矛盾的数据。当这些问题数据被录入数据库时,系统就启动了逻辑检查程序,并提示数据录入人员对问题数据进行更正。不同的数据管理系统内置的逻辑检查程序各不相同,数据库设计时应根据不同情况完备这些检查程序。有些数据管理系统对某些数据的逻辑检查难以实现或特别烦琐,此时可考虑使用其他软件在数据录入后统一进行逻辑检查。如果使用 EDC 系统,数据库设计时应设置好逻辑检查,当问题数据录入计算机后,会启动逻辑检查程序,发现问题并加以解决。有时,还可根据发现的问题,将问题指定给不同的工作小组分类解决。

临床试验方案设计具有多样性,每个研究项目的数据收集依赖于临床试验方案。应保证临床试验数据库的完整性,并尽量依从标准数据库(例如 CDISC 标准)的结构和设置。标准化数据库是指根据业内的标准(例如 CDISC 的 SDTM 或 CDASH)设计建立的数据库。CDASH 明确规定了 CRF 中的各问题的变量名、提示和问题文字,而 SDTM 更明确每一个变量的数据类型等。建立标准的数据库将大大提高建立和应用数据库的效率。

九、数据库的测试

设计完成的数据库测试至少包括录入、导入、导出、逻辑核查功能的测试等。

录入测试可通过模拟 CRF 数据来完成,主要测试数据是否能录入、是否能完整录入、是否缺少录入数据点等。测试数据可分为"正常"和"异常"两种,对于具有"异常"数据质疑的情形,应测试是否按要求出现质疑。录入测试时还应注意录入界面是否友好,是否会使录入员产生误解,导致错误录入。

导入数据库和从数据库导出数据,应保证数据导入/导出前后的一致性。一致性检验应有文件和过程支持。一致性检验应包括数据集的基本信息。对一些需要分析的外部数据导入/导出,应尽量遵循自身数据管理软件提供的转化格式。如果外部数据必须转化为其他格式,则需要进行数据一致性验证。

十、数据安全管理

数据管理计划应当描述数据管理系统的安全验证、权限和备份的内容。应在首例受试者入组前完成数据管理系统的安全性验证。对系统中不同职责的使用者授予不同的权限并在试验完成后的一定时间内撤销其权限,需采取适当的方法来监控和防止未获得授权的操作。

在整个数据管理过程中,应特别注意及时备份数据库。通常临床试验数据应该存放和备份在经过严格系统认证及安全验证的数据中心,也可选择光盘备份、云备份等备份方式,并根据工作进度定期对备份文件进行同步更新。当数据库发生不可修复的损害时,应使用最近一次备份的数据库进行恢复,并补充录入相应的数据。相关计算机必须具有相应的有效防病毒设置,包括防火墙、杀毒软件等。

十一、数据录入

电子 CRF 通常由研究者或其授权的 CRC 直接进行 eCRF 填写,不需要数据管理部门的数据录入。对纸质 CRF(或原始病历)数据,必须保证数据录入的准确性。毋庸置疑,一旦出现录入错误,将对后期统计分析和最终报告造成严重影响。临床研究者必须根据原始资料信息准确、及时、完整、规范地填写 CRF。CRF 数据的修改必须遵照 SOP,保留稽查轨迹。

常见的数据录入方式分为两种,即双份录入和单次录入。多数情况采用的是双份录入甚至多份录入,该方法可有效发现和纠正录入错误。双份录入有两种方式,一般由不同的录入员分别完成两次录入,生成两个不同的数据库,通过电脑程序对其中数据进行逐一比对,凡不一致处再通过比对 CRF 来确认正确的数据。另外一种方式是先完成一次录入,生成一个数据库,另外一位录入员在此数据库上进行第二次录入,如果出现不同,系统会立即显示并提醒确认。如果采用单次录入,则需要后续的人工核查来完成校对。数据录入前应确定录入方式、制定录入说明、规定录入和修正人员的资质、要求等。

十二、自明性错误的修正

自明性错误的修正是指数据管理人员对明显错误的数据进行自主修正,例如明显的拼写错误,或根据研究中心提供的剂量单位进行常规的数值转换等。临床试验启动前,数据管理部门需提前明确定义并记录可采取自明性错误修正的数据错误类型、数据点、数值转换公式以及纠正方式方法等。自明性错误修正清单应事先得到主要研究者的签字批准,并在执行自明性错误修正后通告主要研究者。

十三、数据的核查与质疑管理

数据核查指检查、询问和适时更正数据文件中无效数据的行为过程。数据核查通常需要数据管理人员、研究者、监查员、医学人员、统计师通力配合。在执行核查前需制订详细的数据核查计划。数据核查应遵循以下基本原则:

(1)真实性:临床试验的结论建立在真实性数据的基础上,研究者要根据方案的要求,如实地采集受试者的信息,不得有任何伪造、虚构和篡改,保证原始数据的质量,这是数据核查的最基本原则,也是最高原则。

(2)完整性:应当确保每一位受试者的所有有关研究数据都被完整地收集。因特殊原因数据缺失的应标明缺失原因,这也是核查的重点内容。

(3)准确性:临床试验数据记录的准确性是反映试验评估的关键,CRF 及研究数据库等所记录和录入的数据应保持与实际研究中所获得的数据相一致。

(4)及时性:及时性指数据收集是否在研究计划拟定的时间内完成,包括数据记录和数据转交两个方面的内容,需要注意两点①对受试者当时情况要及时观察与记录,并保证信息准确、真实。若研究者或受试者未能及时记录,靠事后回忆填写,会造成回忆性偏倚。②填写完的数据表应及时提交给数据管理部门,以便其组织人员对数据进行动态核查,发现问题及时纠正。

(5)可溯源性:数据管理目的在于把试验数据迅速、完整、无误地纳入报告,所有涉及数据管理的各种步骤均需记录在案,以便对数据质量及试验实施进行检查。因此,在数据核查中,对数据的任何操作均需要详细记录,并需要相关人员签署姓名和时间。

对数据核查中发现的任何疑问,均要填写数据质疑表,eCRF 通过电子方式完成数据质疑。对于纸质 CRF,数据核查后可产生质疑表,并将质疑表发送给研究者,研究者对疑问做出书面回答并签字后返回到数据管理部门;数据管理人员检查返回的质疑表后,根据研究者在质疑表上的回答对已录入数据库的数据进行修改,数据修改的历史将在数据库中留痕。质疑表中未被解决的质疑将以新的质疑表的形式再次发出,直至数据被清理干净。

十四、医学编码

编码的过程就是把从 CRF 上收集的不良事件、医学诊断、合并用药、既往用药、既往病史等描述与标准词典中的术语进行匹配的过程。医学编码人员必须具备相关的专业知识,并具有熟练使用标准词典的能力。

目前常用于临床试验领域的编码词典有 MedDRA 和 WHODrug 两种。MedDRA 是由 ICH 主办开发,在医药事务管理活动中使用的一套医学标准术语,适用于人用的所有药品开发阶段,主要针对不良事件以及既往疾病史等。WHODrug 主要针对药物进行编码,该词典包括4种:世界卫生组织药物词典(WHO-DD)、世界卫生组织药物词典增强版(WHO-DDE)、世界卫生组织草药词典(WHO-HD)和综合词典。

CRF 上研究者使用的术语不能够直接与词典相匹配时,应当和申办方参与医学审核的医学人员讨论并且通过数据质疑表与研究者沟通以获得更详细的信息来进行更确切的编码工作。如采用医学编码,数据管理计划需详细描述编码流程、编码工具、编码词典及版本,以及执行编码的相关标准文件等。

十五、严重不良事件的一致性核查

临床数据管理使用的数据库主要用于收集 CRF 数据(包括不良事件),最终用于临床试验结果的分析、统计和总结报告。但是临床试验过程中,监管部门以及安全性评价机构要求对发生在临床试验过程中的严重不良事件(SAE)做及时的报告。SAE 报告的时限、要求及内容与 CRF 填写并不完全相同。对于某个 SAE,既要按 CRF 内容的要求录入,又要按监管要求的格式及时报告,因此,就会出现两者之间的差异。这就要求数据管理人员在研究结束之前必须对临床试验数据库的 SAE 与药物警戒数据库或 SAE 报告做一致性检查,这就是 SAE 一致性检查。

与药物警戒数据库比对的 SAE 一致性核查内容包括:①药物警戒数据库的 SAE 是否也存在于临床试验数据系统;②临床试验数据库中的 SAE 是否也存在于药物警戒数据库中;③死亡病例报告是否存在两个数据库中;④对同一 SAE,其基本信息,如发病日期等,在两个数据库是否存在差别。检查中发现不一致时,数据管理人员应按照具体情况,及时与研究者、药物安全部门以及 CRA 等沟通联系。如果需要对数据库进行修改,必须出具修改的质疑,解答、签署后方可对数据库进行修改。

十六、数据质量控制

临床试验数据的质量控制适用于数据处理的每一个方面,如临床研究机构、数据监察、计算机系统生命周期过程和数据的管理全过程。在数据管理中,数据管理人员可采用两种质量控制方式:过程质量控制(in-process QC)和实时在线质量控制(on-line QC)。

针对纸质 CRF,临床试验数据的稽查由研究者、申办方以及统计人员共同讨论界定数据的关键指标和非关键指标,描述关键指标和非关键指标的核查要求、达标标准。核查时需将数据库与 CRF 及疑问表进行核对、计算错误率(错误率=查出的错误数/所检查的数据项总和)并提供数据质量控制核查报告。数据质量控制需明确核查项目、受试者核查比例以及被核查受试者。

计算错误率时应注意以下几个方面:①查出的错误数是指比较 CRF 和数据库时发现的不一致的数量。②药品监督管理部门对错误率没有指定标准,但 SCDM 认为业内可接受的质量水平为,总错误率是每 10 000 个数据中 50 个以内,关键变量错误率是每 10 000 个数据 10 个以内,而非关键变量错误率是每 10 000 个数据中有 20~100 个错误。③在数据锁定前数据库检查中,如果错误率没有达到可接受水平,该数据库不能被锁定。

数据质量评估在应数据库锁定前进行。评估的内容包括数据的录入时间、数据管理人员审核数据的时间、质疑生成数、解决质疑需要的时间、不依从方案的受试者数目、由质量控制过程中发现并纠正的问题数目、关键指标核查、非关键指标数据核查、抽样样本数量以及错误率等。

十七、数据管理过程稽查

监管部门或申办方的质量保证部门对临床数据管理过程进行稽查。所有临床试验参与人员必须配合监管部门稽查要求并按照本单位标准操作程序提供支持。质量保证部门需评估数据管理过程是否达到规定的要求、是否按程序执行以及稽查数据的质量。

十八、盲态数据管理

盲态数据是指不可以从中分辨出受试者盲底的数据,如血液样品中药物浓度或某些关键变量等。在盲法试验的数据管理过程中必须确保此类数据的盲态。开放试验也尽可能使数据管理人员对关键性数据保持盲态。对盲态数据需事先定义此类数据的管理流程,通常由不参与本试验的数据管理人员进行盲态数据管理,并在数据库锁库最后过程导入盲态数据,以确保临床试验盲态数据符合盲法试验的设计。

十九、数据库锁定

应详细说明数据库锁定的流程、负责人及执行的 SOP 文件。数据库的锁定是数据管理过程中的一个重要环节,它标志着数据库的数据质量已达到要求,可以提交用于统计分析报告。按照数据库锁定时间的不同,数据库锁定可以分为中期锁定和最终锁定。

中期锁定是在研究过程中,为了完成临床试验的某个目的而对数据库的临时锁定。此时,数据库数据录入被暂时限制,也无法修正,数据处于只可阅读状态。期中锁定多用于研究方案要求的中期分析,其中期锁定的时间和次数应在研究方案中体现。针对中期分析,应严格按照方案中规定时间点或事件点进行分析。中期分析的原因、数据库锁定的要求和采取的步骤都应记录在数据管理计划和报告中,还应报告截至进行中期分析时的数据情况、时间情况和终点事件情况等。

最终锁定是指在临床试验完成,对数据库中所有数据做彻底的检查之后,对数据库的锁定。锁定之后的数据库可提供用于临床试验最终统计分析报告。数据管理计划应详细地说明数据库锁定的时间点、负责人及执行的标准文件。数据库锁定前,应确认以下内容:①方案所列所有数据已经收到并准确地录入数据库;②其他非病例报告表的外部数据(盲态数据除外)已经导入到试验数据库中;③所有数据质疑已经解答并进入数据库;④已完成医学编码;⑤已经完成临床数据库和药物警戒数据库 SAE 的一致性核查;⑥已完成数据的逻辑性和一致性验证结果审查;⑦已完成方案的依从性核查;⑧已完成最终的明显错误或异常的审查;⑨已完成数据质量核查与评估;⑩更新并保存了所有试验相关文档。

一旦完成上面所述步骤,可由试验相关人员签名及签署日期,书面批准数据库锁定。试验相关人员包括临床研究者、数据管理人员、生物统计师、临床监查员代表、试验方案医学负责人等。取得数据库锁定批准后马上开始锁库过程,数据管理人员应将数据编辑权限在定义好的时间点之前收回。

二十、数据库的解锁

数据管理计划应详细说明数据库解锁的原因、解锁审批人及再锁定的要求、解锁和再锁定的执行标准文件。如果数据库锁定后发现有数据错误,应仔细评估这些数据错误对安全性分析和有效性分析的潜在影响。并非所有发现的数据错误都必须更正数据库本身,数据错误也可以记录在统计分析报告和临床报告文档中。一个数据库锁定后又重新开锁的过程必须谨慎控制、详细记录。数据库解锁应提交申请,清晰定义拟更改的数据错误、更改原因及更改日期,通知项目团队,并且由主要研究者、医学负责人、数据管理人员和统计分析师及其业务部门最高负责人共同签署。数据库的再次锁定应遵循和数据库首次锁定一样的通知/批准/锁定步骤。

二十一、数据和数据管理文件的归档

试验数据及录入/导出数据库的时间、录入者、数据稽查轨迹及数据管理过程形成的文档都需要完整保存,数据以及数据管理文件应按法规要求存档。

二十二、其他

根据项目需要,数据管理计划可涵盖其他数据管理内容,包括但不限于数据管理沟通计划、进度安排、应急计划等。

第四节 数据管理计划的执行

数据管理计划是具体流程化了数据管理过程,并和数据管理 SOP 一起约束和督促临床试验数据管理过程的文件。数据管理计划规定了具体阶段的安排,明确了具体安排的要求,是一份指导性的文件。它和数据管理的各项 SOP 一样,需要严格执行。

执行数据管理计划是一个长期的过程,也是一个责任细化的过程,贯穿整个临床试验数据管理全过程。数据管理计划明确了数据管理人员的责任,细化了相关人员在数据管理过程中的地位和角色,是数据管理规章制度的总则。在执行数据管理计划的过程中,需要遵循数据管理计划对职责的划分,各负其责、循序渐进、分步执行。数据管理工作涉及多个部门、多种专业、多方人员,在整个数据管理过程中,需要加强沟通、通力配合。值得注意的是,在执行数据管理计划的过程中需要不断完善 DMP 及执行规范,确保顺利且规范完成数据管理工作。

（撰写:付海军 邓亚中 范崇庆;审阅:刘玉秀）

参 考 文 献

[1] Society for Clinical Data Management.Good Clinical Data Management Practices.[2019-10-05].https://scdm.org/publications/gcdmp/.

[2] 国家食品药品监督管理总局.总局关于发布临床试验数据管理工作技术指南的通告(2016 年第 112 号).

［2016-07-27］.http://samr.cfda.gov.cn/WS01/CL0087/160961.html.

［3］国家食品药品监督管理总局.总局关于发布药物临床试验数据管理与统计分析的计划和报告指导原则的通告(2016年第113号).［2016-07-29］.http://samr.cfda.gov.cn/WS01/CL0087/160962.html.

［4］沈彤,徐列东,付海军,等.数据管理计划的结构与内容.药学学报,2015,50(11):1388-1392.

［5］颜崇超.医药临床研究中的数据管理.北京:科学出版社,2011.

第七章

病例报告表的设计及其管理

病例报告表(case report form,CRF)是指按试验方案要求所设计的一种临床试验文件,记录受试者在试验过程中对试验药物效益和安全反应的临床资料。按照 ICH-GCP 的定义,CRF 是"一种记录试验方案所要求的所有受试者信息,并向申办方报告的文件。其文件形式可以是印刷的、可视的或者是电子版的"。因此,CRF 是临床试验中收集、记录和保存受试者数据的载体。

临床试验使用的 CRF 有纸质和电子版两种形式。纸质 CRF(pCRF)通常按照试验流程和时间顺序排列,每位受试者一册。按照试验项目监查要求,监查员对完成的 pCRF 数据记录进行源文件核查(source document verification,SDV),回收核查完成的 pCRF 后交数据管理部门进行数据录入和逻辑检查。随着信息技术的发展,EDC 技术逐渐普及,eCRF 使用日渐增加。但 eCRF 往往与 EDC 在定义上仍略有区别。EDC 是为申办方收集电子的而非书面的临床试验数据的一项技术。而 CDISC 对 eCRF 的定义为:①根据试验方案设计的,可用于稽查的电子记录;②CRF 中的数据项与之相关联的注释、注解与签名形成的电子化的链接。与 pCRF 相比,eCRF 具有实时数据存取性强、在线同步数据管理和无纸化等优点。需要指出的是,为收集或显示相链接的数据,eCRF 可能包含一些特殊的显示要素、电子逻辑检查及其他特殊的性质或功能。CRF 的设计及完成质量对临床试验数据收集的完整性、准确性和质量皆有着重要的影响,对 SDV、数据审查和数据录入等环节的数据质量也有着密切关系。本章从数据管理的角度重点介绍 CRF 设计的原则、构成要素以及 CRF 中问题条目的设计,并对 CRF 的完成指南的建立和注释予以解析。

第一节 病例报告表的管理原则

一、病例报告表的设计和审批管理原则

临床试验数据管理的目的在于把试验数据及时、完整、无误地记录下来。所有涉及试验方案要求的数据点均需记录在案,并按照 ALCOA+原则予以执行和管理,便于日后对数据质量及试验实施过程进行核查。由于 CRF 是临床试验中收集数据的重要载体之一,对临床试验数据库的建立也有直接影响,因此其在临床试验中的重要性不言而喻。在 CRF 管理中,涉及的临床试验角色及其职责包括:

(1)申办方或 CRO 人员:对 CRF 的设计、制作、批准和版本控制过程建立完整的

SOP,并建立和实施临床试验过程中数据记录、传递、管理、核查与质疑查询的合规程序。

（2）研究者:确保将临床试验的数据真实、准确、完整、及时、合规地记录在CRF中,即不仅要及时和准确地记录正常范围内的数据,也要对不合规的数据、显著偏离或在临床可接受范围以外的数据加以核实。

（3）监查员:收集、核对、传递CRF记录,并通过研究机构的现场源文件核查以保证数据的质量和可靠性,起着数据管理人员和研究者之间信息交流的桥梁作用。

（4）数据管理人员:参与CRF的设计,并根据CRF建立数据库,对录入CRF或其数据库的试验数据进行逻辑检查和整理,为数据分析做好准备;需要在DMP中对CRF的流程管理有所规划。

（5）统计师:负责撰写临床试验统计分析计划(statistical analysis plan,SAP),SAP是对临床试验数据结果分析的规划,其需根据试验方案与病例报告表中数据集采集的要求而设计。

所以,CRF的设计、修改及最后确认涉及多方人员的参与,包括申办方/申办方委托的CRO、研究者、数据管理人员和统计师等。一般而言,CRF初稿由申办方或CRO的数据管理人员或指派的CRF设计员完成,但其修改与完善由上述各方共同参与,最终定稿必须由申办方或申办方委托的CRO完成。CRF管理也不是一项孤立的工作,与临床试验的前期准备(如CRF设计和数据库建立)、中期执行(如数据收集、录入和清理)和后期分析密切相关,涉及临床试验各个角色的配合和协调,是仅次于试验方案的重要临床试验文件,更是确保数据质量的关键。因此,方案与CRF设计应大致同步,以便从不同的角度审视试验设计与数据管理,确保方案中采集的数据集的合理性。图7-1演示了CRF设计的一般管理流程。

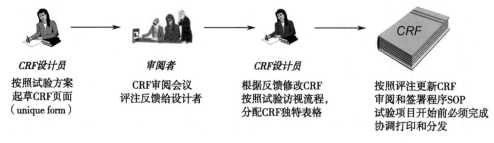

CRF设计员	审阅者	CRF设计员	
按照试验方案起草CRF页面（unique form）	CRF审阅会议评注反馈给设计者	根据反馈修改CRF按照试验访视流程,分配CRF独特表格	按照评注更新CRF审阅和签署程序SOP试验项目开始前必须完成协调打印和分发

图 7-1　CRF 设计的一般管理流程

从图7-1所示可以看出,CRF设计的准备阶段可以开始于方案制定阶段(方案草稿完成后),与方案同时完成,或在方案定稿后开始。CRF设计和方案设计同时进行的好处是可以发现方案存在的问题。例如,方案规定了用过某些药物的受试者应该排除,但是CRF设计时发现无法确定收集多长时间内的既往用药史,因为排除标准没有明确多长时间内用过该种药物的受试者应该被排除;不足之处是因为方案的不断修订,会导致CRF修订的版本比较多。相应地,CRF设计在方案定稿后进行的优点是CRF修订版本比较少,但如果发现与方案有冲突的话则可能导致方案修订。在CRF设计的准备阶段,数据管理人员应熟悉方案,决定每次访视所需的CRF页数及其需采集的数据点。如果外部数据(如中心实验室检查结果)需整合入CRF,可能还需要考虑外部数据与CRF连接数据点的导入方式和质量监控。

在 CRF 设计阶段,需要兼顾方案规定的需获取的数据、需执行的特殊操作和其他有助于提高获取数据能力的信息的收集。CRF 数据点收集应当按照试验方案流程和完成的数据流程来设计,并尽量使用 CRF 模板(图 7-2)。有关 CRF 内容、布局和字段的设计细节将在第二节中予以讨论。对 CRF 的审核和批准而言,CRF 初稿设计完成后,应邀请相关项目组成员审核,以确保 CRF 内容与方案一致。CRF 的审核人员通常包括数据库设计人员、统计师、医学人员和项目经理。按照制定的标准化审核清单,由项目组成员逐一审核。项目组给出审核意见后,CRF 设计人员根据审核意见修改 CRF。若涉及重大修改,则应对修订稿再次审核,直到项目组批准同意。如有需要,也可请申办方和/或研究者审核 CRF。所有 CRF 审核和批准文件应当存档备查。

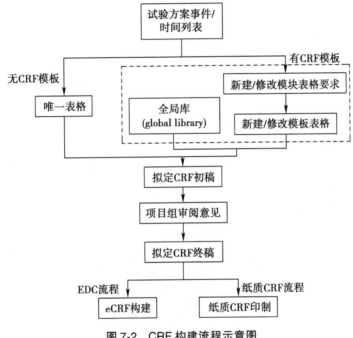

图 7-2 CRF 构建流程示意图

二、病例报告表的质量管理

在 CRF 投入使用之前应当进行严格的质量审查。CRF 应与研究方案一起审阅以确保所有的方案所规定的数据都将被完整准确地采集。CRF 设计的质量保证应当通过一系列的措施得以实现:

(1)建立良好的文件管理系统加强对病例报告表的质量保证。临床试验项目成员关于 CRF 的审核意见应有适当的文档进行记录,审核意见的处理方案应加以说明。

(2)进行临床试验项目各方多层次的审阅。CRF 设计员或负责 CRF 设计的数据管理人员在汇总各方审核意见时应根据需要召集审核会议,并对会议讨论议题及决定做好记录。

(3)完善 CRF 的审核和批准流程,并保存好批准记录。

(4)为了达到上述质量控制的目的,涉及临床试验项目的团队成员应当从各自的角色及其职责的角度对 CRF 质量进行审核(表 7-1)。

表 7-1 临床试验团队成员的 CRF 质量控制职责

人员	主要职责
CRF 设计者	确保数据收集的完整、正确、与方案的访视计划一致,以及 CRF 审阅及修改过程记录在 CRF 审核意见日志中
临床医生	确保疗效和安全性指标和变量的准确,通常会给 CRF 设计者/数据管理人员提供这些数据的类型和收集方法
监查员	确保数据清晰无误,易于研究者的填写
统计师	对照分析计划,确保收集的数据点满足统计分析需求
数据管理人员	从数据录入和清理的角度确保数据逻辑性和合理性的质量
法规部门	确保 CRF 的设计符合 GCP 法规
数据程序员	数据收集的方式,变量类型不影响编程,确保系统及其数据库符合 CDISC 标准
药物安全警戒人员	安全性数据的收集方式有利于药物安全报告
质量保证员(QA)	运用 QA 检查计划确保整体质量及其合规性;确保所有 CRF 文件记录存档备查

对于 eCRF 构建而言,在唯一 CRF 表格完成或模拟 CRF 完成后,需要根据 CRF 的整体设计要求在 EDC 系统中配置构建完成。在进行 EDC 的用户接受测试(user acceptance test, UAT)之前,需要对 eCRF 的构架质量进行检查,其包括试验访视与页面应和数据库列表一致、数据录入时光标位置的顺序是否符合逻辑、系统中的默认值定义是否正确、计划中的单变量核查程序是否定义正确、使用的功能键或数值规则与惯例是否符合规定或逻辑要求,如选择框、数值列表、字符及其色泽、标题和表中条目位置等,审核流程见图 7-3。

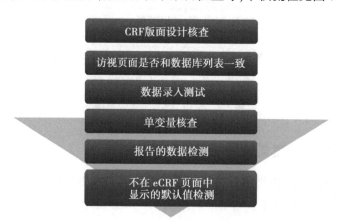

图 7-3 eCRF 核查流程示意图

第二节 病例报告表的设计原则、结构及布局

一、病例报告表的设计原则

临床试验方案和临床研究报告(clinical study report,CSR)决定什么数据应当被收集在 CRF 中,即 CRF 的设计应当注意达到以下两个目的:

（1）从内容上必须保证能完整准确地采集记录研究方案（包括方案修订）和 CSR 中所要求采集的所有数据，同时必须考虑临床研究中相关法律法规对数据的要求，如不良反应/事件和 SAE。从 CRF 要求的数据采集目标性分析，其内容主要有两大类，即回答方案的基本假设（即有效性和安全性）的数据，以及用于试验管理和记录法规、GCP 依从性的支持性数据。

（2）结构良好的 CRF 有助于数据管理工作，包括提升数据库设计水平、提高数据输入的准确性、减少数据质疑率等，并便于之后的统计分析中的数据操作。要注意的是不计划用于最后 CSR 分析的数据不一定要出现在 CRF 中，但需要记录在受试者源文件中，作为支持性证据。

为了达到上述目的，在设计 CRF 时，应当明确的原则包括但不限于：

1. 依从药政监管要求　ICH E6 关于 GCP 的指导原则中使用"病例报告表"这一术语来泛指临床数据采集的系统方法。从广义上来讲，CRF 可以包括多种获取临床数据的形式，除了纸质或电子病例报告表以外，还可以包括交互式语音应答系统（IVRS）、中心实验室数据及其他外部数据等。所有这些数据采集形式都需要注意数据的隐私性和保密性。受试者的知情同意与否和药物安全性信息（如 SAE）需要反映在 CRF 记录中。

2. 理解和遵循临床试验方案　CRF 的数据集应符合试验方案的要求，这就需要理解方案的主要终点和次要终点需要采集的目标是什么，其中需考虑设计多少与访视有关的唯一页（unique page）。任何数据点的缺失都可能造成试验结果难以弥补的数据不完整。注意既不漏项，也避免设置过多的重复而造成填表工作烦琐和增加出错的机会。在方案修改发生时，更应当注意对 CRF 数据采集的影响，及时增减或修改 CRF 数据采集表格。

3. 了解临床研究报告的要求　CRF 所包含的数据集是 CSR 的基础。试验方案-原始记录-CRF-数据库-统计分析报告-CSR 的一致性是试验数据管理必须关注的要点。在 CRF 设计时，需要进行收集数据项的内容、专用术语、诊断与评分标准的解释及数据项的编码与方案和数据库间的一致性检查，特别是三者之一有改动时，其他两者均要做相应的修改。所以，CRF 的设计需要根据试验方案、适应证特点、研究药物属性和监管要求考虑必要和不必要数据点的收集。例如，采集受试者吸烟史对泌尿系统感染的临床试验没有必要，但是对慢性阻塞性肺疾病的临床试验却有重要意义。减少不必要数据的采集有助于减少研究者、监查员和数据管理人员的工作量，以及降低可能的数据错误发生率。

4. 明确收集数据的指标定义　鉴于 CRF 使用者（如研究者、临床协调员、监查员、数据管理人员、统计师、医学人员等）专业背景、语言和文化习俗的不同，应尽可能采用标准化选择模式收集数据点，并尽可能做到计算化程序来量化和衍生数据结果。要做到这些，就需要：

（1）提供 CRF 填写指南，以及相应的数据单位。涉及终点指标时，应尽可能客观和明确其定义或临床意义，避免引起解读的歧义。标准指数评价的选择应包埋在数据程序中（如症状评价指数，1＝无，2＝轻微，3＝中等，4＝严重……）。

（2）衍生数据或日期应尽可能收集原始数据，并通过计算程序进行演算。例如，受试者年龄通过其出生日期和知情同意书签署日期获得；身体质量指数（BMI）可收集体重及身高，在后期分析时统一计算。这样可以避免数据评价者的计算错误，降低可能的数据错误质疑率，提高数据管理工作效率。

（3）明确定义数据项和/或备选项对不可直接理解的条目给出定义，包括诊断标准、检查方法、条件、不良事件分类依据等。例如,对"受试者是否患有高血压?",应指明要求的血压范围、持续时间,与针对该病情必需的特殊干预措施。

5. 做到全面完整,简明扼要 按照 GCP 要求,在统计分析中发现有遗漏、未用或多余的数据要加以说明,所以 CRF 只包括与研究目的有关的信息,避免收集不必要的信息,减少重复和交互检查,在特殊需要时应注明理由。常见 CRF 语句设计原则包括但不限于:

(1)问句尽可能简短,不一定是完整句,只要足够清晰则短语也行。

(2)宜用肯定式问句,避免采用否定式问句。如用"受试者遵循试验方案完成治疗指导了吗?",而不用"受试者是否没有按方案完成治疗?",以免扰乱人的判断力。

(3)避免双重否定,尽可能采用简单肯定句来提出问题,以防让人误解。例如,双重否定句"受试者是否没有按方案完成了治疗?"应写成"受试者是否按方案完成了治疗?"。

(4)尽量将复合问句拆分成系列单句,这样比较容易更清楚问题的中心和层次。例如,复合句"有怀孕可能并使用有效的避孕措施的妇女吗?"应分为 2 个问题,"对于女性受试者来说,请回答以下两个问题"。

---

1. 受试者有生育可能吗? 是□ 否□
(如果否,不用回答下一个问题而直接进入问题3)
2. 如果是,该受试者采用有效的避孕措施了吗? 是□ 否□

---

(5)如果允许对答案有选择空间的话,在问题回答指南中运用"可能"而不是"应当"。同样,如果不允许对答案有选择的话,在问题回答指南中,应运用"必须"字样。

6. 避免主导性问题的出现 在试验方案中,对某些症状的评价标准有明确的指数,但在设计 CRF 时,这种指数不应当列在答案选择中,因为这种方式有主导答案选择之弊,但可以以数据管理编码的方式包埋在答案选择中。例如,在试验方案中表示黏膜充血的症状评价为如下。

症状	0 分	1 分	2 分	3 分
黏膜充血	— 无充血	轻度 咽黏膜微红	中度 咽黏膜充血明显	重度 弥漫性充血,色鲜红

在设计这类 CRF 表格时,症状问题的评价应当按照等级量度的方式出现。数据被输入数据库进行分析时,再恢复到症状指数的量度进行评价。例如,请对您过去一周内黏膜充血的症状进行描述:

症状	无	轻微	中度	严重
黏膜充血	$\square_0$	$\square_1$	$\square_2$	$\square_3$

7. 便于使用者填写和录入 应当从使用者的各种需求角度去考虑和设计人性化的数据采集表格;其格式和顺序编排要合理,符合医疗业务习惯和临床试验流程,便于研究人员填写;其页面设计应布局清晰,注意字段设计及编码的规范性,便于研究者和临床协调员的填写、监查员和数据管理人员的逻辑核查。CRF 设计应尽可能采用选择式问卷,减少文本答复,以降低出错率,并保障数据一致性。问题的提出尽量以中性和主动句方式出现。有些主导性问题可能会导致受试者深感不悦或出于取悦研究者的心态而不能如实回答,或有意识

地朝向或违背研究者期望的答案选择。比如,"在身体保健方面有任何其他变化吗?"的提问要比"请告诉我您所经历的任何身体不适事件"要委婉得多。必要时,可以考虑"不适用""其他""全适用"和"未进行"等选项,以提高数据管理的效率。对某些可以做出选择的问题,应当增加"其他"选择,并在选择后要求给出说明。如果所有情况都符合选择标准的话,如病症反应,可以允许选择"全适用",而无须对所述情况进行逐一选择。对于某些试验步骤,如果受试者不存在某些状况或研究者没有完成或没有进行的话,应当允许选择"不适用"或"未进行"。此外,为了利于统计分析,要注意对基本数据点的导向和有效数字的应用,以及数据编码的标准和合理性。

二、病例报告表与试验方案的关联性

良好的 CRF 设计始于对研究方案的透彻理解。从试验方案中的事件/时间列表着手,CRF 设计人员首先应当明确临床试验过程中所需的各访视需进行的事件流程,而每一个事件流程意味着需要相应的数据表格作为记录载体。按照 Wright 的归纳,CRF 通常需要包含的数据表格式有下列三类:

1. 基本试验参数模式
（1）试验/访视/评价日期和识别符。
（2）受试者知情同意信息。
（3）受试者人口学信息。
（4）受试者提前终止/试验结束总结。
（5）研究者签名。
2. 有效性相关模式
（1）诊断和评价参数记录。
（2）生活质量(quality of life,QOL)评价。
（3）患者自报结果(patient report outcomes,PRO)。
3. 安全性相关模式
（1）受试者特质。
（2）招募标准。
（3）病史。
（4）体格检查/生命体征检查。
（5）化验/心电图/特殊生理检查或检测参数。
（6）试验器械/药物信息。
（7）不良反应/脱落记录。
（8）同期药物/治疗和非干预/治疗记录。
（9）盲态/破盲记录。
（10）药动学/药效学参数。
（11）受试者自身病况。

根据试验方案的事件/时间列表可以归纳出所需数据表格的模式类别,并提取出第一次出现的事件数据表格。这个首次出现的数据表格通常被称之为唯一表格(unique form)。唯一表格的设计是 CRF 设计的第一步,其可以利用 CRF 表格库中的现有表格,或根据方案要求对其进行修改,也可以按照方案的特殊性进行全新设计。其中有些表格还可能与外源性数据的整合或导入有关。一旦唯一表格设置完毕后,可以再根据方案规定的访视流程中的事件/时间要求,将唯一表格配置到相应的访视事件中。表7-2 给出了某临床试验事件/时间流程表。在这个临床试验事件/时间流程图案例中,首先设置筛选期需要的生命体征(vital signs)检查表格,之后访视中出现的生命体征检查表只是筛选期生命体征检查表的重复使用。

表7-2　某临床试验事件/时间流程表

访视天数	筛选期	治疗期					随访期
	1	2	3	4	5		6
	基线前14天	第一天基线	第28天	第56天	第84天		第98天
知情同意	×						
入选和排除评估	×	×					
人口学/病史检查	×						
体格检查	×	×					×
生命体征检查	×	×	×	×	×		×
体重/身高	×	×		×	×		×
12 导联 ECG		×					
临床实验室检查(血液、化学和尿液)	×	×			×		×
随机化		×					
研究药物分发		×		×	×		
同期药物评价		×	×	×	×		×
药物回收/清点计量			×	×	×		×
受试者日志检查/依从性检查		×	×	×	×		×
不良反应事件评价	×	×	×	×	×		×

根据以上事件/时间流程图,这个临床试验项目的唯一表格和重复表格配置如表7-3:

表7-3　临床试验项目的唯一表格和重复表格配置

访视天数	筛选期	治疗期					随访期
	1	2	3	4	5		6
	基线前14天	第一天基线	第28天	第56天	第84天		第98天
知情同意	U*						
入选和排除评估	U	R**					
人口学/病史检查	U						
体格检查	U	R					R
生命体征检查	U	R	R	R	R		R

续表

	筛选期	治疗期				随访期
	1	2	3	4	5	6
访视天数	基线前14天	第一天基线	第28天	第56天	第84天	第98天
12 导联 ECG		U			R	R
临床实验室检查(血液、化学和尿液)	U	R			R	R
随机化		U				
研究药物分发		U		R	R	
同期药物评价		U	R	R	R	R
药物回收/清点计量			R	R	R	R
受试者日志检查/依从性检查		U	R	R	R	R
不良反应事件评价	U	R	R	R	R	R

注：* U 表示首次使用的唯一表格(unique form)；** R 表示重复使用的唯一表格。

在这个临床试验项目中，知情同意流程确认表、入选和排除评估表、人口学/病史检查表、体格检查表、生命体征检查表、同期药物评价表、药物回收/清单计量表和不良反应事件评价表可以采用已有的或全新设计的表格；临床实验室检查表(血样的血液学和化学化验、尿液化验)、心电图检查表和随机表(可能与 IVRS 相关联)需要根据外部数据的要求设计，或有可能涉及外部数据的导入；受试者日志属于 PRO 的数据类别，如果采用纸质 PRO 的话，需要根据方案要求、日志内容和数据管理计划设计相关 CRF 数据记录表。如果是电子PRO(ePRO)的话，可以从受试者的电子装置端直接传输入临床数据库中。

三、病例报告表的设计技巧

(一) 总体布局

每一页纸质 CRF 都由三个部分组成，即页眉、表格中心内容(数据模块所需要收集的数据点或问题)和页脚(图 7-4)。纸质 CRF 页眉通常包含申办方信息、方案版本号、研究中心ID、受试者 ID、受试者姓名缩写、访视描述、访视序号。其中每一页的方案版本号、研究中心ID、受试者 ID、受试者姓名缩写应该一致，这是 CRF 与数据库之间的连接信息。CRF 的页码应该是连续的，这有助于清点 CRF 和数据质疑时定位数据点。访视描述是对本次访视安排的简单描述，访视序号有助于定位数据库中同一个受试者重复测量的数据。页脚通常包含CRF 版本号和页码。CRF 版本号的作用主要是防止使用了错误的 CRF 版本。表格的中心内容首先应当包括该表格的名称，其具体内容由研究方案决定。

CRF 页面布局总体上应当按照试验流程先后顺序排序。页面应清晰可辨，字体应足够大；填写栏、框的大小适宜，易于填写与辨认；以编码格式为选项框时，编码在选项框附近的位置(一般位于右下角)，大小既便于录入人员阅读又不影响填写人员的判断。数据项在页面上的布局应层次分明、赏心悦目。使用不同的字体、箭头可用于强调某些区域，但不可滥用，否则干扰使用者的注意力，弄不清重点所在。回答区域与提问尽可能靠近，以避免填写时串行，同时兼顾录入人员的易读性，如使回答区域全部在页面左边或右边对齐排列。

（页眉）
申办方信息　方案版本号　研究中心ID　受试者ID　研究方案代码和名称　研究机构及代码 受试者姓名缩写及编号　访视序号及描述　访视日期
（表格中心内容）
人口学情况 出生日期：□□/□□/□□□□（mm/dd/yyyy）　性别：男□　女□ 种族：白色人种□　黑色人种□　亚裔□　其他（　　　　　）
（页脚）
版本号及版本日期　CRF编号及页数

图 7-4　纸质 CRF 页面布局示意图

常见的 CRF 四种问题展开形式如下：

1. 开放式　多见于身份识别、测定值、日期和时间。每个数据字符用分隔符框供使用者填写，如梳状分隔符 └┴┴┴┴┴┘、方框盒分隔符 ▢▢▢▢▢▢▢，或下画线分隔符____/____/____。

（1）如果涉及测定值格式，非整数要设计带有小数点与小数位数的固定格式，如体温：__ __．__℃；有测量单位的数据，最好事先设置好单位。若涉及测量单位可能不相同（如 cm 和 inch），应设计成允许选择不同的单位。单位换算应当由数据管理人员完成，或由电子系统的自动换算功能完成，以避免不必要的换算错误。

（2）如果涉及日期格式，要清楚说明年、月、日的顺序，例如，__ /__ /____（mm/dd/yyyy）；时间格式要说明 24 小时制还是 12 小时制。

2. 闭合式　多见于选择问题时，常用矩阵框加编码。当备选答案有多重选择时，应考虑正向思维的排列，即是/否/未知。选择框紧跟在字符后面方式是最快获得答案的布局，例如：

自上次试验访视以来，您有任何不良反应事件报告吗？	是□₁　否□₂

此外，在纸质 CRF 中，由于表格空间的限制，有些数据的多重选择不得不用代码的形式出现，而代码的含义被列在同一表格的后方或下方脚注中。填表者在选择答案前需阅读下角代码定义，再将相应的代码在表格栏中选出。数据录入人员在转录纸质 CRF 的代码数据时也需阅读代码，再参考代码定义，然后将相应的答案录入数据库中。EDC 的选择下拉框没有文字空间限制的问题，所以不存在记录代码的问题。例如：

采取措施	0＝无措施
	1＝同期药物治疗
	2＝永久停止研究药物治疗
	3＝暂时停止研究药物干预
	4＝其他（　　　　　　　　　　）

3. 组合式　为闭合式和开放式的混合形式。

4. 类比标尺式　多用于等级量表的数据记录，如生活质量（QOL）评价，疼痛量表等。

（二）数据类别布局

CRF 有三种类型的数据，即与时间无关的数据、与时间有关的数据和累积的数据。与时间无关的数据指的是只收集一次的数据，如病史（medical history）。这种数据一般配置在相应的访视窗下。与时间有关的数据指多次访视重复收集的数据,如生命体征(vital sign)。这种数据的布局一般是按照访视窗,每次访视一个页面。但这种相关的重复数据在后台数据库则常常富集在一起,便于结果的统计分析。累积的数据是指随时间积累,但不一定在特定的访视时间产生的数据,如不良事件和同期用药。这种数据记录表格一般放在一起。

如果按照数据指标进行分类的话,CRF 的数据类别通常可包含:

1. 数值变量 一般用于记录其值可以连续变化的数据,如身高、体重和一些实验室检查指标。这类变量应尽量确定其所占位数,并在 CRF 上将位数明确标出。例如,体重□□□. □kg。

2. 分类变量或等级变量 一般用于记录可供选择的变量,其又可分为:

(1)两值指标:"性别 男□ 女□",或"既往手术 是□ 否□"等。

(2)多值指标:将所有问题的备选答案提供给研究者,各选项间互相排斥,不重叠。必要时,可增加"不清楚""未测量"或"其他"等选项。例如:

某项检查 正常□ 不正常□ 未检□;或

疼痛 无□ 轻□ 中□ 重□,

不要设计成,疼痛 有□ 无□,轻□ 中□ 重□

---

(3)如果分类或等级变量的判定是基于测量的数值变量,此时 CRF 应当记录原始测量值,而不是分类或等级变量本身,以避免 CRF 填写者的判定错误,同时也为统计分析提供更多的信息。例如:

不正确的分类变量记录:您最近一周有牙痛吗? 是□₁ 否□₂

正确的分类变量记录:您最近一周牙痛过几次? _____(次)

---

3. 日期变量 如记录出生日期、访视日期、发病时间等。

4. 文本变量 用文本框表示。

(1)受试者姓名缩写属于文本变量,通常由姓名首字母构成。一般为三个填空格,即□□□。如果没有中间名的话,可以用连接号放在姓氏首字母和名字首字母中间,如 JHF 或 J-F。

(2)注释文本变量在 CRF 中属于开放型文本,但进行统计分析较为困难。因此,应尽量将文本变量的回答分类,转变成分类变量,尽量用数字说明问题,以减少文字描述。

第三节 病例报告表填写指南的制定

设计良好的病例报告表是成功进行临床试验的重要步骤。完整而准确地填写病例报告表是保证临床数据质量的前提。一份完整、简洁、合乎逻辑的病例报告表填写指南是临床试验中又一不可或缺的文件。CRF 填写指南是填写 CRF 的指导性文件,也是监查员审查 CRF 中数据的主要参考资料。CRF 填写指南有助于减少疑问,促进多中心间完成 CRF 的一致性,使得数据分析能建立在准确性和可靠性的基础上。CRF 填写指南有各种形式。书面 CRF 的填写指南可以是 CRF 的一部分(如针对某一格式说明,或以对开页形式),或单独成文。既有总的填写指南,也有对每页填写的指导。而 eCRF 可采用窗体、联机帮助系统,或在录入数据时跳出系统提示或对话框的形式提供指导。CRF 填写指南的撰写要从使用者的角度出发,充分考虑医学记录和测量方法等临床处理流程在各研究机构执行过程中的差异性。

　　CRF 填写指南应尽可能地与 CRF 的相应条目排在一起,方便填写者在填写每一页 CRF 的同时能看到该页的填写指导原则。此外,CRF 填写指南这一文件本身应当简明扼要,侧重于关键字段和容易引发歧义的条目。它应涵盖的一般性指导原则和填写说明包括:

　　(1)遵循试验方案和 CRF 的内容要求及流程,并确保 CRF 每个条目都必须填写,避免数据缺失。

　　(2)所有 CRF 的填写必须清晰可辨。

　　(3)CRF 中的数据必须符合逻辑。

　　(4)确保所有自由文本输入正确无误。

　　(5)访视未按计划进行时(包括未进行的随访/化验/检验,计划外发生的访视/化验/检验)填写 CRF 的说明。

　　(6)受试者提前退出研究时(包括因各种原因完全退出试验,停止试验用药但留在试验中进行安全性观察)填写 CRF 的说明。

　　(7)失访受试者填写 CRF 的说明。

　　(8)强调不留空白的重要性,如果一个数据条目不能获取或不知道,要求研究中心在相应位置填写"N/A"或"不知道"。电子数据采集软件应当确保研究中心人员填写数据不能留有空白,或保证有处理空白记录的流程(比如疑问修改痕迹)。

　　(9)明确更正数据的流程,例如,"修改数据时必须用删除线划去原有的错误填写,然后在原数据上方填写正确的数据。所有的修改都应该在旁边注明修改者的姓名缩写和日期"。

　　(10)提供可以在 CRF 中使用的缩略语列表。

　　(11)纸质 CRF 的填写必须使用永久性的介质(蓝色或黑色墨水)。

　　(12)提供联系人及方式,供研究者在填写 CRF 有问题时寻求帮助。

　　根据试验方案中对数据记录的规定,每一页都应该有特定的 CRF 填写说明。保证这些填写说明简洁,侧重于关键字段和那些容易引发歧义的条目,并列出或说明清晰报告的流程,如如何处理任何受试者未进行的随访、未做的化验、未进行的检验,如何管理所有入选试验后退出和脱落的受试者,如因各种原因完全退出试验的时间和方式、停止试验用药,但留在试验中观察安全性时间和方式、失访受试者等,如何记录筛选失败、入组失败、完成随访,以及说明对于计划外访视的填写规则。如果试验方案有急救访视的要求,应当配合 CRF 相关记录的条目说明其发生后的 CRF 填写方法。

　　对于特殊页的 CRF 填写指南,如 SAE、同期服用药物等,应予以明确定义和说明。例如:

- 不良事件名称的记录方法:
　　——必须使用通用的标准医学术语,应尽可能地填入诊断而不是症状。例如患者患有"流行性感冒"(诊断),就不要写寒战、发热、疼痛,也不要使用缩写。
　　——不要用联合术语:如"头晕或眩晕",应该选其中的一个。如果确实两者都有,两个应分别填写。
　　——说明部位时应特指:当涉及身体的某一部分时,应该特别指明,如右上大腿。
　　——避免使用缩略语引起歧义。
　　——明确试验前预定好的手术是否为不良事件,该如何记录。
- 不良事件严重性的记录:
　　——明确试验中受试者不良事件从轻度转成中度或重度的记录方法。
- 不良事件的转归记录方法:
　　——明确当试验结束时,一些不良事件的转归没有痊愈应如何记录。

在临床试验启动之前,CRF 必须已经完成构建和发布,CRF 填写指南也应当与 CRF 发布保持同步。EDC 中的 CRF 填写指南可以是纸质形式或电子文档附载在 eCRF 系统中。CRF 的正确填写应当是研究者会议上的一项重要议题。这样的培训应当根据需要在试验过程当中重复进行。数据管理人员基于临床数据管理工作中观察到的问题以及数据质量,在必要时可以对 CRF 填写指南进行修订并对研究中心人员和监查员进行再培训。通常如果发生研究方案或 CRF 的修订,CRF 填写指南也应做出相应的修订和更新。CRF 填写指南需要建立一个规范的批准签字生效流程,并记录文档的任何变更和版本控制。

第四节 注释病例报告表

注释病例报告表(annotated CRF,aCRF)是用于采集临床试验受试者数据采集域(无论纸质或电子形式)和映射数据集中所含相关变量或描述变量值位置的技术文档。其意义在于使申办方能准确地构建标准临床数据库和列表编码,并在数据集/数据库中定位数据点而利于数据逻辑核查、数据列表的审查、数据统计分析、列表编程和递交数据结果的映射,有助于监管部门审评人员通过数据变量的轨迹完成质量和真实完整性的评审。按照 CDISC 的数据标准化要求,所有 CRF 的变量和数据表格等都应当按照注释要求格式完成 aCRF,即在 CRF 上标注数据库的文件名、变量名、表格名、字段名及编码,将 CRF 上的空栏与数据集中相应的字段相映射,以便于数据读取者(主要是统计师、数据管理人员与药监部门工作人员)准确定位数据。CRF 所有页面的每个项目都应包括在内。在临床试验建立数据库和数据核查时,aCRF 亦具有重要的指导意义。在建立临床数据库时,数据变量的命名要基于 aCRF 来实现。aCRF 是在空白的 CRF 中,在记录数据的位置上,对递交的数据集以及数据集中变量相应的名字进行标注的过程,它用文件记录来说明临床试验 CRF 的表格、变量条目名称、列表、访视及其他任何数据记录,也包括数据变量代码列表。它是规范临床试验数据库和每个数据集信息采集的重要工具之一。目前 aCRF 大多采用手工标注,也可以采用电子化技术自动标注 CRF,这样可提高易读性或复用率。临床试验结果在申报给监管部门审阅时,aCRF 也是必不可少的药政申报要求提交的文件之一。在临床数据管理人员和统计分析人员对数据进行处理时,也要对 aCRF 有充分的理解。因此,aCRF 对于指导临床数据管理人员、统计程序和分析人员等在数据采集和处理时具有重要的指导意义。有关 CDISC 数据标准化的原则和要求可以参见本书第二十四章的描述。

一、注释病例报告表的分类

根据 aCRF 的定义,其映射了包含在数据集中的用于收集受试者数据(采用电子或纸质的形式)的数据采集点所对应的变量或描述变量值。按照药政递交标准要求分析,aCRF 可以分为两类:

(一) 用于数据采集的注释病例报告表

为 CDISC 技术规范的组成部分,用于描述临床试验数据获取的协调标准,用 CDASH 标示。其指导临床数据库的变量命名,规范临床数据获取协调标准,从而使数据采集更准确和有效。对 CRF 进行注释时,如果基于 CDASH 标准对用于数据采集的 aCRF 进行管理(简称为 CDASH aCRF),数据库设计人员需要采用 CDASH aCRF 对具体数据变量和有编码的变量进行命名,确定每个变量的格式等,从而建立完整的临床数据库;数据管理人员要依据 CDASH aCRF 对每个变量编写数据核查计划;数据管理人员、统计分析师、程序员、医学审核人员,甚至是研究者在审核各类数据列表(如安全性数据列表)或原始数据时采用 CDASH aCRF 定位源数据的位置;SAS 程序员在编写统计结果图表或数据列表(TFLs)时,CDASH aCRF 也是必用的文件之一。

(二)用于数据递交的注释病例报告表

与临床研究项目 CRF 数据表格有关,为向监管部门递交试验数据的内容标准,用 CIDSC 的研究数据列表模型(study data tabulation model,SDTM)标示。其用于映射递交的数据集中具体的变量及描述变量的值,需要对递交的 aCRF 的格式和内容做出严格规定。目前注释通常采用的是基于 CDISC 的 SDTM 标准,且必须为 PDF 格式文件,可追溯指定文件夹位置存放等,简称为 SDTM aCRF。SDTM aCRF 对于从临床数据库导出的原始数据转化为 SDTM 标准的数据集的过程有重要的指导意义。监管部门数据审评人员也要依据 SDTM aCRF 来确定源数据。

因此,CDASH aCRF 主要应用于临床研究开始和执行阶段,而 SDTM aCRF 主要应用于数据库锁定后,递交监管部门的后期阶段。鉴于二者的密切关系,CDASH 可采用与 SDTM 相同的数据域标准。当采集的数据与申报的数据相同时,CDASH 可用 SDTM 变量,或当采集的数据不包括在申报的数据集时,CDASH 仍可采用标准的 CDASH 变量。需要了解的是虽然 CDASH 数据采集域或变量可以映射 SDTM 的结构,但由于使用目的的不同,CDASH 和 SDTM 之间仍有一些无法完全匹配的变量。例如,在 CDASH 中用于数据清理或确认数据无缺失的数据变量,如是否发生 AE(AEYN)、是否服用同期药物(CMYN)或同期药物继续服用(CMONGO)等,不会包含在 SDTM 的数据采集域中。

二、病例报告表注释流程简述

CRF 注释方法可以采用手工和自动二种方式。当手工注释时,通常采用 Adobe Acrobat 的注释功能、其他编辑 PDF 工具或 EXCEL 工具等完成。当进行自动注释时,可以通过预设 aCRF 的 EDC 数据库功能导出、SAS 软件或其他专业工具完成。按照注释 CRF 的目的不同,注释管理流程可以分为以下两类:

(一)基于 CDASH 标准的 CRF 注释流程

在项目的开始和执行阶段,在纸质 CRF 或 EDC 系统的临床试验操作管理流程中对基于 CDASH 标准的 CRF 进行注释的流程有所不同。

在基于纸质 CRF 的临床试验中,首先由具备 CDISC 数据标准知识的专业数据管理人员依据 CDASH 标准,在已经定稿的空白 CRF 上,起草 aCRF 的初稿,然后交由数据库设计人员、数据标准审核人员等临床试验相关人员对注释的变量命名是否符合 CDASH 标准、变量格式是否正确、所命名变量及格式在数据库中是否具有可操作性、所选取的编码名称是否恰当等内容进行审核。若有任何的修改意见和建议,应清晰地记录在专有的 aCRF 审核质量控制表中(表 7-4)。数据管理人员依据审核质量控制表修改 aCRF,或在审核意见表中给出不修改的解释,直至整个团队的意见达成一致后,将 aCRF 再交由质量控制团队进行最终审核,最后所有相关人员签字确认,最终定稿(图 7-5)。在项目执行过程中,若 CRF 或数据库有任何更改,则依据相同流程对 aCRF 进行修订,并更新版本号及日期等。

表 7-4　aCRF 审核质量控制表范本

aCRF 审核注释						aCRF 修正及质量控制					
问题序号	表单	变量	问题描述	审核人	审核人部门	责任人	责任人意见	是否质量控制	质量控制结果	质量控制意见	问题状态
1											
2											
3											

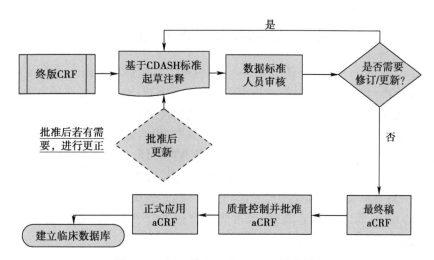

图 7-5　pCRF 的 CDASH aCRF 管理流程

在基于 EDC 系统的临床试验中,通常先由数据管理人员依据 CDASH 标准,起草电子 CRF 说明文件(eCRF specifications)。在此说明文件中,按照不同数据集,列出变量名称、数据格式、编码名称等内容,然后交予数据库设计人员和数据标准审核人员对注释的变量命名是否符合 CDASH 标准、变量格式是否正确、所命名变量及格式在数据库中是否具有可操作性、所选取的编码名称是否恰当等内容进行审核。若有任何的修改意见和建议,应清晰地记录在专有的 aCRF 审核意见表中,数据管理人员依据审核表修改 CRF 说明文件,或在审核意见表中给出不修改的解释,直至整个团队的意见达成一致后,将 CRF 说明文件交由质量控制团队进行最终审核,最后所有相关人员签字确认。最终定稿后,数据库设计人员据此说明文件完成数据库建立,然后由数据库导出定稿的 CDASH aCRF(图 7-6)。同样,在项目执行过程中,若 CRF 或数据库有任何更改,则依据相同流程对 CRF 说明文件进行修订,并更新版本号及日期等。

(二)基于 SDTM 标准的 CRF 注释流程

而基于 SDTM 标准的 aCRF 是在数据库锁定后进行,所以无论是基于纸质 CRF 还是 EDC 系统的临床试验的 CRF 注释流程基本一致。

首先在最终版的空白 CRF 上,由数据管理人员或 SAS 程序员依据准备的 SDTM 说明文

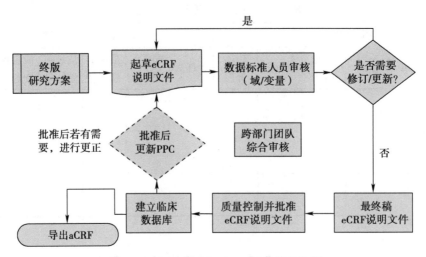

图7-6 eCRF 的 CDASH aCRF 管理流程

件（SDTM specifications）来起草 SDTM aCRF。然后交予数据标准审核人员对注释的内容是否符合 SDTM 标准、是否遵循相关技术指南的规定进行审核，如 FDA 发布的有关临床研究数据技术一致性指南和 CDISC 发布的有关 SDTM 源数据递交指南。若有任何的修改意见和建议，应清晰地记录在专有的 SDTM aCRF 审核意见表中，数据管理人员或 SAS 程序员依据审核表修改 SDTM aCRF，或在审核意见表中给出不修改的解释，直至整个团队的意见达成一致后，将 SDTM aCRF 交由质量控制团队进行最终审核，最后所有相关人员签字确认，最终定稿，并随着 SDTM 数据集一并递交至监管部门（图7-7）。需要说明的是 SDTM 说明文件和起草 SDTM aCRF 没有固定的先后顺序，也可先在空白 CRF 上完成 SDTM aCRF 后，再撰写 SDTM 说明文件。

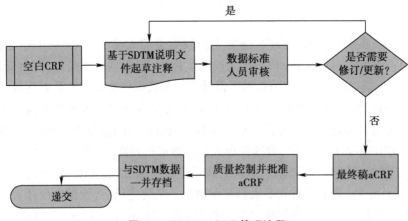

图7-7 SDTM aCRF 管理流程

三、基于临床数据获取协调标准的病例报告表注释

CRF 按其用途不同，对其注释的流程和内容也有很大的区别。相对于 SDTM aCRF，CDASH aCRF 的注释内容要丰富而且灵活得多。由于 CDASH aCRF 主要用于建立临床数据库、数据核查、统计分析等，其注释的内容至少要包括以下四方面的内容：

（一）变量所属的数据集名称

符合规范的临床研究数据库,无论是基于纸质 CRF 还是 EDC 系统,都会根据试验方案要求采集的数据种类,划分为若干数据集,如人口统计学资料、病史、不良事件、伴随用药等。在 CDASH 标准里,除通用标识符变量和时间变量外,总计有 16 个基本域(表 7-5)。所以在 CDASH aCRF 中,要标记出每个数据集的名称,以方便数据库设计人员建立规范的临床数据库。如图 7-8 所示,其中的"DATASET=DM"即为标记的数据集名称,其中"DATASET"也可以是 DCM、database、domain、form 等,依据各自公司规定或用户习惯选择即可,而"DM"即为数据集名称,按照 CDASH 标准,数据集名称为两位大写字母组成。若所采集的数据不属于现有的 16 个域,则可依据 SDTM 或实际情况自定义数据集名称,但格式应为两位大写字母组成,且不与其他现有的域名重复。

表 7-5　CDASH 域名称

标准域名	中文全称	英文全称
AE	不良事件	adverse events
CO	注释	comments
CM	既往和同期用药	prior and concomitant medications
DM	人口统计学资料	demographics
DS	实施情况	disposition
DA	药物分发和回收	drug accountability
EG	心电图检查结果	ECG test results
EX	暴露	exposure
IE	入选和排除标准	inclusion and exclusion criteria
LB	实验室检查结果	laboratory test results
MH	既往病史	medical history
PE	体格检查	physical examination
DV	方案偏离	protocol deviation
SC	受试者特征	subject characteristics
SU	嗜好品使用	substance use
VS	生命体征	vital signs

（二）变量名称

研究中采集的每一个数据变量都要被标记名称,命名规则依照 CDASH 标准,若数据变量是在 CDASH 标准之外,可依据 CDASH 标准的命名规则自行命名即可,原则上变量名称不超过 8 个字符,方便后期数据处理。这里需要指出的是,在进行变量命名时,一定要遵照成熟的数据标准,如 CDISC、公司自有的数据标准,切忌随意命名或者命名时没有任何对具体变量具有提示特征的所谓"标准"。例如,某些列变量按"P#V#"规则进行命名,这里"P"代表页码,"V"代表变量,"#"代表数字,如"P2V5",其意义为 CRF 第 2 页第 5 个变量,这样貌似命名简洁直观,殊不知一旦数据脱离了数据库或 CRF 表,任何独立的审阅或使用数据的人都无法理解其所示意义,而且一旦遇到方案更新、CRF 更新等情况,要对数据库进行修改,会对这样的命名系统造成致命的灾难。若后期需要增加几个变量,在新增加变量后的所有变量所指代的数据点都会失去原有意义,进而造成整个数据处理、统计分析的混乱。当使用 CDASH 标准的变量名称,使用者则会较容易地理解其名称所代表的对应变量,其多为域名加特定后缀或者英文单词(或简写、缩写等)的形式命名。如图 7-8 所示,出生日期被命名为 "BRTHDAT",即为英文"date of birth"缩略而成。又如图 7-9 所示,收缩压被命名为 "SYSBP",即为英文"systolic blood pressure"缩略而成,身高被命名为"HEIGHT"就是身高的英文单词。出于方便数据采集和执行中数据核查的需要,对 CDASH aCRF 变量命名时都会尽量使用水平结构表(非标准化,de-normalized,表 7-6)的结构,而不是 SDTM 里的垂直结构表(标准化,normalized,表 7-7)进行注释。在水平结构表中,常见的变量命名多为术语、英文单词简写的形式,而在垂直结构表中,则多为域名加特定后缀的形式命名。图 7-8 和图 7-9 演示了两种结构表对生命体征表变量命名的差异。

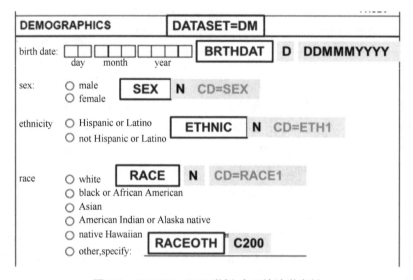

图 7-8　CDASH aCRF 举例-人口统计学资料

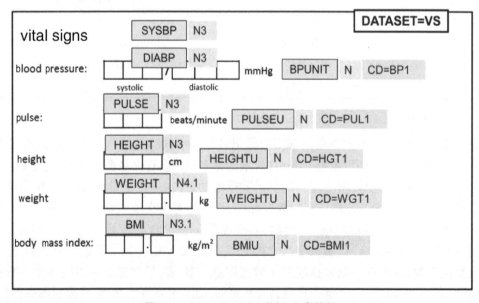

图 7-9　CDASH aCRF 举例-生命体征

表 7-6　生命体征数据水平结构表范例

SUBJID	VISIT	PULSE	SYSBP	DIABP	TEMP	RESP	HEIGHT	WEIHT
1	screening	102	130	85	97.7	18	63	143.9
2	screening	64	120	76	98.2	18	71	156.7

表 7-7　生命体征数据垂直结构表范例

SUBJID	VSSPID	VSTEST	VSORRES	VSORRESU	VISIT
ABD-01	1	DIASTOLIC BLOOD PRESSURE	85	mmHg	SCREENING
ABD-01	2	HEIGHT	63	in	SCREENING
ABD-01	3	PULSE RATE	102	beats/min	SCREENING
ABD-01	4	RESPIRATORY RATE	18	per min	SCREENING
ABD-01	5	SYSTOLIC BLOOD PRESSURE	130	mmHg	SCREENING

从上面的标准和非标准结构中可以看出,水平(非标准)结构表是每位受试者每个访视内容形成一条记录,对于数据输入而言简单明了,但数据分析和报告不是最佳选择,可能需要额外的数据编程来重建数据结构,使之适用于分析和报告;垂直(标准)结构表中每行记录含有一个试验评价或检测条目,对于数据输入而言有时显得较为复杂,但对于数据挖掘较为有利,当进行数据分析或递交时无须再做映射处理。

表 7-8 介绍了部分常见 CDASH 变量命名片段(后缀)及其含义。

表 7-8　CDASH 变量命名片段(后缀)

后缀	描述
-DAT	通用日期字段,可用于存储部分日期的系统
-STDAT	通用日期字段,可用于存储部分日期的系统,表示开始日期
-ENDAT	通用日期字段,可用于存储部分日期的系统,表示结束日期
-YR	年/月/日字段,用于系统中无法存储部分日期的系统,所有只有在数据库中采用日期数据信息
-MO	
-DY	
-TIM	通用时间字段
-STTIM	通用时间字段,表示开始时间
-ENTIM	通用时间字段,表示结束时间
-YN	可用于 CRF 中表明是否有数据记录的字段。主要用作为于数据清理的字段
-PERF	用于收集对是否有计划中的检测、化验或观察行为做出回应的字段
-SPID	通用序号字段,记录区分同一变量的多条记录,如病史、不良事件等,用序号区分
-CAT	通用分类字段,记录同一域中的不同分类,如病史中,分类既往史、现病史等
-OTH	用于其他内容描述字段
-TERM	通用事件术语字段
-TRT	通用治疗术语字段
-TEST	通用检查项目字段,如实验室检查项目名称
-ORRES	通用检查结果字段
-ORRESU	通用检查结果单位字段
-CLSIG	通用检查结果临床意义判定字段

（三）变量格式

除了对每个数据变量按照一定标准命名外,对每个变量的格式也要有具体标注,否则会对数据采集造成不必要的障碍。例如,某数据点采集的数据为文字描述,而建立数据库时其格式为数字格式,又或采集的数据为 4 位数字,而建立的数据库时其格式为 2 位数字,这些错误势必会对数据采集造成影响,进而影响数据质量。变量格式在 CDASH aCRF 中,通常有四种,即:

1. 文本格式,通常在标注时以字母 C(character)标记,其后用具体数字来说明其允许的文本长度。如图 7-8 中种族的其他描述(RACEOTH),其标记为"C200",表示变量格式为文本、最多允许输入 200 个字符。

2. 数字格式,通常在标注时以字母 N(numerical)标记,其后用具体数字来说明其允许的数字长度。如图 7-9 中身高(HEIGHT),其标记为"N3",表示变量格式为数字、最多允许输入 3 个数字,而体重(WEIGHT),其标记为"N4.1",则表示变量格式为带小数的数字,最多允许输入 4 个数字,而其中包含 3 个整数位、一个小数位。

3. 日期格式,通常在标注时以字母 D(date)标记,其后用 Y(year)、M(month)、D(day)的排列组合来说明其日期格式。如图 7-8 中出生日期(BRTHDAT),其标记显示为"D DDMMMYYYY",表示变量格式为日期,日月年格式,且日为 2 位、月为 3 位、年为 4 位,如某受试者出生日期为 1980 年 10 月 1 日,则录入后在数据库里即显示为"01OCT1980"。

4. 时间格式,通常在标注时以字母 T(time)标记,其后用 HH：MM(hour：minute)的排列组合来说明其时间格式。如某变量采集的数据为时间,其标记应为"T-HH：MM",如某时间为上午 9 点 45 分,则录入后在数据库里即显示为"09：45"。

（四）对应变量的编码名称

如某个变量采集的数据有多个选项,则应标记其每个选项的编码名称。完整的公司数据标准,除规定了变量命名标准以外,还应该有齐全的编码库。对于存在多个选项的变量,可以有多种编码与之对应,从而应对不同的临床试验设计。如图 7-8 中,性别(SEX)变量对应的两个选项,其编码名称可以命名为"SEX",那么在编码库中,找到"SEX",则其对应的编码即为男、女两个选项,那么也可能在编码库中存在与之相关的另外两个编码名称"SEX1"和"SEX2",其中"SEX1"可能仅仅有"男"一个选项,而"SEX2"可能仅仅有"女"一个选项。这样,我们就可以依据不同的临床试验设计来选择不同的编码。比如适应证为痛经的试验,所纳入的受试者必然只有女性,所以只选择标注"SEX2"即可,数据库设计人员在建立数据库中设计性别这个变量时,自然就只列出一个选择即可。

在对变量格式和编码进行注释时,要注意和变量名称的颜色或背景区分开,这样方便后期数据库设计人员或其他使用人员可以一目了然地对 aCRF 进行审阅和使用。

由于 CDASH aCRF 是服务于数据库建立、数据处理、数据分析等操作,所以其注释内容必然要包含充足的信息以确保对数据库建立、变量命名等提供全面、准确的指导信息。一个完善的 CDASH aCRF,也在执行数据库 UAT 时,为撰写精确的测试脚本提供必要的文件支持,同时也为数据处理、统计分析等活动,提供了方便定位具体数据的有力工具。

四、常用临床数据获取协调标准注释病例报告表范例解析

（一）通用标识符变量和时间变量是每个临床试验必不可少的数据资料,常用通用标识符变量和时间变量包括但不限于:

通用标识符变量	注释
受试者序号	SUBJID
研究中心号	SITEID
受试者唯一序号	USUBJID
研究名称/序号	STUDYID
申办方	SPONSOR
研究者	INVID
姓名首字母	INITIAL
数据集	DATASET
时间变量	注释
访视名称	VISIT
访视序号	VISITNUM
访视日期	VISDAT

这里需要特别说明的是受试者姓名首字母（INITIAL）在 CDASH 属于通用标识符变量，但在 SDTM 中其归属于受试者特征域（subject characteristics，SC）。一般识别变量和时间变量的 CDASH aCRF 范例如图 7-10：

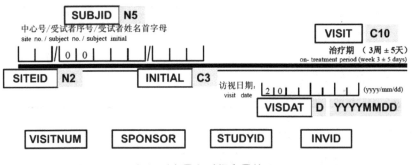

图 7-10　一般识别变量和时间变量的 CDASH aCRF

（二）人口学统计学资料（DM）亦是临床试验中必不可少的数据资料。常用人口统计学资料的变量注释包括但不限于：

人口统计学资料变量	注释
出生日期	BRTHDAT
性别	SEX
种族	ETHNIC
人种	RACE
年龄	AGE
年龄单位	AGEU
出生年	BRTHYR
出生月	BRTHMO
出生日	BRTHDY
出生时间	BRTHTIM

人口统计学资料变量的 CDASH aCRF 范例如图 7-11：

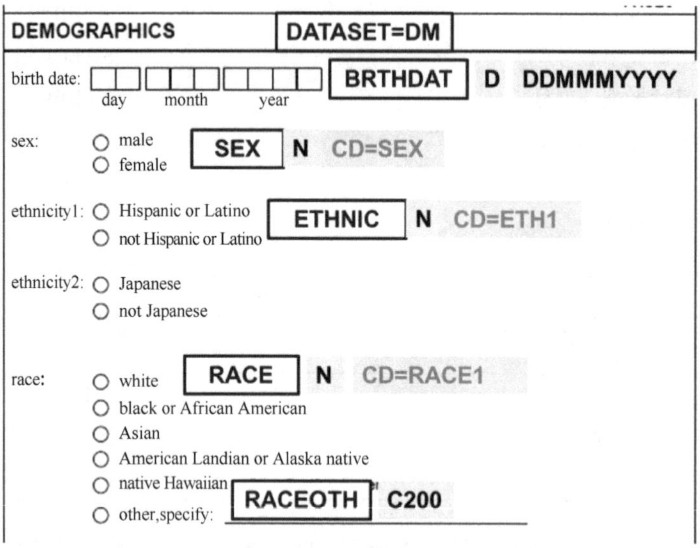

图 7-11 人口统计学资料变量的 CDASH aCRF 范例

（三）入选和排除标准（IE）的常见变量有：

入选和排除标准变量	注释
入选和排除标准分类	IECAT
入选和排除标准序号	IETESTCD
入选和排除标准描述	IETEST
入选和排除标准结果	IEYN

入选和排除标准变量的 CDASH aCRF 范例如图 7-12：

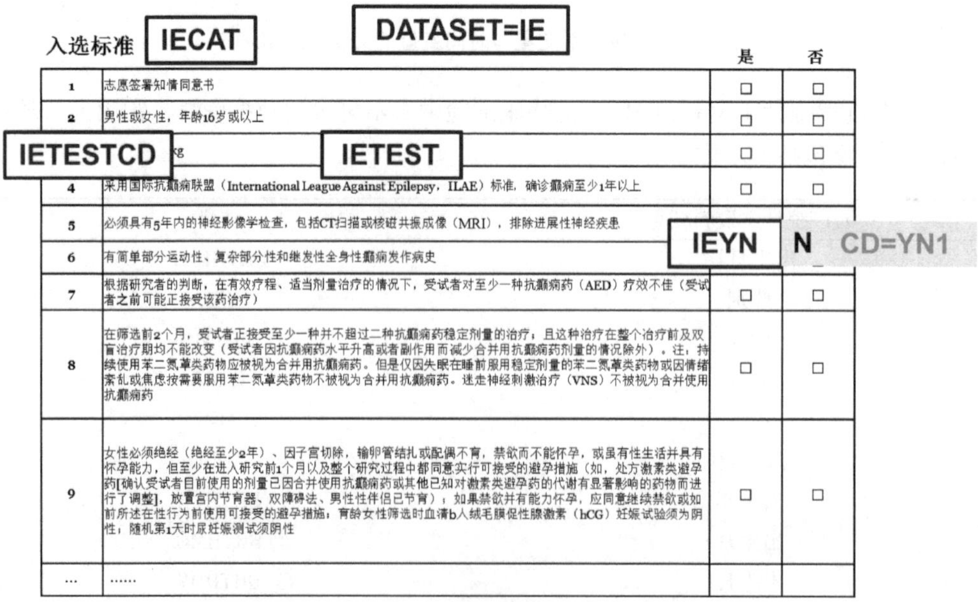

图 7-12 入选和排除标准变量的 CDASH aCRF 范例

（四）实验室检查结果（LB）的常见变量包括但不限于：

实验室检查结果变量	注释
采集日期	LBDAT
化验项目	LBTEST
化验结果	LBORRES
化验结果单位	LBORRESU
化验结果与正常值范围的对比结果	LBNRIND
化验结果异常临床意义判定	LBCLSIG
是否执行化验	LBPERF

这里需要注意的是化验结果与正常值范围的对比结果（LBNRIND），即在化验单上常见的向上向下箭头（↑↓）或文字描述（低、高）等，在数据采集时，可以使用 LBNRIND 这个变量来采集正常、异常、异常低值、异常高值等结果，但是在转化成 SDTM 数据集时，这个注释变量是不会被转化为"正常"这个结果的，即映射至 SDTM 数据集时，若变量 LBNRIND 的结果为正常（normal），在 SDTM 中的 LBNRIND 变量为空。实验室检查结果变量的 CDASH aCRF 范例如图 7-13：

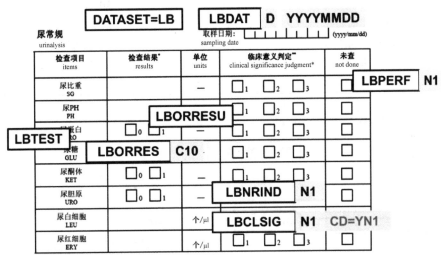

图 7-13　实验室检查结果变量的 CDASH aCRF 范例

（五）体格检查（PE）的常见变量包括但不限于：

体格检查变量	注释
体格检查项目	PETEST
其他体格检查项目描述	PEOTH
体格检查结果	PERES
体格检查异常结果临床意义判定	PECLSIG
体格检查结果异常描述	PEDESC

体格检查变量的 CDASH aCRF 范例如图 7-14：

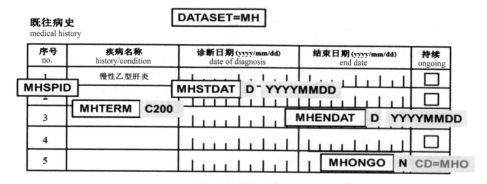

图 7-14 体格检查变量的 CDASH aCRF 范例

（六）既往病史（MH）的常见变量包括但不限于：

既往病史变量	注释
病史序列号	MHSPID
疾病诊断名称	MHTERM
诊断/开始日期	MHSTDAT
结束日期	MHENDAT
持续中	MHONGO

既往病史变量的 CDASH aCRF 范例如图 7-15：

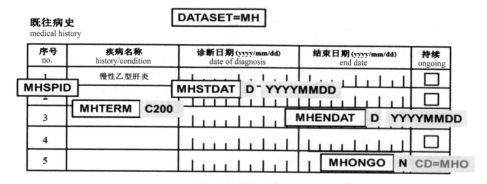

图 7-15 既往病史变量的 CDASH aCRF 范例

（七）药物分发和回收记录（DA）的常见变量包括但不限于：

药物分发和回收记录变量	注释
药物类型	DACAT
药物分发或回收日期	DADAT
药物标签号	DAREFID
药物分发或回收的数量	DAORRES
药物清点结果单位	DAORRESU

　　需要指出的是药物清点的 CRF 页面设计没有统一标准,有的临床试验设计成一页,有的是在每个访视日期后有药物清点页,或把药物分发和回收记录页分别设计成药物发放页和药物回收页等。在进行这类 CRF 页的注释时,不必拘泥于上述标准的 CDASH 变量,可以依照前文提到的自定义变量命名规则,进行自定义。这样可以更方便和灵活地进行数据采集。药物分发和回收记录变量的 CDASH aCRF 范例如图 7-16:

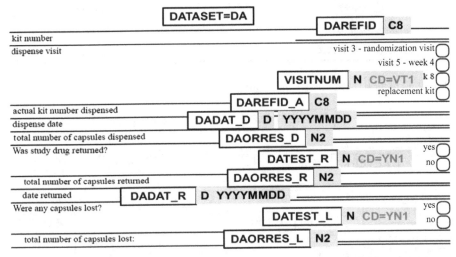

图 7-16　药物分发和回收记录变量的 CDASH aCRF 范例

　　(八) 不良事件(AE)是临床试验中的一个非常重要的安全性信息数据,常见的变量包括但不限于:

不良事件变量	注释
是否发生不良事件	AEYN
不良事件描述	AETERM
是否为严重不良事件	AESER
不良事件开始日期	AESTDAT
不良事件结束日期	AEENDAT
不良事件发生时间	AESTTIM
不良事件结束时间	AEENTIM
不良事件持续时间	AETIM
不良事件严重程度	AESEV
不良事件与研究药物关系	AEREL
针对研究药物采取的措施	AEACN
不良事件转归	AEOUT

在采集严重不良事件时,其注释变量有:

严重不良事件变量	注释
死亡	AESDTH
新住院或住院时间延长	AESHOSP
导致先天畸形/出生缺陷	AESCONG
危及生命	AESLIFE
致残/功能障碍	AESDISAB
其他重要医学意义	AESMIE

不良事件变量的 CDASH aCRF 范例如图 7-17:

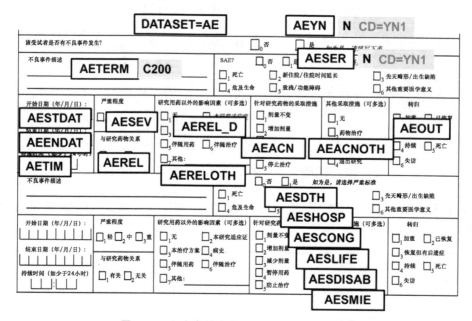

图 7-17　不良事件变量的 CDASH aCRF 范例

(九)既往和同期用药(CM)亦是临床试验中的重要的数据之一。常见的此类变量包括但不限于:

既往和同期用药变量	注释
是否同期服用药物	CMYN
药物名称	CMTRT
服药开始日期	CMSTDAT
服药结束日期	CMENDAT
正在服药中	CMONGO
药物剂量	CMDSTXT
剂量单位	CMDOSU
服药频率	CMDOSFRQ
给药途径	CMROUTE
服药所针对的适应证	CMINDC

另外,为了更好地观察药物的安全性,很多同期用药页会同时采集若服用此药物为治疗相对应的不良事件时,则记录不良事件编码统一序号(CMAENO)。若服用此药物所针对的适应证为治疗既往病史,则记录既往病史的编码序号(CMMHNO)。既往和同期用药变量的CDASH aCRF 范例如图 7-18:

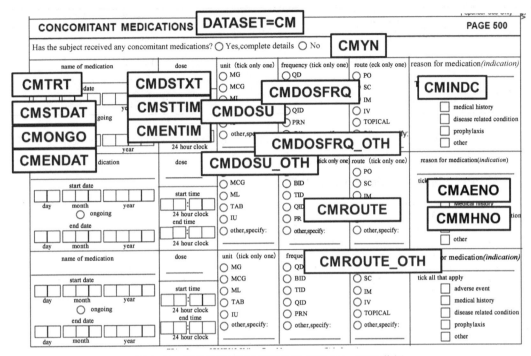

图 7-18　既往和同期用药变量的 CDASH aCRF 范例

(十)暴露(EX)是用来采集临床试验中受试者研究治疗的暴露情况的数据域,常见的变量包括但不限于:

暴露变量	注释
是否服用研究药物或治疗	EXYN
开始日期	EXSTDAT
结束日期	EXENDAT
开始时间	EXSTTIM
结束时间	EXENTIM
研究药物标签	EXREFID
研究药物剂量	EXDSTXT
研究药物剂量单位	EXDOSU
研究治疗名称	EXTRT

（十一）实施情况（DS）域记录受试者在临床试验中的状态，常用变量包括但不限于：研究室中事件处理（如提前退出）及研究方案中的里程碑事件（如知情同意书签署，随机等），常见的变量包括受试者状态（DSDECOD），如受试者完成试验、提前退出、方案违背、失访等，受试者状态的具体描述（DSTERM）等。

实施情况变量	注释
受试者状态	DSDECOD
受试者状态的具体描述	DSTERM
随机	RAND
随机编号	RANDNO

在临床试验中，通常将 EX 域中的受试者最后一次服药/治疗日期和 DS 域中受试者状态等信息放到研究结束页（EOS）中。

实施情况变量的 CDASH aCRF 范例如图 7-19：

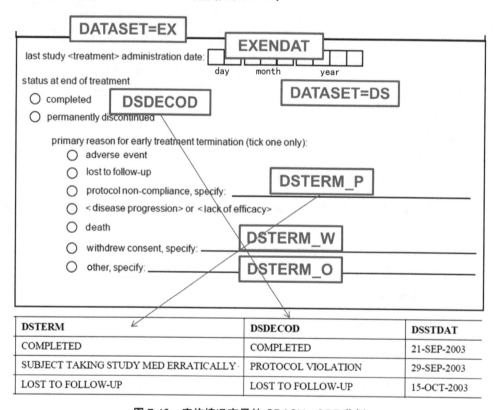

图 7-19 实施情况变量的 CDASH aCRF 范例

（十二）注释（CO）用来采集 CRF 中的自由文本（free-text），若所采集的自由文本预期长度超过 200 个字符，通常将注释分为多个变量，并以阿拉伯数字结尾以作区分，比如某注释预期最多 600 个字符，在注释这个变量时，则需要注释三个变量 COVAL1，COVAL2，COVAL3：

注释变量	注释
注释	COVAL

注释变量的 CDASH aCRF 范例如图 7-20：

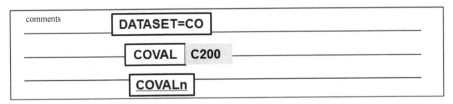

图 7-20　注释变量的 CDASH aCRF 范例

（十三）心电图检查结果（EG）的常见变量包括但不限于：

心电图检查结果变量	注释
心电图检查项目	EGTEST
心电图检查日期	EGDAT
心电图检查时间	EGTIM
心电图检查结果	EGORRES
心电图检查方式	EGMETHOD
心电图检查体位姿势	EGPOS
心电图检查异常结果临床意义判定	EGCLSIG

心电图检查结果变量的 CDASH aCRF 范例如图 7-21：

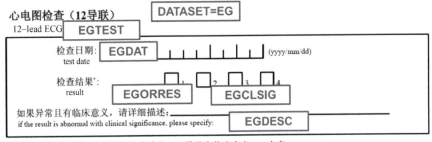

图 7-21　心电图检查结果变量的 CDASH aCRF 范例

（十四）通常情况下，是不建议在 CRF 中设计和采集方案偏离（DV）信息的，因为方案偏离信息有多种来源或可以方便地从其他数据库导出（如临床试验项目管理系统 CTMS），方案偏离（DV）的常见变量包括但不限于：

方案偏离变量	注释
是否方案偏离	DVYN
方案偏离序号	DVSPID
方案偏离分类	DVDECOD
方案偏离名称	DVTERM
方案偏离开始日期	DVSTDAT
方案偏离结束日期	DVENDAT
方案偏离开始时间	DVSTTIM
方案偏离结束时间	DVENTIM

方案偏离变量的 CDASH aCRF 范例如图 7-22：

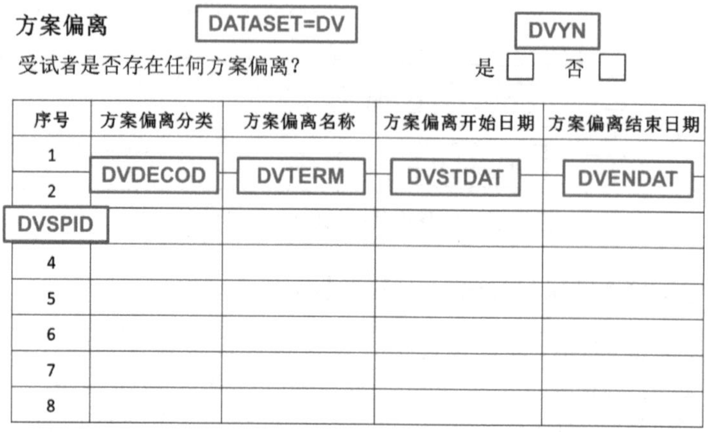

方案偏离   DATASET=DV   DVYN

受试者是否存在任何方案偏离？   是 ☐   否 ☐

序号	方案偏离分类	方案偏离名称	方案偏离开始日期	方案偏离结束日期
1	DVDECOD	DVTERM	DVSTDAT	DVENDAT
2				
DVSPID				
4				
5				
6				
7				
8				

图 7-22 方案偏离变量的 CDASH aCRF 范例

（十五）与方案偏离类似，目前也不建议在 CRF 中采集受试者特征（SC），一方面出于对受试者隐私的日益重视，另一方面，除某些特殊研究，这些信息对统计分析没有任何用处。受试者特征（SC）的常见变量包括但不限于：

受试者特征变量	注释
是否采集受试者特征信息	SCPERF
受试者特征信息问题	SCTEST
受试者特征信息答案	SCORRES

受试者特征变量的 CDASH aCRF 范例如图 7-23：

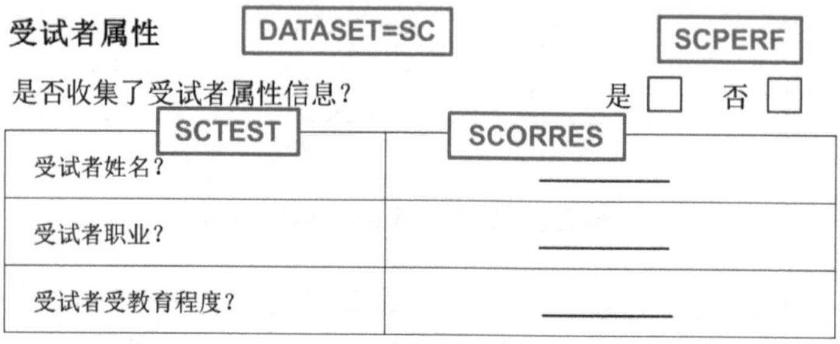

受试者属性   DATASET=SC   SCPERF

是否收集了受试者属性信息？   是 ☐   否 ☐

SCTEST	SCORRES
受试者姓名？	_____
受试者职业？	_____
受试者受教育程度？	_____

图 7-23 受试者特征变量的 CDASH aCRF 范例

（十六）嗜好品使用（SU）的常见变量包括但不限于：

嗜好品使用变量	注释
嗜好品使用类型	SUTRT
是否曾经有过嗜好品使用	SUNCF
嗜好品使用剂量	SUDSTXT
嗜好品使用剂量单位	SUDOSU
嗜好品使用频率	SUDOSFRQ
嗜好品使用开始日期	SUSTDAT
嗜好品使用结束日期	SUENDAT

嗜好品使用变量的 CDASH aCRF 范例如图 7-24：

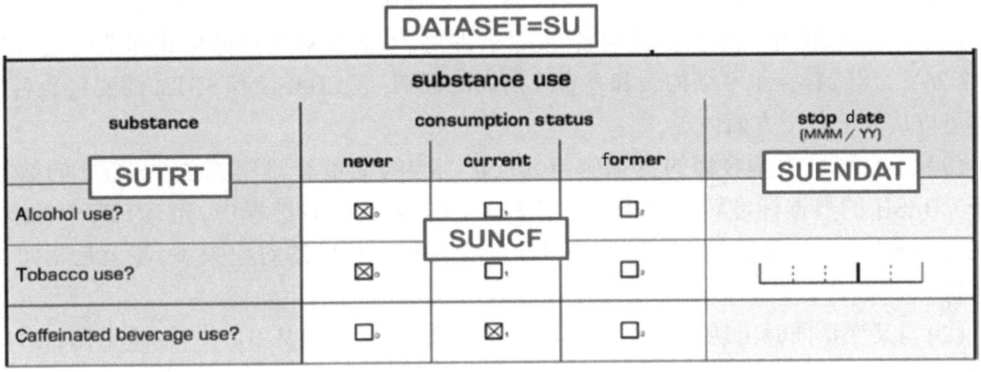

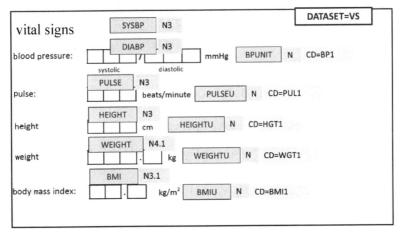

图 7-24 嗜好品使用变量的 CDASH aCRF 范例

(十七) 生命体征(VS)的常用变量包括但不限于：

生命体征变量	注释
舒张压	DIABP
收缩压	SYSBP
脉搏	PULSE
身高	HEIGHT
体重	WEIGHT
身体质量指数	BMI
呼吸率	RESP
体温	TEMP

生命体征变量的 CDASH aCRF 范例如图 7-25：

图 7-25 生命体征变量的 CDASH aCRF 范例

五、基于 SDTM 标准的病例报告表注释

相对于 CDASH aCRF 注释内容的多样性和灵活性，由于 SDTM aCRF 是要递交监管部门

的必备文件之一,其必须要严格遵从相应的指南及标准进行注释。通常的要求是递交的 SDTM aCRF 要命名为"acrf. pdf",并以 PDF 格式,SDTM 数据集一起存储在指定文件夹下。

在 SDTM aCRF 中只需要标注域名、变量名即可,不需要对变量的格式和编码进行标注 (图 7-26)。尽管存在水平结构表和垂直结构表的区别,但 CDASH 和 SDTM 的变量命名的相关性可以从如下若干方面体现,即:

(1)CDASH 数据集收集的变量应与 SDTM 结构的变量有对应关系。SDTM 的数据是基于 CDASH 的数据标准转化而来的。在数据标准化发展的进程中,先有 SDTM 标准,后出现 CDASH 标准。所以,CDASH 和 SDTM 的变量都有相应的对应关系,甚至是相同的变量名称。

(2)当某变量同时出现在 CDASH 和 SDTM 实施指南(SDTM IG)中,变量采用 SDTM 的变量命名原则。

(3)如果在 SDTM IG 中没有规定,CDASH 可自主命名。如前文提到的,CDASH 自主命名也应遵循一定的原则。

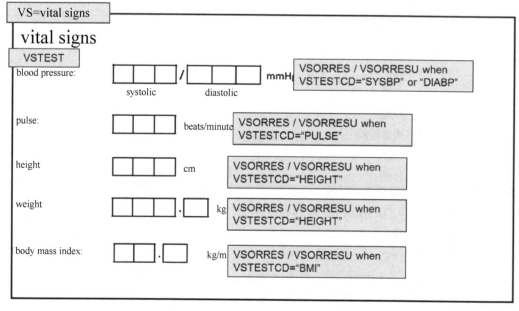

图 7-26 SDTM aCRF 范例-生命体征

由此可见,SDTM 的数据集名称有一些与 CDASH 相同,但有一些要遵循自身的命名原则。根据 SDTM 命名原则,变量域的数据集可分为 7 个 SDTM 域和若干组别(表 7-9)。用于 SDTM 数据集所有变量域的标准标示符在表 7-10 中列出。在建立 SDTM 数据集时,需要具备的临床试验文件至少应包括试验方案,CDASH aCRF、SAP、SDMT IG 和 SDTM 模板,以便能更准确地反映试验采集数据和 CSR 的需求。

表 7-9 SDTM 数据集的变量域和组别

变量域(domain)	组别		
试验设计	试验组别(TA)	试验元素(TE)	试验入选和排除(TI)
(trial design)	试验疾病评价(TD)	试验访视(TV)	试验总结(TS)

续表

变量域（domain）	组别		
特殊目的 （special purpose）	受试者元素（SE） 注释（CO）	人口统计学资料（DM）	受试者访视（SV）
干预-一般观察类 （interventions）	同期药物（CM） 嗜好品使用（SU）	暴露（EX） 收集时接触（EC）	流程（PR）
事件-一般观察类 （events）	不良事件（AE） 临床事件（CE）	实施情况（DS） 试验方案偏离（DV）	卫生保健经历（HO） 既往病史（MH）
发现-一般观察类 （findings）	药物分发和回收（DA） 微生物样本（MB） 体格检查（PE） 肿瘤鉴别（TU） 不符合入选和排除标准（IE） 微生物敏感性试验（MS） 疾病响应（DR）	心电图检查结果（EG） 形态学（MO） 生殖系统发现（RP） 生命体征（VS） 实验室检查结果（LB） PK 参数（PP） 受试者状态（SS）	免疫遗传样本评价（IS） PK 浓度（PC） 受试者特征（SC） 死亡细节（DD） 显微镜发现（MI） 问卷（QS） 肿瘤结果（TR）
有关发现 （findings about）	有关发现（FA）	皮肤响应（SR）	
关系数据集 （relationship datasets）	相关记录（RELREC）	补充数据集（SUPPQUA）	

表 7-10　用于所有变量域的标准标示符

名称	标示	名称	标示
STUDYID	研究项目标识符	--SEQ	序列号
DOMAIN	域缩写	--GRID	组别编号
USUBID	受试者唯一编号	--REFID	参考编号
		--SPID	申办方编号

常见 SDTM aCRF 的时间标准变量命名形式包括但不限于以下几种：

（1）访视（visits）：VISIT，VISITNUM，VISITDY。

（2）时间（epoch）：EPOCH。

（3）日期/时间（dates/times）：--DTC，--STDTC，--ENDTC。

（4）天数（days）：--DY，--STDY，--ENDY。

（5）时间点（time points）：--TPT，--TPTNUM，--TPTREF …

（6）周期（durations）：--DUR …

127

（7）相对时间（relative times）：--STRF，--ENRF，--TPTREF，--ELTM，--RFTDTC，--STTPT，--STRTPT，--ENTPT，--ENRTPT。

（8）间隔（intervals）：--EVLINT，--EVINTX，--STINT，--ENINT。

SDTM aCRF 多为垂直结构表（标准化，normalized，表 7-7）格式，其需要标记相应的阈值。图 7-27 以生命体征表的变量为例，演示了从 CDASH 到 SDTM 变量的映射过程，其中大部分 CDASH 变量可以直接映射至 SDTM 数据集中（黑色加粗变量名），其他不能直接映射的变量。在这个范例中：

（1）变量"VSPERF"代表是否进行生命体征检测，当其采集的数据为"否"时，映射至 SDTM 时即为"VSSTAT"。

（2）变量"VSDAT"和"VSTIM"代表生命体征检测日期和时间，映射至 SDTM 时即合并为"VSDTC"。

（3）变量"VSCLSIG"（生命体征检测结果临床意义判定）不包含在 SDTM 中 VS 标准域中，则在映射至 SDTM 时，需要进入补充数据集"SUPPVS"中。更多详细内容，可参阅 CDISC 官方发布的最新版的 CDASH、SDTM 以及 SDTM IG。

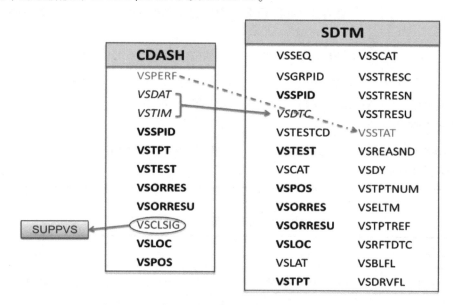

图 7-27 生命体征表变量从 CDASH 到 SDTM 映射

除了上述描述的 aCRF 要求外，必须注意的一些主要的 aCRF 原则还包括：

（1）注释的变量名必须大写，如图 7-26 SDTM aCRF 范例。

（2）对那些已经在 CRF 中收集，但不包含在递交的数据集中的数据，需要在 CRF 中标注出"NOT SUBMITTED"（图 7-28）。例如，当 CRF 中采集"受试者是否有既往病史"这一数据时，若 SDTM 数据集中不需要这个变量，在进行 SDTM CRF 注释时，标注出"NOT SUBMITTED"。

（3）注释的内容要在 PDF 文件中以文本格式呈现，且在通用的 PDF 浏览器中用搜索功能可以检索得到，注释不能在打印出来的 CRF 上手写后扫描成 PDF 文件。

（4）所有标注变量名和域名的文本皆须大写，且标注的内容要尽量避免覆盖 CRF 原有文字。

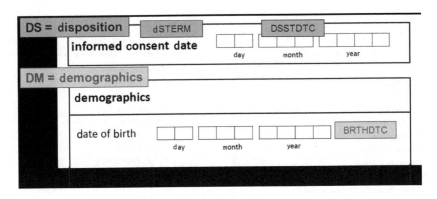

图 7-28 特殊 SDTM aCRF 范例-MH

（5）对于重复出现的表格,在 CRF 中只需要标注一次即可。

（6）对于域名的标记文本,要适当稍大于标记变量名称的文本,域名注释由 2 个大写字母及其代表的数据集英文全称组成,如图 7-26 所示,生命体征数据集的域名标注为"VS = vital signs"。

（7）标注的文本配色（文字本身颜色及背景色）要尽量统一,如一个表格中包含多个域的数据,可以适当使用不同配色加以区分。参见图 7-29 不同域的颜色区分。

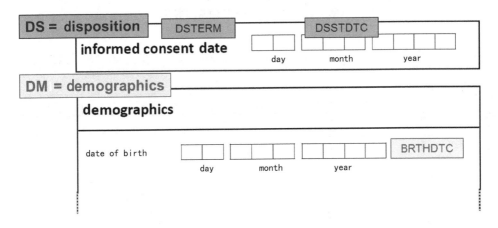

图 7-29 aCRF 不同域的颜色区分

注:图中以不同灰度代表不同颜色。

（8）在递交的 SDTM aCRF 文件中,应该包含两种书签（bookmark）,一种为按照数据采集的时间顺序排序的书签,另一种为按照数据表格的字母顺序排序的书签,以方便数据审核人员阅读（图 7-30）。此外,除两种电子书签以外,还应在递交的 SDTM aCRF 首页列出各表格目录,以方便审核人员把 aCRF 打印出来时阅读（图 7-31）。

更详尽的 SDTM aCRF 原则可参阅有关文献和指南。

在临床试验中,数据采集和数据核查在确保数据质量方面起着不可忽视的关键作用,而aCRF 则是在规范临床试验数据库和每个数据集以及分析人员等在数据采集和处理时具有重要的指导意义。随着 CDISC 标准在全球的深入推广,基于 CDISC 标准的 aCRF 在我国的广泛应用也是大势所趋。

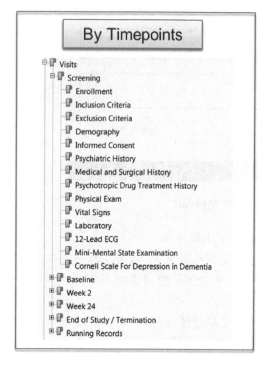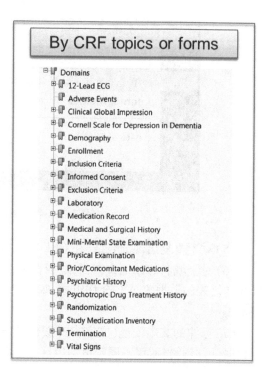

图 7-30 SDTM aCRF 的两种书签

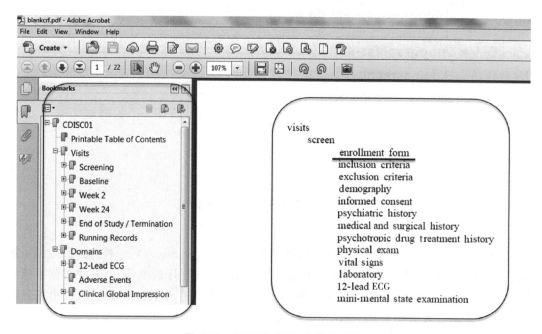

图 7-31 SDTM aCRF 的首页目录

(撰写:刘 川 王宏伟 丁 力;审阅:宋宇飞 于 浩)

参 考 文 献

[1] [ICH E6]-International Conference on Harmonisation(ICH)-Guideline for Good Clinical Practice.[1996-06-10].

https://www.ich.org/page/efficacy-guidelines.

［2］GLENNY H,NELMESP. Handbook of Clinical Drug Research. Blackwell Scientific,Oxford,1986：247-270.

［3］FDA. Study Data Specifications,version 2. 0.［2012-07-18］.https://www.fda.gov/.

［4］FDA. Study Data Technical Conformance Guide：Guidance for Industry Providing Regulatory Submissions in Electronic Format-Standardized Study Data,v2.1.［2015-03-10］.https://www.fda.gov/.

［5］CDISC. Study Data Tabulation Model Metadata Submission Guidelines（SDTM-MSG）,Final 1. 0.［2011-12-31］. http://www.cdisc.org.

［6］CDISC. Clinical Data Acquisition Standards Harmonization（CDASH）,version 1. 1.［2011-01-18］.http://www.cdisc.org.

［7］CDISC. Study Data Tabulation Model Implementation Guide：Human Clinical Trials,version 3. 2.［2013-11-26］. http://www.cdisc.org.

第八章

数据核查计划

对制药企业而言,临床试验数据是最有价值的产出之一,是整个临床试验开发过程的核心,是分析、提交、批准一个产品的依据和上市的基础。如果没有高质量的临床数据,药物的价值可能无法完全实现。

据美国 Data Warehousing Institute(DWI)估计每年因为质量不好的或未清理干净的数据造成的经济损失超过了 6 000 亿美元。实际上真正的经济损失也许远远超过这个数字,这应足以引起行业的充分重视。

按照行业的国际基准报告,一个Ⅲ期临床试验平均每个受试者花费在26 000 美元,Ⅱ期临床试验相对便宜一些,但平均每个受试者花费也超过 19 300 美元,而Ⅰ期临床试验即使最便宜,平均每个受试者花费也接近 15 700 美元。考虑到每一期临床试验的样本量,如Ⅰ期需 20~80 例、Ⅱ期需 20~300 例,Ⅲ期需 300~3 000 例受试者,平均每个临床试验的总花费大约在 46 784 000 美元。所以我们可以想象如果收集的都是质量不好的数据对企业会造成多大的损失。

GCP 要求所报告的试验数据必须是准确且完整的,质量控制应适用于数据处理的每一步以确保所有的数据是可信的并已被正确地处理过。

数据核查作为临床数据管理质量保障体系的一部分,应该具备质量管理体系的基本要素,即符合戴明循环 PDCA 的要求:计划(plan),即有数据核查计划;执行(do),即根据数据核查计划在数据库中搭建逻辑核查程序或撰写离线核查的 SAS 程序,及数据库上线以后数据核查的实施;检查(check),即数据核查计划的草案撰写后需要数据管理人员、生物统计师和医学专员进行审核以确保数据核查计划满足数据核查和统计分析的要求,数据库逻辑核查程序和离线核查 SAS 程序完成以后,数据库编程人员通过技术质量控制,数据库上线前的 UAT 以发现逻辑核查编程或数据核查计划的问题,数据库上线后,在数据核查的过程中,可能会发现之前数据核查计划所考虑不周全的地方或编程错误;调整(action),即根据数据管理人员、生物统计师和医学专员的审核意见进行数据核查计划的更新,程序员根据技术质量控制后或 UAT 结果进行程序的修改,以及研究者或研究协调员根据数据核查后质疑进行数据更新。

以上四个过程不是运行一次就结束,而是需要周而复始地进行,当一个循环结束,解决了一些存在的问题,未解决的问题进入下一个循环,或在下一个循环时又有了新的要求。这样不断地阶梯式上升,以保证数据核查或数据质量满足数据真实可靠性要求。

第一节　数据核查的目的和意义

国内外的监管部门均根据 GCP 或《药物临床试验质量管理规范》对临床数据的真实性

和可靠性做出了相应的规定。FDA 21 CFR Part 11 强调当自动数据处理被用于质量保证的目的时,为防止不准确的数据导出、输入和编程错误,适当的检查应被设计和实施。而临床数据管理则是保障数据真实性和完整性的一个重要步骤。

通常的临床数据管理工作应该从方案设计开始,决定数据管理的一些基本要求,如数据库系统的选择、数据的采集和清理等。

数据管理的最终目的是确保临床试验中所得到数据的可靠性、完整性、准确性以及能真实地再现临床试验全过程的基本信息。临床研究往往是一个具有许多步骤的较为复杂的过程。而实际操作中,无论多好的设计,或在数据的采集、录入、传输或处理的过程中如何小心翼翼,都可能有潜在的错误或不一致发生,这些数据的错误和不一致可以以不同形式存在于数据库中,并需要在后期的数据审核和清理的过程中发现并解决。

临床试验的每一阶段都需一定数据清理和核查的步骤以确保数据的一致性和准确性。数据核查是临床数据质量保证和质量控制的重要一步。

第二节　数据核查的原理

一、数据错误的来源

临床研究在执行的过程中有许多步骤,而每一个步骤都难以避免地有数据错误的发生。数据错误可以是来自参加临床试验的各方,如受试者、机构、申办方,或 CRO 的试验项目组成员,也可能由于恶意造假或不当行为而产生。

数据错误可以是来自受试者,可能因为事情的发生时间已经久远,受试者有时会忘记或记错具体的细节,或者受试者认为某些数据不重要和/或与临床试验没有太多关联,所以没有主动报告给研究者。但这种错误可以在我们进行数据库设计时进行优化,不能完全依赖受试者的主动报告,询问问题的设计应更精准,并让受试者知道哪些数据是重要的,必须报告的。有些是因为受试者没有按照研究者的医嘱按时按剂量服药,或者没有按照方案要求及时记日记,回答问卷,或填写量表,而过后才补上,但又怕医生的责备,所以就违心地给了一个"错误的答案",如"是,医生,我是完全地按照您的医嘱服药的"。有时是因为询问问题不够通俗,过于专业难以理解,或受试者的文化水平有限,对所问问题没有完全理解而导致错误或不恰当的回答。有些受试者见到医生时容易紧张,结果导致他们在回答医生问题时给予不恰当或错误的答案。有数据显示有 5% 的受试者因为紧张导致他们将他们的生日报告错了。有些数据错误来自机构人员。研究者因为平时医疗、科研、教学等事务过于繁忙,没有及时地填写 CRF 或将数据及时录入到 EDC 中,可能会忘记一些临床试验中发生的细节;再就是错误地认为某些数据不重要,而忽略了某些数据的记录,而造成数据的缺失。以前在国内比较常见的是,研究者认为只有和药物相关的不良事件才是重要和必须报告的,而导致被认为的与药物不相关的不良事件未报或少报。但按 ICH 指导原则 E2A《临床安全性数据管理》(Clinical Safety Data Management)的要求,"一个不良事件(AE)可以是与使用(研究)药物在时间上相关的任何不利和非意求的征兆(包括异常的实验室发现)、症状或疾病,而不管其是否与药物有关",不良事件都应该被报告。有些是研究者或研究协调员对 CRF 中问题的错误理解,而导致不恰当或错误的回答。究其原因可能是 CRF 中设置的问题,其意思枯涩难懂或模糊不清;CRF填写说明对相关字符段数据的要求写得不够清晰,或研究者/研究协调员对有关CRF和CRF填写指南的培训不够充分等。在临床试验的过程中,住院病历、看护记录和门诊病历等可能是医生或护士手写的,研究者或研究协调员从这些源文件上将数据转录到CRF/eCRF时,可能因为字迹潦草,未能正确判读,而导致数据错误的发生。为了减少数据誊写过程中的错误,FDA于2013年9月颁布了《临床研究中电子源数据行业指南》,提倡直接利用电子表格采集源数据,以避免数据源的重复导致的誊写错误,提高数据质量。研究者在临床试验的实施中如没有严格遵守方案,如治疗或检查的超窗,禁用药物的使用,是临床试验中经常发生的错误。在临床试验的实施过程中,研究者的人为计算错误也时有发生,比如抗肿瘤药物临床试验中有时会用到体表面积来计算用药的剂量,研究者计算的体表面积有时会错误。再就是研究者给予的恶性肿瘤分级和根据TNM分类计算得来的肿瘤分级有些有出入。所以在临床试验的CRF设计有一个原则就是凡是能通过计算得来数据,不要直接在CRF中采集,以免手工计算时错误的发生。有些错误是研究者或研究协调员在测量时操作或记录错误,或者测量方法的不一致造成的,比如血压等生命体征在不同访视中测量时,必须是体位或安静状态类似的情况下测量。有些数据的实际信息不容易获得,研究者或研究协调者在估计数据时发生错误。临床试验中有些数据是用量表等主观性评价,在前后不同访视中重复多次评价,有时缺乏评价的一致性/可信性。

数据错误可能来自申办方和CRO,这常见于数据处理的过程中。如数据录入人员在数据录入时,因为纸质CRF中手写行迹过于潦草,没能正确地判读,或者数据录入时人为地输入错误。年龄、BMI、体表面积等通过计算得来的衍生数据,在临床数据管理系统中对那些衍生数据计算时使用了错误的计算公式,或计算程序的错误。有时项目组的临床监查员或数据管理人员给机构人员提供的指示或质疑是错误的或含糊不清的,从而导致新的或额外的错误发生。在纸质CRF的临床试验中有时会用到自明性错误修正(self-evident correction,SEC),即数据管理人员针对明显错误的数据进行自主修正,如对明显的拼写错误进行更正,或根据研究中心提供的计量单位进行常规的数值转换等。但如果不恰当地使用自明性错误修正可能会导致数据错误的发生,就会超出事先得到的主要研究者签字批准的自明性错误修正清单的范围。在CRF填写指南或质疑中对选择何种数据不应有导向性语言,否则可能会引导研究者去选择最佳值,而导致数据错误的发生。不同数据集被整合时可能会发生错误,如数据被错误地整合到不同的访视、不同的受试者等。或是数据库错误,如数据被保存在错误的地方。

造假或不当行为也是造成数据错误的原因之一。常见的例子有纳入标准的舍入,如纳入标准规定只有受试者的SBP ≥ 165mmHg和DBP ≥ 90mmHg才可纳入临床试验,但筛选时受试者的血压被测成163/91mmHg,研究者可能认为血压测量时有轻微的波动很正常,为了加快受试者入组,所以将血压记录成165/91mmHg。这样可能会导致不少患者"勉强满足"纳入标准的现象。在临床试验中数据的刻意造假也偶有发生,比如受试者不存在,却将1个受试者的数据再利用为其他受试者的数据(图8-1)。

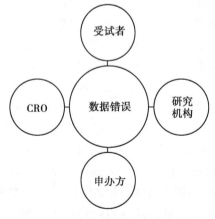

图 8-1　数据错误的来源

二、数据核查的管理策略

在临床试验执行过程中针对以上不同来源的数据错误,需采用不同的核查方式去发现。常见的数据核查方式有临床监查的源文件核查,统计学核查(statistical review)、医学核查(medical review)和临床数据管理的数据核查等。

(一)源文件核查

源文件核查是将源文件(原始资料)与记录在受试者 CRF 中的资料进行对照核查的一个程序,其目的是提高临床试验数据记录的准确性、完整性并保证试验资料最大限度的可信性,主要适用于来自机构人员的数据错误、数据造假或不当行为。通常由监查员在每次监查访视中进行 SDV。GCP 要求负责 SDV 的人员应可同时接触到原始资料和 CRF。监查员通常在监查访视前向研究者索要原始资料并准备充足的时间进行 SDV。SDV 一般包括以下内容:

1. 受试者出生年月、体重、身高以及一般背景资料。
2. 在受试者病例中所记录的参加试验的证据。
3. 受试者签署知情同意书的证据。
4. 是否符合纳入/排除标准。
5. 既往病史。
6. 合并用药和伴随疾病的记录。
7. 与试验相关的诊断。
8. 就诊日期和随访日期的核对。
9. 试验相关的检查,特别是有关疗效和安全性评估的检查结果。
10. 不良事件的详细记录。
11. 实验室检查结果。
12. 自动打印的检查,化验报告。
13. 数据修改是否规范性合理性。

(二)统计学核查

生物统计师或统计编程员会对数据进行统计学核查,其目的和数据管理人员核查或清理单个的记录或受试者不同,而是根据事先的目标去发现潜在的数据问题,重点针对主要疗效指标,受试者的有效性和安全性的数据等。如利用概要统计来检出有无重要的访视的有效性数据缺失或离群值等。

(三)医学核查

医学核查主要由项目的医学专家来执行,目的也是和数据管理人员核查或清理单个的记录或受试者不同,而是重点集中于结果或事件的监查,如受试者的基线特点或疾病特点是否满足入选和排除、重大的方案违背、治疗的结果、严重或特殊的不良事件等。通常通过数据列表核查、受试者资料列表核查以及汇总数据核查来实现。受试者资料列表需要体现在数据核查计划的离线核查部分。所以当数据管理人员在撰写前及撰写过程中应该密切和医学专家沟通和交流,撰写的草案应该请医学专家审核。因为企业的职能部门的设置或 SOP 不同,医学核查可单独有医学核查计划作为数据核查计划的一部分(表8-1)。

表 8-1　临床医学核查计划举例

数据参数	核查说明	数据来源	负责提供数据的部门	核查频率
核查入组标准	根据研究方案检查受试者是否符合入组标准(例如相关人口统计学、病史、筛查实验室、背景药物等)	数据列表	数据管理	□每周 □每两周 □每月 □每季度 □其他: _____
研究中疾病的先前/现在治疗	确保治疗是合乎逻辑的,并根据方案正确记录	数据列表	数据管理	□每周 □每两周 □每月 □每季度 □其他: _____
给药剂量及依从性	是否有重叠给药日期。在需要剂量递增的研究中检查剂量水平。剂量递增是否按照方案中的规定进行? 检查剂量水平,以确保受试者未服用超过每个方案允许的剂量	数据列表/汇总表	数据管理/统计编程部门	□每周 □每两周 □每月 □每季度 □其他: _____
合并用药	查看药物编码和违禁用药。 交叉检查伴随药物与 AE 列表以确定伴随药物相应 AE 适当被记录	数据列表/汇总表	数据管理/统计编程部门	□每周 □每两周 □每月 □每季度 □其他: _____
体格检查结果	查看异常结果是否提示AE 或安全风险	数据列表	数据管理	□每周 □每两周 □每月 □每季度 □其他: _____
生命体征	定义研究特定的可接受的温度、血压、心率等范围。检查生命值超出范围差异以验证可接受的范围	数据列表	数据管理	□每周 □每两周 □每月 □每季度 □其他: _____
实验室数据	检查实验室异常情况以及需要关注的安全风险	数据列表/汇总表	数据管理/统计编程部门	□每周 □每两周 □每月 □每季度 □其他: _____

续表

数据参数	核查说明	数据来源	负责提供数据的部门	核查频率
不良事件	检查是否有 SAE,是否与药物相关。 AE 导致药物剂量调整,交叉检查给药数据以确保一致性。 对比检查合并用药,提前退出原因	数据列表/汇总表	数据管理/统计编程部门	□每周 □每两周 □每月 □每季度 □其他: _____
评估其他特殊安全数据	例如 Q-Tc 延长,自杀等。或者任何触发需要额外跟进的安全风险	数据列表	数据管理	□每周 □每两周 □每月 □每季度 □其他: _____
关键有效性参数的评估	确保选择评级标准的一致性和准确性。寻找可能表明需要重新培训的明确的异常值	数据列表/汇总表	数据管理/统计编程部门	□每周 □每两周 □每月 □每季度 □其他: _____
受试者状态,提前退出及出组情况	检查退出及出组原因。是否有重大 AE 或者死亡,以及与 AE 数据的一致性	数据列表/汇总表	数据管理/统计编程部门	□每周 □每两周 □每月 □每季度 □其他: _____
方案违背	检查是否符合重大方案违背	数据列表/汇总表	数据管理/统计编程部门	□每周 □每两周 □每月 □每季度 □其他: _____
研究者评论,评论字段和自由文本字段	对于记录在自由文本中可能未报告,附加或"冲突"的信息,必须 100% 审查	数据列表	数据管理	□每周 □每两周 □每月 □每季度 □其他: _____

（四）临床数据管理的数据核查

所谓数据核查就是通过对数据质量的检查确保被统计分析前的数据的合理性。可通过程序核查(validation programs)、手工核查(manual review),或者对 CRF 的数据库导出的数据审核而实现。

数据的合理性必须满足数据的完整性(complete)、准确性(correct)、一致性(consistency)

三条规则。

试验的依从性主要是通过核查确认采集的数据是否符合方案(protocol)的要求,如纳入/排除标准、伴随用药中是否有禁忌用药、有无超过警示值、终点指标如有效性和安全性的评价时间是否在计划内、有无超窗等。

考虑核查数据的完整性时,应该进一步审核 CRF 和 CRF 填写指南,确保方案要求的所有数据被收集,完整性核查可被应用于任何类型的数据。核查数据的完整性时应注意:

1. 非所有字符段空白表示数据缺失

(1) 有些字符段不能缺失,任何的遗漏都是一种数据错误,如访问日期、身高、民族等。

(2) 有些字符段可有条件缺失(一致性),如退出试验理由仅被要求于受试者退出时;不良事件未发生时,相应字段被要求是空的。

2. 非所有数据录入字符段表示数据完整　有些字符段有时不要求有数据录入(一致性),如男性受试者妊娠试验数据的准确性核查时通常会利用数值范围进行检查。

范围检查主要用于数字型字段:

(1) 检查数据的合理性(非合理的数值):如身高、体重、血压等。大部分受试者的体重应该都在 40~140kg,如果超出这个范围,系统可提醒数据录入者是否数据录入错误,或受试者的极端异常是否反映在相关的安全性数据中。

(2) 日期和时间:通过程序把无效的日期和时间,如 32MAY97 和 24:30 等拒绝于数据库之外。

1)方案中提供的年龄、数值型的入选和排除、时间窗等。如年龄在 18 岁和 65 岁之间。

2)由申办方或机构提供的数据,如临床检查值的正常范围。

3)有效值的核查可用于分类代码,特定于某数据库或字段,如不良事件的严重程度 = 1/2/3,结果 = O/R/D/U 等;"SEX"必须是男或女。

4)有效范围核查:检查字符段的值是否在有效范围内(其范围被规定在方案中或由申办方提供),如用药剂量或受试者编号规则等。

数据的一致性核查是参照数据库中其他数据来判断数据的一致性。数据的不一致可发生在不同数据之间,也可发生在不同的表单之间。如:

1)选项为其他时,应该描述具体内容。

2)不良事件的开始日期和结束日期的前后次序。

3)不良事件的转归和严重程度的一致性。

4)临床检查值异常且有临床意义时和相应不良事件的一致性。

5)不良事件的对应措施为伴随用药和相应伴随用药的一致性。

数据核查在纸质 CRF 和 EDC 研究中会有些不同。针对纸质 CRF 的试验项目,有些企业可能会选择有限的逻辑核查,以确保潜在的关键的错误或不一致能被数据管理人员直接发现。对于 EDC 的试验项目,虽不需要去检查数据录入过程中的誊写错误,但更需要重视的是如何确保数据录入的设计和前端逻辑核查能及时地发现数据录入时的错误。当电子记录是首次数据被记录时,可被看作是源数据,因为没有其他文档被检查以进一步发现是否有可能存在的错误。正是因为有些 EDC 中的数据无额外的源文件支持,所以正式数据采集前的逻辑核查显得尤为重要。

三、数据核查的种类

数据核查可分成系统核查、自动核查和手工核查三大类。

系统核查通常被定义于电子病例报告表的规范中,因为 EDC 系统的不同可有不同,以 Medidata Rave 为例,有些字符段是不能空的(is required),有些不符合格式要求(non conformat)的数据是不能被接受的,如日期规定是 yyyymmdd 的格式,那么 25JAN2014 这种数据格式会被拒绝。其他将来的日期(future date)、无效的日期也是会被拒绝的。

自动核查是数据库编程人员或数据管理人员根据数据核查计划中有关逻辑核查(edit check)的定义在系统中编程来实现的,进行自动核查和发出质疑,也属于系统核查。这部分内容基于不同的 EDC 系统可有不同,主要包括临床数据管理中通用的核查标准,以及方案特有的核查标准两部分。

手工核查通常用于检查系统核查难以实现的数据,通常定义于数据核查计划中离线核查列表部分,如文字类的描述、纵向检查(同一个受试者数据之间的一致性,如疾病史或不良事件与合并用药之间一致性的核查)和核查数据的趋势,尤其是有效性和安全性数据。还用于核查那些系统自动发现的不一致的数据,需要进一步确认相关信息时。如研究中心电图检查结果是异常且有临床意义,数据管理人员需进一步确认是否记录成不良事件,且不良事件发生的日期是否和心电图检查结果的日期相一致。有时也可以将方案违背的内容放在离线核查列表中,数据管理人员可以通过离线核查列表确认数据库收集数据中存在的方案违背。

离线核查列表部分的内容主要取决于方案要求和 EDC 系统功能,除了基本的列表核查内容,也会有些各个方案专属的离线核查列表确认。如果 EDC 系统功能足够强大,人工核查的内容就会相对减少,如果 EDC 系统功能不能实现,那么人工核查的内容都需要放在离线核查列表中。

数据核查时有单变量和多变量的不同。单变量核查是利用系统检查一个数据字段,如"SEX"必须是男或女一种。一种"硬性"核查被用于那种不被允许的数值,如:身高(HEIGHT)必须大于 0;一种"软性"核查被用于不大可能发生的数值即数据的合理性,如男性身高<150 cm 或>200cm,虽然也有成年男子身高在 150cm 以下或在 200cm 以上,但比较罕见,通常以数据记录错误为多。多变量核查是指通过程序检查 2 个以上数据字段的不一致。如发现收缩压<舒张压时,开始多变量核查之前先通过单变量核查。

第三节　数据核查计划撰写

一、数据核查计划撰写准备

临床数据管理人员应该和项目组的其他成员密切合作去决定采用何种逻辑核查以满足试验的需要而减少潜在的数据错误和不一致。而这些逻辑核查具体应被描述在数据核查计划(data validation plan,DVP)中,所以对每一个临床试验而言,制订一个好的数据核查计划是非常有必要的。

数据核查计划在临床试验中是一个动态的文件,当数据库编程人员根据数据核查计划进行数据库的核查编程,或数据管理人员实施数据核查时,可能会存在发现数据核查计划设计的错误或不足之处,应该对数据核查计划进行更新。

数据核查计划主要基于临床数据管理的数据核查,其对发现无效、不完整、不一致和超出范围的数据至关重要。数据核查计划通常由项目的主要数据管理人员或被指派者根据临床试验方案、CRF、CRF 填写指南等文件负责撰写。撰写者应该具有丰富的数据核查清理的经验,熟知临床试验中经常发生的数据问题点和每个域的核查特点。

数据核查计划撰写前应该确认公司已经建立数据核查计划撰写,及数据库测试的相应的 SOP,并有 DVP 的模板等,同时需考虑数据核查的策略。参与数据核查计划审核、逻辑核查编程、测试的相关人员,都必须接受足够的培训,以确保所有相关人员严格按照 SOP 的要求,进行数据核查计划的撰写、审核、批准、逻辑核查的编程、测试及记录。数据核查计划通常是用 Excel 来撰写,以表格形式体现,便于添加修改以及注释。

开始数据核查计划的撰写前,以下的文件必须具备:

（一）临床试验方案

试验方案主要描述了试验的目的、受试者的纳入/排除标准、安全性数据参数、主要和其他终点指标等。通常是方案定稿以后才开始 DVP 的撰写,否则方案的修改会影响 DVP 的内容。

（二）CRF 草案

CRF 体现了方案中对数据采集的要求,逻辑核查必须基于 CRF 中的参数(变量名)。DVP 的撰写前 CRF 草案应已被审核通过,但因为在 DVP 撰写或数据库测试过程中经常会发现 CRF 设计的不足,进而对 CRF 进行修改,所以在数据库上线(database go-live)时的 CRF 应为最终版本。

（三）注释 CRF 和数据库说明

逻辑核查是基于 CRF 中参数的变量名而设计的,所以设计前基本的数据库说明必须已经具备。对纸质 CRF 而言,注释 CRF 必须已经完成,并确保逻辑核查能够与答案选项及数据结构合理地匹配。

二、数据核查计划的撰写流程

撰写数据核查计划时必须充分考虑核查的效率。逻辑核查的目的是为了提高数据的准确性,所以逻辑核查不能被设计得太简单,数据核查计划应该被仔细地设计以确保有效性和安全性等关键的数据点被核查,对那些和终点指标及安全性数据没有关联的数据,应该评估是否有必要进行逻辑核查,因为逻辑核查的撰写和测试都牵涉成本。有些数据也许使用手工核查比逻辑核查更有效,比如对一些自由文本的数据虽然也能用逻辑核查来实施,但生成离线核查清单后手工核查显得更有效、更可靠,也更经济。有些非常规的数据,统计学核查可能比逻辑核查的手工核查更为有效,而有些非预见的数据趋势可能是数据采集或处理中的系统问题,不容易通过逻辑核查或手工核查来发现。通常情况下这类数据的趋势能够更准确或更容易地被统计核查时发现。

数据核查计划是个动态文件,在试验过程中会随着方案以及 CRF 的变动做相应修改并完善。为提高效率,避免重复不必要的工作,通常在 CRF 草案被定稿时,由主要数据管理人员开始撰写。当第一个草案完成后,应由项目组成员共同审核,以确保数据核查计划与临床试验方案、CRF 和 CRF 填写指南的逻辑与内容相一致。在每一轮的审核过程中,相关审核成员应该提供他们的审核意见以确保核查计划准确并完整地体现相关的逻辑内容。根据各企业职能部门的组织架构不同,参与审核的部门应包括但不局限于:临床数据管理、数据库编程、SAS 编程、生物统计、医学事务、临床监查等职能部门。

　　数据核查计划最终定稿前,应由主要研究人员批准。如为 CRO 负责的研究,还应递交申办方审核并批准。

　　核查计划获得批准后即进入编程阶段,编程应由专门的编程人员负责,并且通过严格的质量控制和测试之后才可上线使用(图 8-2)。

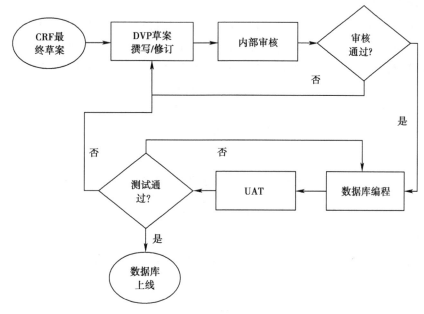

图 8-2　EDC 建库流程

三、数据核查计划的内容

　　数据核查计划通常包含以下内容:标题;版本履历和详细的更新内容;各个域核查条目数的总结;逻辑核查;质疑的文本;离线核查清单。

　　DVP 撰写时主要数据管理者必须很清楚核查什么,为什么要进行数据核查。每个制药企业或 CRO 的数据核查计划可能是不一样的,但一个数据核查计划的逻辑核查至少必须涵盖所有的主要终点指标和安全性数据,并从一致性核查的目的出发,对中心实验室等外源性数据设定逻辑核查。而最佳实践应该针对所有安全性、有效性终点指标和支持终点指标的数据,并比较纳入和排除标准与 CRF 中采集的数据并检出方案违背。

　　数据质量的保障需要各部门协同完成,通常参与数据核查的成员有数据管理人员、临床运营团队、医学监查员及统计师。数据管理计划应该对参与数据审核的各部门职责、核查内容、频率加以规定,以便更有效地实施数据质量管理。

（一）一般信息

标题页或称签名页,应该包括以下信息:

1. 申办方名称。

2. 申办方项目或方案编号。

3. CRO 的项目编号。

4. DVP 作者的印刷名、项目中的分工、签名和日期。

5. DVP 审稿人的印刷名、项目中的分工、签名和日期。

6. 版本号和版本生效日期　版本履历应记述每个版本的作者、版本生效日期,以及详细的更新内容,以便于追溯 DVP 在临床试验过程中的变更。

（二）动态 CRF 页面

在 eCRF 设计中,动态 CRF 页面(dynamic form)一般被鼓励,这样可有助于数据核查,避免不要求数据的空白字符段被错误地填写数据。如性别是男性的受试者,妊娠检查部分就不应该被激活以避免不必要的数据输入。eCRF 如有动态 CRF 页面,则应该在 DVP 中加以描述,如该动态页面的生效日期、激活动态 CRF 的访视、关联的 CRF 页面和数据点、动态 CRF 页面名称、动态 CRF 呈现的访视、动态 CRF 出现时逻辑关系描述、不同数据测试时的期待的不同结果、实际测试时的数据、最终测试的结果(通过/失败)、质疑文本(通过/失败)。如表 8-2:

表 8-2　动态 CRF 页面的核查举例

版本	访视号	CRF 页面	From Item #	动态 CRF 页	呈现访视	逻辑
	SCR	DM	4	PRG	# 和 #	如 DM 页中性别被标明为女性,则 PRG 页将被显示

续:

测试 1	期待结果	测试 1	期待结果	测试 1	期待结果
于筛选访视,DM 页中输入"2"作为女性	确认 PRG 妊娠页是否被显示于访视 # 和访视#	于筛选访视,DM 页中输入"1"作为男性	确认 PRG 妊娠页是否未被显示于访视#和访视#	于筛选访视,DM 页中输入"2"作为女性。确认 PRG 妊娠页被显示于访视#和访视#后,将性别修改成"1"男性	确认女性改为男性以后,PRG 妊娠页是否消失

续:

测试举例	期待结果	实际整体输出(通过/失败)

（三）衍生数据

如果数据可以通过其他变量计算得来,则不直接采集,该数据被称衍生数据(derivation),如年龄、身体质量指数(body mass index,BMI)、体表面积(body surface area,

BSA)等。在 DVP 中应该描述何种检查编码、出现的访视、关联 CRF 页面、输入条目、相关变量、计算字段、计算逻辑及输出格式等。测试时的测试数据举例、期待结果及实际测试结果(通过/失败)见表 8-3。

表 8-3　衍生数据的核查举例

版本	检查编码	访视	CRF页	输入条目	相关字段	计算字段	逻辑	输出格式例如:××.×	测试举例	期待结果	实际整体输出(通过/失败)
0.1	VS-BMI-001	访视 V0、V1、V2、V3、计划外访视	VS	weight	height	BMI	计算 BMI = "weight(kg)/height(m)^2"	32.2			
0.1	DER 001	PRETX	DM ICF	BRTHDT ICFDT		计算年龄(AGE)	计算 age = "知情同意书签署日期 - 出生日期"				

(四)邮件通知功能(E-mail)

当有严重不良事件发生时,研究者有义务立即通知申办方,所以 eCRF 需设置自动的邮件通知功能。DVP 中需要描述需检查的编码、关联访视、CRF 页、输入的条目号、条目名称、逻辑、邮件的文本内容、收件人邮箱、测试举例、期待结果、实际结果(通过/失败)、质疑文本(通过/失败)等。邮件文本的内容应该包括:受试者编号,随机号,AE 序号,AE 名,成为 SAE 的日期,SAE 的判断标准,与试验药物、治疗过程或其他药物的相关性等,如表 8-4。

表 8-4　邮件通知功能的核查举例

版本	检查编码	访视	CRF页	输入条目#	条目名称	逻辑	邮件文本内容	收信人邮箱
		AE	AE	3	不良事件	产生一有关严重不良事件(SAE)的警示邮件	SAE 警示 patient:<插入> rand #:<插入> AE #:<插入行号> AE 名:<插入 AE 的完整名称> 变严重的日期:<插入日期> SAE 的判别标准:<插入多选框的答案> 与试验药物的相关性:<插入答案> 与试验治疗操作的相关性:<插入答案> 与其余药物的相关性:<插入答案>	Medical_Berlin@abcpharma.com

续：

测试举例	期待结果	实际最终测试结果（通过/失败）	质疑文本（通过/失败）

（五）各域核查条目数的总结（check summary）

DVP 中可对每个 CRF 域的逻辑核查的条目数进行统计,这样可对逻辑核查编程和用户可接受测试的工作量有一个大致的了解。关于逻辑核查的条目数量因为适应证和项目的复杂程度,及 EDC/CDMS 系统功能的限制而有不同,一般 EDC 的情况下Ⅰ期临床试验在 100~250 条,Ⅱ期临床试验在 200~450 条,Ⅲ期临床试验可能会在 400~600 条。只要系统的功能允许,在线逻辑核查的内容希望能覆盖 80% 以上的数据点,这样可提高数据核查的效率,提高数据质量,如表 8-5。

表 8-5　各域核查条目数的总结举例

域/CRF 页名	域/CRF 标签	# 核查条目数
人口统计学资料（demographics）	DM	15
知情同意（informed consent）	ICF	3
不良事件（adverse event）	AE	90
合并用药（concomitant medication）	CM	35
实施情况（disposition）	DS	20
药物分发和回收（drug accountability）	DA	10
心电图（ECG）	EG	25
暴露（exposure）	EX	39
合格标准（eligibility criteria）	IE	6
实验室检查（lab）	LB	60
既往病史（medical history）	MH	16
实验室检查值正常范围（lab normal ranges）	LNR	18
体格检查（physical examination）	PE	13
受试者特征（subject characteristics）	SC	3
嗜好品使用（substance use）	SU	26
生命体征（vital signs）	VS	52
访视（visit）	VISIT	8
死亡数据（death data）	DETH	9
随机化（randomization）	RA	6
列表（listing）	LISTINGS	4
	计	458

（六）域/CRF页

DVP应该对每个域/CRF页分别就各数据点的核查进行定义,如人口统计学资料（DM）、知情同意书（ICF）、不良事件（AE）、既往和同期用药（CM）等。DVP中应描述需要检查的编码、表单名称、对象条目、所在访视、逻辑文本、质疑文本、是否离线核查、是否需要回答、是否需要手动关闭质疑、参考条目、测试举例、期待结果、实际总的结果（通过/失败）、质疑文本（通过/失败）等,如表8-6:

表8-6　人口统计学资料域的核查举例

版本#	方案违背核查	字段编辑检查	检查编码	表单名称	对象条目	所在访视	逻辑文本	质疑文本	离线检查?Y
1.0			DM-BRTHDAT-001	人口统计学资料	出生日期BRTHDAT	访视V0	BRTHDAT必须填写	出生日期为空,请提供数据	
1.0			DM-BRTHDAT-002	人口统计学资料	出生日期BRTHDAT	访视V0	（ICFDAT-BRTHDAT+1)/365.25必须大于等于18	年龄小于18周岁,请检查	
1.0			DM-ETCHINIH-001	人口统计学资料	民族ETHINIC	访视V0	ETHINIC必须填写	民族为空,请提供数据	
1.0			DM-SEX-001	人口统计学资料	性别SEX	访视V0	SEX必须填写	性别为空,请提供数据	

续:

需要回答默认为X	需要手动关闭默认为X	参考条目	测试举例	期待结果	实际输出(P/F)	质疑文本(P/F)
X	X					
X	X					
X	X					
X	X					

（七）离线核查

DVP中需要对离线核查的内容进行规定,如列表编号、列表标签、表格名称、访视编号、报告中需要的条目列表、限制标准、DM说明、列表类型、列表运行的频率等,如表8-7。

表 8-7 离线核查举例

列表编号	列表标签	表格名称	访视 ID	报告中需要的条目列表	限制标准	DM说明	列表类型	运行列表的频率
LISS01	药物名称检查	CM-CMTRT	所有访视	检查编号,表单名称,对象条目,所在访视,逻辑文本,质疑文本	药物名称中不能有膳食补充剂、葡萄柚、减肥药及能够干扰脂类代谢的任何药物	离线检查	临床数据管理	每月
LISS02	其他原因检查	DS-DSOTHER-1	研究结束	检查编号,表单名称,对象条目,所在访视,逻辑文本,质疑文本	试验情况总结中,其他原因为"出现严重不良事件或不可耐受的不良事件,研究者判断应停止试验"时,至少有一个 AE 应与未完成试验相吻合	离线检查	临床数据管理	每月
LISS03	其他原因检查	DS-DSOTHER-2	研究结束	检查编号,表单名称,对象条目,所在访视,逻辑文本,质疑文本	当尿妊娠试验结果为"阴性"时,其他原因不能填写尿妊娠结果为阳性。当尿妊娠试验结果为"阳性"时,其他原因必须填写尿妊娠结果为阳性	离线检查	临床数据管理	每月

(八) 核查手段

当临床试验团队尤其是临床数据管理人员进行数据核查清理时,肉眼疲劳、粗心等人为错误不可避免,为提高效率和确保核查质量,应尽可能使用自动核查工具并且标准化。一些常用的编辑检查可以在不同的试验中通用,比如生命指征的正常范围的检查,年龄的计算,日期和时间的规范检查等。为提高效率,常用的编辑检查都应建立标准库以便重复使用。

数据库或 CDMS 的自动核查工具:自动逻辑核查是根据数据变量和预先设定的逻辑产生数据疑问。在数据输入时跳出提醒以便及时纠正数据错误。有些涉及不同 CRF 之间的逻辑对比,在数据输入结束并且保存以后发生,以质疑的形式呈现在电子数据收集系统中,要求研究者回答并且修改错误,这些信息都会被记录在核查轨迹中。

Excel 工具:有些需要人为核查的数据可以列表的形式导出,在 Excel 表中利用自带的工具进行逻辑比对。

SAS 工具:一些复杂的逻辑核查通常会涉及多个 CRF 表数据之间的比对,或者同一 CRF 数据中不同访视之间的数据比对和计算,有些公司或 CRO 会用 SAS 编程工具来实现。根据预先规定的逻辑,SAS 会生成一个或多个异常的数据列表。临床数据管理人员可以根据列表内容直接在电子数据收集系统里面发出质疑。

四、数据核查计划的审核和批准

一个完整的数据核查计划应该涵盖系统核查、自动核查和手工核查,并且规定源文件核查、统计学核查、医学核查,以及临床数据管理的数据核查的职责和内容。

DVP 需要满足不同用户的需求,所以在 DVP 撰写时应该征求不同用户的意见,并得到他们的审核。如数据核查是由 CRO 执行,则数据核查计划必须得到申办方的审批,因为申办方是数据质量的最终责任者。以下是不同用户在审核 DVP 草案时的审核要求(表8-8):

表8-8　数据核查计划的用户和审核要求

用户	审核要求
CRA	确保 DVP 提出的核查点是有效的,并就研究机构采集数据或源文件核查(SDV)时常见的问题给予建议
统计编程人员	确保 DVP 提出的核查点符合试验的参数(如:安全性和有效性的关键数据点是准确的并和数据库传输要求相一致)和数据分析的要求
数据库编程人员	确保 DVP 提出的核查点是清晰的、可编程的,或者可包含在受试者信息列表或离线核查列表中
申办方	确保数据能被正确地清理并符合他们的要求,并最终签字

数据核查计划的草案完成后在 UAT 之前应该得到相关用户和统计编程人员的严格审核。UAT 测试应在数据库启动之前完成,所有数据核查也应在第一例数据录入之前启动。如前所述,数据核查的质量保证和质量控制应符合戴明循环中的 4 个步骤:计划(plan)、执行(do)、检查(check)、调整(action)。数据库通过测试并启动后,在实际运行的过程中,可能会发现逻辑核查的某些不足之处,如数据录入后合理的数据,系统不应该产生质疑时有了质疑,而不合理的数据,应该产生质疑但质疑没有出现。所以在临床试验运行中有必要对数据核查的流程等进行监控以便及时发现流程的不足和潜在的问题,并加以解决。同时临床试验实施过程中可能有 CRF 的更新。如数据核查计划和系统的逻辑核查有更新,则相应的 UAT 要被执行。所有的数据核查计划版本必须齐全,并有正确的版本控制。

数据管理的目的是确保临床试验中所得到数据的可靠性、完整性、准确性以及能真实地再现临床试验全过程的基本信息。数据核查就是通过对数据质量的检查以确保统计分析前数据的合理性。数据核查必须撰写详尽的计划,并经审核批准,然后编写数据库逻辑核查或 SAS 离线核查程序。数据核查计划主要是基于临床数据管理的数据核查,通常是由项目的主要数据管理人员或被指派者负责撰写。企业应该有数据核查计划撰写及数据库测试的相应的 SOP,并有相应的 DVP 的模板等。

(撰写:孙华龙　张　薇;审阅:邓亚中)

参 考 文 献

[1] "Clinical Operations:Accelerating Trials, Allocating Resources and Measuring Performance".Pharmaceutical Processing.[2006-11-01].http://www.pharmpro.com.

[2] International Conference on Harmonisation.Guidance for Industry,E6 Good Clinical Practice:Consolidated Guidelines.May 1996.

［3］国家药品监督管理局.药物临床试验质量管理规范(2020 年第 57 号).［2020-04-26］.http://www.nmpa.
gov.cn/WS04/CL2138/376852.html.

［4］国家食品药品监督管理总局.总局关于发布临床试验数据管理工作技术指南的通告(2016 年第 112
号).［2016-07-27］.http://samr.cfda.gov.cn/WS01/CL0087/160961.html.

［5］Society for Clinical Data Management.Good Clinical Data Management Practices(GCDMP).［2019-10-05］.
https://scdm.org/publications/dcdmp/.

第九章

数据库的建立及其管理

临床研究数据的质量首先需要保证源头数据的正确,这主要是通过临床监查员的现场 SDV。数据管理部门则通过各种手段对数据间的逻辑性进行检查(如数据采集与管理系统的逻辑核查程序、系统外的 SAS 程序以及手工比对)。这样,建立临床研究数据库是数据管理过程中一项重要工作,选择并使用合规、稳定、功能齐全、用户体验度良好、技术支持及时以及价廉的数据管理系统可以极大地加快数据收集,提高数据清理的效率与质量。

数据管理系统或 EDC 系统建立在数据库之上,并通过用户操作界面而进行临床研究的流程设计和 CRF 定义,以便于进行数据的录入、清理、审核、导出与报告。项目数据库则是建立在数据管理系统或 EDC 基础之上的针对特定的项目研究方案的要求而建立的数据库。

项目数据库的建立很大程度上取决于数据管理部门所选择使用的数据管理系统。所以,当数据管理部门在选择数据管理系统时,应当充分考虑本机构的人员设置、操作流程,以及人员的经验。就建立项目数据库来说,准确地存储与提取数据是对数据管理系统的最基本的要求。此外,建立项目数据库还需要综合考虑的其他因素有:

(1)符合研究方案的流程,易于数据的录入。

(2)数据导出的样式全面且内容完整,易于统计分析并满足统计师或程序员的要求。

(3)数据在数据管理系统内可进行较为完整的逻辑核查,可及时发现问题数据。

(4)符合数据库理论。

(5)符合数据库应用软件的要求。

应当指出,各种数据管理软件的设计与功能各不相同,有的注重于数据的快速录入,有的则有很好的数据报表功能,或者强大的逻辑核查能力,但这些不同不应当是比较软件优劣的标准。另一方面,当数据管理人员按照研究方案或者是纸质 CRF 建立数据库时,同样的 CRF 可能有不同的数据库设计方法。

数据库设计的方法取决于数据管理人员的经验、习惯以及对软件功能的了解与熟练程度。数据库设计的不同方法可能会影响数据库数据的存储与导出结构,也可能会间接影响逻辑核查程序的建立。

本章从数据库的概念讲起,涵盖了数据库界面的设计及测试,逻辑核查的编写及测试,数据库变更升级等内容。由于市面上数据管理系统纷繁众多,我们主要从基本原则的角度对以上概念进行阐释,读者可以根据自己所用的数据管理系统进行进一步细化解读。

第一节　数据库的基本概念

数据库(database)是按照数据结构来组织、存储和管理数据的仓库。它产生于 20 世纪 40 年代。随着信息科学与技术的发展,特别是 20 世纪 90 年代以后,数据库已不再仅仅是存储和管理数据的工具,而转变成以用户需要为中心的数据采集与管理的方式。数据库有很多种类型,从最简单的存储各种数据表格的数据库到能够进行海量数据存储的大型数据库系统都在各个方面得到了广泛的应用。

临床试验就是围绕对试验数据的收集、处理与分析而进行的,这些数据包括研究方案规定的、用以统计分析的受试者数据(人口统计学资料、体格检查、病史、实验室检查等),数据处理过程中的稽查轨迹(每次数据修改时产生的有关修改人、修改时间、修改原因,以及修改前后的值等),以及那些非直观、但又不可缺少的数据,例如 CRF 中的元数据信息(访视信息、表单信息,字段的名称、类型、长度)和质疑数据(从产生到关闭生命周期中的数据)等。

使用传统的方法(如 Excel)很难实现对这些数据快速、清晰、完整、准确的收集和处理。这就要求数据管理机构使用数据管理系统并在该系统上设计临床研究数据库,以便完成数据的采集与管理的任务。数据库管理系统可以理解为是由前台的应用程序加上后台的数据库组成的。前台的应用程序是功能层面的,通过用户操作界面进行临床研究的流程设计和 CRF 表格定义,以便于进行数据的录入、清理、审查、导出与报告。后台数据库主要用于数据的存储。

数据库是一个长期存储在计算机内的、有组织的、可共享的与可统一管理的数据集合,它是一个按照数据结构来存储和管理数据的计算机软件系统。

一、数据库的特点

(一)实现数据共享

数据库中的数据是为众多用户所共享其信息而建立的,已经摆脱了具体程序的限制和制约。不同的用户可以按各自的权限与功能,使用或操作数据库中的数据;多个用户可以同时共享数据库中的数据资源,即不同的用户可以同时读取数据库中的同一个数据。数据共享性不仅满足了各用户对信息内容的要求,同时也满足了各用户之间信息交流的要求。

(二)减少数据的冗余度

数据库存储数据的原则是同样的数据在数据库中仅需收集与存储一次。例如受试者编号,它在每个访视、每个 CRF 中都会出现,但在数据库中,我们仅需设计一张含有受试者代码的表格。在具体 CRF 中,仅需要通过数据库后台程序将含有受试者代码的表格与 CRF 相关联。这种处理的好处是高效(即不需要在每一张 CRF 中重复填写或保存受试者代码)。另一个好处是当受试者代码填写错误需要修改时,我们仅需要在一个地方修改,而不必在每个 CRF 中修改。

(三)确保数据的安全性和可靠性

临床研究数据库需要确保数据的安全性与可靠性,主要通过数据库的以下性能控制来实现:

1. 安全性控制　以防止数据丢失、错误更新和越权使用。

2. 完整性控制　保证数据的正确性、有效性和相容性。

3. 并发控制　即在同一时间周期内,允许对数据实现多路存取,但又能防止用户之间的不正常交互作用。

4. 故障的发现和恢复　是数据库管理系统提供的一套方法,可及时发现和修复故障,从而防止数据的损坏。

二、临床研究数据库

数据管理系统是建立在数据库之上,对临床研究的数据库进行管理的系统。项目数据库是建立在数据管理系统内的针对某一特定研究方案的要求而建立的数据库。用于处理纸质项目数据的系统一般倾向于在系统内建立适用于不同申办方和不同方案的多个项目数据库。而 EDC 系统则多是以申办方为单位,按各研究方案单独部署。

在关系数据库中,对数据的操作几乎全部建立在一个或多个关系表格上,通过对这些关系表格的分类、合并、连接或选取等运算来实现对数据的管理。例如受试者和研究机构的关系,通过在受试者表中加入研究机构 ID 来实现和研究机构的关联。同理,各访视和 CRF 模块中的各字段,也都通过一个或者多个字段进行关联。

早期的临床数据常用 Epidata、Excel、Access 来处理,Excel 和 Access 是微软公司开发的通用电子表格和数据库软件,可以用来进行数据的收集和存储。Epidata 是早期纸质研究项目使用比较多的应用工具,最早用于流行病学的调查与科研数据的处理,因为其简单易学、免费,以及它支持快速的录入界面的设计,双份录入,执行基本的统计分析,可导出多种格式的数据等特点,而广受科研院校欢迎。随着技术的发展和法规要求的不断提高,监管机构对数据管理系统功能的要求也不断增加,特别是我国自查核查中暴露出来的数据无法溯源与无法追踪等质量问题,监管机构对数据管理系统的数据稽查轨迹、电子签名等有了明确的要求,同时对数据核查功能的要求也越来越高,再加上实验室范围的检查,医学编码等功能的需求,这样,今天的 Epidata 已不能满足越来越多的基于监管要求的临床试验数据管理的要求。

数据管理系统由最初的数据收集,逐渐发展为包含数据收集、数据清理、报表、数据导出等的综合性系统。以下列举了数据管理系统中包含的常见功能:

- 数据库设计
- 逻辑核查程序
- 数据监察
- 质疑管理
- 外部数据导入
- 实验室范围核查
- 医学编码
- 数据库锁定/解锁
- 稽查轨迹
- 权限管理
- 数据库变更管理
- 报表功能
- 电子签名
- 数据导出

第二节 临床关系数据库的设计原则和要求

根据数据模型的发展,数据库技术可以划分为三个阶段:第一代的网状、层次数据库系统;第二代的关系数据库系统;第三代的以面向对象(object-oriented)模型为主要特征的数据库系统。当今应用最普遍的是关系数据库系统。目前市面上主流 EDC 的数据库也多采用关系数据库。

临床关系数据库模型主要针对受试者的 CRF 数据。数据库设计的基本原则是"所见即所得",即数据库的录入界面和 CRF(纸质研究)或 eCRF(EDC 研究)的设计界面相同。这里包含两层意思:一是每个检查所包含的范围相同(字段是否收集完整),二是每个字段的基本属性相同(描述、类型、长度)。但"所见即所得"并不代表着数据库中的存储结构和导出结果相同,就是说相同的 CRF 在不同的数据管理系统中导出的数据结构可能是不同的。

常见的数据库存储形式有两种:标准化数据库存储形式和非标准化数据库存储形式。

标准化数据库(normalized database)存储形式可以保证表内的字段都是最基本的要素,而这一特点有助于消除数据库中的数据冗余,使输出结果简明易懂。标准化有多种形式,但第三范式(3NF)通常被认为在性能、扩展性和数据完整性方面达到了最好平衡。简单来说,3NF 规定:

1. 表内的每一个字段都是不可拆分的基本字段,即我们不能用一个字段来存储一个以上的值。

2. 表内的每一行必须可以被唯一地区分(关键字段,primary key)。

3. 表内不可包含在其他表中已出现的非主关键字信息。

表 9-1、表 9-2 是生命体征的数据库存储形式。表 9-1 是典型的生命体征数据的标准化数据库存储形式,有时也被称为瘦-高型存储形式。表 9-2 是该数据的非标准化数据库(non-normalized database)存储形式,有时也被称为矮-胖型存储形式。

表 9-1 生命体征的 CRF 数据的标准化数据库存储形式

受试者代码	访视	重复数	收缩压	舒张压
1001001	2	1	130	90
1001001	2	2	120	80
1001001	2	3	110	70

表 9-2 生命体征的 CRF 数据的非标准化数据库存储形式

受试者代码	访视	收缩压 1	舒张压 1	收缩压 2	舒张压 2	收缩压 3	舒张压 3
1001001	2	130	90	120	80	110	70

临床数据在数据库存储的不同形式均不影响数据存储的准确性,但会影响逻辑核查程序的编写和数据库数据的导出形式。数据管理人员应当了解这种结构上的差异对数据管理工作可能产生的影响(表 9-3)。

表 9-3　数据库存储形式对数据管理的影响

	标准化数据库存储形式	非标准化数据库存储形式
数据结构特点	瘦-高型	矮-胖型
	每个受试者有多行数据	每行一个受试者
	用受试者和重复数来唯一标识每行数据	
	要求列变量名称与数据类型相同	每一列变量名称均不相同
核查程序的编写	容易	不容易
数据的查询	容易	不容易
数据后期分析处理	容易	不容易
常见的临床数据库存储形式	多为收集以表单形式收集的可重复的数据,如: 体格检查 医学史 不良事件 既往和同期用药 入选和排除标准	多为收集不可重复的数据,如 人口统计学资料 烟酒史 试验完成的状况

　　一般建议,数据库结构的设计应尽量采用瘦-高型的标准化形式,其主要目的是减少每个表单的列数以及变量个数,从而使得后期的数据分析与处理变得简单灵活。瘦-高型结构很容易转换成矮-胖型结构,且不需要复杂的编程过程。而矮-胖型结构则需要很复杂的程序才能转换成瘦-高型结构。

　　另一个比较特殊的推荐采用瘦-高型的存储形式的是实验室检查数据(表 9-4)。

表 9-4　实验室检查数据的标准化存储

实验室检查名称	检查结果	检测单位	备注
白细胞计数	×××	$10^9/L$	
红细胞计数	××	$10^{12}/L$	
血小板计数	××	$10^9/L$	
血红蛋白	×××	mol/L	

实验室检查数据结构的特殊性主要表现在两个方面:

1. 实验室检查名称(如血常规、血生化等)一般使用默认值(如 code list),即固定的检测项名称,且在同一项目中不可修改。尽管各项实验室检查的内容不同,但它们的结构安排有很大的相似性,如它们都有检查结果、检测单位、是否有临床意义以及备注等,这为数据的标准化(瘦-高型)存储提供了极好的基础。但由于实验室检测项内容比较多,这种带着默认值的瘦-高型结构对数据管理系统提出了比较大的挑战,比如需要创建更多的字段以满足不同的检测项的要求。目前新开发的一些 EDC 系统则能按照实验室检查项分类字段,控制相关检查项出现的内容(如检测项与检测单位等),从而解决了这个问题。同时,明显地提高了实验室检查这一数据采集模块的可重复利用(图 9-1)。

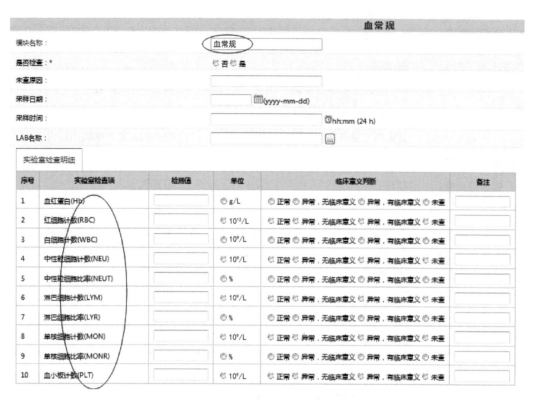

图 9-1　EDC 利用实验室检查分类字段,控制检查项名称

2. 实验室检查一般需要进行正常参考范围核查。这一功能在许多数据管理系统内已经作为单独的功能来实现。在标准化的实验室检查 CRF 内配置实验室检查项及其正常参考范围也能够实现对实验室检查范围的自动核查,并对超出正常参考范围的数据给出及时的提示。

除了实验室检查数据存储的结构相似性以及正常参考范围的统一管理,使用瘦-高型的数据存储还有其他一些优点:

(1)易于进行访视间检查结果的比较。

(2)易于进行数据的批量录入(batch loading)。

(3)易于数据的在线审核(on-line review)。

(4)易于导出数据报告。

标准实验室建库方法,连同实验室参考值范围一起,有效地解决了实验室数据采集与清理的最关键问题,提高了建库的效率以及实验室数据清理的效率与质量。

第三节　数据采集模块的设计

数据库设计人员根据 CRF 和/或数据库设计规范进行数据库设计,创建项目数据库(CRF 页面与逻辑核查程序),通过测试与审批后,方可发布到生产环境,用于受试者数据的采集。本节主要讨论数据库在正式发布前的 CRF 页面的设计、创建和测试过程。

根据数据管理系统的不同,数据库界面设计所涵盖的工作不尽相同。一般来说,数据库

设计包含以下几项工作:

(1)编码表(code list)设计。

(2)字段(item)设计。

(3)表单(form)设计。

(4)访视(visit)设计。

(5)动态(dynamic)结构设计。

上述各工作在数据库设计过程中并没有严格的顺序限制,更多地需要根据各系统的功能安排以及使用习惯而定,可以先设计编码表字段,也可以先设计访视、表单字段。在数据管理 SOP 中,一般都会有相关建库工作流程的规范要求。

CRF 设计的过程类似于汽车的零部件的组装,每个字段即为零件,用各种零件组装成不同的部件(即表单),很多零件可以使用在不同的部件里。同理,同一个字段可以使用在不同的表单内。项目整本 CRF 页面(CRF book)的设计过程类似于汽车整车的组装,最后形成一个完整的可行驶的汽车(研究数据库和界面)。

一、编码表设计

编码表(code list)是以简单的数值或文本来替代固定意义的字符串(如1=男,2=女)。编码表一般包含编码组名称、编码名称、编码值(code value)和编码描述(code label)等(表9-5)。

表9-5 不良事件与研究药物关系编码表

编码组	英文编码名称	编码名称	编码值	编码值描述	英文编码值描述
不良事件	REL	与研究药物的关系	1	肯定有关	definitely related
不良事件	REL	与研究药物的关系	2	很可能有关	probably related
不良事件	REL	与研究药物的关系	3	可能有关	possibly related
不良事件	REL	与研究药物的关系	4	可能无关	possibly unrelated
不良事件	REL	与研究药物的关系	5	肯定无关	definitely unrelated

数据库中,编码字段的受试者信息是以其编码值的形式存储的。而编码值描述则是在数据导出的过程中经过映射而生成的,如"1"代表"肯定有关"(表9-5)。这一特性的优点是使数据的录入简单、标准规范,并可明显节省数据库的存储空间。

编码表的使用需要严格地按照 CFR 设计的要求,并在研究开始前明确编码字段的编码值所能涵盖的范围。编码表应当能包含所有可能的情形(表9-5),如果不能,则编码表中需要增加一个"其他"的编码值选项,以便数据录入时使用(表9-6)。

表9-6 编码表中的"其他"举例

编码组	英文编码名称	编码名称	编码值	编码值描述
随机入组	RANDREAS	未入组的主要原因	1	不良事件
随机入组	RANDREAS	未入组的主要原因	2	不符合入选标准/符合排除标准
随机入组	RANDREAS	未入组的主要原因	3	失访
随机入组	RANDREAS	未入组的主要原因	4	撤回知情同意书
随机入组	RANDREAS	未入组的主要原因	99	其他(如疾病进展)

二、字段设计

字段（item）设计是数据库设计的核心，主要包括字段名、描述、数据类型、长度、精度、范围、是否使用编码表等属性。

字段名一般作为变量名（variable）存储在数据库内，字段名也可作为 SAS 变量名用于 SAS 数据集的导出。随着行业标准化的逐步普及，字段设计已广泛使用 CDISC 中的 CDASH 里定义的字段名以及数据类型的字段命名方法，如日期以-DAT 结尾，时间以-TIM 结尾，单位以-U 结尾等。为了满足 SAS 数据传输与递交的需要，字段名长度一般不超过 8 位。字段描述长度一般不超过 40 个字段，可作为界面上的问题描述及导出的 SAS 变量描述（label）。

临床研究数据库中，最常见的字段类型是：字符型、编码型、数字型和日期时间型。

（一）字符型数据

字符型数据是由任何字母、符号和数字任意组合而成，主要是自由文本型，多用于对 CRF 中某一问题的评论或备注、受试者报告的逐词术语（verbatim），以及对现有编码型数据的补充（如选择"其他"，需要填写"其他"的描述）。

数据库中，文本型数据主要见于对某一现象或者观察的评论或备注，编码型数据中的开放性多种选择，以及受试者报告的逐词术语。

评论性文字数据一般不作分析之用，但它可提供对某项观察的进一步解释或说明，为后续的数据清理、数据审核以及统计分析等提供重要的信息，同时也为数据的录入提供了很大的便利。备注信息也一直受到数据管理工作的重视。

在 CRF 设计以及数据库设计时，我们建议尽量避免使用自由书写的字符型数据，主要是出于以下几方面的考虑：

（1）字节长度难以预计。

（2）增加数据录入错误的可能。

（3）难以用逻辑核查程序进行该类数据的检查与清理。

（4）增加数据导出的难度，有的导出有截断，导出不完整。

（5）难以对字符型数据进行统计分析（即需要编码归类操作）。

（6）占用大量的数据库存储空间。

研究者按照受试者主诉而填写的逐词术语（如不良事件名称或药物名称等），在经过了特定的编码工作后，一般才可用于统计分析报告。

数据库设计中，文字型数据的字节长度也是数据管理人员与项目组成员应当考虑的问题。

（二）编码型数据

编码型数据主要有单选（如性别：1. 男，2. 女）、封闭型多选（如身高单位：1. cm，2. inch）以及开放型多选（如民族：1. 汉族，99. 其他。其他，请说明），该类型数据需要与编码表一起使用。

为了规范数据录入及提高数据采集的速度，可以将字段关联一个编码表，如性别、不良事件严重程度等。当编码关联到字段时，要注意编码列表的精确性，如针对某个"是/否"问题，表单 A 里用的编码列表有"是/否"，表单 B 里用的"是/否/不适用"。在这种情况下，根据系统的不同，可以设置两个不同的编码表或者设置一个全的列表，在里面添加其相应的子集。当表单字段关联到该字段时，系统要可精确定位到所需使用的当前字段的选项。

同样的 CRF 设计,其背后的数据库的含义可能有很大的不同。因为数据库中对于单一选择的问题,无论是否填入数据,它的值都是存在的。在没有填入数据时,数据库取空白值。例如,

近两周是否使用过抗生素类药物?	[　　]

对于该问题的回答,如果研究者打钩,一般表示该受试者在近两周内使用过抗生素。但是,如果研究者没有填入任何内容,数据库对该问题的回答是空白值,数据管理人员在审查该数据时就很难知道,该问题是被遗漏没有填写,还是该受试者没有使用过抗生素。

对 CRF 上的这种问题,数据管理人员在建立研究数据库时,可以采取以下几种处理办法:

1. 使用"是-否"编码　建立数据库,使用"是-否"编码存储该问题,如果打钩,则选"是",空白则选"否"。这种方法的缺点是违反了数据录入的原则"填入你所看到的"。

近两周是否使用过抗生素类药物?	是[　] ,否[　]

2. 使用只含有"是"的编码　这种用法的好处是保持了数据库与 CRF 的一致性,但是只含有"是"的编码在分类上没有意义。有的数据管理系统并不支持这种使用方法。

近两周是否使用过抗生素类药物?	是[　]

3. 不使用编码　将该字段设计为单一的字节,允许填入任何一个字母,如,"Y""N""C",或者是"√"等。这种用法的缺点是在数据输入时需要进行核查,以防非规定字母的输入。

以上情况主要是针对纸质 CRF 设计中的问题而提供的解决方案,在 EDC 广泛普及的今天,只选用是否选项的设置:

近两周是否使用过抗生素类药物?	是[　] , 否[　]

严格来说,在 CRF 设计时,应当尽可能避免使用上述单一选择项。如果出现,必须给出明确的定义。业界比较流行的做法,即单独设置一个"未做(not done)"字段并要求研究者按照需要填写,这样以防数据的漏填漏报。

在设计编码型数据时,数据管理人员要根据研究方案,并与医学人员和统计师一起进行深入的讨论。

(三) 数字型数据

数字型数据可以分为整数型(integer)数据和小数型(floating)数据。数字型数据只能包含数字,不能含有字符(小数点除外)。另外小数型数据的长度也需注意,长度 10.2 表示最长不超过 10 位,其中小数不超过 2 位,整数部分最大为 $10-2=8$ 位。

采用纸质 CRF 的临床研究中,填写在 CRF 表格中的数据没有实时验证的机制,研究者可以填入任何数据。尽管 CRF 填写手册会清楚地说明各个字段的填写内容及注意事项,但实际工作中也常常见到一些数字类的字段中被填入了文本型的字符串,如"未做""不适用"或者是"+++"等。当该数据被录入到数据库时,系统格式检验会自动识别这种数据类型上的问题,并显示错误(有的系统还强制不允许类似数据的保存!),这些都要求数据录入人员录入前清理。再如实验室中检测尿中的红细胞数的报告,在这个报告中,检查结果这一项是要求填入整数数字的,计量单位为"个",即以每高倍视野中观测到的红细胞数来表示:

实验室检查项	检查结果(单位/个)
尿红细胞计数	

一般情况下,检查报告单上会填写实验室人员实际观测到的红细胞数,如 5 个或 10 个。但有时,实验室人员则将该项检测结果报告为 5~10 个,或者直接填入"微量""少许"等。

对于这样的问题,系统无法将"5~10"或者"微量"等文字型转换成数字型,因而产生数据无法保存或者系统无法按照既定的格式识别,从而导出"空白的"数据,导致数据存储与导出的问题。数据管理人员应当了解可能产生该类错误的字段,在 CRF 填写指南中强调这类数据的填写要求。表 9-7 列出了这类问题的常见解决办法及其优缺点。

表 9-7 数字数据型问题的解决办法及其优缺点

数字数据型问题的解决办法	优缺点
将检查结果这一项在数据库中定义为字符型	文字和数字均可以被保存,且不产生误差。在数据分析时,可将字符型转换成数字型。但缺点是无法利用数据型的功能来检查该项检查是否在正常值范围内,由字符型向数字型转换有时会出错,需要特殊处理
将检查结果这一项在数据库中定义为数字型	当文字性数据输入时,系统产生差误,而要求数据管理人员解决。这种方法多用于临床检查的结果一定是数字,而不容许字符型数据
建立两个项,分别定义为数字型和字符型,文字型需要再转换成数字型	优点是可同时保存两种类型的数据,缺点是有时难以预测哪个问题需要建立 2 个数据项,且占用更多的数据库的空间,也会增加数据管理人员建库、数据清理等的工作量
将检查结果这一项在数据库中定义为数字型,同时添加一个用于备注的文字项	在遇到字符时,该文字被填到评论项中,日后用作转换。缺点是添加了额外的字段
使用编码表来确定数字范围,如: "0" = "微量" "4" = "<5" "13" = "10-15" 等	需要符合检查项的临床分类意义,并在 CRF 填写指南中对各编码的定义作详细的说明

在实际应用中,具体使用何种方法,要根据具体的问题,同时要征求研究团队成员的意见。

(四) 日期时间型数据

日期时间型数据可存储日期(date)和时间(time)。日期型数据的填写比较容易发生错误,特别是在纸质研究中,主要有以下几个原因:

(1)出现不完全日期,一般缺少月或日,如 02/-/2016(dd/mm/yyyy)。

(2)日期的样式不统一或不规范,日期的表示方式有几种版本,欧洲一般用 dd-mm-yyyy 表示,而美国则多用 mm-dd-yyyy 或者 dd-mm-yyyy 表示,我国通用的是年月日(yyyy-mm-dd)。

就日期表达方式来说,给出日期的样式对数据填写非常有帮助:

出生日期(dd-mm-yyyy):   03MAR2018

对于填写"不完全的"日期（partial date）类数据,不同的机构或研究者做法并不相同。

一般说来对于重要的日期类数据,如访视日期、实验室检查采样日期、不良事件的发生日期,一定需要填写完整的日期,任何不完全的日期都将以问题数据的形式,启动质疑,直至最终解决。对于不太重要的日期,如既往病史的日期等,可以根据缺失的内容加以补充,常见的补充形式有两种:

（1）按照中间月份或者日期进行补充,如 02/-/2010 补充为 02/Jul/2010。

（2）按照最早月份或者日期进行补充,如-/May/2010 补充为 01/May/2010。

一般我们会按照项目的需要,将签署知情同意书日期前的相关日期（如既往用药日期、既往手术日期、疾病诊断日期等）设置为字符型日期（系统可接受不完整日期）,而将签署知情同意书后的所有相关日期（实验室检查日期、体格检查日期等）都设置为完整型的日期。

诊断日期：　　2016-05-UK （yyyy-mm-dd）

开始日期：　　2016-05-UK （yyyy-mm-dd）

临床研究项目中不完全日期时间型数据采用何种规则,需要根据部门的 SOP,项目的需要,咨询统计师和试验小组成员的意见,并记录于数据管理计划中。

CDASH 中,可将日期型字段设置为一个字段,也可将日期型字段设置为年、月、日三个字段,便于缺失日期的填写。

对于极其重要的日期,如不良事件的开始日期以及患者死亡日期,项目组成员应该积极收集这些信息,而数据管理人员应该提供技术上的保障,确保这些数据收集的完整,以免后续分析信息的缺失。

三、表单设计

字段设计完成后,即可进行表单（form）的组装。有的 EDC 系统还有中间的一层字段组（item group）设计,即将不同的字段组成一个字段组,再将字段组与其他字段一起组建为 CRF 表。

根据表单结构的可重复性,可将表单分为非重复结构表单、重复结构表单和复合结构表单。

（一）非重复结构表单

非重复结构表单指表单内的变量仅出现一次,例如人口资料学（图 9-2）,包含性别、出生日期、年龄、民族等,每个字段只出现一次。导出数据结构为每个受试者仅含一条记录。

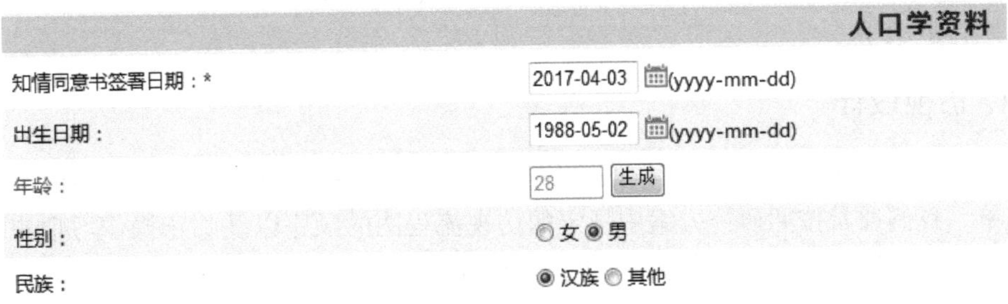

人口学资料

知情同意书签署日期：*　　2017-04-03 （yyyy-mm-dd）

出生日期：　　1988-05-02 （yyyy-mm-dd）

年龄：　　28　生成

性别：　　○女 ●男

民族：　　●汉族 ○其他

图 9-2　典型的人口学资料 CRF

（二）重复结构表单

重复结构表单是指表单内字段可重复多次添加，例如既往病史、合并用药、不良事件等。导出数据结构为每个受试者可能有多条记录（图 9-3）。

访视	是否有既往用药史	序号	药物名称	给药途径	其他给药途径	剂型	其他剂型	给药频率	其他给药频率	剂量	剂量单位	其他剂量单位	开始日期	是否持续	结束日期	用药原因
筛选期		1	甲地孕酮	口服		片剂		每天一次		40	毫克		2017-06-20	否	2017-06-29	改善食欲
筛选期		2	益血生胶囊	口服		胶囊		每天三次		1	克		2017-06-20	否	2017-06-29	补血
筛选期		3	复方皂矾丸	口服		其他	丸	每天三次		1.4	克		2017-06-20	否	2017-06-29	化疗后辅助
筛选期		4	西咪替丁	静脉		注射液		每天一次		400	毫克		2017-06-21	否	2017-06-21	护胃
筛选期		5	甲强龙针	静脉		注射液		每天一次		40	毫克		2017-06-21	否	2017-06-21	缓解呼吸症状，改善癌性淋巴
筛选期		6	20%人血白蛋白注射液	静脉		注射液		每天一次		50	毫升		2017-06-21	否	2017-06-22	补充白蛋白
筛选期		7	12种复合维生素针	静脉		注射液		每天一次		1	其他	支	2017-06-22	否	2017-06-22	补充维生素
筛选期		8	氯化钾溶液	口服		其他	溶液	每天三次		10	毫升		2017-06-21	否	2017-06-22	补钾
筛选期		9	异甘草酸镁针	静脉		注射液		每天一次		200	毫克		2017-06-21	否	2017-06-21	护肝

图 9-3　合并用药导出数据集

重复结构表单还有一种特殊情况，即带有默认值的重复结构。某一列或者几列的值是事先设定好的，并且不可以添加新记录，如图 9-4 实验室检查表。

实验室检查明细

序号	实验室检查项	检测值	单位	临床意义判断	备注
1	总胆红素(TBIL)		μmol/L	正常 异常，无临床意义 异常，有临床意义 未查	
2	直接胆红素(DBIL)		μmol/L	正常 异常，无临床意义 异常，有临床意义 未查	
3	间接胆红素(IBIL)		μmol/L	正常 异常，无临床意义 异常，有临床意义 未查	
4	谷丙转氨酶(GPT)		U/L	正常 异常，无临床意义 异常，有临床意义 未查	
5	谷草转氨酶(GOT)		U/L	正常 异常，无临床意义 异常，有临床意义 未查	
6	碱性磷酸酶(ALP)		U/L	正常 异常，无临床意义 异常，有临床意义 未查	
7	γ-谷氨酰转移酶(GGT)		U/L	正常 异常，无临床意义 异常，有临床意义 未查	
8	乳酸脱氢酶(LDH)		U/L	正常 异常，无临床意义 异常，有临床意义 未查	
9	总蛋白(TP)		g/L	正常 异常，无临床意义 异常，有临床意义 未查	

图 9-4　实验室检查表

（三）复合结构表单

复合结构表单是指表单内既有非重复结构，也有重复结构，有时这类表单结构也称为父子表结构。通常非重复结构用来收集日期、状态等一般信息（父表），如体格检查日期，而体格检查明细则用复合的形式（子表）呈现。不同 EDC，复合结构表单的数据导出结构不尽相同，可以是分开的 2 个数据集，一个存储非重复记录，一个存储重复记录。也可以合并在一起，把非重复记录的重复次数设置为 0，重复记录的重复次数从 1 开始存储，各条重复数据用序号区别（图 9-5）。

四、访视设计

各个表单设计完成后，即可以按照方案的要求组装访视（visit）。每个访视内可以包含多个表单。我们通常按照研究方案中规定的访视流程图的顺序以及临床操作习惯来安排各表单在访视中的顺序。图 9-6 为项目中的访视安排。

是否做体格检查：*　　　　　　　　　　　　　　　◎否 ◎是

未做原因：

检查日期：　　　　　　　　　　　　　　　▦(yyyy-mm-dd)

序号	体格检查名称	检查结果	异常请描述
1	一般状况	◎ 正常 ◎ 异常 ◎ 未查	
2	头面五官	◎ 正常 ◎ 异常 ◎ 未查	
3	神经系统	◎ 正常 ◎ 异常 ◎ 未查	
4	眼（巩膜、瞳孔）	◎ 正常 ◎ 异常 ◎ 未查	
5	皮肤	◎ 正常 ◎ 异常 ◎ 未查	
6	呼吸系统	◎ 正常 ◎ 异常 ◎ 未查	
7	肌肉骨骼	◎ 正常 ◎ 异常 ◎ 未查	
8	生殖-泌尿系统	◎ 正常 ◎ 异常 ◎ 未查	
9	腹部（包括肝、脾）	◎ 正常 ◎ 异常 ◎ 未查	
10	心血管系统	◎ 正常 ◎ 异常 ◎ 未查	

（体格检查明细）

图 9-5　典型的体格检查 CRF

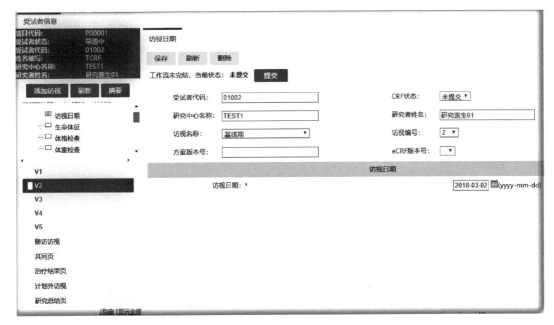

图 9-6　受试者计划访视安排

对于计划访视，我们可以事先安排好所有的表单，大部分研究中，我们还需要设置计划外访视，以便采集与管理方案以外的其他额外检查（图 9-7）。

161

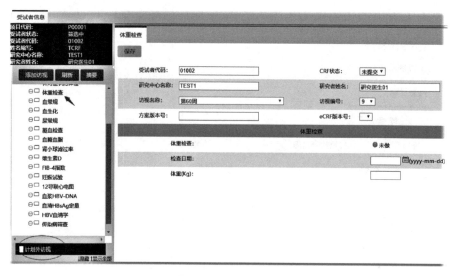

图9-7 计划外访视

五、动态控制设计

在临床研究中,我们经常需要根据受试者的实际情况进行不同的检查,譬如男性受试者不必进行妊娠相关的检查。这种属于动态(dynamic)控制结构。动态控制结构通常可以分为以下几类:

(一)字段的动态控制

例如,当民族选择为"汉族"时,"民族请说明"字段则不显示。

知情同意书签署日期:*	2017-04-03 ▦(yyyy-mm-dd)
出生日期:	1988-05-02 ▦(yyyy-mm-dd)
年龄:	28 生成
性别:	◯女 ◉男
民族:	◉汉族 ◯其他

而当民族选择为"其他"时,"民族请说明",则显示:

知情同意书签署日期:*	2017-04-03 ▦(yyyy-mm-dd)
出生日期:	1988-05-02 ▦(yyyy-mm-dd)
年龄:	28 生成
性别:	◯女 ◉男
民族:	◯汉族 ◉其他
民族请说明:	

(二)表单的动态控制

如受试者为男性时,则孕检相关的表单隐藏。

(三)访视的动态控制

如受试者进入 A 治疗组时,则遵守特定的访视安排。

　　动态控制功能一般在 EDC 系统应用。各 EDC 系统实现动态控制的方法与机制不尽相同,有的是通过界面设置的控制方式,也有的是通过核查程序的方式来实现。

　　应当指出的是,市面上的 EDC 品种很多,各 EDC 的使用方法、数据结构特点等都不尽相同。这里我们只能对建库要求做基本的介绍与说明,介绍已提供数据库界面的设计基本要求与功能。特定系统的功能与规格等还需要读者根据所使用的系统,了解其建库手册以及使用说明。

第四节　数据库表单的测试

　　在数据库界面设计完成之后,逻辑核查程序开始编写之前,需要对研究数据库表单进行测试。测试重点关注数据的录入、保存以及导出等方面。

　　根据测试的目的不同,测试数据应当包括所有临床研究中可能遇到的情况,以最大限度地发现可能存在的问题。测试数据应当包括"正常"与"异常"数据两种类型,以检查数据库的性能与表现。表 9-8 列出了常用的数据库表单测试的测试目的、测试数据与测试内容。

表 9-8　数据库表单测试的测试目的、测试数据与测试内容

测试目的	测试数据与测试内容
数据库的设计	注重于测试数据库的结构完整性与字段的属性: 所属模块的结构(标准化/非标准化数据库结构)、名称和标签 数据类型(如文本、编码、数字和日期等) 长度(包括小数点前后的位数) 所用编码值 编码表
检查字段定义是否合理	分别录入"正常"和"异常"数据,并检查研究数据库的表现: 字符型字段录入正常和异常值 数字型字段录入正常和异常值 日期型字段录入正常和异常值 同时检查录入不同长度的数据时,数据在数据库的存储情况,观察系统是否被截断 特殊文字、符号(回车键、空格键、双空格键等)的录入与导出
检查数据录入的界面是否合理	建议对整本 CRF 进行测试,按前后顺序录入,检查跳转等功能
检查能否进行数据录入	录入所有 CRF 及其每个表单的所有字段,保存,检查系统的表现,以及观察数据是否可以正确录入
外部数据的批录入	外部电子化数据的加载(batch loading)是否正确
稽查轨迹	数据修改的时间、修改者、修改前后的值,以及修改原因等
检查数据的衍生值计算是否正确	分别录入不同的数据,检查系统是否进行正确的计算
数据的导出	检查导出数据与录入数据在以下几方面是否一致: 数值 类型 格式(format) 变量名称 变量标签

测试的结果及问题解决的过程需要用文件的形式加以确认与保存,使用版本控制管理测试文档,以保证后期可以回溯。

数据库表单测试通过后,需要项目组的审核与批准。

第五节 数据库逻辑核查的建立与测试

在数据库的界面设计完成并测试与审批后,即数据库结构稳定之后,方可进行逻辑核查程序的编写。

逻辑核查是利用数据管理系统内置功能或外置程序,按照数据核查计划(DVP)的要求,对已录入数据进行检查,以发现问题数据的过程,以便数据录入人员及时发现问题与解决问题,从而提高数据质量。数据核查计划与逻辑核查的建立是数据管理中的一项重要工作。

临床数据管理的目的是为临床研究的统计分析报告收集并提供准确可靠的数据集。无论数据的采集和录入多么仔细,数据库中的数据错误或问题都难以避免。在经过数据管理的检查清理后,绝大多数的问题数据应当基本可以得到解决。

一、逻辑核查的基本要求

逻辑核查是按照数据核查计划的要求而建立的、应用计算机程序语言而实现的对数据逻辑关系是否合理进行的检查。

逻辑核查的建立过程包括逻辑核查的目的、类型、建立、测试、生产环境的应用等。一个设计良好的逻辑核查可以充分利用数据库和数据管理系统(包括 EDC 系统)的自动检查能力,快速有效地捕捉研究数据中的问题数据。一般来说,设计完好的逻辑核查,应当可以及时发现至少80%的数据问题。逻辑核查的建立一般需要满足以下几个基本要求:

1. 严格按照研究方案的规定和要求,关注数据的逻辑性与整体性,特别是注重与试验药物的安全性和有效性有关的数据的核查。

2. 逻辑核查的建立必须严格遵守标准操作规范,逻辑核查在进入生产环境前,必须进行完整的测试,测试通过后,连同测试的数据一起记录在案。

3. 逻辑核查的修订也要按照文档管理的要求,具体记录各种修订及其修订原因、修订时间、修订者的签名、版本信息等。修订后的逻辑核查在上线前也必须经过完整的测试,方可在生产环境中使用。

4. 参与建立、测试和使用逻辑核查的人员都需要得到相应的培训。

二、逻辑核查的目的

逻辑核查的目的是捕捉研究中的逻辑不一致数据以及可能的“错误”数据。这些数据包括:

1. 缺失数据。

2. 正常值范围之外的数据。

3. 数据类型错误的数据。

4. 逻辑和方案违背的数据。

根据数据管理系统以及数据库的功能设置,当这些问题数据录入数据库保存或提交时,系统便启动逻辑核查程序,并按照逻辑核查的提示语句,对发现的有问题的录入数据做出提示,要求数据录入人员加以确认或修正。

生命体征明细		
序号	检查项	检查结果
1	体温/℃	39 体温检查结果为39 ℃，不在正常值范围 36~38℃，请核实检查结果数据，如检查结果属实，请核实是否有临床意义
2	心率/(beats/min)	120 心率检查结果为120 次/min，不在正常值范围 60~100 次/min，请核实检查结果数据，如检查结果属实，请核实是否有临床意义
3	呼吸/(resp/min)	25 呼吸检查结果为25 次/min，不在正常值范围 12~22 次/min，请核实检查结果数据，如检查结果属实，请核实是否有临床意义
4	舒张压/mmHg	80
5	收缩压/mmHg	120

有的系统还具有整体数据的验证功能，对研究数据做定时全面的逻辑核查。在逻辑核查发现数据存在的质量问题后，数据管理人员即可开始进行数据的质疑与清理工作，以解决这些数据问题，直至成为"干净"数据。

三、逻辑核查的分类

逻辑核查可以根据不同的分类标准进行分类：

1. 按照逻辑核查所牵涉字段的多少，逻辑核查可以分为单变量核查和多变量核查。

（1）单变量核查是指计算机检验程序每次只检查一个字段，常见于以下情况：

1）数据类型的核查：数字型内录入文本，或者日期内录入非日期格式。

2）数据精度、长度的核查：如长度为 5.2 的字段内录入了 13.328，会提示异常；或者长度超出了字段定义的长度。

3）正常值范围的核查：超出了正常值范围，常见于数字型字段。

4）未来日期的核查：录入了未来日期。

单变量核查功能在很多数据管理系统内已经内置了，仅需在字段设计的时候选上相应的选项即可。

（2）多变量核查是指核查程序检查两个或两个以上的字段前后矛盾或者逻辑是否合理。例如，收缩压小于舒张压这种不符合逻辑的现象。

一般来说，如果数据涉及单变量和多变量两种核查时，在进行多变量核查前，必须首先完成数据的单变量核查。例如，检查收缩压是否小于舒张压时，如果收缩压=15mmHg，舒张压=80mmHg，该多变量核查一般不会进行，因为单变量核查发现的收缩压=15mmHg 这一数据问题必须首先得到更正，以免陷入查询级联（query cascade）。

多变量核查大部分可以通过系统提供的逻辑核查功能进行编写，也有一些复杂的需要用到一些更高级的功能，如自定义代码等。

虽然建立多变量核查的难度较大（特别是跨页、跨访视的变量间的比较），但非常实用，且能发现很多数据问题，所以多变量核查是数据管理人员必须完成的工作。统计师或医学人员在他们各自的统计学核查与医学核查中，也能发现这类问题。

2. 按照逻辑核查执行的部位，逻辑核查分为系统内核查和系统外核查。

（1）系统内核查：是在数据管理系统内利用事先设置的逻辑核查程序进行检查。一般用于相对简单的数据核查，但也取决于数据管理系统的功能。系统内核查多为在线核查，系统自动执行，质疑的历史、过程等均记录于系统中。

（2）系统外核查：是在数据管理系统以外，利用外部的逻辑核查程序（如 SAS 等）进行的核查。一般用于对较为复杂的数据核查。系统外核查所使用的系统可以独立运行（如SAS），也可以与数据管理系统整合（integrated）（如 JReview）。系统外核查多于数据管理系统功能不能满足核查的要求或者因为项目时间紧迫而无法将所有的逻辑核查程序及时上线时使用。医学核查也多用系统外核查方法。系统外核查发现的问题还需要在系统中手工发起质疑。系统外核查对质疑的发送、跟踪与回溯管理较为烦琐。

3. 按照逻辑核查启动的方式，逻辑核查分为实时核查和后台定时核查。

（1）实时核查：是指当数据存入数据库时，逻辑核查程序随即启动。实时核查一般应用于对单变量数据或者简单的多变量数据核查。例如，当录入无效数据（如不完整日期）时，逻辑核查会立即发出无效数据的信息，并要求录入者更正。实时核查的优点是及时，缺点是有时会消耗数据库的资源，对复杂的核查可能需要更长的运行时间，而影响数据的录入或者系统的性能。

（2）后台定时核查：是指在系统设置的某一时间点（如凌晨 2:00 a.m.）定时启动逻辑核查程序，对已录入的数据进行核查。后台定时核查多用于涉及两个或两个以上的 CRF 数据间的多变量交叉核查。其优点是不影响数据的录入，但缺点是问题数据只能在后台定时核查时发现，失去了实时性。这种方法多用于纸质研究的数据管理系统。

四、逻辑核查程序的开发过程

市面上大部分数据管理系统都可以利用数据库和计算机程序对其数据进行不同程度的逻辑核查。从根本上来说，逻辑核查就是计算机的一套运行程序。以 EDC 研究为例，当问题数据被录入计算机后，便启动该核查程序。根据发现的问题，程序还可以将问题指定给不同的角色（如 CRA、研究者等）。如当程序发现缺失数据时，可以将问题指定给数据录入人员，要求其解决。数据录入人员收到这个信息后，即可将缺失的数据补上或者确认"数据缺失"这个事实。

逻辑核查的开发过程包括：建立逻辑核查需求（edit check specification，ECS）、建立逻辑核查以及测试逻辑核查程序等。

1. 建立逻辑核查需求 逻辑核查多用于检查数据的有效性、一致性、缺失和正常范围等。逻辑核查需求就是根据数据核查计划（DVP）的要求，制定对所需核查字段的具体要求。该需求一般包括逻辑核查的名称、目的、所涉及的字段名称以及它（们）在数据库/CRF 表单的位置、捕捉该数据问题的条件，以及捕捉后出现的提示语句和处理该问题的人员等。表 9-9 是逻辑核查需求的样式表：

表 9-9 逻辑核查需求的样式表

逻辑核查名称	不良事件日期检查	年龄与检查	知情同意检查
逻辑核查的目的	检查不良事件是否出现在此次访视前	检查年龄是否符合研究方案的要求	检查知情同意书是否已签署
数据库中的名称	检查不良事件出现日期	年龄	知情同意书签署日期
CRF 页面/访视	不良事件/visit 2	人口统计学资料/visit 1	知情同意书/visit 1
捕捉条件	检查不良事件出现的日期>访视日期	年龄≤18 岁或年龄>40 岁	知情同意书签署日期为空值（没有数据）

逻辑核查名称	不良事件日期检查	年龄与检查	知情同意检查
逻辑核查提示信息	不良事件出现的日期在本次访视日期之后,请检查	受试者的年龄不在本研究方案规定的范围,请确认	知情同意书签署日期为空,请检查
处理人	研究者	研究者	研究者

注:假设研究方案的年龄要求在18~40岁,不包括18岁但包括40岁。

逻辑核查需求的建立,要根据研究方案以及在研究方案基础上建立的 CRF、注释 CRF以及数据核查计划。大部分的 EDC 可以从系统内提取数据库设计文件或者注释 CRF 等信息。逻辑核查的需求应该与研究方案及 CRF 保持高度的一致,如使用相同的字段名称等。此外,数据管理机构应当建立一套常用的逻辑核查需求表作为机构数据质量的标准操作规范,特别是在使用标准化的 CRF(如 CDASH)时,其优点更为突出。

逻辑核查的信息要清晰,且简明扼要,使用简单易懂的语句,以免引起程序开发人员以及数据录入人员的误解或误导。

在数据管理的实践中,我们常常发现,随着研究的进展,需要对研究中的其他数据添加新的逻辑核查。对于这种需求,也必须遵守逻辑核查的开发过程,即先建立逻辑核查需求,再进行程序的编写、测试与审批等过程。

在建立逻辑核查需求时还要充分征求研究项目中其他成员的意见(如临床监查员、统计师、程序员等)以取得一致。逻辑核查经过测试,经批准后,记录于数据管理计划中,并进入生产环境。

逻辑核查程序的开发与测试必须在第一个受试者入组前完成,或者至少要在研究数据录入数据库前完成(对于纸质研究),以便对录入数据做及时检查。

2. 建立逻辑核查　逻辑核查需求在经各方多次讨论,达成一致后,数据管理人员或数据库设计人员即开始建立逻辑核查。所以,一份经过审批的、描述详细的逻辑核查需求会给建立逻辑核查程序带来很大的便利。

由于数据管理机构大小以及功能设置不同,数据管理人员的责任与工作范围也有不同。在建立逻辑核查程序上,有的机构是由数据管理人员负责,有的机构则由专门的数据库程序员负责。这两种设置的优缺点简列于表 9-10。

表 9-10　负责逻辑核查程序开发人员的比较

数据管理人员负责	数据库程序员负责
了解研究方案,可熟练地根据方案的要求建立逻辑核查	根据数据管理人员提供的逻辑核查需求文件编程
对需求理解深刻,测试时,可覆盖所有可能发生的情形	测试主要依赖数据管理人员提供的逻辑核查需求,相对较局限
具有数据管理的经验,但建立复杂的逻辑核查则需要的时间较长,有时还需要数据库程序员的帮助	具有数据库和计算机程序的负责经验,为所有项目建立逻辑核查,建立逻辑核查的速度快、效率高
每一新的研究开始前,需要温习如何在系统内建立逻辑核查	获得数据管理人员提供的逻辑核查需求后即可建立

续表

数据管理人员负责	数据库程序员负责
学习新系统的逻辑核查程序成本高、时间长	学习新系统的逻辑核查程序快
逻辑核查需要修改时,不易找到原因	逻辑核查需要修改时,容易找到原因
一般多见于申办方,使用单一的数据管理与采集系统,且数据管理人员经验丰富	多见于机构较大、人员较多、分工较细的数据管理机构或 CRO

从表中可见,究竟由谁来负责建立逻辑核查都没有明显的优势。无论由谁来建立核查,标准化的 CRF 以及标准化的逻辑核查程序对数据核查的效率和质量都会有很大的帮助。

建立逻辑核查程序的技术在不同的数据管理系统中会有很大的区别。我们倾向于编程人员通过点击的方式(而不是用编写程序的方式),选择相应的变量、逻辑关系,设置提示信息及处理人,从而减小程序编写的难度。对于比较复杂的核查程序,希望系统可以提供二次编程的功能。不同的系统使用的程序设计语言不同,比较流行的是偏向前端的 JavaScript 脚本语言,C#、Java 或者是偏向后端数据库的 PLSQL/TSQL 等。

总体来说,核查程序的建立分以下 3 个步骤:

(1)选择核查变量:因为核查程序总是在单个或多个变量满足一定的条件时触发的,所以,我们要首先定位这些条件内的变量,可以通过界面选择或者用表达式来表示对应的变量,一般用访视名、表单名、字段名等可以唯一定位当前临床研究内的某个字段。如 SCREEN. DM. BRTHDAT 表示筛选访视内人口资料学的出生日期这个变量。为了表示多个访视或者表单内的某个变量,我们还可以在相应的位置用通配符(*)来表示对访视或者表单没有限制,如 *. VS. VSDAT 表示所有访视内的生命体征的检查日期变量。

(2)设置核查条件表达式:选择好变量后,我们将设置这些变量需要满足的条件表达式。一般当整个表达式的值为"真"时,会触发当前核查程序。表达式一般为合规的 SQL 语句,或者是符合当前 EDC 开发语言(C#、Java、Javascript)规范的 IF 表达式。表达式是由变量、运算符、常数、函数之类组成的,譬如 AGE>50,AGE 为变量名,">"为运算符,50 为常数。常见的几种表达式比较:

- 变量和变量的比较,比较 2 个变量,如 BRTHDAT<AESTDAT。
- 变量和常量的比较,如 AGE>50。
- 带函数的比较,如 LENGTH(AETERM)>100,查 AETERM 长度超过 100 的数据点。
- 多条件比较,如 SEX = "M" AND PREGYN is not null。

(3)设置核查动作:当核查条件表达式为真时,即可触发核查动作。常见的几种核查动作有:

- 触发质疑,这是最常见也是最主要的核查动作,可以在某个/多个数据点上触发质疑给到指定的角色或者用户。
- 字段操作,可以显示/隐藏字段。
- 表单的操作,可以添加/隐藏表单。
- 访视的操作,可以添加/隐藏访视。
- 随机/发药操作,可以对患者进行随机/发药操作。

近年来,国内的 EDC 系统在自动生成逻辑核查程序方面,取得了比较满意的成果,初步实现了核查程序与核查语句的自动化生成(图 9-8)。

	表	表名称	变量	变量名	生效	DVPID	前置条件 (只读)	跨表条件
1.	复制 sv	访视日期	visdat	访视日期	☐			
2.	复制 dm	人口学资料	icfdat	知情同意书签署日期	☑	DM_ICFDAT_NN1		
3.	复制 dm	人口学资料	brthdat	出生日期	☑	DM_BRTHDAT_NN1		
4.	复制 dm	人口学资料	age	年龄 / 岁　(只读)	☐			
5.	复制 dm	人口学资料	sex	性别	☑	DM_SEX_NN1		
6.	复制 dm	人口学资料	ethnic	民族	☑	DM_ETHNIC_NN1		
7.	复制 dm	人口学资料	ethnicot	其他民族	☐			

图 9-8　逻辑核查程序的自动化生成

一方面,由于标准化 CRF 的普及与应用,建立了标准逻辑核查程序库,并植入到相关模块中使用,节省了创建逻辑核查程序的时间,同时也降低了程序员学习编程的成本;另一方面,计算机自动生成的以及标准定义的逻辑核查程序,因其在其他项目中已经得到验证,也大大减少了测试的时间与成本。

3. 测试逻辑核查程序　逻辑核查程序建立好之后,即可进行测试工作,测试是衡量该核查能否准确捕捉到问题数据的最关键一步。测试的过程主要包括录入测试数据和检查逻辑核查程序结果。

数据管理人员应在测试计划中明确定义每条核查程序所使用的测试数据,具体到字段的数值。每条核查应分别编写"好"的数据和"坏"的数据。在录入测试数据时,对"好"的数据和"坏"的数据都要分别录入、测试,以保证逻辑核查可以准确发现和报告这些"坏"的数据。测试结果也需要记录、保存。

在建立逻辑核查初期,由于逻辑核查的需求不清、理解不全、逻辑关系的错误等因素,常常会导致逻辑核查程序测试失败,此时就要求编程人员针对这些原因,加强与数据管理人员以及研究团队各成员的沟通与交流,并对核查程序进行调整,直到程序可以准确无误地捕捉到问题数据。但是,更常见的问题是,由于测试数据的不完全或者对于可能出现的"坏"的数据估计不足,使得一些临床研究中遇到的情形没有包括在测试数据中,因而,我们经常会看到,系统上线后,"坏"的数据出现时,不能够及时捕捉,而影响数据的及时清理。这种问题,一般会在后续的临床数据的人工检查时发现。

例如,某项研究的入选标准之一是要求受试者的病史在 5 年以上,因此要询问受试者首次诊断的时间,并作逻辑核查。测试时,测试员录入完整的测试数据(年月日),逻辑核查程序也都顺利通过。但是,在实际应用中,若该日期不完全,而逻辑核查也未考虑不完全日期时,该逻辑核查无法正确运行,需要修改。由于此时逻辑核查程序已经进入了生产环境,逻辑核查程序的修改必须通过变更控制来实现。

较为严重的问题是将"好"的数据当成"坏"的数据来质疑,并要求中心人员(CRC 或研究者)解释或说明,这会对数据管理工作产生较为负面的影响。所以,逻辑核查的测试需要认真对待。

在所有逻辑核查程序测试通过后,数据管理人员方可安排 EDC 项目后续数据库上线工作。

第六节 数据库变更控制管理

无论研究数据库的测试多么全面,在研究数据库进入生产环境之后,或多或少需要对研究数据库进行修改。修改数据库的主要原因有:

(1)研究方案的更改,要求收集新的数据。牵涉字段修改或添加(包括界面)和逻辑核查的修改或添加。

(2)研究者需要录入特殊的数据,而现有的数据库无法处理,如字节长度、字段类型,需要进行字段属性或逻辑核查程序的修改。

(3)逻辑核查需要调整以捕捉新的"异常"数据,涉及逻辑核查的添加。

研究数据库在生产环境下的任何变化都应当在严格的变更控制之下进行,这是维持研究数据库一直处于验证状态的基本要求。

在实施变更控制前,一定要区分哪些变化需要变更控制,哪些则不需要变更控制。对此,数据管理机构要有相应的 SOP 对此加以定义。不同的数据管理系统针对字段变更和逻辑核查变更的影响并不完全相同。表 9-11 列出需要/不需要变更控制的一些常见工作。

表 9-11 数据库变更控制的要求

需要变更控制	不需要变更控制
增加访视或修改访视内表单	添加用户,或者改变用户权限(但必须遵守相应的操作程序)
表单内增加或减少字段	录入新的受试者数据
改变字段的属性,如长度、类型、名称、标签等,字段编码值的更新	具有稽查轨迹的数据添加、修改或删除
改变数据录入的页面	实验室正常值范围的变动
逻辑核查程序的增减或程序调整	

变更控制的步骤:

变更控制的启动→变更控制的文件→变更的审查与批准→变更的实施→变更控制的总结→变更控制的终止→变更控制的归档

在本书计算机化系统的验证一章(第二十六章)中,将详细介绍变更控制的具体步骤、内容和要求。

在临床研究进行期间,一旦对研究方案做出修改,如在现有的 CRF 中添加或修改新的字段(较常见),需要进行变更控制。以下以在现有的人口统计学资料 CRF 中添加新的字段"受试者现在是否吸烟?"为例,说明在进行变更控制时需要注意的要点。

(1)字段"受试者现在是否吸烟?"的属性,如变量名、数据类型、字节长度、标签等,以及新字段添加在哪个域内。

(2)新的人口统计学资料注释 CRF。

(3)新的人口统计学资料 CRF 的填写指南,包括对已经完成该 CRF 填写的受试者,他们的这一数据是否需要收集以及如何收集。

（4）安排新的人口统计学资料数据录入界面。

（5）数据管理计划的修订。

（6）建立有关这一字段的逻辑核查程序。

（7）该数据的管理，如清理、报告。

（8）人口统计学资料数据集的导出、报告，以及与之有关的数据管理流程的修订（如有）。

（9）通知/培训数据录入人员，或者是 EDC 的研究者关于添加这一新的字段。

（10）数据管理计划的更新。

字段的更新及逻辑核查程序的更新，应严格按照数据库建立和核查程序建立的流程进行。相应进行注释 CRF 及逻辑核查需求的准备，数据库更新及逻辑核查更新，再测试，测试通过后，方可再次进入生产环境。这些步骤应在数据管理计划中有具体的描述，需记录数据库变更的所有信息，包括文件的版本、界面/程序修改日期、修改者及其签名。

在进行逻辑核查程序的更新时，数据管理人员应当充分考虑目前已核查过的数据、尚未核查的数据，以及这些数据对统计分析与编程的影响。

第七节 数据库的质量控制和质量保证

临床试验数据管理最重要的目的就是提高临床试验数据的质量，建立数据库作为数据管理的一项重要内容，需对其质量控制和质量保证做好严格控制。

质量控制（QC）方面，应针对每个研究数据库，做好数据库设计和逻辑核查两个层面的质量抽查，以确保数据库的质量。QC 过程中发现的每一个问题要确认得到解决，做出的决定要及时记录，相关文档也要妥善保存。

质量保证（QA）方面，公司质量保证部门要定期对数据管理部门进行稽查，保证数据库建立的步骤严格按照公司 SOP 执行，寻找操作流程中的漏洞，以制定更加完善的制度来保证整个数据库的质量始终可以信赖。对质量保证稽查中发现的问题，依据问题的严重性等级，做出纠正和预防措施（CAPA），在流程上防止问题的再次发生。

第八节 数据标准化在数据库构建和维护中的运用

标准化的数据库设计，就是根据业内的标准（如 CDISC 的 SDTM 和 CDASH）建立数据库。CDASH 明确规定了如何根据检查项目划分域（domain），以及每个域中各字段的变量名、提示语和问题文字（question text），而 SDTM 更明确定义每一变量的数据类型等，这样，建立符合 CDISC 标准的标准 CRF 和标准数据库将大大提高建立研究数据库的效率。

数据管理部门都不同程度地使用标准化的数据库设计，以减少重复劳动。更重要的是，这些标准化的数据库设计所使用的字段、模块，或编码表等数据库元素都已经被以往的其他项目所验证，因而是正确可靠的。在新的研究数据库中使用这些元素，唯一需要的可能只是对它们做些细小的调整或补充，以符合当前的研究方案，这样就大大节省了建立数据库的时间。但是，并不是每个数据管理系统都支持数据库标准化元素的复制功能，有的系统只能在数据的基本单位水平复制，这就限制了标准数据库的应用。

数据库设计的标准化同时也要求数据管理系统具有创建新的变量、新的编码表以及更改现行的字段的功能。标准化的建立需要时间的积累和资源的投入，从长远来看，使用标准化数据库设计将有助于提高数据管理的工作效率与工作质量。

第九节　数据仓库的概念和运用

数据仓库是一个面向主题的、集成的、相对稳定的、反映历史变化的数据集合,可用于支持管理决策。临床数据相关的系统越来越多,数据量也在不断增长,越来越多的企业认识到建立数据仓库的重要性与必要性。

数据仓库建设是一个系统化工程,也是一个过程。企业数据处理方式是以联机事务处理形式信息,并利用信息进行决策;在信息应用过程中管理信息。数据仓库的出现,并不是要取代数据库,它也取代不了数据库。

目前,大部分数据仓库还是用关系数据库管理系统来管理的。数据仓库与数据库的主要区别在于:

(1)数据库是面向事务的设计,数据仓库是面向主题的设计。

(2)数据库一般存储实时互动数据,数据仓库存储的一般是历史数据。

(3)数据库设计时尽量避免冗余,数据仓库在设计时有意引入冗余。

(4)数据库是为捕获数据而设计,数据仓库是为分析数据而设计。

简单地说,临床数据仓库就是把常用临床数据相关系统的数据定期汇总起来,以用来辅助决策的分析或者提高业务的效率。如临床试验项目管理系统(CTMS)、临床数据管理系统(CDMS)、电子数据采集系统(EDC)、受试者的电子日记(e-Diary)、受试者报告结局系统(e-PRO),以及交互式语音/网络应答系统(IVRS/IWRS)等。这些数据的整合有利于从宏观上分析临床试验的质量和效率。同时,与受试者招募、数据的测量、数据的收集与交换等有关的新方法和新技术的应用,对数据质量以及临床研究的质量正发挥出越来越大的作用。更重要的是,这些系统与数据管理系统(包括 EDC 系统)或临床数据仓库的整合将为药物研发的早期决策提供及时完整的信息(图9-9)。同时,临床大数据的数据挖掘技术与人工智能技术(AI)的应用将给临床研究带来革命化的进步。

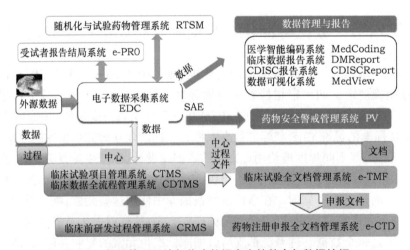

图 9-9　数据管理系统与临床数据仓库的整合与数据挖掘

（撰写：颜崇超　解安然；审阅：姚　晨　张　薇）

参 考 文 献

[1] 国家食品药品监督管理总局.总局关于发布临床试验数据管理工作技术指南的通告(2016 年第 112 号).[2016-07-27].http://samr.cfda.gov.cn/WS01/CL0087/160961.html.

[2] 国家食品药品监督管理总局.总局关于发布临床试验的电子数据采集技术指导原则的通告(2016 年第 114 号).[2016-07-29].http://samr.cfda.gov.cn/WS01/CL0087/160963.html.

[3] 颜崇超.医药临床研究中的数据管理.北京:科学出版社,2011.

[4] Society For Clinical Data Management.Good Clinical Data Management Practices.[2019-10-05].https://scdm.org/publications/dcdmp/.

[5] RONDEL R K,VARLEY S A,WEBB C F.Clinical data management.2nd edition.John Wiley & Sons Ltd,2008.

[6] PROKSCHA S.Practical guide to clinical data management.3rd edition.CRC Press Taylor & Francis Group,2011.

[7] MCFADDEN E.Management of data in clinical trials.3rd edition.John Wiley & Sons,Inc.,2011.

第十章

数据的采集

临床试验依据研究方案规定,需确定数据采集的内容和形式。采集内容在本书的其他章节已述及。临床试验的数据采集应通过 CRF 完成,根据数据采集方式不同,CRF 可分为 pCRF 及 eCRF,本章重点讨论纸质和电子两种数据采集的方式及其规范要求。

第一节　数据采集的方式

一、纸质与电子采集方式的比较

长期以来药物临床研究主要依赖纸质文件,由研究者根据研究方案要求入选受试者并开始治疗,定期进行回访和检查,然后将数据填入预先设计并打印成册的 pCRF 中,但 pCRF 数据采集方式存在不少缺陷。

1. 从原始资料到 pCRF、从 pCRF 到数据库,数据传输过程中存在多次转录,中间容易产生错误,影响数据的可靠性,并且浪费人力和物力,增加研究的成本。

2. pCRF 的流通性差,数据的录入、传输、清理和反馈等工作不能同步进行,大大延误了临床研究的进程,增加了研究费用,降低了临床研究的效率,如果多个公司的临床研究存在竞争关系,研发效率的降低最终将会失去市场竞争力。

3. pCRF 信息共享性差,申办方不能及时获知不良事件发生情况,也不利于各中心间信息的交流,不利于其他研究者对受试者及时采取防范措施,因此增大了受试者的风险;同时申办方也不能及时获知临床试验的结果走向,无法及时判断是否应对试验方案进行调整,进而降低研发效率。

随着互联网技术的发展,EDC 系统得以实施和发展,近年来越来越多的临床研究开始使用 EDC 系统,即采用 eCRF。同传统 pCRF 相比,eCRF 存在如下明显的优势:

1. 减少 pCRF 采集和运输传递的过程,节省了时间和人力,直接导入 EDC 系统的数据减少了由人工转录而导致的错误,提高了数据的质量。

2. 数据录入的同时,EDC 系统启动逻辑核查,数据的录入、传输和清理能够同步进行,大大缩短了数据清理的周期,从而节约了成本,提高了质疑清理和解决的效率,提高了数据的准确性和完整性。

3. 有利于信息在申办方和研究中心间的共享,特别是药物的安全性问题,能够及早发现问题并采取措施,极大地减小了受试者的风险。

4. 临床研究机构无须保留大量的 pCRF,eCRF 数据存储介质占地小,大大节约存储空间,并减少了成本和时间。

有研究从疑问产生和错误发现的角度,说明使用 EDC 系统的优势,在 eCRF 填写的即刻,能够发现 64%~94% 潜在的填写问题(表 10-1)。

表 10-1　不同角色发现的质疑比例

试验涉及治疗领域	EDC 疑问/条	DM 疑问/条	CRA 疑问/条	EDC 比例/%	DM 比例/%	CRA 比例/%
慢性乙型肝炎	5 905	715	1 348	74.1	9.0	16.9
慢性丙型肝炎	67 860	6 403	2 781	88.1	8.3	3.6
类风湿关节炎	5 281	998	12	83.9	15.9	0.2
精神分裂症	9 017	3 333	1 067	67.2	24.8	8.0
抑郁症	5 198	1 515	312	74.0	21.6	4.4
2 型糖尿病	17 064	1 016	121	93.8	5.6	0.7
银屑病	12 581	3 399	3 520	64.5	17.4	18.1
晚期结直肠癌	7 361	1 163	2 349	67.7	10.7	21.6
合计	130 267	18 542	11 510	81.3	11.6	7.2

二、采集方式及选择策略

临床研究中数据采集主要有纸质数据采集和电子数据采集两种方式。根据数据采集的时效性,电子数据采集可以分为离线采集、在线采集、混合采集。

离线采集:采集数据的软件安装在用户的计算机内,定期或不定期向申办方数据库发送数据,主要用于网络连接不发达地区,对软件安装、验证和技术支持都比较困难。

在线采集:用户作为终端,通过网络浏览器,将临床研究数据录入 EDC 供应商所提供的 eCRF 中,实现信息共享,是目前典型的 EDC 数据采集方式。

混合采集:pCRF 和 eCRF 模式结合的采集方法,如 EDC 系统的外部数据,或者当网络无法使用时,离线状态继续采集数据,网络恢复后再进行发送。

根据数据采集的路径,电子数据采集又可分为需要数据填写的 eCRF、电子对接抓取。采用电子对接抓取方式采集数据时,不需要研究者或其授权人填写 eCRF,试验数据从其他电子系统直接导入 EDC 系统,减少了由人工填写 eCRF 而导致的错误,进一步提高了数据的质量,且缩短了数据填写及清理的周期。

如何在众多的 EDC 供应商中选择最符合需求的 EDC 系统,需要评估 EDC 系统的数据采集方式和所提供的基本功能,了解能否满足临床研究机构的要求,尤其是能否和本机构所使用的其他系统兼容。

1. EDC 系统功能的完善性　一般而言 EDC 系统应具备数据录入、数据导出、eCRF 设计、数据核查、权限控制、稽查轨迹、电子归档、系统认证、支持多中心、能够和其他软件或系统集成的基本要求。

2. 服务的专业程度　EDC 系统供应商应是具备计算机、数据管理、医学和统计学知识的专业团队,服务内容不仅仅是简单的计算机系统开发;也需考虑供应商在产品售出后会提供什么样的培训及跟踪售后。

3. 服务的及时性 系统使用出现问题时,服务商是否可以及时响应并做出处理。

4. 服务商的核心业务和规模 选择核心业务是 EDC 系统或临床研究相关的供应商,会得到更多的业务支持。

5. 使用费用 价格不应作为孤立的选择指标,还应结合自身业务的规模、工作流程及预算来一起考察。

6. 产品的购买方式 一种方式是产品价格+服务费,另一种是租赁形式。采用租赁形式时,EDC 服务商可将系统架设在自己的服务器上,用户只需按照使用期限或项目交付租用费用,为用户省去了购买、维护服务器的费用,是一种经济有效的方式。

总之,申办方或数据管理机构在选择数据采集方式或 EDC 供应商时,应对多种因素做出综合考虑,例如试验的分期、研究项目的连贯性、研究机构的条件和经验、申办方使用 EDC 系统的经验、研究方案中逻辑核查的复杂性、研究经费、研究机构的数目、研究者的工作习惯、临床监查的频率要求等,针对所采集数据的特点,选择一种或多种方法,目的是使数据的采集管理达到最优。

三、发展趋势

在传统模式中,临床研究主要依靠纸质病例报告表来完成数据的采集、整理和管理过程,却无法保证数据的可靠性和及时性,而且存在着采集周期过长、开销较大等不足。EDC 系统采用 eCRF 代替纸质病例报告表来对临床研究数据进行采集,有效地解决了上述传统模式的不足。

随着网络和计算机技术的飞速发展,美国食品药品管理局(food and drug administration,FDA)为了确保新技术能在新药临床研究领域得到最大范围的应用,1997 年 3 月出台了有关电子记录和电子签名的法规"21 CFR Part11",使得电子记录、电子签名具有与传统手写记录、手写签名同等的法律效力,使得 FDA 能够接受电子化临床研究材料。

从临床研究过程中的技术手段来看,智能手机和平板电脑等工具的利用,带给了 EDC 更高效、更便捷、采集范围更宽广的工具,不但提升了数据采集的效率,也给研究者提供了更多便利。

欧美国家在药物临床研究中使用 EDC 系统已经相当普及,目前国内的 EDC 系统的功能正不断完善,产品服务得到改进,EDC 在临床研究中的应用蓬勃发展。电子化数据采集无疑是取代纸质数据采集的必然发展趋势,EDC 已是基于计算机、互联网、物联网技术,全面覆盖临床研究过程的数字化管理系统。

第二节 数据采集的要求

一、受试者日志类数据的采集

临床研究中受试者定期访视,回忆从上次访视到本次访视期间的症状、用药等情况,仅凭回忆来采集研究信息的做法,既不可靠也不准确。为了解决以上问题,产生了受试者日记卡,在一定程度上避免了偏倚并提供了更准确、及时的记录。

受试者日记卡记录的内容主要是主观感受、客观症状和用药记录。主观感受如疼痛的程度、排尿时的伴随症状、头痛导致的活动受限程度;客观症状如大便的频率、性状,基本生命体征的测量等。日记卡源于受试者的实时记录,是重要的原始资料,在临床研究中起着至关重要的作用,尤其是以日记卡记录数据作为研究终点的临床试验。

鉴于纸质日记卡的不足,国外研究已多转向电子日记卡,这也是国内研究的发展趋势。电子日记卡多为掌上设备,优点体现在:①方便携带记录,提高受试者的填写依从性;②时间提醒控制,确保记录及时性;③具有准确性,如采集每日疼痛情况,纸质日记会有主观回忆来填写,电子日记卡只需要点击来记录时间和次数,使得数据更准确;④时间核查检验,提高记录完整性;⑤形式多样,形象具体,提高受试者理解度;⑥数据直接导出对接临床数据库,避免转录错误;⑦个人填写直接上传,能够更有效地保护受试者隐私。

二、电子方式采集

电子病例数据采集是一种基于计算机网络的用于临床试验数据采集的技术,通过软件、硬件、标准操作程序和人员配置的有机结合,以电子化的形式直接采集和传递临床数据。eCRF 的录入界面应结构清晰、表述明确,可以保证研究者方便、快捷、准确地填写。设计采集表格应在方案接近定稿后开始,设计时需要考虑如下因素:①必须遵循临床研究方案;②内容排列符合研究流程图要求;③易于理解,易于填写;④利于 CRA 进行原始资料核对;⑤利于 DM 清理数据;⑥利于数据转换为符合 SDTM 标准的数据集;⑦利于统计分析。

(一)电子数据采集系统的基本要求

1. EDC 系统验证和版本控制　系统开发之前,开发者要对系统的整体构架、运行环境、底层数据库结构、用户需求、功能模块、技术参数等制定周密的开发计划,并在开发过程中严格按照计划执行。开发过程中对计划的任何修改或补充、开发日志、测试记录、验证计划和记录、系统发布文件等均需存档备案。开发者必须建立系统开发规程及其文件审批程序,并存档备查。

系统验证必须在 EDC 系统上线运行之前完成。系统验证必须有标准操作程序,并对涉及的人员及相应的职责明确规定。系统验证的相关文档必须包括:系统验证计划书、系统测试脚本、系统测试结果、系统测试报告、系统验证证书。开发者应当建立版本更改控制操作规范,避免未授权的系统变更及其运用。

2. EDC 系统基本功能　EDC 系统应具有如下功能:①生成电子病例报告表(eCRF)的功能。②所有数据的删改保留稽查轨迹,稽查轨迹不允许从系统中被删除或修改。③在数据进入系统时,能够对数据进行实时自动逻辑核查,比如数据值的范围、逻辑关系等。自动核查的条目根据不同临床试验的具体情况在数据核查计划中制订。EDC 系统应具备构建逻辑核查功能模块。④EDC 系统应该配置临床试验数据质疑产生、发布、关闭的功能模块;数据质疑记录痕迹应予以保存备查。⑤标注源数据的核查功能。⑥EDC 系统应具有电子签名功能,其适用于要求电子签名的所有电子记录,包括产生、修正、维护、存档、检索或导出的任何形式的电子表格。电子签名可采用登录密码和系统随机产生的授权码来实现。电子签名与手写签名的关联性和法律等效性应当在被授权用户实施电子签名前声明并确认,被授权的电子签名与其书面手写签名具有同等的法律效应。⑦数据库的锁定。EDC 系统应该具备防止核查过或确认过的清洁数据被更改的锁定功能。临床数据清理工作完成后,EDC 系统应当具备数据库锁定的功能。⑧数据存储和导出。EDC 系统应当能存储、导出或转换成符合临床试验稽查要求、药品审评要求的数据格式。

3. 硬件要求　服务器和终端计算机的硬件条件需满足系统的环境运行要求,如操作系统、数据库管理系统、浏览器、中央处理器速率、网络或系统负载配置及其响应速度、硬盘与内存大小、多媒体数据支持功能配置需求(图像、视频、声音等)等。硬件的管理应当由相应的标准操作程序进行规范。

4. 人员要求　在投入临床试验项目运行之前,所有 EDC 系统使用人员必须得到适时充分的培训,培训合格后才能获得相应的使用权限。培训记录必须存档备查。

EDC 系统供应商提供全天候的系统技术支持,以确保临床试验的顺利进行。

5. 系统环境及使用要求　系统应安装在安全的物理环境中,物理环境的安全性一般可通过如下措施得以保障:对载体接触人员的限制、记录和监控;双电源或 UPS;防震、防火、防水、防热、防潮(非主观的);防破坏、防盗窃(主观的)等。系统的网络环境即数据传输的电子网络(如互联网或局域网)所处的环境,亦应保证安全,一般可通过如下措施得以保障:建立防火墙或其他软硬件等以防病毒、木马、黑客、间谍软件入侵。

系统服务器及其数据库应优先考虑远程或异地备份,以确保系统运行的连续性和数据的安全性。当无法实现时,应使用离线备份装置定期备份并在适当的物理环境中予以保存。如因不可抗力或不可控因素造成 EDC 系统运行中断时,EDC 供应商应有相应的应急预案,并根据服务器和数据库备份,使 EDC 系统在最短时间内恢复正常运作。

EDC 系统应具备用户管理、角色管理和权限管理功能模块。EDC 系统的所有用户必须拥有唯一的用户名和密码组合。密码在系统内部必须以加密方式存储,建议定期更换以增加系统的安全性。也可以用动态口令卡、USB-KEY 数字证书、生物学标记(如指纹)等更高级别的安全措施来替代密码。EDC 系统应保存用户每次登录的日期和时间、IP 地址、操作内容和操作者。

(二) 电子数据采集系统的应用要求

数据库的建立及用户测试应在研究项目招募第一个受试者之前完成。研究机构的准备、用户权限设置、相关培训和用户技术支持等工作也需在招募受试者之前完成。数据库构建完成后数据管理人员将模拟数据录入 EDC 系统,测试系统是否按照设计要求对所有数据正确存储,逻辑核查是否正确执行,外部数据是否能与 EDC 系统正确整合。测试内容包括:浏览及录入页面设计,各个访视顺序、访视中的录入表格顺序及每个数据点的顺序;不同用户浏览权限的准确性、准确执行质疑提示的触发及质疑信息的文字与预先的设计是否一致。每一步测试内容及结果需要测试人员签字确认并存档。当电子病例报告表、逻辑核查和数据库的设计开发完毕,数据管理人员需确认所有设计开发步骤成功通过用户测试,确认所有设计文档和测试文档并最终签字、存档。一切准备就绪,EDC 系统即可上线。

研究人员需按照 GCP 和研究方案要求来采集受试者数据,同时依据申办方制定的填写指南准确、及时、完整、规范地填写 eCRF。

研究者必须保存研究记录和数据,包括电子源数据和电子文档。每个数据点都必须在研究机构有原始文档支持。凡被作为原始信息的记录或者文档(即受试者原始数据)需妥善保管以供申办方的稽查及监管部门的视察。临床试验采集的数据需在每次访视后依据项目要求尽快录入数据库。具体的录入时限要求一般在数据管理计划中详细规定。

系统更新或研究方案的修订可导致数据采集发生变化。变更过程须严格控制,详细记录变更内容、开始日期、结束日期,并确保原有数据无损。变更后的系统需进行充分测试,重新上线时应及时以适当的途径告知所有系统使用人员。

在数据录入完成,并且所有数据质疑都已关闭后,研究者在 EDC 系统里对 eCRF 做电子签名。

三、纸质方式采集

纸质数据采集的基本原则同电子病例数据采集,相对而言,采用纸质数据采集,更应侧重于形式设计的合理性,所有数据点的采集尽可能做到可计算机化:①所有问题尽可能使用选项形式;②使用标准化的格式和问题;③事先规定好数据编码的标准,如1男2女;④数值型数据要规定填写的位数和要求的单位;⑤尽可能避免衍生变量;⑥最大限度减少自由文本的录入;⑦最大限度减少或避免使用图像性数据。

CRF 的排版应考虑全面以下内容:①按照试验流程图对 CRF 结构进行整体布局。②合适的字体、字号、行距、页边距;每一页都必须统一标注,包括研究中心代码、受试者编号、研究代码、研究周期、页码并且确保页码的唯一性等内容。③数据采集形式合理明确,包括数据的类型、位置和大小、数字的位数、适当的解释说明等。④良好的 pCRF 排版应保证页面美观,流程清晰,填写方便、快捷和准确。⑤CRF 印刷前需要确定纸张的类型、印刷的份数、装订类型、印刷时间、校样检查等工作。

pCRF 最常见的交接方式为邮寄或现场传递,可一次性交接也可多次传输,无论哪种方式都需要做好交接记录并存档。

从研究机构发出 pCRF 时应该附带清单,包括临床机构名称、pCRF 份数及每份对应的受试者识别信息、有无缺漏页、发出人和日期等。数据管理中心在收到 pCRF 后,要及时进行清点并检查核对,填写交接记录。

第三节 数据采集的相关文件

一、数据采集说明

临床研究进入数据采集阶段,即研究者或 CRC 将临床研究过程中采集到的数据填写入 pCRF 或 eCRF 的过程,填写工作是数据的源头,常常也是出错的开始,因此在填写工作开始前应给予填写人员必要的病例报告表填写培训,形式可采用现场培训或网络视频培训,如果采用电子数据管理,还可以提供实时用户咨询及技术支持。无论培训采用何种形式,病例报告表填写指南都是重要的填写培训资料。

pCRF 设计时应有相应的 CRF 填写说明,eCRF 除要提供用户 eCRF 填写说明外,还应提供详细的 EDC 系统操作手册。无论是纸质还是电子数据采集,对于填写数据库的数据质量要求是同样的,填写指南应条理清晰、表述明确,包括但不仅限于以下要点:

1. 受试者识别信息 姓名缩写采用拼音缩写的位数:采用拼音缩写的原则;研究机构编号应记录的位数:每个研究中心编号必须唯一,中心号一旦确定后研究中不可改变;筛选号应记录的位数:在中心应保证唯一;随机号(或入组号、药物号)应记录的位数:此为受试者唯一识别标志,在研究中应保证唯一。

2. 日期时间 明确日期填写格式,如日期格式统一记录为"yyyy/mm/dd";明确时间记录格式,如时间采用 24 小时制,记录到时、分。如果是 eCRF 应明确采用 24 小时制时 24:00 系统默认为 00:00;明确在不完整日期时间的情况下应如何填写,比如用 UN 替代缺失的日期。

3. 人口统计学资料　年龄为衍生变量无须记录,应在填写指南写明所有关联内容如何记录。如种族记录为"其他种族"时,应继续填写"其他种族描述",种族为"汉族"时则无须记录。

4. 生命体征　明确体温、呼吸、心率、血压、身高、体重应记录的位数和采用的单位。如果方案需要,还应采集测量血压时的体位、体温的测量途径,这些指标如涉及方案入选排除标准,应列出不能入组的情况,如筛选期收缩压>140mmHg 不能入组本研究。

5. 体格检查　各系统检查异常时应继续填写具体异常描述,列出与入选和排除标准相关的体格检查要求。针对异常结果,还应该让研究者判断是否具有临床意义,并记录在 CRF 上。同时,有临床意义的异常应该记录在不良事件或者病史记录中。

6. 疾病情况　填写指南应该明确在 CRF 上如实填写 CRF 所要求的疾病诊断的相关信息,同时填写指南还应指出方案对目标治疗疾病的诊断标准,入组研究要求的病史年限。

7. 既往病史及治疗情况　明确记录入组研究前多长时间范围内的既往疾病情况,入组研究后仍在药物治疗的,该药物应同时记录在合并用药表中,且相同字段内容应填写一致。

8. 嗜好品使用　主要列出涉及入选和排除标准以及方案提及的情况。

9. 实验室检查结果　检查项目、正常值参考范围和检查单位应分开记录;临床意义判定为异常有临床意义时需对此异常做出异常解释,明显偏离正常却判定为无临床意义的指标也应解释判定的原因;达到不良事件填报标准的应记录为不良事件,实验室检查的不良事件,开始日期应和检查异常出现的日期逻辑一致。填写指南还应该包括:试验期间如果做了非试验方案要求的实验室检查,应该在什么位置、如何填报。

10. 药物发放回收情况　CRF 上要如实记录发药日期;实际用药以 CRA 核对原始药物使用情况记录表为准;应用药量可以通过访视周期衍生计算;回收药量、遗失药量、实际用药量之和不超过上一个访视周期的发药量。

11. 既往和同期用药　在试验过程中,除了试验方案规定的试验药物外,患者所有的用药记录都应该记录,填报商品名或通用名。说明如果是复方药应如何填报;如果是中药制剂应如何填报。记录原则为每个药物每个剂量时间段记录一条;同一种药物停药后再次使用的也应重新记录;既往用药研究开始后仍在使用的要记录为合并用药,此类合并用药的开始日期具体不详的可填写为 UK(unknow),但是研究开始后的合并用药则应记录完整的开始日期;不良事件表中记录有用药干预的,应在合并用药记录;结束日期应记录完整,除脱落受试者外不可记录为 UK,末次就诊时仍在使用的合并用药无须记录结束日期。

12. 不良事件　每条只记录一个不良事件;合并用药表中用药原因为不良事件的,不良事件中应有相应记录;在研究过程不良事件中分级发生改变的,也要分别记录;不良事件的名称应表述清晰并且尽量填写诊断而非症状,如上肢皮疹、血白细胞升高,不可填写为白细胞异常、感冒肚子痛等;AE 不同结局应有不同的转归日期记录,除脱落受试者,结局不宜填写为 UK,应按照方案要求进行追踪访视;AE 分级记录应按照方案要求的评判标准,如 CTCAE 分级标准或直接记录为轻、中、重。

13. 严重不良事件　SAE 应在规定时限填报,SAE 填报内容应符合药监机构的要求。

14. 研究总结表　总结表中各项内容和各访视期内容有相互关联,填写时注意检查关联字段,前后填写逻辑一致,例如因 AE 退出研究的,总结表中退出的原因也应是不良事件。

15. 填写指南版本管理　包括版本号、新版本修订的内容、版本日期、撰写人、批注人。

二、标准操作规程

临床研究开始前,研究者应仔细研究 CRF,预先制定填写 CRF 的标准操作规程。监查员应当和所有可能参与 CRF 填写工作的研究人员一同讨论如何正确地填写各项表格。

研究者应确保将研究中观察到的情况及时、准确、完整地填写到 CRF 中,CRF 的记录应遵从普遍原则:

1. CRF 填写人员必须经过必要的岗位培训和 CRF 填写培训,熟悉方案、GCP 法规,电子数据采集还要熟悉所用电子数据管理系统。

2. CRF 填写应及时、准确、字迹清晰。eCRF 为直接录入,录入时要避免拼写错误,写清楚 CRF 填写所使用的语言,注意全角半角字符的使用,注意录入字段要求填写的类型。例如身高要求为数值型,不可填写文字描述。

3. 数据可溯源,可以追溯到原始数据并保持一致。

4. 任何签署了知情同意书的受试者,无论其是否服用了研究药物或完成了所有访视周期,都应填写 CRF,且筛选期到随机化各项记录、不良事件表、严重不良事件表、合并用药表、实验总结表必须记录完整。脱落前各个访视期内容也应记录完整。

5. pCRF 应使用黑色或蓝色签字笔、圆珠笔填写,采用三联无碳复写纸记录,填写时两页之间垫专用垫板,确保所写内容清晰地复写在每一联上而不会印到下一页。eCRF 为直接录入,无手写过程,每个页面填写完成后及时点击保存。

6. 数值型数据填写时应按照预留位数填写,个位数填写在最右方空格,若左侧留有空位应用 0 补全,如血压 120/80mmHg。

7. 应填项目不可空缺,无数据记录时可填写"未查(not done,ND)""未知(unknown,UK)""不适用(not available,NA)"。

8. 整页信息未查,应从页面的左下角至右上角画对角线,并有研究人员签名,表示此页无内容填写;eCRF 应勾选未查,不可空缺。

9. 检查结果必须注明采用的检查单位。

10. 只有指定研究机构的研究人员才有资格记录或修正 CRF 中的数据,研究人员应在研究机构人员登记并留有签名样章。

11. pCRF 修改不可使用修正液或直接涂黑已有数据,应在需要更正的数据上划并插入更正的数据,修改人应签名(或拼音缩写)并签署日期,必要时还要注明修改原因。eCRF 通过记录操作痕迹保留修改过程。

12. 每页页眉受试者识别信息应逐页记录完整,包括研究中心编号、受试者姓名缩写、随机号(或入组号、药物号)。

13. 每页记录或每个访视期记录填写完成后,研究者应在页脚位置签名并加注日期。

eCRF 研究者的账号相当于电子签名,系统会记录研究者的每一步操作,可省去页脚签名的步骤,有些 EDC 仍然需要研究者在线签名。

pCRF 中的数据转换为电子数据时,涉及数据录入,通常采用二次录入以提高数据录入的质量,转录时应遵从的基本原则为:

1. 建立数据库,录入页面的次序和安排要与纸质 CRF 相同,尽量使用编码型数据。

2. 数据录入应在数据库测试合格后进行。

3. 特殊情况的录入应按照数据录入说明进行。

4. 采用双份独立录入,录入后进行交互验证。

5. 录入应忠实于原记录,字迹不清或填写不规范而无法录入的内容,录入人员提交数据清单,由数据管理人员根据不同情况发出质疑,答疑确认后再进行录入或修改。

6. 录入登记每天填写,包括日期、中心号、随机号(或入组号、药物号)、录入份数、录入人员签名日期。录入登记表在全部 CRF 录入完成后应存档保留。

三、数据采集/录入的流程

数据采集/录入的流程因研究项目要求不同而有所区别,数据采集/录入应满足其在设计、执行等方面的质量要求,常用的采集/录入流程包括:双人双份录入、单人单次录入和采用 EDC 系统由研究者直接录入。

双人双份录入为两人独立录入相同的数据,分别存储在数据库中,双份录入产生的差异需要经过验证。验证的方法有第三方验证、盲态验证和交互式验证。前两种验证方法,录入双方无法看到对方录入的数据,第三方验证即由第三方独立解决二次录入之间的差异,盲态验证就是第二次录入者针对发生的差异,核对 CRF 表后再加以存储。交互式验证的录入双方可以看到对方录入的数据,第二次录入者发现差异时核对 CRF,将正确数据录入数据库后保存。

单人单次录入后应进行审核,第二人应对照 CRF 检查录入的数据,多见于文本型数据的处理。

采用 EDC 系统由研究者直接录入前应在模拟环境中预先进行填写练习,熟悉 EDC 系统操作方法,掌握 eCRF 填写要点后再进行正式数据填写,这样可以大大减少数据填写错误的发生,提高数据填写效率。EDC 系统为实时数据管理系统,当研究者填写的数据不符合逻辑核查设置时,系统可自动发出质疑,研究者应及时查看系统质疑,如为填写错误应及时纠正。

第四节　数据采集的质量管理

一、人员培训

在正式录入受试者数据之前,数据录入人员必须接受相关培训,对每个人员的培训应记录并存档;培训内容包括但不限于:

1. 数据填写/录入相关 SOP 的培训。

2. 熟悉 CRF 结构和内容。

3. 数据库填写/录入的操作:如创建受试者、一般数据填写/录入操作、特定数据的填写/录入形式、数据修改及疑问的回复等。

4. 填写指南或录入说明等。

5. 数据填写/录入质量的控制及标准,保证数据填写/录入质量在可接受的范围内。

二、纸质双份录入的比对

完成比对后需要进行录入质量控制,一般要求抽查 10% CRF 和数据库中的数据进行比对,关键变量错误率要求 0,非关键变量错误率小于 0.2%。

三、电子填写的现场核对

采用 EDC 系统的临床试验,监查员需要对 eCRF 中的数据与原始资料进行 SDV,对于某些数据量大的试验,不需要对所有数据进行 SDV。SDV 的范围、方式、频率、时间应有文档明确说明。不一致的内容应该直接在 EDC 系统上提出数据疑问,提醒研究者进行修正,以确保所有数据记录的完整性和准确性。

(作者:郑青山　丁　力　何迎春;审阅:付海军)

参 考 文 献

[1] 国家食品药品监督管理总局.总局关于发布临床试验数据管理工作技术指南的通告(2016 年第 112 号).[2016-07-27].http://samr.cfda.gov.cn/WS01/CL0087/160961.html.

[2] 国家食品药品监督管理总局.总局关于发布临床试验的电子数据采集技术指导原则的通告(2016 年第 114 号).[2016-07-29].http://samr.cfda.gov.cn/WS01/CL0087/160963.html.

[3] 尹芳,陈君超,刘红霞,等.临床试验纸质与电子化数据管理的比较研究.药学学报,2015,50(11):1461-1463.

第十一章

数据的核查

数据核查的目的是确保数据的完整性、准确性和可靠性。前文已经就数据核查的目的、意义、原理和方法,以及如何制订数据核查计划进行了详细的阐述。本章重点是以下两部分内容:一是数据核查的流程、分类和各方职责,重点讲述方案偏离;二是介绍基于风险的监查及杜绝和发现数据造假等不端行为。数据核查是要发现临床数据的不一致、明显的错误、不合理的数据录入、方案偏离和其他不规则的数据,以确保临床数据在统计分析前的正确性、完整性和一致性。

第一节 数据核查的流程

数据核查是临床数据管理的重要组成部分,应该具有规范性,在企业的 SOP 框架下遵守 DMP 和 DVP 而执行。

数据核查相关的 SOP 不能过于简单,应该对数据核查的每一步骤进行详细而清晰的规定和描述,以免数据管理的相关人员产生歧义或只能根据自己的理解和经验执行数据核查,从而不能保证数据核查的质量和过程的一致性。

流程如图 11-1。

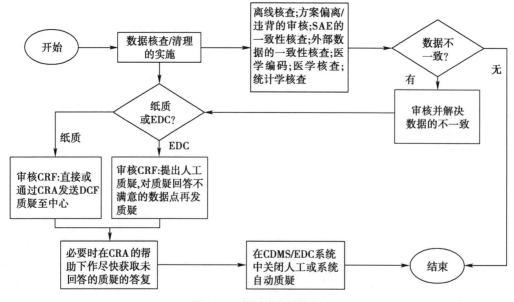

图 11-1 数据核查的流程

DMP 中应该对数据核查的流程进行描述,当数据库上线及受试者的数据录入 EDC 或纸质 CRF 以后,数据核查和清理的工作即宣告开始。

DVP 中应该明确数据核查内容、方式与核查要求。

第二节　数据核查的分类和角色分工

一、系统核查和手工核查

根据数据核查的具体操作方法,数据核查可分为系统核查和手工核查。

系统核查通常被定义于 eCRF 的规范中,因为 EDC 系统的不同其系统核查的内容可有差异。以 Medidata Rave 为例,有些字符段是不能空的,有些不符合格式要求的数据不能被接受,如 yyyymmdd 的日期格式是我们中国常用的日期输入格式,如 eCRF 中定义为此种格式,那么不符合这种数据格式的日期输入会被拒绝,如 25JAN2014。其他如将来的日期(future date)、无效的日期也是会被系统核查所拒绝的。这部分核查通常是系统所固有的。

还有部分系统核查是数据库编程人员或数据管理人员根据数据核查计划中有关逻辑核查(edit check)的定义通过在系统中编程来实现的,数据输入进系统后会自动核查,如有数据问题则会发质疑,所以也被称为自动核查。这部分内容可以基于不同的 EDC 系统而有不同,主要包括临床数据管理中通用的核查标准,以及方案特有的核查标准两部分。

手工核查通常用于检查系统核查难以实现的数据,一般定义于数据核查计划中离线核查列表部分如文字类的描述、纵向检查(同一个受试者数据之间的一致性,如疾病史或不良事件与合并用药之间的一致性核查)和核查数据变动的趋势尤其是有效性或安全性数据,还用于核查系统自动检测到的数据不一致,且需要进一步确认相关信息时。如研究中有心电图检查结果异常且有临床意义,数据管理人员需进一步确认是否记录为不良事件,且不良事件发生日期是否和心电图检查结果的日期相一致。

离线核查列表部分的内容主要取决于方案对数据的要求和所使用 EDC 系统的功能,除了基本的列表核查内容外,还有些方案专属的离线核查列表内容。如果 EDC 系统功能足够强大,手工核查的内容就会相对减少,如果 EDC 系统功能不能实现较多的系统核查,那么手工核查的内容都需要放在离线核查列表中实现。

二、数据核查的角色分工

数据核查需要由项目团队中不同人员和角色来执行,按其不同的角色分工,主要有以下几方面人员的参与:

(一) 数据管理人员的核查

数据管理人员主要执行系统核查和手工核查(非医学部分),详细内容已在前面描述。

使用 EDC 的情况下,临床数据管理人员需对 eCRF 的数据进行审核,如发现数据的问题点,则在系统中提出人工质疑;同时对系统自动产生的质疑或人工质疑的研究者回答进行审核,如研究者的回答已经解决了相应的数据的疑问,则在系统中关闭其质疑,如研究者的回答仍然没有解决数据的疑问,数据管理人员应该检讨其所发质疑的文本是否清晰准确,然后修改质疑文本后再发质疑。使用纸质 CRF 的情况下,临床数据管理人员根据 CDMS 的逻辑核查发现的数据问题及 CRF 审核时所发现的数据问题,制作数据澄清表(data clarification form,DCF),并将 DCF 寄给研究者。临床数据管理人员如认为研究者对 DCF 的回答已经解决了数据问题,则要求数据录入人员根据研究者对 DCF 的回答更新数据库。如研究者对 DCF 的回答仍然没有解决数据问题,则应该检查所发 DCF 文本是否合理,而更新 DCF 文本内容后,再次发送给研究者,并在临床监查员的协助下解决数据的问题。

在手工/离线核查的过程中,如发现数据的问题,则应该记录在相应的数据问题跟踪表中,并在 EDC 系统中发人工质疑,或制作 DCF。因为是手工操作,人为的错误难以避免,尤其是离线核查列表中数据量比较多时,所以数据管理人员在进行手工/离线核查时,应该尽可能利用数据核查的可视化技术软件或工具,如将离线核查的数据导入这些工具中,通过可视化技术的应用来帮助数据核查。

(二)医学专员的核查

医学专员的核查形式通常是项目特有的。常见的有:

1. 数据列表核查 数据列表核查是核查关键数据点并选定哪些数据需要更详细的数据或进一步的跟踪。这种核查通常在事先规定的时间点用数据列表进行核查,这些数据有 AE、疾病史、治疗中止的理由和合并用药等。数据核查的过程中可能会发现某种现象或趋势,从而要求在试验结束前采取相应措施以纠正缺陷或减少试验风险。

2. 患者特征核查 患者特征核查(patient profile review)是针对选择性的关键患者数据进行汇编核查。这是目前医学核查中应用比较多的方式,这种核查通常是在事先规定的时间节点,去核查患者数据之间的一致性和医学上的相关性,以及患者的数据是否按照试验要求被合理地采集。事先对需要进行汇编的不同部分的数据,如人口学、病史、实验室检查、不良事件及合并用药等信息进行集中呈现,并以图表或者数据透视的方式,整体地反映试验过程中的安全性情况。患者特征核查不能取代临床监查和数据管理团队的数据监察和清理的工作,而是针对已经完成源文件核查和数据清理的数据,进行医学方面的判断。

医学专员在医学数据核查过程中如发现任何问题,需及时地在 EDC 系统中或通过数据澄清表向研究人员发人工质疑,以解决数据问题。

(三)临床监查员的核查

临床监查员执行源文件核查,也称原始数据一致性确认(source data verification,SDV),即确认记录在病例确认报告的数据和源数据的一致性。SDV 的目的是确保所采集数据的可靠性,是否能再现和评价该临床研究,并确保数据能支持该试验药品的申报。因此,记录在 CRF 中的数据必须是可溯源的,并能确认、稽查和再现。

临床监查员在 SDV 的过程中如发现任何数据问题,需及时地在 EDC 系统中,或通过数据澄清表向研究人员发人工质疑,以解决数据问题。

(四)生物统计师的核查

生物统计师所执行的数据统计学核查主要是通过汇总数据的核查以发现任何可能会影响数据真实可靠性的数据不一致或问题。

汇总数据核查是通过制表、图表的汇总数据进行核查以发现潜在的数据问题,其可能影响到试验人群的安全性、试验的进展、有效性或试验的真实可靠性。

汇总数据核查既不是去针对个别受试者的数据完整性和准确性进行核查,也不是去关注个别受试者的治疗状况。

汇总数据核查通常借助统计分析的手段进行,以观察数据变动的趋势,发现有无数据的离群值,评价试验方案执行的依从性,并确保药物安全性信息被准确地呈现在临床的数据中,有效性数据足够稳健地反映试验的主要假设(或必要时重要的次要假设)及研究者的方案和 GCP 的依从性。临床试验过程中,应该定期地对数据进行汇总核查,从而在试验结束前采取相应措施以纠正缺陷或减少试验风险。

如果数据的不一致或问题被发现,则需要对数据问题在统计学核查确认表单中进行详细描述,并检查数据核查计划的准确性,CRF 填写指南对数据录入的要求是否清晰,数据管理计划书的规定是否正确,相关的培训是否足够等。

总之,为了确保临床数据的真实性和可靠性,必须对整个临床试验的每个环节进行科学而规范的质量控制,所以数据核查需要跨部门的协作。GCP 要求质量控制适用于数据处理的每个阶段,以确保所有的数据是可信的,并已正确处理。

数据核查的跨部门合作不应仅专注于单个数据点的核查,同时应对受试者数据作为一个整体来核查,所有执行部门的核查必须在一个明确的规则下进行,在整个数据核查过程中应该保持数据核查的一致性和可重复性。通过多部门的合作增加项目组间的透明度,通过密切的沟通,提高数据核查的效率,减少数据的错误。

第三节 试验方案偏离

一、试验方案偏离的定义

药物临床试验必须严格按照伦理委员会批准的试验方案和 GCP 原则执行,在临床试验实施过程中,任何有意或无意地偏离或违反伦理委员会已经批准的试验方案和 GCP 原则的行为,称为方案偏离(protocol deviation)或方案违背(protocol violation)。关于方案偏离和方案违背的定义、记录及报告过程,在不同的试验方案或不同的企业,要求不尽相同。

目前行业一般不再细分方案偏离和违背,统称为方案偏离(protocol deviation,PD)。

二、试验方案偏离的分类

根据责任发生的主体可分为由于研究者或研究机构不遵守方案或 GCP 原则而造成的方案偏离,受试者的不依从导致的方案偏离,申办方不依从而导致的方案偏离,以及合同研究组织(CRO)的不依从而导致的方案偏离。

方案偏离涉及的具体内容有:

(一)知情同意书

受试者未签署知情同意书;获取知情同意的过程不适当,如由非授权的研究人员取得知情同意;知情同意版本更新后没有再次获得受试者的知情同意或再次获得受试者知情同意的时间严重滞后;知情同意书填写或签署不规范(如签名或日期不全,对提问回答的勾选不是由受试者本人完成的,签署不真实的日期等);或有证据表明获得的知情同意不符合完全告知、充分理解、自主选择的原则。

(二)入选和排除标准

不符合入选标准和符合排除标准的对象被纳入了临床试验。

(三)退出试验标准

在试验过程中,受试者的状况符合中止试验标准的情况或达到了退出标准而没被退出试验。例如:实验室指标变得显著异常;严重不良事件发生;受试者撤销了知情同意;受试者怀孕;受试者发生了终点事件或不符合进入下一阶段研究的标准。

（四）试验产品的管理/治疗

研究未能按照方案规定进行治疗,而受试者接受了不正确的治疗或剂量,可能会影响受试者的安全性和统计分析。如明显的未依从研究药物剂量要求,包括方案规定的剂量水平和服药时间或漏服研究药物;方案规定出现某些情况时应暂停用药,受试者符合了暂停用药的标准却在继续服药;服错药物,如随机化或配药环节出错,受试者得到错误的(研究药物或对照药物)治疗;超剂量用药影响了受试者的安全性;方案规定要暂停用药的情况下,受试者仍在继续用药;暂停用药后,方案规定的重新开始服药的标准尚未达到时就让受试者又开始用药。

试验过程中药物管理不当,如药物的运输、接收、分发、使用或计数没有记录;过期药物仍发给受试者服用;把研究药物给非合格的受试者服用;不具备相应资格的人员开试验药处方给受试者;研究药物存储不安全或条件不符合方案规定;研究药物标签不合格等。

（五）禁用药物

受试者服用了方案中禁止的合并用药。

（六）不良事件/严重不良事件

不遵循方案中有关严重不良事件报告的规定,如不良事件达到严重的等级却未按严重不良事件报告;没有在规定的时间内向有关方面报告;研究者经常不对严重不良事件与研究药物的因果关系做出判断;不良事件没有按照方案规定的时间采集,如方案规定不良事件应该采集到末次用药的 30 天以内,但末次用药后未再记录等。

（七）访视计划/时间窗

访视、观察或检查超出方案规定的时间窗,但未影响受试者按方案继续使用研究药物,或未影响对主要疗效和关键的次要疗效指标评价的有效性。

（八）操作/检查

试验过程中,安全性指标、主要疗效指标或关键的次要疗效指标的检查未能按照方案要求执行。如:①在方案规定的时间窗外做上述的检查,导致了不能按方案继续用药,主要或关键的次要疗效指标数据变得不适宜进入统计分析。②不符合方案对检查操作的具体要求,如方案规定血压是在休息 10 分钟后右臂测量,但受试者休息不足 10 分钟或左臂测量。③没做安全性指标的检查,使患者面临安全风险,如服用对心脏有潜在风险的研究药物但未做心电图检查,服用对肝损害有潜在风险的研究药物但试验中没有监测肝功能等。

（九）其他

方案规定观察的数据点或实验室参数缺失而导致数据的值缺失,或样本缺失。

以下情况不属于方案偏离:因受试者撤销知情同意,其他原因导致受试者中止试验但中止后的检查未做;按照方案规定出现不良事件应暂时中止使用研究药物但中止后又重新开始服药。

方案偏离根据严重程度的不同,可分为严重方案偏离(major protocol deviation)和轻度方案偏离(minor protocol deviation)。

严重方案偏离:这类方案偏离可能会影响到受试者权益、安全性或疗效分析数据的有效性。这将被记述在临床研究报告(CSR)中,生物统计师和项目医学专员会考虑从符合方案人群(per protocol)或其他分析数据人群中剔除。

轻度方案偏离：这类方案偏离未被归类为严重方案偏离,其不会导致数据从分析集中剔除。但如果同类轻度方案偏离反复出现,则可能被归类为严重方案偏离。

三、试验方案偏离的处理流程

试验方案偏离(protocol deviation,PD)的处理应该遵照企业的标准操作规程而执行。在试验的启动阶段,就应该着手撰写方案偏离的处理计划(handling plan of protocol deviation)。方案偏离的处理计划应对方案偏离进行明确定义,制定严重违背及轻度方案偏离的判断标准,同时对方案偏离的跟踪和管理进行明确规定。该处理计划的撰写通常由主要数据管理人员负责,计划中应明确项目组成员在方案偏离处理中的分工和职责(表11-1)。计划的草案完成后交由相关人员进行审核。当收到审核意见以后,召集包括项目主管、主要数据管理人员、临床监查员、临床编程员、数据管理人员、医学事务专员在内的方案偏离的处理计划审核会,讨论各方意见,在数据库存上线前应该完成方案偏离的处理计划的批准和签字。在临床试验的过程中,试验方案如有更新,应该根据方案内容的更新,及时地更新方案偏离的处理计划,但在数据库锁库前必须最终定稿(图11-2)。

表 11-1　方案偏离处理的分工和职责举例

分工	职责
项目主管	方案偏离的处理计划撰写前,确保项目成员给予意见,必要的内容将包含在规程中
主要数据管理人员	负责方案偏离的处理计划的撰写,管理并确保其计划已被项目成员审核过
临床监查员	负责在研究机构进行源文件核查时检出PD,并记录到相应的表单中,同时对程序检出的PD进行跟踪确认
临床编程员	负责系统的在线逻辑核查和SAS离线核查的编程,以检出PD
数据管理人员	通过CRF的核查检出PD,并对程序检出的PD进行审核并跟踪确认
医学事务专员	CRO或申办方医学事务专员将审核PD列表,对PD的分类及受试者是否继续临床试验提供建议

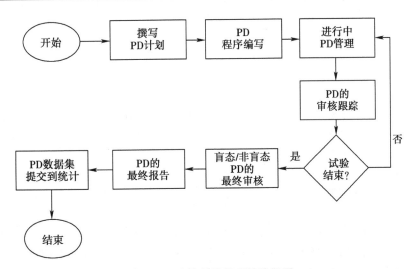

图 11-2　方案偏离处理的流程图

　　PD 可被临床监查员、数据管理人员和临床编程员从不同的来源检出,计划书中也应对不同来源 PD 的检出方法和对策进行规定。方案偏离的处理计划定稿后,临床编程员用 SAS 或 EDC/CDMS 就如何检出方案偏离进行编程,并需测试通过。如筛选时的数据不符合纳入或排除标准,治疗不符合方案规定,使用了方案中规定的禁用药物,访视/检查/治疗的时间超窗,访视/治疗/操作未执行等都可通过程序而检出,此外,临床监查员在 SDV 过程中发现的 PD(如知情同意书的获取过程不合规等)也可被检出。数据管理人员可在 CRF 审核、系统核查和人工核查中发现 PD。所有检出的 PD 应该被记录在 PD 报告中,详细记录发现的时间、事件发生的时间及过程、原因及相应的处理措施。

　　在方案偏离的处理计划中应对 PD 报告/审核的频度进行规定。一旦不同来源检出的 PD 被最终确认,应该记录到 PD 清单中,并送交医学事务专员进行医学审核,由医学事务专员评价 PD 的严重程度以及是否影响到受试者权益、安全性或疗效分析及其影响程度等。生物统计师可能会考虑某些数据对符合方案数据集或其他分析如全分析数据集(full analysis set,FAS)是无效的,从而导致将某些重大的方案偏离从相关数据集中剔除出去。对严重的 PD 应该报告给药监局和伦理委员会,所以在计划书中应该就有关 PD 给药监局和伦理委员会的报告流程加以详细描述(表 11-2,表 11-3)。

表 11-2　严重方案偏离举例

分类	违背
知情同意书	2012 年 8 月 5 日的第 3 版知情同意书已经于 2012 年 9 月 27 日被伦理委员会批准,并在该机构被执行,但患者未签署该版本的知情同意书,CRA 发现时该患者已于 2013 年 5 月 27 日去世,所以该患者的知情同意的步骤未被完成
入选和排除标准	入选标准第 8 条规定受试者血红蛋白值必须达到 90g/L 才能纳入本研究。患者的血红蛋白仅为 68.4g/L,但被纳入临床试验
不良事件/ 严重不良事件	2012 年 4 月 3 日发生听力障碍未在 24 小时内作为 SAE 上报,而是在 2012 年 5 月 16 日上报
访视计划/时间窗	治疗前肿瘤评估未按方案规定在随机化前或治疗开始前 21 天内进行
试验产品的管理/治疗	在本次访视中试验产品发放错误,IVRS 系统产生的编码是#44831、#48870,但是药房和护士静脉滴注的药物编号是#32762、#43049

表 11-3　轻微方案偏离举例

分类	违背
操作/检查	方案规定本试验使用中心心电图检查,但直到现在,某研究机构所有的心电图检查结果都没有传输到第三方进行中心心电图评价。询问后才发现该机构一直使用本地的心电图机,而不是研究特定的设备
药品管理	药师未按药品管理手册要求给两个受试者的试验用药粘贴 IVRS 系统确认的标签

　　方案偏离的处理计划中还需对盲态研究的 PD 管理进行详细描述。当项目有非盲态团队时,盲态和非盲态的 PD 清单应该分别被产生和保存,而非盲态清单不应该和盲态清单在一起被送给所有项目组成员审核,由非盲态组人员专门审核 PD 的非盲态清单。非盲态下核

查发现检出的 PD,必须保存在非盲态的 PD 跟踪表中,以避免对盲态项目组成员的过早破盲的风险。

第四节　基于风险的监查

一、基于风险的监查的意义

临床试验中存在着各种各样的风险因素,与临床试验的参与者有很大关系,如受试者、研究团队、申办方、合同研究组织、数据采集系统、监管部门和目标人群等。

传统上企业依赖于现场监查和 100%SDV,以确保受试者安全和试验数据的高质量。然而,现场监查通常是比较昂贵的,由于临床研究是基于一定的假设、新药研究的低风险干预和资源的有限性,而且临床试验中存在各种各样的风险因素,就现在的临床试验环境而言,即使 100% 的 SDV,目前的现场监查次数对风险的把控仍然是不够的。为控制临床试验的风险,行业已经尝试着在风险评估的基础上,通过中央数据监测、受试者的培训、定期的机构访问/稽查对临床试验的质量控制进行管理。特别是最近新药研发领域的临床试验的复杂性和费用的急剧增加,使得临床试验的风险也在迅速地上升。基于风险的监查(risk-based monitoring,RBM)无论是对申办方、研究机构或 CRO 都是适用的。近年来有效可行的临床试验风险监查方式逐步引起行业的关注。随着临床试验中电子信息化的快速发展和应用,基于风险的监查方法在欧美、日本等地的临床试验风险管理中逐渐普及。FDA、EMA 和日本厚生劳动省等监管机构也相继推荐了基于风险的监查方法,并颁布了相应的指南。

RBM 方法以质量风险管理为基础,从以下几方面确保受试者的安全性和数据质量:

1. 质量风险的评估应该基于科学知识,并确保受试者的安全性和数据质量。
2. 质量风险管理的程度、形式和文档应该与风险的程度相匹配。
3. 质量设计贯穿整个试验。
4. 早期和进行中的风险评估。
5. 集中于关键流程和关键数据。
6. 风险因子和风险阈值的使用。
7. 根据试验中发现的风险和问题调整监查的具体工作。

二、风险管理计划的制订

在风险评估和管理时,首先应该对项目的风险进行评估,确定风险指标,从整个产品或方案的级别确定关键的变量,并制订风险管理计划。制订风险管理计划时应该考虑以下因素:

1. 保护受试者免受潜在的伤害。
2. 效能/科学价值/对数据可靠性和研究结果的影响。
3. 节约成本。
4. 目的。
5. 试验阶段。
6. 试验产品的种类。

7. 试验的复杂性和样本量大小。

8. 纸质 CRF 还是 EDC。

风险管理计划中应该包括数据核查计划,应该明确风险管理的范围和目的、分工和职责,厘清试验项目中关联人员或单位间的关系,规定发现的风险如何监测,何时干预(规定时间节点),采取何种措施,由谁执行等。计划风险管理流程并对其效果的评价方法加以描述。计划质量风险管理的流程时应考虑:

1. 定义问题和/或风险的关注点,包括识别潜在的风险相关参数。

2. 收集潜在风险、危害或影响受试者健康的背景信息或数据以进行风险评估。

3. 确定一个负责人和必要的资源。

4. 特定一个时间表、可交付成果和风险管理过程的适当决策层。

风险评估中应该对风险后果的种类进行分析,并规定风险评估的方法和工具,如风险的区域、风险评估量表、风险可接受或处理的规则等,并确定调查时需要收集的信息以及调查需要的人力等。风险评估包括对危险的认识,以及暴露于这些危险下风险的分析和评估。风险评估可从以下几方面考虑:

1. 哪些地方可能会出错?

2. 出错的可能性(概率)有多大?

3. 其后果(严重程度)是怎样的?

以下为风险分析标准-质量标准举例(图 11-3):

		可能性(频率)				
		频繁(4)	有时(3)	偶尔(2)	几乎无(1)	不大可能(0)
严重程度	灾难性的(3)	12	9	6	3	0
	危险的(2)	8	6	4	2	0
	中度的(1)	4	3	2	1	0
	可以忽略的(0)	0	0	0	0	0

注:风险后果的严重程度

严重	高	中	低

图 11-3 风险分析标准-质量标准举例

三、基于风险的监查的实施

基于风险的监查中源文件核查的策略非常重要,在试验的启动阶段应该撰写临床监查计划。临床监查计划通常由临床监查员来撰写,但撰写过程中应该请项目组成员,如数据管理人员、临床监查员、生物统计师等提供意见并参与审核。根据临床试验中数据的重要性和关键程度,而规定监查的等级。如重要的数据点在临床试验中需要 100% 的源文件核查,作为关键数据,主要与主要有效性和安全性终点指标有关。这通常包括:所有主要和次要的有效性终点指标、访视日期、不良事件/严重不良事件和合并用药等。次要的数据点是指那些没有包括在重要数据点中的数据点,通常在临床试验中作为非关键数据,也许进行部分或不进行源文件核查。无论源文件核查的策略如何,包括知情同意的获取日期在内,所有筛选和基线时数据必须执行 100% 源文件核查。

集中式监查技术是基于风险的监查方法实施的重要手段,应该充分地利用先进的电子信息化技术,如数据监测软件 JReview 和 JMP 等。同时统计学核查也是集中式监查技术的一种,在临床试验过程中,监测数据的趋势有:

1. 检查数据的范围、一致性和完整性。

2. 研究机构间或研究机构内的数据异常偏离或离群值。

3. 研究机构采集的数据特征分析。

4. 数据质量的绩效指标。

5. 违背方案入选和排除的频度。

6. 反映研究机构试验执行绩效或依从性差的数据。

当实施基于风险的监查对风险进行把控时应考虑风险是否可接受及可接受的程度,去降低或避免风险需要做些什么,如何恰当地在风险获益和资源中取得平衡,当特定的风险被控制后是否会导致新的风险,并考虑针对风险是否要采取措施,或采取何种措施,同时考虑风险对策的优先顺序,应该遵守的原则是什么。总之,使用基于风险的监查方法并非意味着在临床研究的监督上减少警戒。相反,它让申办方的监督活动集中于预防或减轻重要的和可能的风险,尤其是在数据质量方面和对受试者的保护、研究的严谨完整性和极其关键的流程方面的风险。此外,基于风险的监查方法是动态的,从而更利于临床研究的执行和监督上的不断改进。基于风险的监查越来越被行业认可,而基于风险的监查过程中关注能实现研究目标的最关键的数据和流程方面的风险,相对于所有临床研究机构进行常规的访问及100%SDV 而言,更能确保受试者的保护和整体研究的质量。虽然目前基于风险的监查方法在国内的应用尚不普遍,但随着我国临床试验的执行水平和合规性逐步与国际接轨,以及电子信息化技术的发展,基于风险的监查方法必将很快地普及开来。

第五节　临床研究中数据造假或不端行为的发现

一、数据造假和不端行为的定义

在 FDA 的文件中通常交替地使用术语"fraud"和"misconduct"来形容临床研究中的数据造假和不端行为,根据 FDA 的定义,造假和不端行为包括了隐匿和捏造的行为,隐匿是指有意图地不暴露所有数据,捏造是指有意图地改变或伪造数据(如实验室检查值、病灶的计数等)。

在临床试验中常见的数据造假和不端行为有:

1. 研究中不端行为意味着在研究方案、设计、执行、记录、监查、审核或研究成果报告中有数据造假。

2. 捏造数据　用貌似合理的值取代缺失或离群值,或捏造试验受试者和所有相关的数据。

3. 为达到所需目的的捏造数据　如使受试者有资格,显示治疗效果。

4. 抄袭其他人的想法、流程、结果。

5. 有意图地漏报数据或不暴露不利的数据。

6. 未经伦理委员会批准而实施临床试验。

7. 未获得受试者的知情同意书。

8. 没有披露利益冲突。

研究造假和不端行为不包括临床试验中诚实的错误或诚实的不同意见,所以明确的定义非常重要。造假或欺诈行为和诚实的错误之间最大的区别在于主观上有意做某事。如忘记报告数据是诚实的错误,但故意隐瞒不报是欺诈;错误地复制数据是诚实的错误,但有目的地篡改数据则是造假。这个定义并未明确覆盖临床试验中其他潜在的可疑行为,只要是有意,就可能被认为是学术不端行为。这种行为包括选择性报告结果、方案偏离、重视次要结果甚于主要结果和不恰当地使用统计方法等。根据 FDA 定义,故意或重复不遵守方案和GCP 可被认为是欺诈。

二、数据造假或不端行为的动机和可能的数据造假者

临床研究需要有足够的人力、时间、受试者和预算等,当以上条件满足不了时可能会给研究的实施造成很大的困难,当执行压力过大时这些困难就有可能成为造假或不端行为的动机。临床试验的从业者必须接受严格的 GCP 培训,明白数据真实可靠性的重要性,但如果员工的 GCP 培训不到位,或缺乏培训都可能导致员工的 GCP 意识淡薄,从而有造假行为的发生。从业人员的敬业态度在临床试验中非常重要,懒惰或对临床试验缺乏兴趣可能是潜在的数据造假动机。其他如受金钱利益驱使、为了维护自身的威望和声誉、论文公开发表的压力等,都可能成为潜在的数据造假动机。

临床研究中的参与者如研究者、临床研究协调员、临床监查员、实验室员工、伦理委员会成员、数据管理人员、生物统计师、申办方或 CRO 员工,因为利益冲突等造假动机,都有可能成为数据的造假者。

三、数据造假或不端行为的后果

临床研究中的数据造假和不端行为会造成严重的后果,对申办方而言数据的可靠性大打折扣,会给产品的申报,以及将来其他产品申报带来更严格的挑战,从而产生大量的额外成本;对研究者而言数据的造假或不端行为可能导致其行医资格被剥夺、罚款、监禁、高昂的法律费用、事业被毁等;对研究机构而言数据造假或不端行为可能导致临床研究基地的资格被取消,以及面临法律诉讼;对受试者而言数据造假或不端行为让他们面临更多的安全性风险,对临床试验失去信心等;对患者而言可能会因为数据造假或不端行为服用没有真实地反映安全性的药物而造成伤害。

四、数据造假或不端行为的处理对策

发现可能的数据造假或不端行为是临床试验中数据质量保障的一部分。作为 GCP 的一部分,试验的申办方被要求监查临床试验的执行,其目的是确保受试者的权益,已批准方案和法规要求的依从性、数据的准确性和完整性。临床试验中有三种监查方法:试验的独立委员会监督、机构的现场监查和集中式统计学监查。这三种方法是临床试验的数据质量和临床结果的有效性的有力保障。试验的独立委员会监督能有效地预防或监查出试验设计及结论解释的错误。机构的现场监查能有效地预防或监测临床试验执行过程中参与机构的造假或不端行为。统计学监查可有效地监查导致数据错误的原因,如设备的缺陷、粗心、不胜任或欺诈等。

临床试验的实施过程中,如出现以下常见的警示信号则应该给予充分的重视:

1. 异常高的离职率 试验项目组员工的离职,会影响试验执行的延续性,而异常高的离职率可能造成试验执行的人力不足、接替人员的培训不足、项目交接不充分等,从而使试验无法如期高质量地完成。申办方当将临床试验的业务外包给 CRO 时,如对方有过高的离职率,则应引起警惕,及时和对方沟通,检查其项目交接记录、培训记录等,以防止不端行为的发生。

2. 员工有太多不满、恐惧、焦虑、沮丧、警戒性情绪 企业内部应该及时把控员工的情绪,解决造成员工情绪异常的原因,以免员工通过数据造假或不端行为来发泄不满情绪。

3. 高压的工作环境 员工可能因为执行困难而有造假动机。

4. 申办方和供应商的合同额太低 临床研究需要有足够的人力、时间、受试者和预算等。如合同额过低,供应商明显无法正常完成临床研究时,可能会导致数据造假和不端行为的发生。

5. 研究机构数量不足 临床研究选用的研究机构数量不足,完全不可能在预期内完成受试者入组或试验执行时。

6. 缺乏 GCP 培训 试验参与人员缺乏 GCP 培训,合规意识淡薄,可能会导致数据造假或不端行为的发生。

7. 异常快速入组 机构的受试入组率应该和其科室门诊住院规模有关,不合情理的异常入组率通常值得关注。

临床试验通常由多中心共同执行,且时间跨度比较长,因为执行团队成员的熟悉程度和经验差异等原因,造成一些人为的错误时而发生。但过于完美的事物往往是不真实的,所以数据或试验文档中的一些不合理迹象出现应该马上引起警觉,如:

1. 不合理的数据趋势和现象

(1)100% 用药依从性。

(2)所有受试者的有效性数据都很完美。

(3)类同的实验室检查值或心电图结果。

(4)无 SAE 报告。

(5)AE 的发生率明显低于同一产品的其他研究。

(6)访视日期无超窗,所有受试者非常完美地按计划访视。

(7)血药浓度的采血时间都设有一定的时间窗,但所有采血时间都完美地和方案计划的时间相吻合,无任何时间窗内的偏差。

2. 个别机构的数据和其他研究机构的数据不一致。研究机构间的数据有一定差异是正常的,但明显统计学上的离群值可能暗示执行上存在依从性问题等。

3. 过于完美的日记记录、无瑕疵的 CRF 记录。

4. 所有源文件记录或 CRF 被同一种笔迹完成。

5. 源数据缺乏稽查轨迹——无数据记录者的签字和日期。

6. 所有文件中的同一受试者的笔迹或签字不一致(内容、日记)。

7. 值得质疑的受试者访视日期(星期日、节假日、员工休假日)。

8. 不可能发生的事件(如药品发放在随机化之前)。

9. 受试者的访视不能从机构的医疗记录、预约表、付款单中得到确认。

10. 明显不合格的受试者被入组。

临床试验执行过程中,任何一个员工发现有以上的任何警示信号或不合理的数据迹象,应该第一时间报告给项目主管或直属上级,再由项目主管或直属上级报告给公司的质量保障部门或合规部门。质量保障部门或合规部门应该尽快召集包括执行部门主管、项目主管在内的会议,必要时成立专门的委员会,分析和评价所发现的警示信号或不合理数据迹象对数据造假或不端行为的意义,并决定是否要进一步调查。如需进一步调查时,则成立调查小组,制订相应的调查计划。调查结束以后,应该撰写数据造假和不端行为的调查报告,提交给质量保障部门、合规部门或数据造假和不端行为检测委员会。质量保障部门、合规部门或数据造假和不端行为检测委员会可对调查报告进行审核,评估数据造假和不端行业行为对试验的科学价值及受试者权益的影响,决定是否需要进一步调查或提案,这个提案可能包括对关联研究机构的数据库或整个数据库进行原因稽查(for-cause audit);通过对方案实质性的修订中止关联研究机构的临床研究;提议对关联研究机构的研究者、临床研究协调员或其他项目组成员进行再培训;报告给伦理委员会或监管机构等。然后采取相应的行动,如调查的执行方是 CRO,则应该通知申办方有关调查的结果和提案。通知商务部门,使其评估是否有项目服务费用上的改变,通知人事部门是否需要对关联员工进行处罚或再培训,或相关执行部门采取对策。同时应该将相应的调查结果分享给项目组成员,以消除或减少数据造假的风险因素,预防数据造假和不端行为再发生,并要求项目组成员继续监查数据造假和不端行为。监测发现数据造假和不端行为的过程必须有完整的文档记录,如调查计划、报告、沟通的往来邮件、会议录,以及采取的措施等。

数据造假和不端行为对临床试验而言是致命的,企业应该有一套完整的预防和监查机制,制定相应的标准操作规程和工作指南,必要时成立专门的委员会,以达到预防(找出并最大限度地减少数据造假或不端行为的风险)、监查(随时监查和监测数据造假或不端行为的迹象)、纠正(及时地调查和报告数据造假或不端行为)的目的。

方法学上,临床监查和集中式统计学监查是监测数据造假和不端行为的重要手段之一。临床试验执行时,应该要求项目组成员充分理解方案和统计分析计划;临床监查员在进行源文件核查时应集中关注决定受试者是否合格的参数;并和数据管理人员一起从不同侧面仔细查看数据的错误、修改、不一致;对于频繁的数据修改,一定要确认是谁做的数据修改,修改的理由是什么,修改是否合理等;同时要确认记录修改理由的文档是否有问题;原则上原始文件以外不接受复印件,但热敏纸等容易褪色,不易长久保存的文件,应该是当事人签字的核证副本;同时确认所有的源文件和支持性文件,并收集试验相关的所有数据。对于数据造假或不端行为的警示信号和数据不合理迹象的发现,更多是依赖于项目组成员的敏感性。而敏感度的高低则与临床试验人员的经验积累、直觉和对待事情的认真态度有关,所以无论是制药企业、CRO 或研究机构都应该加强员工数据造假或不端行为的监查相关培训,同时职业道德教育和经验分享等也非常重要。

总之,数据造假或不端行为有损医学研究的公众形象,也损害了许多无辜的研究者和合作者的声誉。临床监查、集中式统计学监查和数据管理有助于监测数据造假和不端行为。在多中心临床试验中,最常见的造假行为相对于无效的研究结果更可能产生"噪声"(偏倚趋于零)。虽然无法证明干预可以防止数据造假或不端行为,但加强临床试验从业人员的教育最有可能降低数据造假或不端行为发生率并缓和其恶性后果。对数据的真实可靠性而言,永远不能废弃研究的原始数据。在现代医学研究中数据缺失和离群值是非常真实的现象,过于完美的数据反而不真实。

(撰写:孙华龙;审阅:邓亚中)

参 考 文 献

［1］FDA.Guidance for industry：oversight of clinical investigations-a risk-based approach to monitoring.［2019-10-05］.https：//www.fda.gov/regulatory-information/search-fda-guidance-documents/oversight-clinical-investigations-risk-based-approach-monitoring.

［2］OBA K.Statistical challenges for central monitoring in clinical trials：a review.The International Journal of Clinical Oncology,2016,21（1）:28-37.

［3］BUYSE M,GEORGE S L,EVANS S,et al.The role of biostatistics in the prevention,detection and treatment of fraud in clinical trials.Statistics in Medicine,1999,18（24）:3435-3451.

第十二章

数据质疑管理

在临床试验中,数据质疑(query)是一种针对数据差异(discrepancy)的查询形式。当临床监查员、数据管理人员或医学核查专员等在审核研究者报告或其他数据源产生的数据时可能发现存在数据缺失、不完整、不合理,数据间或数据和源文件的不一致等问题,或对数据的准确性存在疑虑,通过纸质数据澄清表(data clarification form,DCF)或在 EDC 系统发出数据质疑,向研究机构或第三方查询以解决数据的疑虑。

数据质疑在临床试验中非常重要,是临床监查员、数据管理人员及医学监察人员和临床机构研究者之间一种有效的沟通形式,是解决数据疑虑的重要手段。研究者报告的临床数据中可能有许多针对数据的问题或疑虑需要确认和解决,以形成可用于统计分析的清洁数据。为了很好地管理和解决数据质疑,需要对数据质疑的书写规范和原则、解决方案和流程进行全面完整的规定。良好的数据质疑管理可以提高数据核查的效率,减少因为数据质疑不清楚、不正确造成的数据核查重复工作,还可以促进与研究机构或临床监查团队的良好关系,从而获得高质量的数据,提高客户满意度。

临床试验中大部分数据质疑是来自于数据管理,数据管理人员在数据质疑处理的过程中,在临床运营、统计分析、医学事务等部门间充当着一种桥梁的角色,通过严格的数据质疑处理,以确保提交给统计分析的数据是准确的,并符合 GCP、监管和相关指导原则的要求。"数据问题解决"不是指数据一定要修正成完全符合方案要求的数据,而是需要得到研究机构等机构检查疑问数据,进而使其提供缺失的数据、澄清数据或确认数据。

第一节　数据质疑的类型

数据质疑的类型可以分为两大类,分别为系统数据质疑和人工数据质疑。系统数据质疑包括系统内嵌数据质疑(in-stream check or systems checks)和系统在线数据质疑(online edit check)。

非系统自动产生的数据质疑都是人工数据质疑(manual query),其包括数据管理人员对 CRF 或离线数据核查对数据差异发出的数据质疑;临床监查员在临床监查中源文件核查时发现数据的差异时发出的数据质疑;当外部数据加载和传输时,数据管理人员将对外部数据和 eCRF 数据进行一致性比对,发现数据差异时所发出的数据质疑;当临床数据库以外有安全性数据库存在时,数据管理人员将对安全性数据库和 eCRF 数据的严重不良事件数据进行一致性比对,发现数据差异时所发出的数据质疑;数据管理人员/医学编码人员在医学编码过程中发现数据差异时所发出的数据质疑;纸质 CRF 研究中发往研究机构的 DCF;人工审核系统数据质疑或人工数据质疑解决时,针对数据质疑的回答并未解决数据差异问题所发出的再次数据质疑。这些都是人工数据质疑。图 12-1 为 eCRF 研究的数据质疑产生过程。

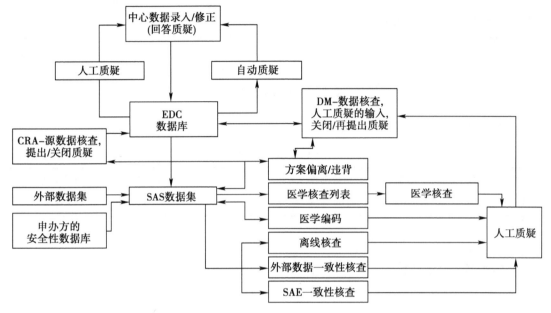

图 12-1 eCRF 研究的数据质疑产生过程

一、系统数据质疑

(一) 系统内嵌数据质疑

一般的电子数据采集系统都会有自身设置的逻辑核查,在建立数据库时,可以通过系统后台设置勾选,为数据点增加逻辑核查。数据不符合逻辑要求时,会从系统中自动发出数据质疑,其数据质疑文本为系统统一设定。一般常见的系统内嵌数据质疑(in-stream check),包括数据缺失型、数据格式不符型、将来日期型、数据范围超出型,这些逻辑可以在 eCRF 说明书(eCRF specification)中进行规定。

举例 1:数据缺失型(图 12-2)

图 12-2 数据缺失型

举例 2:数据格式不符型(数值格式、数值长度、日期格式、文本长度等)(图 12-3)

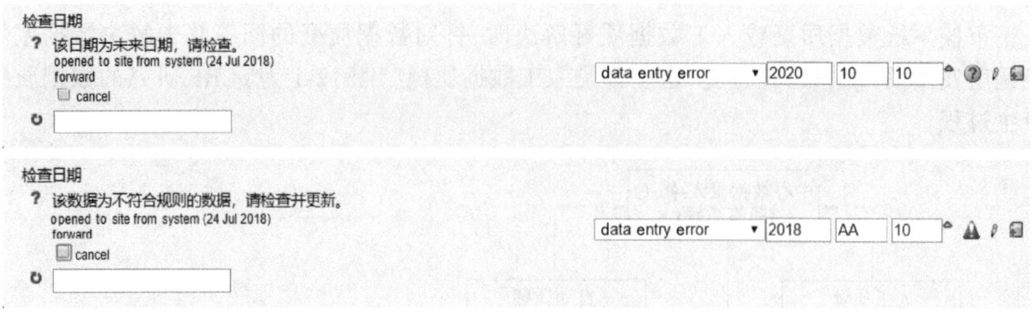

图 12-3 数据格式不符型

举例 3：数据范围超出型（表 12-1，图 12-4）

表 12-1 数据范围超出型

字符段 OID	标签	数据格式	限制类型	范围的下限	范围的上限
Pulse	Pulse	3	文本	50	100

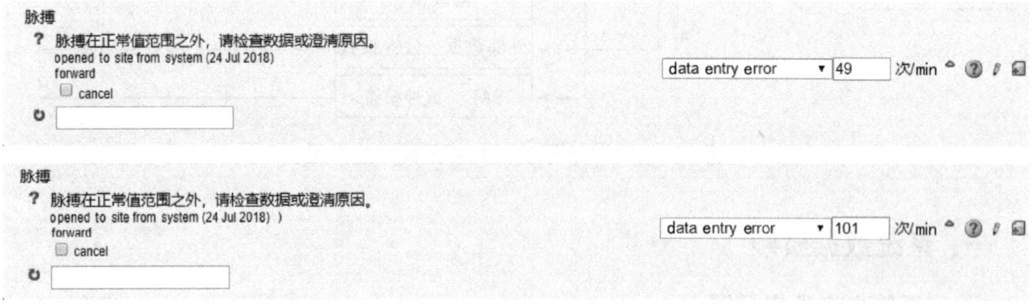

图 12-4 数据范围超出型

但不同系统的内嵌数据质疑有不同,当系统不支持某种内嵌数据质疑时,可在数据核查计划中进行定义,并在系统的逻辑核查(即在线数据质疑)中实现。

（二）系统在线数据质疑

数据管理人员按照方案的要求撰写 DVP,为每个数据点制定数据核查的规则,并为数据问题/差异制定了相应的数据质疑文本。数据管理人员或数据库程序员在搭建数据库的过程中,按照数据核查计划在数据库中进行在线核查逻辑编程。当研究者或临床研究协调员在 eCRF 中录入一个数据并保存提交以后,系统通过逻辑核查检测数据的差异。首先是对单一变量进行核查,然后是对同一 eCRF 页面或不同页面的两个或两个以上变量之间的一致性进行核查。一个变量可以与多个变量之间进行一致性核查。如果数据符合逻辑核查条件,系统会判断为干净数据,不发出数据质疑;不符合逻辑核查条件的数据被录入时,系统会判断为可疑的数据,自动发出数据质疑,提醒数据填出写出人员该数据可能有问题。

基于不同 EDC 系统的功能,有些系统无法实现太多太复杂的编程核查,这时可以定义在离线核查中,发现数据差异或问题时只能通过发出人工数据质疑来解决。

系统在线数据质疑(online edit check)的类型一般包括:条件缺失、时间顺序不合理、前后逻辑矛盾、方案违背确认等,按照预先定义在数据核查计划中数据质疑文本,系统自动将数据质疑直接反馈。

举例 1：必填数据和条件必填数据

如有的字符段要求数据是必填的，在数据未填而提交时，在线数据质疑要求填写数据。有时数据可有条件缺失，比如在不良事件 CRF 页面，首先问到有无不良事件的发生，如选项为有，则应该报告具体的不良事件数据；否则选项为无，则不良事件的相关字符段数据应该缺失（表 12-2）。

表 12-2　必填数据和条件必填数据

检查代码	CRF 页面名	错误条目	关联访视	逻辑文本	质疑文本
SYS_REQ_ any AEs	adverse events 不良事件	any AEs 任何不 良事件		Any AEs? Must be present 任何不良事件？必须被呈现	Field is blank, please provide the missing data 字符段的数据为空，请提供缺失数据
AE_03_001	adverse events 不良事件	specific adverse event 具体的不 良事件		If any AEs is Yes, specific adverse event must be present 如任何不良事件被选为"是"，具体的不良事件必须被呈现	Any AEs is Yes, but specific adverse event is blank. Please provide the missing data 任何不良事件被选为"是"，但具体的不良事件为空，请提供缺失数据

举例 2：受试者编号、实验室检查值、体格检查、体征检查、年龄等超出规定或合理的范围

如在临床试验中通常受试者的年龄要求在 18~65 岁，当年龄偏离这一范围时，系统将会发在线数据质疑，提醒研究者或研究协调员该受试者的年龄不符合方案的入选和排除标准，请其确认（表 12-3）。

表 12-3　超出规定或合理的范围

检查代码	CRF 页面名	错误条目	关联访视	逻辑文本	质疑文本
SYS_NC_ height	vital signs 生命体征	height 身高	V0,V1,V4	Height must be between X and Y 身高必须在 X 和 Y 之间 Note: where X = lowest acceptable range and Y = highest acceptable range as per the protocol 注意：根据方案 X = 可接受的范围下限，Y = 可接受的范围上限	Height is not within the expected range. Please review 身高不在期望的范围内，请检查

举例 3：时间顺序不合理

需核查访视日期顺序、不良事件/既往和同期用药的开始和结束日期、知情同意日期、各访视日期与该访视中检查日期、最后服药日期和脱落日期，以及将来日期等的逻辑合理性。

从时间顺序上,不良事件的记录应该发生在签署知情同意书之后,所以当不良事件的开始日期早于知情同意书日期应有在线数据质疑的发生(表 12-4)。

表 12-4 时间顺序不合理

检查代码	CRF 页面名	错误条目	关联访视	逻辑文本	质疑文本
AE_07_002	adverse events 不良事件	end time 结束时间		End date and time must be on greater than the start date and time 结束的日期和时间必须晚于开始的日期和时间	The AE start date and time is greater than the AE end date and time. Please correct 开始的日期和时间晚于结束的日期和时间,请纠正

举例 4:前后逻辑矛盾

如男性被勾选妊娠检查;不良事件的选项勾选无,但不良事件的相关字符段却提供不良事件数据;严重不良事件的选项勾选否,但不良事件符合严重不良事件标准;不良事件发生采取的措施的选项勾选了伴随用药,但既往和同期用药的数据中却找不到与不良事件发生相对应的既往和同期用药,以及其他项目相关的逻辑矛盾等(图 12-5)。

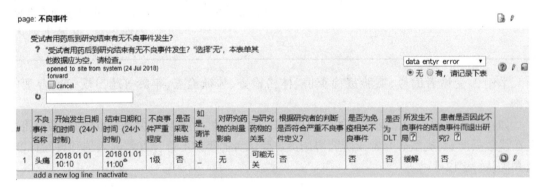

图 12-5 前后逻辑矛盾

举例 5:时间超窗

临床试验的方案中对访视日期、实验室检查、肿瘤评价、PK 采血时间以及用药时间等都会有规定的时间窗,当实际执行发生时间超窗时,系统应该有在线数据质疑的发生(表 12-5)。

表 12-5 时间超窗

检查代码	CRF 页面名	错误条目	关联访视	逻辑文本	质疑文本
VD0030	visit date 访视日期	visit date 访视日期	visit 1 visit 2	If Scrndate is present, then 7 days ≤ date of the visit 2-date of the visit 1 ≤ 28 days 如果 SCRNDATE 有数据,那么访视 2 的日期和访视 1 的日期之间的间隔应该大于等于 7 天,小于等于 28 天	The time window between visit 2 and visit 1 is not in the range of 7 to 28 days as specified per protocol. Please check and clarify 访视 2 和访视 1 的时间间隔没有在方案规定的 7~28 天,请检查并核实

续表

检查代码	CRF 页面名	错误条目	关联访视	逻辑文本	质疑文本
PKB0050	blood sample collection for pharmacokinetics（PKB2P01）药动学采血（PKB2P01）	actual time：hours（24-h clock）实际的时间和小时	annex	PKTPT1 = "B1/Day1-1h" 57 mins ≤ PKDTC, PKDTMH, PKDTMM-EXSTDTC, EXSTRTH, EXSTRTM in SMARA1P01 ≤ 63 mins 在 SMARA1P01, PKDTC, PKDTMH, PKDTMM 和 EXSTDTC, EXSTRTH, EXSTRTM 之间的时间间隔大于等于 57 分钟，小于等于 63 分钟	Collection time of blood sample is not within +/−3 minutes of the targeted time. Please check and clarify 采血时间没有在目标时间的正负 3 分钟范围之内，请检查并核实

举例 6：不规则字符/格式，如未知日期（UN）等

CRF 设计时，对日期格式可以根据需要进行定义，当日期数据不符合规定的日期格式时，系统应有在线数据质疑的发生（表 12-6）。

表 12-6　不规则字符/格式

检查代码	CRF 页面名	错误条目	关联访视	逻辑文本	质疑文本
SYS_NC_start date	adverse events 不良事件	start date 开始日期		Start date must have correct format（date）.Non-conformant data is dates such as 32/JAN/2011 开始日期必须是正确的格式（日期）。不符合的日期格式如 32/JAN/2011	Data is not in expected format. Please correct 数据不是规定的格式，请纠正
PKB0050	blood sample collection for pharmacokinetics（PKB4P01）药动学采血（PKB4P01）	accession number 登记号	annex	PKREFID must be leading with S + 7 numberic eg. S1234567 PKREFID 必须是 S 开头加 7 位数字 如：S1234567 ＊＊Note：case sensitive, S should be capital letter ＊＊注意：区分英文字母的大小写，S 必须是大写字母	Accession number is not entered in correct format. Please review and correct 登记号未被输入成正确的格式，请检查并纠正

二、人工数据质疑

（一）离线核查的数据质疑

人工数据质疑有不同的来源，有的产生于数据管理人员的离线核查。离线核查规则通常被定义在数据核查计划的离线核查部分。有些离线核查由 SAS 编程员根据数据核查计划编写 SAS 核查程序，定期生成离线核查清单；有些离线核查可由数据管理人员选择所需变量，生成离线核查清单。数据管理人员在审核离线核查清单后如果发现数据的问题/差异，就需要在系统里发布人工数据质疑，数据核查计划中有相应的数据质疑模板可供参考。

离线核查时的数据质疑举例见表 12-7：

表 12-7 离线核查时的数据质疑举例

清单编号	清单标题	CRF 页面名	访视编号	报告中所需清单的条目	逻辑评语/限制	顺序	核查指南
LIS001	AE start after last dose 未饮用药物后的不良事件发生	adverse events（RAAE1P03） 不良事件（RAAE1P03） study termination（STM1P01） 治疗中止（STM1P01） study medication administration 1（SMARA1P01） 试验药物的使用1（SMARA1P01） study medication administration 2（SMARA1P01_1） 试验药物的使用2（SMARA1P01_1）	annex visit 2, visit 4~ 14	site number 研究机构编号 subject number 受试者编号 record position_AE 不良事件的记录位置 adverse event 不良事件 [AETERM] date of onset 不良事件的开始日期 [AESTDTC] time of onset 不良事件的开始见附件 [AESTMH, AESTMM] action taken with study medication 试验药物的处置 [AEACN] 不良事件的处置 [AEOUT1] outcome date of outcome 不良事件转归的日期 [AEENDTC] date of last administration of study medication 未次用药的日期 [RFENDTC] date 日期 [EXSTDTC] time 时间 [EXSTRTH, EXSTRTM]	If RFENDTC is present, [AESTDTC, AESTTMH, AESTMM] > last [EXSTDTC, EXSTRTH, EXSTRTM], AEACN <> not applicable 如果 RFENDTC 有数据，[AESTDTC, AESTMH, AESTTMM] 应该大于末次 [EXSTDTC, EXSTRTH, EXSTRTM], AEACN <> 不适用	site number subject number record position 研究机构编号 受试者编号 记录位置	AE started after last dose, however "action taken" is not "not applicable". Please review and correct 不良事件发生在本末饮用药物以后，但"试验药物的处置"未被勾选"不适用" Query for all patients listed here by using query text above 用以上质疑文本对所有列举受试者发发质疑

（二）其他人工数据审核时的数据质疑

数据管理人员在核查 CRF 时，如果发现有方案偏离的数据或其他问题数据时，可发出人工数据质疑。临床监查员在源文件核查时发现数据差异，或医学专员在进行医学审核时发现数据差异都可发出人工质疑。

数据管理人员在对外部数据，如中心实验室数据、PK 分析数据、中心心电图数据、中心影像读片数据、中央随机化数据以及严重不良事件数据等进行一致性比对时，应确保 EDC 数据库填写数据与外部数据的相关字段数据一致，如研究机构，受试者编号，采样日期，样本编号，结果，不良事件的名称、开始/结束日期、严重程度、与试验药的相关性、处置和转归等。

如发现有差异则应发出人工数据质疑至临床机构，以确认数据不一致的根源是在外部数据的提供者还是研究机构，如数据差异来自研究机构则其应加以修正，否则来自外部数据的供应商则通过一致性核查跟踪表（reconciliation tracker）要求其修正，并在下一次数据传输时对于数据差异进行核查，以确保数据被正确地更正。

举例 1：外部数据一致性核查数据质疑（图 12-6）

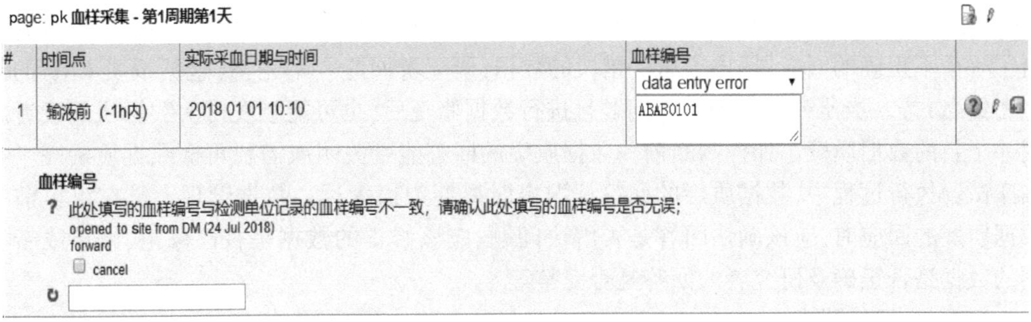

图 12-6 外部数据一致性核查质疑

举例 2：医学编码核查数据质疑

数据管理人员或医学编码人员针对不良事件、合并用药及疾病史进行编码时，发现报告的相关事件有疑义或不详尽的数据时均应发送人工数据质疑（表 12-8）。

表 12-8 医学编码核查数据质疑举例

受试者编号	既往史的记录位置	既往史	首选术语（pt）	开始日期	继续？	结束日期
01001	1	高血压	高血压	UK-UNK-2014	Y	
01002	1	子宫肌瘤	子宫肌瘤	UK-UNK-2011	Y	
01003	1	窦性心动过缓	窦性心动过缓	UK-UNK-2013	Y	
01004	1	aaaabbbb		UK-UNK-2013	Y	

其他如一个不良事件既往已经被报告过，但又与另一症状一起被报告为一个事件且被标记为严重，这时医学编码在两个症状被分割前，是无法进行的。所以需要发出人工数据质疑至研究机构，请求研究者将所报告的两个症状分为两个不良事件。

举例 3：严重不良事件一致性核查数据质疑

严重不良事件（service adverse event，SAE）数据通常被记录在临床数据库，同时，SAE 也被保存在安全性数据库中，因为数据存在于两个数据源，所以需要数据管理人员对两个数据库的 SAE 进行一致性比对,以确认受试者信息,SAE 的报告术语、开始/结束日期、与试验药物的相关性、采取的措施、转归及有关 SAE 的描述是否一致。如核查后发现同一 SAE,除了与试验药物相关性有差异,其他数据都一致,此时,需要将不一致数据发人工数据质疑至研究机构去核实错误发生在临床数据库还是安全性数据库(表 12-9)。

表 12-9 严重不良事件一致性核查数据质疑

数据源	不良事件	开始日期	结束日期	试验药物相关性	措施	转归
临床数据库	痢疾	20140305	20140308	可能无关	住院	康复
安全性数据库	痢疾	20140305	20140308	可能有关	住院	康复

(三)再次数据质疑

数据管理人员需要对数据质疑的解决情况进行审核,当发现下列情况时,需要发出再次数据质疑(re-query):研究者较长时间未对所发数据质疑做出回应;研究者回答"OK""改了""更新了"……但其回答并未解决数据的差异;明显有问题的数据仍然没有得到更新;研究者给了一个不正确的回应,提供了另一错误的数据;研究者回应并不完整(包括纸质 CRF 的研究者签名)等。当研究者正确回答问题且进行数据修正后,也可能触发再次数据质疑或者触发一个新的数据质疑。如何判断前一数据质疑的回答能否关闭或需要再次数据质疑呢?在临床试验执行过程中,数据质疑的回答情况有时离期望值太远。数据管理人员在审核前一数据质疑的回应时,应该确认回答是否解决问题、应该修正的数据是否已修正、修正或新提供的数据是否正确及研究者的回答是否完整等。

(四)数据澄清表

在纸质 CRF 的临床试验中,虽然在 CDMS 的数据库中也可能会建立逻辑核查,如系统检出的数据差异,无法直接将数据质疑在系统中发给研究者。系统自动产生的数据质疑在被送往研究机构前通常会由数据管理人员进行审核,尽可能将不必要发给研究机构的数据质疑去掉,然后以数据澄清表(DCF)的形式将数据质疑发到机构。同时数据管理人员在核查数据和 CRF 时发现的数据差异,也可通过 DCF 来解决,所以 DCF 是纸质 CRF 研究中申办方或 CRO 发给研究者用来解决数据差异的主要工具。

(五)自明性错误修正

自明性错误修正(self error correction,SEC)主要应用于纸质 CRF 的研究,在此也作为人工数据质疑的一种方式加以介绍,但目前在国内的实际应用比较少。所谓自明性错误修正就是在首例受试者入组之前,由主要数据管理人员根据临床数据中容易出错且毫无疑义的错误做一清单,在临床监查员的协助下,和主要研究者就自明性错误的清单进行讨论并达成一致意见,获得研究者和申办方的批准签名。如:白细胞的正常范围是$(4\sim9)\times10^9/L$,也可记为$(4\,000\sim9\,000)\times10^6/L$,因为每家研究机构使用的单位不一样,虽然 CRF 中明确标明单位,但研究者有时会忽略,按照自己的习惯填写。如将白细胞的数值 $8.5\times10^9/L$,写成了 $8\,500\times10^9/L$。当数据管理人员核查数据时看到这种数值时,可容易地确定这种错误的正确数据是什么。这类数据错误如果已经事先被列在清单上,并得到主要研究者批准,当数据核查时,发现此错误则可自行在数据库修正数据,并留下记录,说明修正理由。在临床试验的实施过程中,主要数据管理人员可根据数据错误发生的实际情况,定期地更新自明性错误修正清单,并得到批准。但以往在自明性错误修正被实施时经常出现的问题是过度利用自明性错误修正,如虽毫无疑义但未列入自明性错误清单,或自明性错误清单批准前实施等;可能有疑义的错误也列入自明性错误清单,进行自明性错误修正等。

虽然自明性错误修正可以大大地提高数据处理的效率,但不恰当地使用又可能导致新的数据错误发生,同时有可能造成数据造假或不端行为的发生。所以目前自明性错误修正的方法并不被提倡。

第二节　数据质疑书写的原则和规范

在临床试验的实施过程中,意思不够清晰或暧昧的数据质疑文本可能导致研究者的回应不能满足要求,此时需再发出数据质疑以解决数据疑虑,所以一个清晰不会引起误解的数据质疑文本在临床试验中是非常重要的。考虑到临床数据的质量对统计分析的重要性以及不同分工的人员需要读写数据质疑,所以数据质疑文本的书写需要规范。

一个成功的数据质疑应该是能被清晰理解的。当撰写数据质疑时应确保阅读的人了解数据质疑的要求是什么。

一、数据质疑书写的一般原则

数据质疑文本的书写除了遵守相关规范以外,为达到能使阅读数据质疑的人容易理解,准确把控数据质疑的要求并做出所期待的准确回应,数据质疑文本的书写还必须遵循以下原则:

1. 数据质疑文本中数据差异/问题的阐述应该简洁明了。

2. 用词应该精准,避免词汇重复罗列。

3. 确保正确的语法,并正确地使用标点,避免错别字。

4. 数据质疑文本应具体、充分、准确、立场中立,不刻意引导研究者按照自己的意向修正或解决数据问题。数据的真实可靠性对临床试验非常重要。导向性的数据质疑文本可能影响数据的真实可靠性。

5. 数据质疑文本应使用通用的、通俗易懂的词语,避免使用生僻或过分修饰的词语。如"请检查数据""请提供数据"等,尽量避免使用"请确认"。

6. 一条数据质疑只能阐明一个数据差异/问题。

7. 如实阐述数据的问题情况,如与其他数据点存在逻辑矛盾,可在数据质疑中引用逻辑矛盾数据点。

二、数据质疑书写规范及举例

(一)数据质疑书写规范

1. 规范 1　告诉研究机构具体的数据点。

数据质疑文本首先应让研究机构知道哪些数据点需要核实,这些数据点在哪里,这些数据点被记录的值是什么。如:收缩压被报告为 72mmHg;出生日期被报告为 19151105。在以上两个例子中,研究机构被明确地指出什么数据应该被核实。

2. 规范 2　告诉研究机构所报告数据的问题或差异。

一旦数据点被明确指出,应该让数据质疑的接收者知道数据的问题点或差异是什么,解释为什么指出这个数据质疑。

在之前的两个例子的基础上,数据质疑文本可以描述为:

"收缩压被报告为 72mmHg,但这已经超出了可接受范围。"

"出生日期被报告为 19151105,根据方案的纳入标准,受试者的年龄应该在 18 岁和 65 岁之间。"

3. 规范 3　要求研究机构修正或核实所报告的数据。

数据质疑文本的下一步可以简单地要求研究者核实报告的数据差异是否准确,或根据研究或药政要求解决数据问题。

上述两个案例的完整数据质疑文本可以描述为:

"收缩压被报告为 72mmHg,但这已经超出了可接受的范围,请检查所报告的收缩压数据是否准确。"

"出生日期被报告为 19151105,根据方案的纳入标准,受试者的年龄应该在 18 岁和 65 岁之间,请检查出生日期是否正确,并说明超出纳入标准的理由。"

有时,增加一些额外的信息可能更有帮助。如:

"在访视 4 CRF 第 21 页,收缩压被报告为 72mmHg,但这已经超出了可接受范围,请检查所报告的收缩压数据是否准确。"

特别在纸质 CRF 研究中,访视数和 CRF 页面数可帮助研究者准确定位数据澄清表中指出的问题数据点在哪里。数据质疑文本中增加不良事件、合并用药、既往史的开始日期通常是非常有用的。

仅给数据质疑接收者所需要的信息,不宜过多或过少,保持数据质疑文本的简洁明了,引导数据质疑接收者什么数据需要核实,明确指出数据的问题是什么,然后提出解决数据问题的要求。

根据以上三点数据质疑文本的书写规范可归纳为"LSA"公式(表 12-10):

表 12-10　数据质疑文本的书写规范

L	locate the discrepancy	指出数据差异发生的数据点
S	state the discrepancy	阐明数据差异具体细节
A	ask for resolution	寻求研究机构解决数据差异

撰写数据质疑文本的基础要求是:哪里有数据问题?具体的问题是什么?期望研究机构给予的回应。简而言之,数据质疑文本的撰写,首先是指出数据差异发生的数据点,然后阐述数据差异/问题的具体细节,最后要求研究机构解决数据的差异/问题。

(二) 数据质疑书写中的不规范现象

在临床试验的数据质疑书写实践中,由于缺乏专业培训,数据质疑书写得不规范,不符合以上质疑撰写的原则,而导致研究者无法理解数据质疑的要求,即使数据质疑的回答多次反复也不能解决数据的问题。以下就数据质疑文本常见的问题举例分析:

1. 数据质疑举例 1　"不良事件'背部痛'与'试验药物相关性'的数据缺失,应该报告为'可能相关',请修正。"

这个数据质疑的主要问题在于使用了导向性指示,可能会严重影响数据的真实可靠性。数据质疑文本可改为:"不良事件'背部痛'与'试验药物相关性'的数据缺失,请提供与试验药物相关性的数据。"

2. 数据质疑举例 2　"不良事件'胸痛'的转归记录为'1',这与'是否存在'数据相矛盾。请检查并更新。"

这一数据质疑文本存在的问题是"胸痛"是否为该不良事件的全称,定位等信息是否足够?转归的数据为"1"可能为代码,未用通用语言。"是否存在"处的数据在数据质疑文本中没有明确指出,数据间无法对比。提到相矛盾,但具体的矛盾点是什么,阐述不明确。数据质疑文本如果改成如下则更明了:"第 4 行的 AE '胸痛',AE 是否仍然存在?选择为'是',但'转归处'记录为已解决。请检查并更新。"

3. 数据质疑举例 3　"访视 5 中的失眠症记录为仍然继续。请在后续的访视中填写下述不良事件信息直至该事件解决:开始日期、结束日期、程度、治疗、严重不良事件、对药物影响、与治疗药物关系、转归。如果不良事件已结束且失眠症的治疗药物地西泮也已停止,请提供下述合并用药信息:剂量、给药途径、开始日期、结束日期、适应证。"

以上数据质疑文本存在的问题是有关失眠症的信息可能不足,其他的词汇信息过多,研究者可能没有耐心全部阅读。同时在一个数据质疑中涉及多个数据问题,而研究者通常不会同时回复 2 个以上问题。以上数据质疑文本可改为"访视 5 中的第 2 行 AE 失眠症记录为'仍然继续',但在后续的访视中没有相应的 AE 记录。请在后续的访视中填写该 AE 信息直至该事件解决。"

总之,书写数据质疑文本时要遵守数据质疑规范和一般原则,同时应该换位思考,因为阅读数据质疑的研究者,对数据的熟悉程度可能不如发数据质疑的人,所以对数据差异/问题的定位、问题细节的阐述一定要清晰。

三、不同核查类型的数据质疑文本

为了提高数据质疑处理的效率和质量,企业应该建立自己的数据核查计划模板并标准化数据质疑文本。以下对不同核查类型的数据质疑文本进行举例:

1. 部分关联数据缺失的数据质疑文本　"在访视××的××页面,PK 采血时间已经填写,但采血日期缺失。请检查原始数据并改正。"

2. 日期/时间窗的数据质疑文本　"在访视××的××页面,服药后 1 小时时间点的 PK 实际采血日期和时间(2014 年 3 月 26 日,上午 10:00)超窗(实际服药时间 2014 年 3 月 26 日,上午 8:20 ±5min)。请填写正确的时间或在数据质疑回答中阐明原因。"

3. 日期的先后顺序比较的数据质疑文本　"在访视××的××页面,生命体征的检查日期(2014 年 3 月 26 日)不是发生在前一访视生命体征的检查日期(2014 年 3 月 27 日)之后。请检查两个访视的检查日期并填写正确的信息。"

4. 等式的数据质疑文本　"在××页面,受试者中止治疗的主要原因不是不良事件,但不良事件#5(头痛)的'是否导致治疗中止'选择了'是'。请检查并提供正确数据。"

5. 不等式的数据质疑文本　"在××页面,受试者'是否有不良事件发生'选择了'否',不良事件的相关数据字符段不应该有数据,请检查并提供正确数据。"

6. 重复的数据质疑文本 "在访视××的××页面,同一次 ECG 检查(2014 年 3 月 26 日)的 2 条结果异常描述相同。请检查并提供正确数据。"

7. 相同事件重叠记录的数据质疑文本 "在××页面,××不良事件/合并用药/服药记录××的结束日期(2014 年 3 月 27 日)与××行××不良事件的开始日期(2014 年 3 月 26 日)重叠。请检查日期并填写正确的信息。"

8. 数值比较的数据质疑文本 "在××页面,血压的收缩压应该大于舒张压。请检查并提供正确数据。"

9. 数值范围的数据质疑文本 "在访视××的××页面,舒张压(130mmHg)超出正常值范围 60~90mmHg。请检查原始数据,如数值正确,请确认是否为疾病史或不良事件并进行记录。"

10. 数据点缺失的数据质疑文本 "在××页面,'受试者是否服用过合并用药'的回答缺失。请提供'是'或'否'。"

11. 无效数据的数据质疑文本 "在访视××的××页面,开始日期为无效数据。请检查并提供正确数据。"

12. 条件数据缺失的数据质疑文本 "在××页面,'受试者是否服用过合并用药'的回答为'是',但药物名称缺失。请提供药物名称。"

四、系统在线数据质疑的数据质疑文本书写

在撰写系统在线数据质疑的数据质疑文本时应该清楚地了解不同数据库系统的差异和局限性。通常系统对数据质疑文本中可填字符的长度有限制,所以数据质疑文本不能过于复杂,应该将文字控制在系统允许的字符数范围内,根据 LSA 公式要求将数据差异及解决要求说清楚。同时文本中的某些字符可能不被系统接受,比如系统使用语言设定为英语时,某些系统中双字符或全角的文字不被接受等。在 EDC 系统中不同角色的人,如临床监查员、数据管理人员、医学专员、医学编码人员都有权限发数据质疑,为了区别不同角色所发的数据质疑,可能需要增加一些信息,如数据质疑前缀(DM,CRA…)。发数据质疑时,数据差异可能涉及几个相关数据,相关数据的关联性问题要描述明显,但在数据质疑中,数据差异/问题应集中于一个数据点。

第三节 数据质疑的解决方案和流程

数据质疑在产生至解决的过程中涉及不同部门和人员,为保证数据质疑处理的规范化,应该制作相应文件对数据质疑处理的分工、职责、处理流程和方法进行具体规定。这类文件既可作为一个单独的数据管理文件即数据质疑处理指南,又可作为数据管理计划书的一部分来撰写。

一、数据质疑处理指南的撰写

数据质疑处理指南应该由项目的主要数据管理人员负责撰写。因为数据质疑处理指南有不同的用户,如临床监查员、数据管理人员、医学专员、医学编码人员等,所以撰写前应该征求他们的意见。为了规范化管理,企业应该有相应的标准模板,对数

据质疑的格式和处理流程进行规定。数据质疑处理指南撰写后应该请相关用户进行审核，并根据其审核意见进行修正，在首例受试者入组前，得到批准以后才能正式使用。

数据质疑处理指南通常由以下部分组成：①一般介绍。②数据质疑汇总报告。③关闭系统数据质疑。④生成人工数据质疑。⑤关闭人工数据质疑。⑥再次数据质疑。⑦数据澄清表处理流程和模板。⑧研究机构数据澄清表处理流程和模板。

二、数据质疑处理中的分工和职责

数据质疑在产生至解决的过程中涉及不同角色，如数据管理人员、临床监查员、医学编码人员、医学专员、数据编程员、生物统计师、研究者和外部数据供应商等，在数据质疑处理中有着不同的分工和职责（表12-11）。他们需要协同处理数据质疑。其中数据管理人员在数据质疑管理中起着桥梁和主导作用。在数据质疑处理指南中应该根据不同角色在数据核查的分工和职责，明确规定数据质疑处理的每一步，如发现数据差异时谁负责生成数据质疑，如何发布数据质疑；当研究者或外部数据供应商回答数据质疑后，谁负责检查数据质疑的回复和跟踪数据质疑；数据质疑被期望回答的时间；数据质疑如何解决、在何处产生，数据质疑的回答如何被记录等；并规定谁负责确认研究者已经复制了所有的数据质疑到研究者文档中，谁负责根据数据质疑的回复修正数据库数据，谁负责确保数据库锁库前所有的数据质疑已经被解决，相关部门或人员应该意识到数据库锁库时未解决的数据质疑如何被处理等。

表 12-11　数据质疑处理的分工和职责

分工	职责
研究机构	数据质疑解决
临床监查员	人工数据质疑
	数据质疑管理
临床数据管理	数据核查计划的撰写（数据质疑文本撰写）
	系统数据质疑审批
	人工数据质疑
	数据质疑管理
	EDC 系统中逻辑核查的编程
数据编程员	EDC 系统中逻辑核查的编程
	离线核查 SAS 编程
医学专员	人工数据质疑
外部数据提供者	数据质疑解决

三、数据质疑解决的流程

从数据填写、数据核查至数据质疑解决需经历以下流程（图12-7）：

在 EDC 研究中，数据填写后，如果数据未满足系统逻辑核查要求时，系统会即刻自

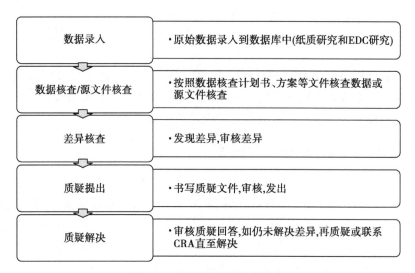

图 12-7　数据质疑解决的流程

动发出数据质疑,并及时反馈给研究者。如研究者将数据更正并满足系统逻辑要求后,数据质疑会自动关闭。与纸质研究不同的是研究者需直接在系统中回答数据质疑。而数据管理人员应及时检查研究者有关数据质疑的回复,并核查数据/变更履历后决定是否关闭数据质疑,需要进一步确认或再次数据质疑。原则上只有数据管理人员才被允许处理系统数据质疑。数据管理人员、临床监查员、医学编码人员或医学专员等在数据核查过程中发现数据差异时可在系统中发人工数据质疑。原则是谁发的人工数据质疑,谁负责关闭所发数据质疑。需要注意的是人工数据质疑不会自动关闭,当研究者回复了系统中人工数据质疑后,数据管理人员或数据质疑发出者将检查研究者的回答,并在核查数据后决定是否关闭或需要进一步确认或再次数据质疑。核查更新后的数据时应注意数据的更新是否解决了初始数据质疑的问题,是否影响其他数据而产生了新的数据质疑,如问题仍未解决,需要再次数据质疑。再次数据质疑时文本不能与原数据质疑文本一致,原则上一个数据点的再次数据质疑只能发出一次。如再不能获得解决,数据管理人员应该将数据质疑问题升级,需要与 CRA、项目主管或申办方沟通,以寻求帮助,直至最终解决。

　　在纸质 CRF 研究中,CRF 收集以后,数据需要被录进 CDMS 中。一旦数据被录入,系统刷新后,如数据存在差异则系统会产生系统数据质疑,或数据管理人员在数据核查过程中,如发现数据差异,则在系统中输入人工数据质疑,然后由数据库编程人员或数据管理人员生成数据质疑记录表,交由数据管理人员审核,如果项目采用自明性错误修正方法,且数据错误在自明性错误清单范围内,则可进行数据修正,并关闭数据质疑。如未实施自明性错误修正或数据错误未在自明性错误清单的适用范围,则生成 DCF,发送给临床研究机构。当数据管理人员收到研究者回复以后,对数据质疑回复进行确认,如果数据质疑能解决,则根据数据质疑回复更新数据库数据,否则应再发数据质疑(图 12-8)。

　　当研究者在纸质 CRF 已完成数据填写且 CRF 已经被回收以后,发现 CRF 中记入的数据有错误,研究机构将给数据管理人员发机构数据澄清表(site generated clarification,SGC)以通知数据管理人员有关数据的错误。数据管理人员收到 SGC 以后进行确认。如对数据没

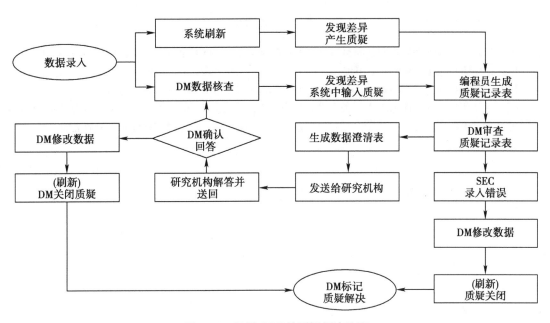

图 12-8 纸质 CRF 的质疑解决流程

有疑义,则对 CDMS 中数据进行修正。有关 SGC 的处理过程应该被规定在数据质疑处理指南中。

在临床试验实施的过程中数据管理人员需要定期地从 EDC 或 CDMS 系统中导出数据质疑报告。在报告中应该阐述谁、何时、发了什么样的数据质疑,数据质疑是否被回复及回复的内容。如果未被回复则阐述自数据质疑产生已经多少天,有无再次数据质疑等。系统数据质疑的报告在入组阶段通常需定期(如每 5 个工作日)导出一次,数据管理人员需要及时确认数据质疑是否解决,进入锁库阶段时,通常需要至少每 2 天导出系统数据质疑,以确保在锁库前所有的数据质疑均已得到解决。

数据库锁库之前,原则上所有数据质疑应该被解决。如果个别数据质疑由于特殊原因无法解决,可在数据审核会议上进行讨论,以在最终解决方案上达成一致。

四、数据质疑的质量保证和质量控制

数据质疑管理必须遵循相应的标准操作规程和规范,并应该有严格的质量控制。通常应在临床试验的数据管理计划书中或数据质疑处理指南中对数据质疑管理进行明确规定。临床试验的实施过程中应该定期地从系统中导出数据质疑报告,对数据质疑状况进行审核。数据质疑报告应描述数据质疑的总体情况,并按照疑问类型进行归类汇总。为体现数据质疑的及时性,应汇总数据质疑生成到答疑的时长(中位天数及其范围)。针对数据质疑管理中的主要异常问题,数据管理报告等数据管理文件中应描述出现问题的原因和说明,如数据质疑数量过多/过少的临床机构/研究者、答疑时间过长等,并有相应的解决方案。

(撰写:孙华龙 代 因;审阅:付海军)

参 考 文 献

［1］ Society for Clinical Data Management.Good clinical data management practices（GCDMP）.［2013-12-31］. https：//scdm.org/publications/gcdmp/.

［2］ BROGDEN R.Query Wording.Journal of Clinical Research Best Practice,2011,7(11):1-4.

［3］ 国家食品药品监督管理总局.总局关于发布药物临床试验数据管理与统计分析的计划和报告指导原则的通告(2016年第113号).［2016-07-29］.http：//samr.cfda.gov.cn/WS01/CL0087/160962.html.

第十三章

数据的传输与整合

在临床试验数据管理过程中,数据的传输与整合是一项经常性的操作任务。例如,当研究方案要求在临床研究进行期间需开展中期分析时,由数据管理机构产生的数据集根据需要及计划传输至统计部门。由于所传输的数据大多涉及研究终点,包括安全性和有效性数据,因此数据本身、数据的传输以及整合过程均应受到高度重视。及时、安全、可靠的数据传输、整合和保存是临床试验数据管理的一项重要工作。

数据的传输与整合通常发生在临床试验数据管理过程的以下几个时间节点:

1. 根据数据审核计划,在试验进行中进行数据审核时。

2. 开展中期分析时。

3. 根据外部数据传输计划,进行外部数据传输及整合时。

4. 数据库锁定后,进行数据提交时。

根据临床试验需要,当数据并不是以 CRF 为载体进行收集和记录时,那么这些数据被称为临床试验外部数据,包括实验室数据、电子日志、ePRO、随机化数据等。为了加快外部数据收集、记录和传输流程,减少因不同试验方法和设备导致的数据差异,通常会采取选择集中供应商的实践。这类供应商可以将数据以电子文件的形式传输至数据管理部门或申办方的数据库,并可提供标准统一的核查和快速的结果。例如,应用中心实验室进行数据的分析,免去了不同研究中心之间正常值范围和判断标准的不一致、数据传输错误以及录入错误等的影响。

第一节 临床试验数据的传输

临床试验启动前期,数据管理人员作为主要负责及协调人员,在申办方及数据传输各方的合作下,建立数据收集、传输、导入、确认以及编辑的流程。若存在外部数据,在流程上应尽早确认和引入供应商。

数据传输前的准备包括人员职责分工、数据导出、数据传输、数据导入、数据整合等过程的计划。

我们首先需要确定数据传输过程的人员职责分工,举例见表 13-1:

表 13-1　数据传输过程的人员职责分工

人员	主要职责
申办方	确定供应商 审批数据传输协议
外部数据供应商	审阅签署数据传输协议 参与数据传输测试 发送外部数据 参与外部数据一致性核查
数据管理人员	起草数据传输协议 参与数据传输测试 接收外部数据 参与外部数据一致性核查 外部数据传输报告
数据管理人员/数据库设计人员/程序员	数据导出 数据整合
统计师	接收独立外部数据直接用于分析

在研究开始之前,数据管理人员需要为外部数据制定一份详细的数据传输协议,将数据传输过程中涉及的数据导出/导入/传输的行为进行规范。

参照临床试验数据的数据可溯源性的质量原则,以及数据管理过程完整性的原则,一个完整的数据传输过程应该包括以下几个方面的内容:

一、数据的导出与确认

数据的导出,是指数据从目前的数据管理系统里导出存储为另外格式的过程。根据不同的数据使用目的,导出数据集的格式也不尽相同。数据管理系统一般支持多种导出格式:如 xml 格式多用于跨平台数据传输,ASCII 格式可以支持多种数据库软件读取,csv 格式可以在 MS Excel 中打开和操作,sav 格式则可以直接被 SAS、SPSS 软件读取等。

根据导出数据的方式,有的数据管理系统有专门的模块,用户可以根据需要通过简单的点选,进行个性化设置,如导出标准化的数据集;有的数据管理系统,则要求用户根据需求编写程序以获取数据并制成数据集。

在数据导出前,应该先利用模拟数据进行数据导出过程的测试和验证,以确保导出数据的正确性和完整性。验证主要是确定所得到的数据集的变量及其属性是否符合数据库的定义要求。导出过程的验证可以通过手工核查,或者计算机程序的自动对比实施。

数据导出的过程包括:导出设计、导出测试、正式导出等步骤。

导出设计:确定要导出的数据、数据库的结构、数据的编码、数据库中变量标签,以及确定是全部导出还是分批次导出。对于临床试验数据库中包含的一些系统的信息,如用户 ID、系统时间等,可以根据需要选择是否导出。

导出测试:用编写好的数据导出程序或者数据系统自带的功能导出数据,同时要进行数据的合理性和正确性校验。导出过程中不应出现错误的信息提示。导出的数据集应参照数据传输协议的内容进行核查,主要核查数据集的格式、命名。对导出完毕的数据需要通过总体数据对比、关键性数据逐项对比,以及人工抽查等方式来确保数据导出的正确性(图 13-1)。

测试通过后即可正式导出。

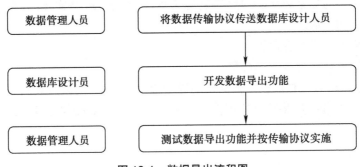

图 13-1 数据导出流程图

二、数据的传输

数据的传输(data transmission),是指在数据产生或者导出后,依照适当的规程,经过一条或多条线路,将数据从一个地点传送到另一个地点(如公司机构的不同部门,或者是公司外部,如 CRO 等),以便于对数据作进一步的分析、审查和报告。

由于这些数据涉及药物的安全性和有效性等临床研究的关键信息,所以数据管理机构要有一套标准操作规范,来明确数据传输的具体方法和过程,并保证数据传输安全。

在研究开始之前,数据管理人员要为外部数据制定一份详细的数据传输协议,数据传输时应附带传输文件。如果是在同一个系统里进行的数据传输,用户在需要时能够自如登录和获取数据,以及数据库中的数据可以按照需要及时传输。

传输协议:指数据提供方和数据接收方,对于数据传输的内容、格式、方式、频率、文件命名、数据编码等进行约定。传输协议应在研究开始阶段进行讨论、修改,在第一次正式的数据传输前定稿。

传统的临床试验数据传输,包括根据数据传输协议,将加密后的数据集通过相应的传输介质发送给数据集接收方,或通过邮件加密码方式、sftp 形式以及光盘硬盘等存储格式方式发给接收方。

传输介质:包括电子邮件、CD,也包括 FTP。数据应先进行加密后再进行传输,密码应定期修改并采用单独方式提供给接收方。

计算机化的数据传输是数据源与数据接收终端之间通过一个或多个数据信道或通路,共同遵循一个通信协议而进行的数据传输技术。主要用于计算机与计算机或计算机数据库之间、计算机与终端之间、终端与终端之间的信息通信。典型的数据传输系统由主计算机(host)或数据终端设备(DTE-data terminal equipment)、数据电路终端设备及数据传输信道(专线或交换网)组成。

三、数据传输文件清单的建立

在数据导出的同时,应根据所获得的数据集以及各数据集的行数和元数据(如变量属性等信息)建立数据传输文件清单。清单内容包括数据的一般信息,如各数据集名称、格式、记录数、生成日期时间等,以便于数据接收方查验。

传输文件清单通常包括：

1. 数据集的数量及各数据集名称。

2. 各数据集所占空间大小。

3. 各数据集中的变量属性(变量名、数据类型、长度、标签、格式、编码等)。

4. 各数据集的行数。

5. 各数据集中的受试者数量。

6. 各数据集中每一受试者的行数。

传输文件中还可以包括数据库数据集的导出程序、导出时间以及导出条件等信息。

在数据传输的同时,应将数据集传输文件清单一并发送给接收方,以便接收方了解本次传输的数据集的概况。

四、数据的接收与导入

接收方收到加密的数据后,根据密码和传输文件清单对数据进行核查。核查无误后签署接收单并返回至数据集发送方(图 13-2)。

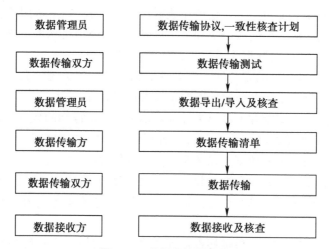

图 13-2　数据传输流程图

临床试验数据中的外部数据最终需要和主要的数据合并到一起,就存在外部数据导入的过程。数据导入工作的过程包括:需求分析、导入设计、编程、导入测试、正式导入和导入后的核查等步骤。

需求分析:了解外部数据的数据结构、代码表以及数据流程等,确定需要导入的数据表,形成原数据库结构和导入数据表分析报告。导入数据表分析报告的内容包括需要导入的数据的名称、用途、关键字段、记录条数、问题记录条数、问题记录产生的可能原因等。

导入设计:确定要导入的每个数据指标项目,导入目标数据库表与原数据库表的指标项的对应关系、对应条件、代码对照关系等,确定导入目标数据库与原数据库的对应关系,形成数据词典对照报告和数据导入设计报告。

编程:根据数据导入词典对照报告、数据导入设计报告、程序功能设计报告编写数据导入程序,并对数据导入程序进行功能测试。

导入测试:用编写好的数据导入程序对导入数据进行导入,同时要进行数据合理性和正确性校验,对一些有问题的数据要清除,对导入完毕的数据通过总体数据对比,对关键性数据逐项对比,以及通过人工抽查等方式来校验数据导入的正确性。

对数据导入过程中发现的一些有问题的数据,找出批量修改的方法;如果无法应用程序进行批量处理,则需要人为修正。修正应留有核查轨迹。

正式导入:正式数据导入必须具备以下条件。

1. 外部数据都经过了导入测试。

2. 有问题的数据都进行了修正处理。

3. 新的数据库在数据导入后能够启动运行(图13-3)。

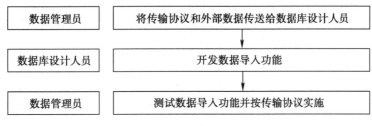

图 13-3　数据导入流程图

导入后的核查:数据导入后,确保导入的数据与外部数据完全一致。

第二节　临床试验数据的整合

数据整合是共享或者合并来自于两个或者更多应用的数据,创建一个具有多种功能的临床试验数据库的过程。理想的临床试验数据的整合,应该是尽可能地在各个数据库之间能进行信息的交互,从而避免过多的数据的导入导出和传输过程,以及额外的测试和验证过程。如 EDC 应为系统设置开放的、文档化的应用程序接口,实现其交互式语音/网络应答系统数据的信息交互,甚至与 HIS、临床信息系统(clinical information system,CIS)和电子病历系统(electronic medical records,EMR)等的信息交互,从而提高数据采集的效率和准确性。

一、数据整合方案

(一)多数据库整合方案

多数据库整合方案通过对各个数据源的数据交换格式进行一一映射,从而实现数据的流通与共享。

对于有全局统一模式的多数据库系统,用户可以通过局部外模式访问本地库。通过建立局部概念模式、全局概念模式、全局外模式,用户可以访问整合数据系统中的其他数据库。

目前基于不同机构数据源系统的数据整合有多种方式,所采用的体系结构也各不相同,但其最终目的是相同的,即实现数据的流通共享。

(二)中间件整合方案

中间件是位于 client 与 server 之间的中介接口软件,是异构系统集成所需的黏结剂。现有的数据库中间件允许 client 在异构数据库上调用 SQL 服务,解决异构数据库的互操作性问题。功能完善的数据库中间件,可以对用户屏蔽数据的分布地点、DBMS 平台、特殊的本地 API 等差异。

(三)数据仓库整合方案

数据仓库(data warehouse)是一个面向主题的(subject oriented)、集成的(integrate)、相对

稳定的(non-volatile)、反映历史变化(time variant)的数据集合。从数据仓库的建立过程来看,数据仓库是一种面向主题的整合方案,因此首先应该根据临床试验的所有数据来源进行建模,然后根据数据模型和需求从多个数据源加载数据。

由于不同数据源的数据结构可能不同,因而在加载数据之前要进行数据转换和数据整合,使得加载的数据统一到需要的数据模型下,即根据匹配、留存等规则,实现多种数据类型的关联。这种方式的主要问题是当数据更新频繁时会导致数据的不同步,即使定时运行转换程序也只能达到短期同步,这种整合方案不适用于数据更新频繁并且实时性要求很高的情况。

目前有的临床数据管理系统直接通过中间系统整合数据,例如医院数据系统,但出于保护医院信息和患者隐私的考虑,并不是所有的研究单位都允许将 EDC 与 HIS 和 CIS 等内部系统进行对接。而且很多医疗机构的内部系统仅仅是针对某个使用目的而开发的,未必符合 HL7 的要求,加上一般医院院内网与互联网普遍存在着信息隔离,导致医疗机构内部的系统无法互通,医院间的数据更是无法共享。因而目前的所谓 EDC 与医疗数据整合,仅仅是将医疗数据从医疗机构导出,简单地导入到 EDC 中。一旦医疗数据不符合 HL7 标准或者 EDC 不符合 CDISC 标准,仍无法实现自动的转换和对接。

所以要实现理想的数据整合和互联互通,首先数据系统要符合 HL7 或 CDISC-ODM 标准,然后通过 BRIGE 标准将二者的数据进行桥接和映射,最后打通系统间端口,从而实现数据在系统间实时流动和共享。

(四) 数据整合的要求

1. 制订统一数据交换规范　制订统一数据交换规范,对涉及的业务、数据、数据流向进行分类归纳,分析各业务系统间数据不一致的原因,提出数据交换技术一致性要求,建立标准化管理模式,从而提高共享业务数据的准确性、完整性、时效性。

2. 建设统一数据交换平台　主要是在异构系统之间进行信息交换,建立一套较为通用的数据交换机制。以 web 服务的方式发布给各业务系统,包含了调用 webservice 发送“数据已汇报”的通知和接收“中间库已有目标数据”的通知;并且还包含了较为通用的预览数据、汇报数据的可视化界面。统一数据交换平台采用中间库的方式对各系统共享数据进行统一分配和管理。

各个业务系统需要从其他业务系统抽取数据,一般都是经过汇总的数据。为统一管理,要求各业务系统把能够给其他系统提供的数据统一上传至中间库,各业务子系统也从中间库下载所需的数据。

中间数据库提供数据转储和数据仓库功能。采集和交换过程中的数据可以转储到中间数据库,并在转储过程中提供数据的正确性和一致性校验功能,保证了数据权威性;中间库还为传统应用程序提供了一个全局的关系数据共享视图,利用本地数据库连接工具可进行复杂关系数据的批量检索、统计查询和数据管理。基于中间库还可提供数据挖掘、分析、比较等功能,提供决策辅助信息。

二、数据整合的系统验证

数据整合的系统验证除了必须对整合的计算机或者数据平台进行验证外,也需要对于各种数据源的数据整合的经过进行测试。详见第二十五章临床试验计算机化系统。

第三节　临床试验数据的迁移

在临床试验数据管理过程中,还经常会遇到系统上线后、项目进行中、完全更换后的历史数据迁移问题,如方案变更或者 CRF 修订后引起的数据库变更。数据迁移,需要从一个数据库平台迁移到另外一个数据库平台,或者是从原有的数据库迁移到方案变动后的数据库系统。

随着技术的发展,原有的数据管理系统不断被功能更强大的新系统所取代。从两层结构到三层结构,从 client/server 到 browser/server。在新旧系统的切换过程中,必然要面临一个数据迁移的问题,还有如何保证数据迁移过程中的数据完整性。

一、数据迁移的方法

数据迁移可以采取不同的方法进行,归纳起来主要有 3 种方法:系统切换前通过工具迁移、系统切换前采用手工录入以及系统切换后通过新系统生成。

(一)通过工具迁移

在系统切换前,利用抽取、转换和装载(extract transform load,ETL)工具把旧系统中的历史数据抽取、转换,并装载到新系统中去。其中 ETL 工具可以购买成熟的产品,也可以是自主开发的程序。这种方法是数据迁移最主要,也是最快捷的方法。其实施的前提是:历史数据可用并且能够映射到新系统中。

(二)采用手工录入

在系统切换前,组织相关人员把需要的数据手工录入到新系统中。这种方法消耗的人力、物力比较大,同时出错率也比较高。一些无法转换到新系统中的数据和新系统启用时必需的,而旧系统无法提供的数据主要采用这种方法,作为第一种方法的有益补充。

(三)通过新系统生成

在系统切换后,通过新系统的相关功能,或为此专门开发的配套程序生成所需要的数据。通常根据已经迁移到新系统中的数据来生成所需的信息。其实施的前提是,这些数据能够通过其他数据产生。

二、数据迁移的技术准备

由于数据迁移的特点,大量的工作都需要在准备阶段完成,充分而周到的准备工作是完成数据迁移的主要基础。具体而言,数据转换与迁移通常包括多项工作,要进行待迁移数据源的详细说明(包括数据的存储方式、数据量、数据的时间跨度);建立新旧系统数据库的数据词典;旧系统数据词典整理;对旧系统的历史数据进行质量分析,新旧系统数据结构的差异分析;新旧系统代码数据的差异分析;建立新旧系统数据之间的映射关系,对无法映射字段的处理方法;开发、部属 ETL 工具,编写数据转换的测试计划和校验程序;开发部署数据转换与迁移程序,制定数据转换与迁移过程中的应急方案,实施旧系统数据到新系统数据的转换与迁移工作,检查转换与迁移后数据的完整性与正确性。

另外,在数据迁移实施之前应当与用户和试验团队做好充分的沟通并进行培训,让他们了解数据迁移需要的准备工作,过程中有可能出现的问题,以及预防和解决措施等。

三、数据迁移工具的选择

数据迁移工具的开发、部署主要有两种选择,即自主开发程序或购买成熟的产品。这两种选择都有各自不同的特点,选择时还要根据具体情况进行分析。纵观目前国内一些大型项目,在数据迁移时多是采用相对成熟的 ETL 产品。可以看到这些项目有一些共同特点,主要包括:迁移时有大量的历史数据,允许的宕机时间很短,面对大量的客户或用户,存在第三方系统接入,一旦失败所产生的影响面将很广。同时也应该看到,自主开发程序也被广泛地采用。

目前,许多数据库厂商都提供数据抽取工具,如 Informix 的 InfoMover、Microsoft SQLServer 的 DTS 和 Oraele 的 Oracle Warehouse Builder 等。这些工具在一定范围内解决了数据的提取和转换。但这些工具基本都不能自动完成数据的抽取,用户还需利用这些工具编写适当的转换程序。

例如 Oracle 的 Oracle Warehouse Builder(OWB)数据抽取工具提供的功能包括:模型构造和设计,数据提取、移动和装载,元数据管理等。但 OWB 提供的流程烦琐,维护很困难,不易于使用。

在第三方产品中,Ascential Software 公司的 DataStage 是一套相对比较完善的产品。DataStage 可以从多个不同的业务系统、多个平台的数据源中抽取数据,完成转换和清洗,装载到各种系统里,其中每步都可以在图形化工具里完成;同样可以灵活地被外部系统调度,提供专门的设计工具来设计转换规则和清洗规则等,实现了增量抽取、任务调度等多种复杂而实用的功能。其中简单的数据转换可以通过在界面上拖拉操作和调用一些 DataStage 预定义转换函数来实现,复杂转换可以通过编写脚本或结合其他语言的扩展来实现,并且 DataStage 提供调试环境,可以极大地提高开发和调试抽取、转换程序的效率。

四、数据抽取和转换的准备

数据抽取前,需要做大量的准备工作,具体归纳为如下 4 个部分。

(1)针对目标数据库中的每张数据表,根据映射关系中记录的转换加工描述,建立抽取函数。该映射关系为前期数据差异分析的结果。抽取函数的命名规则为:F_目标数据表名_E。

(2)根据抽取函数的 SQL 语句进行优化。可以采用的优化方式为:调整 SORTAREA_SIZE 和 HASH_AREA_SIZE 等参数设置、启动并行查询、采用提示指定优化器、创建临时表、对源数据表作 ANALYZES、增加索引。

(3)建立调度控制表,包括 ETL 函数定义表(记录抽取函数、转换函数、清洗函数和装载函数的名称和参数)、抽取调度表(记录待调度的抽取函数)、装载调度表(记录待调度的装载信息)、抽取日志表(记录各个抽取函数调度的起始时间和结束时间以及抽取的正确或错误信息)、装载日志表(记录各个装载过程调度的起始时间和结束时间以及装载过程执行的正确或错误信息)。

(4)建立调度控制程序,根据抽取调度表动态调度抽取函数,并将抽取的数据保存入平面文件。平面文件的命名规则为:目标数据表名 .txt。

数据转换的工作在 ETL 过程中主要体现为对源数据的清洗和代码数据的转换。数据清洗主要用于清洗源数据中的垃圾数据,可以分为抽取前清洗、抽取中清洗和抽取后清洗。

ETL 对源数据主要采用抽取前清洗。对代码表的转换可以考虑在抽取前转换和在抽取过程中进行转换,具体如下。

(1)针对 ETL 涉及的源数据库中数据表,根据数据质量分析的结果,建立数据抽取前的清洗函数。该清洗函数可由调度控制程序在数据抽取前进行统一调度,也可分散到各个抽取函数中调度。清洗函数的命名规则为:F_源数据表名_T_C。

(2)针对 ETL 涉及的源数据库中数据表,根据代码数据差异分析的结果,如果需要转换的代码数据值长度无变化或变化不大,考虑对源数据表中引用的代码在抽取前进行转换。抽取前转换需要建立代码转换函数,代码转换函数由调度控制程序在数据抽取前进行统一调度。代码转换函数的命名规则为:F_源数据表名_T_DM。

(3)对新旧代码编码规则差异较大的代码,考虑在抽取过程中进行转换。根据代码数据差异分析的结果,调整所有涉及该代码数据的抽取函数。

数据转换与迁移的过程大致可以分为抽取、转换、装载三个步骤。数据抽取、转换是根据新旧系统数据库的映射关系进行的,而数据差异分析是建立映射关系的前提,这其中还包括对代码数据的差异分析。转换步骤一般还要包含数据清洗的过程,数据清洗主要是针对源数据库中,对出现二义性、重复、不完整、违反业务或逻辑规则等问题的数据进行相应的清洗操作;在清洗之前需要进行数据质量分析,以找出存在问题的数据,否则数据清洗将无从谈起。数据装载是指通过装载工具或自行编写的 SQL 程序将抽取、转换后的结果数据加载到目标数据库中。

对数据的检查包括以下 6 个方面。

(1)数据格式检查:检查数据的格式是否一致和可用,目标数据要求为 number 型。

(2)数据长度检查:检查数据的有效长度,对于 char 类型的字段转换到 varchar 类型中,需要特别关注。

(3)区间范围检查:检查数据是否包含在定义的最大值和最小值的区间中。例如年龄为 300 或录入日期为 4000-1-1 显然有问题。

(4)空值、默认值检查:检查新旧系统定义的空值、默认值是否相同,不同数据库系统对空值的定义可能不同,需要特别关注。

(5)完整性检查:检查数据的关联完整性。如记录引用的代码值是否存在,特别需要注意的是有些系统在使用一段时间后,为了提高效率而去掉了外键约束。

(6)一致性检查:检查逻辑上是否存在违反一致性的数据,特别是存在分别提交操作的系统。

五、数据迁移后的校验

在数据迁移完成后,需要对迁移后的数据进行校验。数据迁移后的校验是对迁移质量的检查,同时数据校验的结果也是判断新系统能否正式启用的重要依据。

可以通过以下 2 种方式对迁移后的数据进行校验:新旧系统查询数据对比检查,通过新旧系统各自的查询工具,对相同指标的数据进行查询,并比较最终的查询结果;先将新系统的数据恢复到旧系统迁移前一天的状态,然后将最后一天发生在旧系统上的业务全部补录到新系统,检查有无异常,并和旧系统比较最终产生的结果。

对迁移后的数据进行质量分析,可以通过数据质量检查工具或编写有针对性的检查程序进行。对迁移后数据的校验有别于迁移前历史数据的质量分析,主要是检查指标的不同。

迁移后数据校验的指标主要包括 5 方面:完整性检查,引用的外键是否存在;一致性检查,相同含义的数据在不同位置的值是否一致;总分平衡检查,例如欠税指标的总和与分部门、分户不同数据的合计对比;记录条数检查,检查新旧数据库对应的记录条数是否一致;特殊样本数据的检查,检查同一样本在新旧数据库中是否一致。

(撰写:邓亚中　张　玥　廖梦妮;审阅:张　薇)

参 考 文 献

[1] 国家食品药品监督管理局.药物临床试验质量管理规范(局令第 3 号).[2003-08-06].http://samr.cfda.gov.cn/WS01/CL0053/24473.html.

[2] 国家食品药品监督管理总局.总局关于发布临床试验数据管理工作技术指南的通告(2016 年第 112 号).[2016-07-27].http://samr.cfda.gov.cn/WS01/CL0087/160961.html.

第十四章

数据盲态审核

数据质量问题涉及众多专业,参与临床试验的所有单位、部门与个人均与临床试验数据质量息息相关。数据管理部门关注的重点是数据采集到锁定的过程是否规范,数据是否符合质量标准;统计分析则更关注数据分布特征。数据盲态审核既涉及数据管理又与统计分析密切相关,要同时从临床操作、医学专业、数据管理和统计分析多个角度来评估试验数据的质量,以确保数据质量达标且符合后续统计分析的要求。

盲态审核的概念来源于 ICH E9,是指从试验结束(最后一位受试者最后一次观察)到第一次揭盲之前对数据进行的审核和评估,以确认数据质量并确定统计分析计划。数据审核时盲态维持是为了避免临床试验数据审核过程中数据审核人员因知晓受试者分组产生的偏倚。临床试验应尽量采用盲法,并在数据管理过程中采取严格措施,确保中途不破盲。盲态审核常见用于盲法试验,对于开放试验,数据管理工作也应采取相应措施,尽可能维持盲态工作流程,数据审核时应尽可能维持盲态。

盲态审核由审核团队共同完成,盲态审核主要内容包括:讨论临床试验数据问题、界定统计分析人群、评估数据整体质量、讨论并确定统计分析计划书、确定数据库是否可以锁定等。

盲态审核通常在数据清理结束后进行,但盲态审核理念应贯穿整个临床试验数据管理过程,对任何阶段或过程中发现的数据质量问题及时进行核查、审核、处理。在数据管理任何阶段或过程,应该根据需要实时展开数据审核,及时对数据问题进行记录、分析、审核、处理及经验总结,从而保障临床试验整体质量。

第一节　盲态审核的目的与意义

一、盲态审核的目的

盲态审核是对临床试验数据进行最终的核查和质量评估,目的是确保数据管理部门提交的数据能达到应有的数据质量并符合统计分析的要求,正确地划分统计分析人群归属,明确统计分析计划书。具体而言,盲态审核的主要目的有以下几个方面:

1. 对数据整体质量进行评估　影响临床试验数据整体质量的因素复杂多样,包含方案设计或者药物本身引起的不易控制因素、试验操作不规范或监管不到位引起的质量问题。数据整体质量不佳(如严重的方案偏离等)有可能影响整个研究结论,甚至导致研究失败。

通过盲态审核,可确认数据管理过程规范,并对数据缺失、离群值、时间窗、受试者依从性、受试者方案偏离程度、安全性指标等方面进行评估,以确认数据整体质量符合要求。

2. 对盲法试验中盲态维持情况进行审核 盲法及随机分配是控制临床试验偏倚的主要手段,数据审核时须核查盲底及应急信件保存完整性以确定试验维持盲态,同时核查随机分配执行情况。如盲底或应急信件有人为破损痕迹,可视为盲态破坏;如发现受试者随机日期与随机号分配顺序不一致,则视为随机完整性存在问题。

3. 分析与评估方案偏离 临床试验涉及环节和人员众多,任何一个环节的执行偏差都可能导致方案偏离(PD)。方案偏离的总体情况反映了试验质量情况,严重的方案偏离可能影响试验结论的可靠性与科学性。导致方案偏离的原因众多。某些方案偏离不易控制,比如一些研究药物因为治疗周期长、不良反应较多和疗效不佳导致受试者的脱落或中止治疗,无法获取完整数据而产生的方案偏离等;有一些方案偏离,如入排条件、访视时间窗的偏离等,则可以通过周密的设计、良好的监管加以控制和改善。

对方案偏离情况的客观分析和评估是试验结论科学可靠的必要保证。针对数据管理过程中发现的方案偏离问题,应该根据需要及时召开数据审核会议,及时对方案偏离进行记录、分析、审核、处理及经验总结。在盲态审核会议时,应最终确认方案偏离的程度及其对统计分析集划分的影响。

4. 数据集划分 数据集划分是数据库锁定前的一项重要工作,在数据库锁定前需由申办方、数据管理方、统计专家、主要研究者等在盲态下共同审核未解决的数据问题,严格按照试验方案、相关指导原则及行业共识与规范进行统计分析人群的划分。定义数据分析集的原则是最小化偏倚、严格控制Ⅰ类错误。统计分析人群一般包括全分析集(FAS)、符合方案分析集(PPS)、安全数据集(SS)。在确定了用于疗效和安全性分析的数据集后,统计学部门将据此进行分析,获得研究药物的有效性和安全性评价结果。

5. 讨论并定稿最终统计分析计划书 统计分析计划书是临床试验数据统计分析的纲领性文件,是一份独立的文件。统计分析计划书内容涵盖试验中所涉及的所有统计学考虑,兼具技术性和可操作性,具体内容包括设计类型、比较类型、随机化与盲法、主要指标和次要指标的定义与测量、检验假设、数据集定义、疗效及安全性评价和统计分析的详细计划,包括统计图表和列表清单。在盲态审核会议中,主要研究者和统计学专家对统计分析计划书进行讨论并提出意见,达成一致后,定稿统计分析计划书。

6. 决定是否锁定数据库 为了保证数据的一致性与完整性,在临床试验结束应进行数据库锁定。在盲态审核会议中各参与人员如对临床试验数据无进一步质疑,可以对数据库进行锁定。如与会人员对临床试验数据存在疑问且会议中无法明确回答的,会后需进一步进行数据清理与质疑,在质疑结束、得到准确完整回复且各方审核无异议之后再进行数据库锁定。

另外,数据盲态审核的清单可以和统计分析报告编程模拟运行(dry run)结果相互验证。例如,根据统计分析报告模拟运行的表格可以发现某些缺失值,或某些字段的最小值或最大值可能提示超常值;数据盲态审核清单的 AE 例数和例次可以用于不良事件发生率编程结果的验证。

二、盲态审核的意义

数据盲态审核是数据管理一个至关重要的环节,对临床试验数据质量控制具有重要意义。临床试验中,所有的临床试验信息应该被准确记录、处理、保存,一个完整的临床试验主文档可以完整再现临床试验的过程。质量保障应体现在数据管理的每一个环节,从 CRF 设计、数据库建立到数据库锁库,每一步都需要有相应的质量控制和记录,临床数据管理的相关文件必须有相应的审核、批准、更新文档。盲态审核可以对临床试验数据管理文档及临床试验数据进行多方面、多层次、多角度核查,以确认管理过程规范、数据质量可靠。尤其是数据集的划分综合了医学、统计学对数据的认识,在充分遵从方案的基础上,使得数据集的划分更具客观性和科学性。

第二节　盲态审核团队组成及其职责

一、盲态审核团队组成

盲态审核是数据锁库前最后一个环节,也是统计分析工作的开始。盲态审核参与人员通常包括医学人员(通常包含主要研究者)、申办方、临床操作经理和/或监查员代表、数据管理人员和生物统计专业人员等,必要时可以邀请监管部门人员或临床负责单位的临床试验机构代表与会督导。

二、盲态审核团队职责

盲态审核团队成员各有分工,各司其职,不同成员分别在自己负责的领域担负起相应责任,使盲态审核过程规范、完整、充分、高效。

申办方在临床试验中负责发起、申请和组织盲态审核会议,盲态审核会的后勤保障也由申办方承担。申办方医学专业人员可承担医学审核的职责,如果制药企业或合同研究组织(CRO)的医学专业人员的医学知识不足,通常由临床负责单位主要研究者或其授权代表人负责。当项目的数据由申办方自行承担管理与统计分析时,申办方各部门也应承担各自角色在盲态审核时的职责。合同研究组织根据合同规定,承担部分或全部申办方职责。

数据管理人员在盲态审核前需准备数据管理文档、提供盲态审核所需的数据、表格、数据清单等,撰写或协助统计师撰写盲态审核报告。在盲态审核期间,数据管理人员或程序员需协助审核小组查找受试者数据,随时提供补充数据或清单,对盲态审核会议提出的数据管理相关问题进行回答和处理。数据管理人员或统计师撰写盲态审核决议,数据管理人员对遗留的数据问题进行进一步的清理,在各方无异议后执行数据库锁定。

研究者最根本的职责就是及时、准确地获取真实的试验数据,同时在临床试验中保护受试者的安全和权益。研究者(通常是临床负责单位的主要研究者或其授权代表)在盲态审核时主要从医学专业角度审核数据质量及其对有效性和安全性评价的影响,主要职责包括但不限于:审核受试者疾病史、治疗史及筛选时检查结果,确认是否符合入选和排除标准,如有违背,确认对主要评价指标的影响;确认各个访视时间点的时间窗并审查超窗对主要评价指标的影响;审核合并用药清单,确认违背相关禁忌用药规定的受试者对主要评价指标的影响;审核安全性数据,包括安全性指标异常值、不良事件及其与合并用药一致性审定等。

临床经理/监查员在临床试验过程中主要负责项目监查与协调工作,数据盲态审核时需要协助说明项目执行、监查情况,对各个有疑问数据或受试者做出说明,如有必要,联系具体受试者的负责研究者以做出进一步说明。

盲态审核前生物统计分析专业人员需起草统计分析计划书,与数据管理部门一同起草数据盲态审核报告。在盲态审核期间,需审核盲态维持与随机完整性、缺失/离群数据检查等,讨论确定各统计分析集的划分,完善并定稿统计分析计划书。

如果确有必要,盲态审核会议可邀请监管部门人员及临床负责单位的临床试验机构代表参加,以进一步确认盲态审核各要点,并确认数据管理过程与数据质量符合法规与管理要求。

第三节　盲态审核方式与规程

一、盲态审核方式

在临床试验数据管理任何阶段或过程之中,一旦发现有数据质量问题,可根据需要及时进行日常或定期数据审核,根据数据质量问题的种类确定参与审核的职责单位/人员及审核方式。数据清理后即可进行数据盲态审核,审核方式可通过召开数据审核会议或非会议方式进行。

在锁库前的数据盲态审核会议上,由医学专业人员、申办方、监查员、数据管理人员和生物统计专业人员按照审核要求及流程,对试验数据进行盲态审核,撰写盲态审核报告。除正式数据盲态审核会议外,数据管理单位也可以经由电子邮件或其他形式向盲态审核人员发送数据审核报告和意见签署书,盲态审核人员向数据管理单位反馈意见后,数据管理方据此提出统计分析人群划分决议,经各方签字同意后,由数据管理方进行数据锁定及揭盲。

根据需要,可召开多次盲态审核会议,如首次盲态审核会议各方意见有较大不同,或存有较多数据疑问需要进一步核实或清理,可在相关数据核实或清理后再次以会议或非会议形式进行盲态审核,直至达到盲态审核目的。

二、盲态审核需准备的材料

数据管理人员和/或统计分析师起草数据盲态审核报告,交由数据盲态审核会议。数据盲态审核报告内容包括试验完成情况(含脱落受试者清单)、入选和排除标准检查、逻辑一致性检查、盲态维持与随机完整性、缺失值、离群值检查、时间窗检查、合并用药检查、安全性指标异常值、不良事件检查、方案违背清单等。不同 CRF 介质的盲态审核准备资料略有不同。除数据审核报告外,盲态审核时,通常还需准备下列资料:试验方案电子版及纸质版、病例报告表电子版及纸质版、数据库电子版、质疑表单电子版和/或纸质版、密封的盲底、编盲记录、应急信封、录音与影像设备和盲态审核决议书草案等。

三、盲态审核规程

数据盲态审核对数据质量至关重要,对后续统计分析有直接影响,审核前必须制定详细而严密的执行规程,确保盲态审核过程准备充分、过程规范、结果完善。临床试验数据采集方式分为纸质 CRF 和电子数据采集两种,数据采集的方式不同,盲态审核的流程会略有差别。不管何种数据采集方式,盲态审核的核心内容均为审核试验数据和确定统计分析计划书。

盲态审核可分为三个阶段:

1. 启动阶段 临床试验数据的最终核查,包括数据管理流程的稽查和比对、重要数据的汇总核查及外部数据的一致性比对,对数据质量进行评价,并对方案违背和/或方案偏离情况进行总结。最终完成数据盲态审核报告。

2. 盲态审核会议 主要包括数据盲态审核报告和前期核查结果的审阅,根据试验执行情况讨论统计分析人群划分,并根据数据情况对统计分析计划书进行适当的修正与确认。

3. 盲态审核会议后阶段 对数据盲态审核报告进行修正,对盲态审核会议中提出的问题进行后续处理,锁定统计分析计划书,锁定数据库,进行受试者分组揭盲。

第四节 数据盲态审核的内容要点

盲态审核的核心内容是审阅试验数据和确定统计分析计划,具体内容包括对数据管理流程的确认,对全部入组受试者的确认,对试验盲态维持与随机完整性的确认,对全部数据(包括脱落病例、数据缺失、离群值、入选和排除标准、逻辑一致性、时间窗、合并用药、疗效数据、安全性数据、外部数据等)的确认,对统计分析人群划分的确认、统计分析计划书的修正和确认等。

数据盲态审核前需确认完成数据核查与清理工作,对数据管理的整个过程进行回顾,从而判断其流程和质量控制是否严密,并进行试验数据质量控制核查,以保证数据的完整性与准确性。试验数据质量控制核查是将数据库中的记录与 CRF 或其他原始资料进行比对,以确保数据的准确性。质量控制核查不能代替数据管理过程中的质量控制,进行数据核查的人员应独立于数据管理团队,并按照质量控制的要求完成核查的计划和报告。对于核查的数据量(包括指标数和病例数),目前尚无公认的标准。通常用的标准是对关键指标进行 100% 的复查,对于非关键指标随机抽样复查 10% 病例(小样本研究抽取病例数不超过总例数的平方根)的全部数据,将数据库与病例报告表及疑问表进行核对,可接受的错误率为:数值变量不超过 0.2%,文本变量不超过 0.5%。如错误率超标准,将进行 100% 核对且最好对数据管理过程进行核查。对于采用 EDC 系统进行数据采集的临床试验,不需要此核查过程。

随机化是影响临床试验质量的重要因素,盲态审核应严格核查试验随机化执行情况,确认试验未发生随机破坏情形。如发现某分中心有受试者发药时间顺序与受试者号顺序不一致,即为随机执行有误。如有此情况发生,该中心药物临床试验机构需进行书面说明,阐明该情况发生原因,如确实有客观原因,可在盲态审核会议由各方讨论决定,如无客观合理原因,即可视为随机化未得到准确执行,并评估对试验结果的影响。试验随机方案的隐藏和盲法是临床试验中防止系统误差的主要措施之一,盲态审核需对盲底信封和应急信件保存情况进行审核,确认盲底信封和应急信件密封完好。

未完成试验的受试者必须逐例审核,确认未完成试验的具体原因。常见的未完成试验的受试者情形包括但不限于:①受试者取药后失访,无任何疗后数据和服药情况记录;②受试者中途退出;③受试者服用完药物,有完整的疗效评价数据,但出组时拒绝进行实验室检查;④研究者认为受试者不适合继续进行临床试验,研究者判定受试者退出试验;⑤受试者不愿意继续临床试验。盲态审核会议应根据具体情况具体分析,依据客观评价原则对受试者不同情况做出判断,依据方案规定,将受试者划分入不同数据集中。

盲态审核需确认数据库与外部数据的一致性。最常见的外部数据是各中心的药物警戒数据库、SAE 上报记录和交互式语音/网络应答系统中的数据。SAE 的上报记录与 CRF 表中的数据在记录方式、关注内容等方面存在一定的差异,应通过比对保证两个数据库能够相互印证并均有合理解释。交互式语音/网络应答系统(IVRS/IWRS)中记录了与受试者随机化相关的重要信息,通常包括年龄、性别以及分层因素等,这些数据应与 CRF 完全一致。

数据盲态审核的数据汇总审核包括编制数据清单和盲态下的初步统计描述。对重要数据编制清单和汇总统计有助于临床和统计学对数据进行初步的解读。

数据清单通常包括但不限于:

(1)受试者的病史、诊断、生命体征、实验室检查异常值。

(2)入选和排除标准相关的数据。

(3)与主要/次要疗效指标相关的数据,当主要疗效指标为有效率或生存时间等衍生指标时,列出清单会有助于审核疗效判定的正确性。

(4)试验期间的合并用药。

(5)有临床意义的实验室检查结果以及不良事件等安全性数据。

统计描述可以包括但不限于:

(1)每位受试者的每次随访时间窗。

(2)受试者的试验完成情况。

(3)定量指标的均值、中位数、标准差与极值等统计量。

(4)定性指标的各分类分布。

(5)缺失数据占比。

方案偏离及其对试验结果潜在影响的分析与评价是盲态审核的重点之一。在盲态审核时应对所有方案偏离的严重程度逐个进行审查和评价,由医学专业人员与统计分析专业人员共同判断其能否进入特定的分析集。对于方案偏离受试者纳入或不纳入分析集的理由均应阐明,并以文件形式(盲态审核报告)写明。除了以清单的形式进行审查外,还建议对方案偏离的类型和原因进行分析,计算研究中方案偏离的发生率,以评估数据质量。一方面可以通过各类方案偏离的构成来分析临床试验整个过程中潜在的问题;另一方面,还可以在此基础上对数据质量进行更深一步的评价,以分析数据质量对后期统计分析的影响。依从性不佳、访视超窗及违背入选和排除标准等情况可能影响疗效评价指标的变异,从而导致疗效评价产生偏倚。在盲态审核阶段应分析方案偏离的类型和比例,以判断其是否具有方向性。如果方案偏离具有明显的方向性,则可能引入偏倚。例如大量受试者晚于访视窗进行疗效观察,则可能影响疗效评价。

在临床试验数据管理过程中,缺失数据无法避免,可能的原因是受试者在临床试验中出现不良事件中止、缺乏疗效或病情加重、失访或因其他原因退出、撤回知情同意、采集标本或者测量中问题(如疫苗临床试验中采集血样过少)等。数据缺失会造成后续统计分析工作的偏差,必须对缺失数据进行盲态审核,审核数据产生、录入、核查等过程,避免临床试验中各种不必要的数据缺失。在盲态审核中需要考虑分析由于脱落造成的缺失数据比例和缺失机制(完全随机缺失 MCAR、随机缺失 MAR 和非随机缺失 MNAR),并可以进一步分析由脱落引入的偏倚的大小和方向。在盲态审核中应对中止治疗和脱落进行区分。虽然多数研究中,中止治疗基本等同于脱落,但美国国家研究委员会(National Research Committee,NRC)报告指出中止治疗和脱落是两个不同的概念,对于中止治疗的受试者仍可进行访视,从而在一定程度上避免缺失数据的产生。因此在盲态审核时应对中止治疗的受试者数据利用做出评估。

通常,参加盲态审核会议还需讨论以下要点:①确认数据没有疑问,如需进一步清理,确认所有需清理的数据/数据点,以及数据清理方式;②医学专业人员对临床数据质量做出评估,对数据管理过程中方案偏离、依从性做出判定;③核查严重不良事件填写、报告与处理情况记录;④确认随机分配的完整性,如双盲临床试验还需检查紧急揭盲信件和临床试验总盲底是否密封完好,如有紧急揭盲情况发生,需有紧急揭盲理由及处理报告;⑤确定是否需要做某些变量变换、衍生变量计算方法/公式,确认统计分析方法与模型;⑥其他与盲态审核及统计分析相关的问题;⑦签署盲态审核统计人群划分决议;⑧数据确认无误且统计分析集确定后,可进行数据库锁定;⑨数据锁定之后,可进行受试者分组揭盲,制作揭盲记录。

第五节 盲态审核报告的撰写

一、盲态审核报告撰写人员

盲态审核报告应由数据管理人员和/或统计师进行撰写,详细记录整个临床试验数据管理工作重点内容,并罗列盲态审核各要点的数据列表。

二、盲态审核报告撰写要点

盲态审核报告撰写主要包括管理过程描述、受试者概况、病例基本情况、各项核查内容,通常应包含下列内容:

概述数据管理过程规范性,确认数据管理严格按照数据管理计划与相应 SOP 执行,如有违背或不一致,分析对数据质量的潜在影响。

描述受试者筛选、入组、完成等基本情况,通常需按照中心分层罗列。列出所有未完成受试者的基本情况,包括中心号、受试者号、知情同意签署时间、随机入组时间、首次服药日期、中止日期、中止原因等。

描述入选和排除标准,如有违背方案入选和排除标准情况,则详细列表描述。

详细列表描述受试者过敏药物情况、其他疾病史情况、既往用药史情况、基线疾病情况等。

确认受试者评估按方案访视时间、(血、尿等)采样时间、各项安全性检查时间要求,如有受试者违背时间窗要求,详细列表描述违背方案时间窗要求的受试者情况。

描述受试者合并用药情况,确认受试者未违背禁忌用药规定,如有使用禁忌用药者,须详细逐例说明。

按照方案要求,核查用药依从性,通常 80% ~ 120% 为依从性达标标准,如有受试者用药依从性不达标,进一步详细列表描述。受试者总体用药依从性达标,但存在影响主要疗效/安全性评估的其他状况,也需要详细列表描述,例如,根据试验产品的特性,受试者在主要疗效指标测量前数天未按照方案要求用药,此时可能对主要疗效评价指标影响较大。

确认试验随机的完整性,如有受试者破坏随机,进一步详细列表描述。

确认达到提前中止标准时(通常包括病情急剧恶化、严重不良反应等),受试者按照要求提前中止试验,如有违背,进一步详细描述。

详细描述数据离群值及缺失值。

详细列表描述所有方案偏离/违背,并确认是轻微方案违背还是重大方案违背。

详细列出安全性指标基线检查正常但用药后检查异常的情况。

详细列出试验期间发生的不良事件。

详细列出数据核查、医学审核、统计核查过程中发现的其他特殊问题,如可疑数据等。

三、盲态审核决议

盲态审核后需撰写盲态审核决议,盲态审核应对统计分析人群划分做出决断,并审核确认统计分析计划书,盲态审核决议通常包含但不限于下列要点:确认数据管理工作完成,并完成数据盲态审核;确认所有受试者完成知情同意书签署;确认审核数据管理规范,符合GCP 要求;确认未完成受试者及其统计分析人群归属;按照方案入选和排除标准,逐条罗列违背情况及统计分析人群归属;确认时间窗违反受试者及统计分析人群归属;确认使用禁忌用药受试者及统计分析人群归属;确认用药依从性不达标受试者及统计分析人群归属;确认其他方案偏离受试者及统计分析人群归属;汇总各统计分析人群受试者数量及未进入各分析人群的受试者清单/剔除原因;确认离群值与缺失值处理方法;确认按照方案产生衍生变量;确认统计分析计划书。

第六节　盲态审核的一般原则和质量保证

一、盲态审核的一般原则

盲态审核是临床试验数据库锁定与统计分析前一项至关重要的数据管理工作步骤,为保证数据盲态审核过程规范、审核结果客观,数据盲态审核须遵循下列原则。

1. 时效性　盲态审核通常在数据清理结束后进行,盲态审核时间过晚会影响整个临床试验数据的准确性、可溯源性,如:盲态审核中质疑发布时间过晚会导致受试者回忆疾病史、既往史等信息存在误差或者偏倚。为提高数据审核的时效性,盲态审核思维应贯穿整个临床试验数据管理流程,在数据管理任何阶段或过程,如发现数据质量问题,应该根据需要实时展开日常或定期数据审核。

2. 客观性　盲态审核中,对数据质量核查必须遵循客观原则,任何纯主观性的判断都不能作为盲态审核的依据。如:核查实验室检查判定或者心电图检查判定,必须以临床试验机构实验室检测仪器客观读数为准;实验室检查异常结果的临床意义判定可参考 CTCAE等。失去了客观性的盲态审核没有任何实际意义。

3. 全面性　盲态审核主要从随机执行、盲法实施、未完成试验、纳入标准、排除标准、超窗情况、依从性、不良事件、合并用药、异常实验室数据等各方面进行审核,盲态审核必须内容全面,过程规范,任何重要审核要点或数据的遗漏都有可能导致试验数据质量的下降。

4. 盲态　维持受试者分组信息的盲态是审核结果客观、规范与可靠的重要保障措施,除单组目标值设计外,不管是盲法试验或开放试验设计,临床试验数据管理都应尽可能维持盲法,并在数据管理都过程中采取严格措施,确保中途不破盲。

二、盲态审核的质量保证

加强方案设计科学性及可操作性可明显提升盲态审核的质量与效率,方案设计不明确或不一致会引起盲态审核时的偏性解读,如排除标准要求排除肝损伤受试者,但并未给出明确的肝损伤排除标准(如 GPT 在正常上限 3 倍或以上),由于不同研究者、临床监查员、数据管理人员及医学人员有意无意对肝损伤的理解不同,可能导致部分实际有肝损伤的受试者纳入试验,也给数据盲态审核带来不确定的影响,容易出现数据取向性的数据盲态审核结果。

盲态审核数据问题种类繁多、审核数据量大、审核参与人员众多,为提高临床试验数据盲态审核的效率与质量,必须规范盲态审核程序,提升审核人员的水平。数据管理部门应建立规范的盲态审核标准操作规程,细化盲态审核准备及各阶段事务的要求与规范,确认相关审核要点和规程,例如对服药依从性的审核,不应只考虑总的用药量,还应强调审核每日用药频率、各访视的用药量等是否符合方案要求,观察指标测量前受试者用药情况等。

对于盲态数据审核发现的数据问题,应制定标准的处理规范。对于明确的方案偏离,应由数据审核会议参与人员(研究者、申办方、统计人员、医学人员、数据管理人员等)共同讨论决定方案偏离对试验结果可能的影响,进一步确定对数据分析的影响,以及最终统计分析时做何处理。对于逻辑有矛盾的数据、超常值、缺失值等,应由数据管理人员发布质疑,研究者进一步核实原始记录,答复质疑。修改后的数据将再一次经过监查员源文件核查,数据管理人员、医学人员、统计分析人员核查,直至没有质疑。

盲态审核时应结合临床试验质量控制情况,根据国际公认的数据质量原则,结合数据核查或清理时发现的数据问题,从完整性、准确性、一致性、真实性等多个维度去评估数据的质量,这将有助于正确判定受试者的数据集归属和统计分析计划书中对特定数据的处理规定。例如,可通过稽查轨迹统计其主要疗效指标的修改频次和修改原因,由盲态审核各方人员决定是否接受该数据,在以主观性指标为主要观察终点的临床试验中进行类似的数据质量评估意义更大。

（撰写:付海军　骆晓霞;审阅:夏结来）

参 考 文 献

［1］International Conference on Harmonization.E9 Statistical Principles for Clinical Trials.［2019-10-05］.http://www.ich.org/products/guidelines/efficacy/efficacy-single/article/statistical-principles-for-clinical-trials.html.

［2］张清,苏炳华.双盲临床试验中的盲态核查.中国卫生统计,2001,18(1):52-54.

［3］于永沛,姚晨.数据盲态核查对数据质量的作用.药学学报,2015,50(11):1498-1501.

［4］朱赛楠,于永沛,阎小妍,等.新药临床试验数据盲态审核中常见方案偏离情况分析.中国新药杂志,2012,21(3):283-288.

［5］蒋志伟,李婵娟,王陵,等.临床试验中缺失数据的预防和处理.药学学报,2015,50(11):1402-1407.

［6］李庆娜,陆芳,赵阳,等.中药新药临床研究盲态审核实例分析.中药新药与临床药理,2015,26(6):855-858.

第十五章

源数据的管理

　　临床试验质量管理的重要内容是保证数据质量,而对源数据进行规范管理则是保证数据质量的关键。我国《药物临床试验质量管理规范》规定:"病历作为临床试验的原始文件,应完整保存。病例报告表中的数据来自原始文件并与原始文件一致,试验中的任何观察、检查结果均应及时、准确、完整、规范、真实地记录于病历和正确地填写至病例报告表中。"临床试验病例报告表中的每个数据都应该有其对应的源数据和源文件,以便核实、溯源和重建。随着临床试验技术的不断进步,临床试验的数据管理呈现出电子化的发展趋势。因研究者、申办方或 CRO 观念、经费和管理要求的不同,以及技术水平的差异,当前我国临床试验的源数据仍处于纸质和电子形式并存的状态。

第一节　源数据的定义及相关概念

一、源数据

　　源数据(source data)是指临床试验中的原始记录或其核证副本(certified copy)上记载的所有信息,包括临床发现、观测结果以及用于重建和评价该试验所必需的其他相关活动记录(ICH E6-GCP)。核证副本是指已经通过审核并含有授权签名及签署日期的原始文件的副本,与原件具有同等效力。这些数据的载体都是客观存在的,可以是纸质文件的形式,也可以是计算机系统中的电子形式。前者称为纸质源数据(paper source data),后者称为电子源数据(electronic source data)。纸质源数据包括临床试验期间来源于申办方、研究者、受试者等各方相关活动并以纸质载体呈现的原始记录、报告或其核证副本上的所有信息。电子源数据指最初就以电子形式记录和存储的临床试验相关活动的所有信息,即数据一开始产生就是以电子形式存在的。

二、源文件

　　源文件(source document)是指包含源数据的原始文件,可以是纸质手写文件、印刷文件、可视文件或电子文件等。例如医院病历、医学图像、实验室记录、备忘录、受试者的日记或评估清单、药房发药记录、仪器自动记录的数据、缩微胶片、照相底片、磁介质、X 线片,以及保存在药店、实验室和参与临床试验的医技科室的相关文件和记录,包括复制、打印或抄录的核证副本。

三、数据单元

数据单元(data element)是指记录受试者观测结果的最小单位。事实上,所有源数据中反映事物某一特征的最小单位均可视为数据单元。源数据是由一系列数据单元构成的逻辑集合。例如,受试者的血常规检验报告单,其中的源数据就是由受试者的年龄、性别、红细胞计数、白细胞计数、血小板计数等数据单元构成的。

四、数据单元标识符

数据单元标识符(data element identifiers)是电子源数据独有的并与数据单元关联的、用于定义和识别该数据单元的一组信息,通常包括数据单元源数据产生者、产生的日期、时间以及该数据单元所属的受试者编号等。一旦将数据单元录入/传输到计算机系统,该信息即由系统自动生成且无法变更。数据单元标识符主要用于帮助申办方、监管部门和其他授权机构审查电子源数据中的稽查轨迹(audit trail)和支持电子数据系统间的传输。此外,数据单元标识符也有助于监管部门对临床试验的重建和评价。电子数据采集系统以及在此系统中设置或独立建立的 eCRF 应该具有显示数据单元标识符信息的功能。这些系统都是根据临床试验方案规定所设计的系统化记录受试者信息,并可用于审核、修改、维护、存储、分析和报告临床试验数据等的电子临床数据管理系统。

第二节 源数据的呈现形式

源数据通常有纸质和电子两种形式。随着医院信息化的不断进步和电子数据采集系统的应用,临床试验中的纸质源数据呈现出逐步被电子源数据替代的趋势。当然,在目前的临床试验中,纸质源数据还不能被电子源数据完全替代,纸质源数据仍然是临床研究中不可缺少的形式。

一、纸质源数据

纸质源数据表现于纸质载体上,其来源和表现类型可以是多样化的。一般可分为以下几种类型:

1. 由研究者或研究助理首次填写产生的数据。例如:门诊病历、住院病历等。

2. 受试者根据试验要求亲自填写产生的数据。例如:受试者日记卡、临床结果自我评估表、知情同意书等。

3. 经过验证的受试者电子临床结果评估系统产生的首次以纸质形式呈现的数据。例如:检验科室的检验报告单、检查科室的检查报告单、临床试验药物分发和管理文件等。

4. 其他源数据。由研究人员或受试者记录的数据。例如:临床试验过程中首次产生的原始笔记、备忘录、药房配药记录等相关的纸质工作文件等。

5. 以上源数据的核证副本。例如誊抄在纸质病例报告表中的被主要研究者签字认可的原始数据等。

二、电子源数据

电子源数据是以电子形式采集的原始记录,数据本身必须是电子的,因此不包括纸质采集的源数据转录到电子数据库中的数据。电子源数据附载于计算机系统中,这些数据的生成和表现也是多样化的,一般可以分为以下几种类型:

1. 在经过验证的电子数据采集系统中由研究者现场直接录入产生的数据。例如:在使用电子数据采集系统的临床试验中,研究者或被授权的相关人员可以在访视患者时直接将现场测得的患者身高、体重、血压、脉搏等直接录入到系统中,而不必在录入数据之前用纸质记录。为了方便监管机构对源数据的检查,最好应备有同期相关的支持性文件、记录或信息。例如,在监管机构检查过程中,可能要求提供受试者就诊记录、医嘱记录等作为佐证。

2. 受试者或研究者电子临床结果评估系统(electronic clinical outcome assessment,eCOA)直接产生的以电子形式存储并可以实现传输的数据。这些系统均需要符合监管部门的要求。例如:电子日记(electronic diary,eDiary)、电子患者自报结果(electronic patient reported outcome,ePRO)系统、电子医生报告结果(electronic physician reported outcome)系统等。

3. 检验报告、检查报告、药物分发管理等过程中,由经过验证的电子系统直接产生和存储的,并通过验证的系统传输过程而获得的数据。例如:中心实验室的实验室信息管理系统(laboratory information management system,LIMS),存储了各类实验室指标的检测结果和专业评估报告;医学影像检查科室的医学影像存档和通信系统(picture archiving & communication system,PACS),存储了各类医学影像的检查结果和专业评估报告;受试者的动态血压、心电生理、脑电生理等监测设备,存储了所记录的监测结果和专业评估报告;药物分发和管理系统记录的有关数据;其他,如交互式语音/网络应答系统记录的有关受试者随机分配的信息等。

4. 电子健康/医疗档案(electronic health/medical record,EHR/EMR)中存储的源数据。电子健康档案是根据国家认可的互通性标准,由医疗服务提供者创建、记录、存储和使用的服务对象的临床健康信息的电子记录,具有的显著特征包括多源性、共享性、互通性和授权访问性等。病例报告表中同时出现在电子健康档案中的有关内容,相应的数据可从电子健康档案中直接导出。值得注意的是,当使用电子健康档案系统的机构进行临床试验时,申办方必须评估所使用的电子健康档案系统能多大程度满足临床试验的要求,用于临床试验源数据载体的电子健康档案系统必须经过系统验证,至少应具备可靠的稽查轨迹记录功能和完善的权限管理体系。

三、电子源数据的优势

总的来看,纸质源数据成为分析评价的电子数据的过程需要经历诸多人工环节,不仅花费较长时间,更重要的是容易出错而影响数据质量,同时也无法实时了解研究进展,难以及时发现数据问题并调整不足。相比纸质源数据,电子源数据表现出诸多的优点,例如:

1. 电子源数据直接输入/传输至电子病例报告表或电子数据采集系统,减少了数据的转录环节,避免了数据转录过程中的人为疏失,增加了数据的唯一性和共享性。

2. 提高了数据采集的准确性和完整性。当数据以电子形式录入或传输,可通过启动实时系统预设的逻辑核查程序自动实现数据的实时核查,既提高了工作效率,也能更好地保证临床试验数据质量。

3. 实现了数据的远程实时监查。通过在线实时访问,能及早掌握研究进展,及早发现问题,尤其是临床试验安全性方面的问题,节省了临床监查员用于数据核查的时间和费用。

4. 电子系统的可溯源性使源数据的任何更改均留有痕迹,这一机制可有效地防范篡改、伪造数据等不端行为。

5. 大大减少了从数据录入、清理、质疑管理到数据审查和锁库的时间,可在保证质量的前提下有效地缩短临床试验周期。

第三节　源数据的生命周期

在源数据产生之前,用于记录观测结果的介质(纸质或电子)是空白无内容的,不具有被法规部门监管的意义。该介质可能是受试者的医疗记录(例如:医院的临床病历),也可能是一个等待填写的纸质或电子病例报告表。当研究者按临床试验方案的要求开始记录数据,介质才成为具有被法规监管意义的一个源文件,其中的数据则成为源数据。整个过程应按临床试验要求进行监管,并在研究结束后,保留源数据至要求期限,经申请进行销毁。以下是对源数据产生到生成分析数据集的整个生命周期(包括空白介质、填写转录、归档和研究结束共 4 个状态)的相应说明。一般来说,该过程包括 8 个步骤,即:准备、采集、控制和访问、核查和更正、保存、审查和监管、产生核证副本、过期处理(图 15-1)。

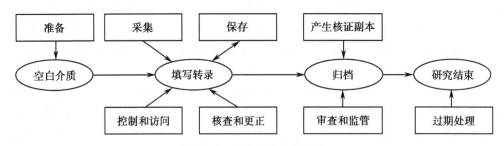

图 15-1　源数据的生命周期

一、准备

从数据收集的完整性和连贯性考虑,应预先制订源数据生成方案,避免源数据收集过程可能发生的遗漏或错误。应按临床试验方案设计的目的和要求,选择和设计病例报告表、患者日记卡或其他数据采集介质等,明确收集数据的具体方法,按数据单元的逻辑性合理地集合成源文件。为了提高病例报告表设计质量和采集效率,减少数据转换过程中的错误,可使用 CDISC 标准中的 CDASH 设计病例报告表的内容、指导数据库的变量命名、规范数据的采集,并增强其连贯性和易读性。

二、采集

在数据采集的过程中,需确保采集数据的一致性。编写病例报告表填写指南并在填表前对研究者进行填写培训,涉及受试者需要填写的表单也需将注意事项告知受试者,这样可以帮助提高数据采集质量,确保数据填写的及时性、准确性和完整性。

电子源数据采集时,申办方应对源数据的产生者(如相关人员、系统、设备和仪器等)进行授权、管理和维护并应用在各个研究机构。就受试者电子临床结果评估系统产生的源数据而言,受试者应被列为源数据产生者。

需要注意的是,应确保数据采集方式和过程在各研究机构的一致性。统一培训和编制电子数据采集系统操作指南可以帮助提高数据采集质量。数据管理计划中应说明从源数据到最后的分析数据集的整个流程。

当所用的系统、设备或仪器能导入成电子临床数据采集系统中的数据单元时,还应要求其能同时生成数据单元标识符,用来关联对应的系统、设备或仪器的源数据。例如,心电图仪检查结果若能自动将数据传输到电子病例报告表上,则生成的数据单元应能通过数据单元标识符自动关联到心电图仪上对应的源数据。

当电子设备或仪器自动将第三方产生的数据传输至电子数据采集系统或者数据管理系统时,该传输过程在实施前应当通过系统验证,以确保实施无误。

三、控制和访问

研究者应具有在其研究机构产生的源数据的控制权。在使用纸质病例报告表的情况下,研究者全权监控纸质病例报告表中的源数据,并通过数据澄清表授权数据录入人员对电子数据库中的数据进行修改。当使用电子数据采集系统/电子病例报告表时,研究者通过授权账户直接控制电子病例报告表/电子数据库中的源数据录入、修改、审阅及签字。如果数据的采集和存储是在申办方全权控制下的中央服务器上,申办方不应拥有电子源数据的唯一控制权,同时也不应具有对电子数据采集系统中研究者录入数据的修改权。为了满足源数据质量管理的要求,除了申办方保留在中央服务器上的记录外,临床研究机构也应保存一份完整的电子数据库源数据的核证副本(如刻录在只读 CD 上的数据库数据/文件)。

电子源数据的访问需要授权和设置权限,以保护受试者的权益和避免未经授权的更改。申办方和监管机构应拥有对电子源数据的访问和审查权限。对访问权限以及访问级别(如用户账户)应有明确的规定。

四、核查和更正

源数据的核查是保证临床试验数据真实完整的必要步骤。该任务涉及研究者、监查员以及数据管理人员。通过核查保证临床试验整个数据链质量是临床监查员的基本职责,也是数据链质量控制必不可少的措施。源数据的更正需获得研究者的授权和同意。为了提高数据的完整性、及时性,稽查轨迹应记录源文件的产生和所有源数据更正的历史。当对纸质源数据进行更正时,应使用数据澄清表。数据质疑过程通常是由监查员或数据管理人员在核查数据的过程中发现数据疑问后发起的,由研究者完成答疑,监查员或数据管理人员对答疑数据无异议后完成。更正前后数据应确保清晰可辨,并注明更正人、更正时间和更正理由。受试者填写日记卡后发现有错误时,应向研究者报告,并更正数据中的错误,注明更正人、更正时间和更正理由以维护稽查轨迹。

电子源数据只有临床研究者或经授权的临床工作人员才有权更正。更正数据后,相应的数据单元标识符中必须有数据更改的日期、时间、更改者及更改原因等记录,且不能抹去之前的数据。在稽查轨迹中,自动传输数据的仪器或系统应该具有追溯的功能,用以记录数据更改的情况。数据产生者录入的数据单元都应附有数据单元标识符。尽可能在电子病例报告表中设置即时提示与数据核查功能以减少数据录入过程中的错误与缺失。即时提示功能可用于提醒数据产生者关于缺失、不合逻辑或不合要求的数值,如日期超出预定范围等;也可用于在恰当的地方提醒数据产生者填写更多的附加信息,如若出现异常的实验室检查值,则提醒研究者判断并填写相关的不良事件记录。

五、保存

应确保源数据合理地保存和归档,以保证数据的完整性和持久性。相应的标准操作规程应具体规范源数据的保存环境和档案室人员管理的要求。纸质源数据应受到妥善保护,如注意档案室的温度、湿度,是否防水、防火和防虫等,以免遭受损坏。重要文件或某些特殊的数据文件(如热敏纸记录的数据文件等)应该以扫描方式转化成保存更久的电子核证副本文件。此外,所有的数据及其文件,包括更改的相关文件都应当保存完整,以便申办方和/或研究者以及监管机构对纸质或电子源数据或文件的证据链做出审查和稽查。对电子源数据而言,数据管理计划中应说明源数据的保存方法、时间、系统、人员和相应的供应商。由于采集或存储数据的供应商可能是独立于申办方和研究者的另外一个法律实体,应签署详细的合同并在合同中规定服务提供商的职责。

六、审查和监管

源数据质量控制应确保收集到的所有数据符合 ALCOA+要求。临床研究者应严格遵循数据收集的有关要求,并对每位受试者的源文件进行审核并视不同的情况采用手工签名或电子签名(electronic signature)。电子签名是由个人生成、核准或授权的某个符号或某一串符号的电子格式,与个人手写签名具有同等法律效力。在特定情况下,当研究者知晓某些病例报告表中的数据可能影响盲态保持的情形,可以不经研究者审核。例如,在渗透性利尿药物的盲态研究中,尿液渗透压不应该提供给临床研究者或让研究者知晓,以避免破盲。此时,经常使用的操作方法是另外配备不涉及该试验管理的独立人员进行该项数据的平行管理,相应的操作方法应在相关文件(如数据管理计划)中明确说明。监管机构或申办方(例如临床监查员)应对原始数据进行审查和监管。可供查阅的源数据应具有完整的记录,包括原始数据及其修改历史。

七、产生核证副本

为了满足源数据保存的需要,应该创建核证副本,并在数据迁移到申办方之前完成。核证副本应保存在研究者所在的机构。应确保源数据的核证副本是完整而准确的。完整的核证副本认证应包括数据格式、数据内容、说明文字、产生日期、签名和授权以及完整的稽查轨迹等。各临床研究机构应具有审阅数据并认证核证副本的能力。数据管理计划中应有对核证副本进行认证的流程说明。

八、过期处理

源数据/源文件应能长久地保存,直到监管部门要求的保存期限。为了减少不必要的文件存储,过期后的文件可采取销毁的方式予以处理。申办方如果对文件保存时间有特别要求,应与临床研究机构事先约定。文件销毁规程应当通过标准操作规程加以管理,并有清晰的记录在案备查。

第四节　源数据的管理要求

临床试验选择不同数据采集方式时,应该综合考虑且不限于以下因素:①试验的分期;②监管部门对试验数据质量的要求;③申办方对访问数据和频率的要求;④研究机构的条件和经验;⑤研究机构人员对数据采集技术的经验;⑥研究项目的连贯性等。不同的源数据形式应明确不同的源数据管理要求,并采用不同的源数据管理方式。申办方授权选择的数据采集方式及相应的源数据管理要求应体现在数据管理计划中。

一、源数据应满足临床试验数据质量的通用标准

有关临床试验数据的质量,第三章介绍了适用于纸质和电子临床试验数据质量和可信性的全球标准及其要求,其包含的数据质量要素简称为 ALCOA 原则。在 ALCOA 的基础上,欧盟等提出还应增加一些其他的若干数据质量原则,称为 ALCOA+原则。源数据也必须满足这些数据质量的通用标准。下面再次简要列举予以强调:

1. 溯源性　溯源性(attributable)指源数据应记录有关数据的产生者,临床试验中每一个数据的产生和修改,无论是纸质的还是电子的,都可溯源到该数据点的源头。

2. 易读性　易读性(legible)指应按当地的法规要求,选用适当语言,并力争做到源数据的术语和定义清晰明了易读。尽可能地用 CDISC 标准术语。

3. 同时性　同时性(contemporaneous)指临床试验的观察及其记录,无论是采用纸质的还是电子的,都应及时和尽量实时采集,防止数据记录延滞造成的记忆偏差和错误。

4. 原始性　原始性(original)指应确保原始记录及其核证副本的原始性质。

5. 准确性　准确性(accurate)指应通过人员培训、仪器校正和电子系统验证等措施加强质量保证和质量控制,确保数据的准确。

6. 完整性　完整性(complete)指应确保整个数据链中所有数据记录及有关文档的完整无缺。

7. 一致性　一致性(consistent)指同一数据在不同的数据系统中应保持一致。

8. 持久性　持久性(enduring)指源数据应能长久地保存,直到法规要求的期限。

9. 可获得性　可获得性(available)指按照授权的权限,不同的利益相关者应能随时满足对临床试验源数据使用的需要。

二、源数据管理的特定要求

(一)源数据的更正必须取得合理的授权

只有临床研究者或受委托的临床研究人员才能进行源数据的修改及更正,即使这些人员事先也要取得合理的授权。稽查轨迹应记录源数据的产生和其更正的全部过程,包括更正人、更正时间和更正理由。

(二)研究者应保存完整的源文件或其核证副本

在整个研究和审查过程中,研究者应能随时访问源数据或其核证副本。当复制电子源数据时,其过程应确保该副本与原件完全一致。

(三)研究者应独有电子源数据的控制权

应防止未经授权者对电子源数据的访问。研究者应该独有控制电子源数据的修改

权限。

（四）应当采取必要的措施保证源数据的安全性

由于电子源数据和纸质源数据载体的介质不同,需采取不同的安全防范措施。

三、源数据的溯源管理

源数据的客观存在应有源可溯、有迹可查。无论是纸质源数据还是电子源数据都应清晰记录从源数据到最后的分析数据集整个流程,具有可溯源性(traceability)。每个源数据的产生者、产生日期和时间、源数据及其归属者(如受试者)的关系、源数据修改时的原因及其相关证据等,均应清楚地体现在源数据的质量监管链中。数据产生者(data originator)是源数据的主体,可以是不同的人员,如研究者、受试者、统计师、药师等,也可以是系统、仪器、设备,如电子患者自报结果系统、心电图仪、超声诊断设备等。表 15-1 列举了部分源数据及其溯源过程。

表 15-1　源数据及其溯源过程举例

源数据载体	源数据产生者	对源数据的操作	源数据/源文件
门诊病历、住院病历	临床研究者和受委托的临床研究人员	将原始数据人工誊写到纸质CRF,再由专业数据录入人员输入到电子数据库	与纸质CRF中数据项对应的受试者原始病历和数据
受试者日记卡、临床结果自我评估表、知情同意书	受试者或合法的受试者监护人	将原始数据人工誊写到纸质CRF,再由专业数据录入人员输入到电子数据库	与纸质CRF中数据项对应的受试者原始文件和数据
第三方产生的纸质记录表、报告单等	提供医学检验、检查结果报告的专业人员,如检验科医师、放射科(影像学)医师等	将原始专业评判报告结果誊写到纸质CRF,再由专业数据录入人员输入到电子数据库	与纸质CRF中数据项对应的原始报告单和数据
	提供诊断/疗效/安全评估的独立专家(组)	将原始专业评估报告结果誊写到纸质CRF,再由专业数据录入人员输入到电子数据库	与纸质CRF中数据项对应的独立专家(组)纸质评估报告单和结果
	提供随机分配计划的统计师或相关专业人员	将随机分配表中的分配结果誊写到纸质CRF,再由专业数据录入人员输入到电子数据库	与纸质CRF中数据项对应的原始随机分配表和分配结果
	承担药物分发或配送记录的临床药师	将记录中与纸质CRF有关的内容进行誊写或核对,再由专业数据录入人员输入到电子数据库	与纸质CRF中相关数据对应的记录单和内容
	其他纸质的原始笔记、备忘录等	将其与纸质CRF有关的内容进行核对	作为纸质CRF溯源和核对的原始文件

续表

源数据载体	源数据产生者	对源数据的操作	源数据/源文件
电子数据采集(EDC)系统	临床研究者和受委托的临床研究人员	将访视受试者的有关数据直接录入到 EDC 系统中,无原始纸质或电子文件另外留存	直接输入到系统的电子数据
电子病例报告表(eCRF)系统	临床研究者和受委托的临床研究人员	将访视受试者的有关数据直接录入到 eCRF 系统中,无原始纸质或电子文件另外留存	直接输入到系统的电子数据
第三方产生电子数据系统	咨询服务机构的专业人员,如放射科(影像学)医师	将电子的专业评判报告结果传输到 EDC 或 eCRF 系统中	专业评判报告,如电子的 CT 检查报告
	独立的诊断/疗效/安全评估专家(组)	将电子的专业评判报告结果传输到 EDC 或 eCRF 系统中	独立专家(组)提供的电子评估报告
	医疗设备(如心电图仪、血压仪等医疗器械)	由医疗设备自动将数据传输至 EDC 或 eCRF 系统中	如心电图仪、血压仪中存储的电子数据
	中央随机化管理系统	由随机化系统自动将数据传输至 EDC 或 eCRF 系统中	随机化管理系统中存储的电子数据
	中心实验室报告系统	由实验室报告系统自动将数据传输至 EDC 或 eCRF 系统中	中心实验室报告系统中存储的结果报告电子数据
受试者或临床研究者电子临床结果评估系统	电子日记	将受试者或临床研究者电子评估或报告结果传输到 EDC 或 eCRF 系统中	电子日记中存储的电子数据
	电子患者自报结果系统	将患者自报结果传输到 EDC 或 eCRF 系统中	电子患者自报结果系统中存储的电子数据
	电子医生报告结果系统	将医生报告结果传输到 EDC 或 eCRF 系统中	电子医生报告结果系统中存储的电子数据
电子健康档案(EHR)系统	临床研究者和经授权的医疗健康工作人员	依靠经验证的系统连接方式将相关数据直接从 EHR 传输到 EDC 或 eCRF 系统中	EHR 系统中存储的电子数据

目前,对临床试验中涉及源数据/源文件的记录、内容完整性、载体形式、授权人员、设备确证、可靠存储手段等要求,申办方/CRO、研究者、试验机构管理人员等各方仍存在认识的差异,或是并未引起足够的关注。基于源数据质量的重要性,广东省药学会药物临床试验专业委员会组织有关专家撰写了《药物临床试验源数据管理·广东共识》,以阐明源数据/源文

件的记录与修改要求,规范源数据/源文件等载体的保存,以及研究各方在源数据管理方面应该承担的责任。这为规范临床试验源数据管理、提高源数据质量提供了实用参考。

（撰写:刘玉秀　何奕辉　姚　晨　张子豹;审阅:黄　钦）

参 考 文 献

[1] FDA.Guidance for Industry-E6(R2)Good Clinical Practice:Integrated Addendum to ICH E6(R1).[2018-3-1].https://www.fda.gov/media/93884/download.

[2] FDA.Guidance for Industry-Part 11:Electronic Records:Electronic Signatures-Scope and Application.[2003-8-1].https://www.fda.gov/media/75414/download.

[3] FDA.Guidance for Industry-Computerized Systems Used in Clinical Investigations.[2007-5-1].https://www.fda.gov/media/70970/download.

[4] EMA.Reflection paper on expectations for electronic source data and data transcribed to electronic data collection tools in clinical trials.[2010-7-9].http://www.ema.europa.eu/docs/en_GB/document_library/Regulatory_and_proc edural_guideline/2010/08/WC500095754.pdf.

[5] CDISC Electronic Source Data Interchange (eSDI) Group.Leveraging the CDISC Standards to Facilitate the use of Electronic Source Data within Clinical Trials.[2006-11-20].https://www.cdisc.org/system/files/all/cdisc_blog_entry/application/pdf/esdi.pdf.

[6] SCDM. eSource Implementation in Clinical Research:A Data Management Perspective (A White Paper).[2014-6-12].https://www.scdm.org/wp-content/uploads/2016/03/eSource-White-Paper-06122014-FINAL.pdf.

[7] FDA.Guidance for Industry-Electronic Source Data in Clinical Investigations.[2013-9-1].https://www.fda.gov/media/85183/download.

[8] 何奕辉,姚晨,张子豹,等.临床试验源数据的管理.药学学报,2015,50(11):1367-1373.

[9] 国家食品药品监督管理总局.总局关于发布临床试验数据管理工作技术指南的通告(2016 年第 112 号).[2016-07-27].http://www.cfdi.org.cn/resource/news/8011.html.

[10] 国家食品药品监督管理总局.总局关于发布药物临床试验数据管理与统计分析的计划和报告指导原则的通告(2016 年第 113 号).[2016-07-27].http://www.cfdi.org.cn/resource/news/8012.html.

[11] 国家食品药品监督管理总局.总局关于发布临床试验的电子数据采集技术指导原则的通告(2016 年第 114 号).[2016-07-29].http://www.cfdi.org.cn/resource/news/8013.html.

[12] 广东省药学会.广东省药学会药物临床试验源数据管理·广东共识.[2018-09-18].http://www.sinopharmacy.com.cn/Index/Show/article/id/1411? bsh_bid=2554496441&from=timeline.

第十六章

安全性数据的管理

药物的安全性一直都是公众和医药行业关注的主要焦点。即使药物能够被批准上市，也并不能简单地说这个药物是安全有效的，而只是意味着这个药物有着较为适宜的效益-风险比，即尽管可能存在着风险和不良反应，但药物给人们带来的医疗效益远大于其风险。药物安全性数据管理从避免受试者受到伤害的角度看，涉及对试验或上市药物的安全性数据的采集、监督、研究、评价和分析不良事件或不良反应信息。它不仅是保障研究中的受试者安全的基础，更承担了保护未来的患者安全性的责任。因此，正确评价药物的安全性，特别是在药物研发阶段如何把握和分析药物的效益-风险比，对药物审批的安全性数据基础至关重要，是临床试验数据管理面临的主要任务和挑战。本章力图从科学和监管法规的角度来解析临床试验管理人员在临床试验过程中应该如何收集、管理、分析和报告安全性数据，使人们对药物安全性风险管理体系有一个全面的认识，并对药物效益-风险评价的方法有所了解。

第一节 药物效益与风险评价

一、效益与风险

人们已逐渐认识到处于研究阶段的药物安全性的重要属性。所以，临床试验的伦理学要求强调，必须以保护受试者生命安全为宗旨，谨慎评价试验药物的医疗效益和潜在风险。所谓效益(benefit)是指药物被患者服用后使其症状减轻，疾病控制或痊愈，生命延长或生活质量改善；风险(risk)是指药物被患者服用后所产生的任何生理不适或不期望有的，甚至危及生命或损害生活质量的不良作用。任何风险都可以通过人为控制加以避免或使其危害尽可能减小。在药物研发阶段，若风险大于效益则需要终止临床试验，其新药上市申请自然不会得到批准。反之，则允许临床试验继续开展，并进行新药上市申请。对于上市药物来说，若发现新的严重未预期风险大于效益的情形，则需要停止该药的市场销售，并召回药物或撤市。显然，任何药物都是一把双刃剑，其有效性或安全性的界定在某些情况下可能互换，且都与药物服用后造成的药理作用或生物活性物质导致身体功能的干扰或修饰有关。有些不良风险可以预料，有些则不然。例如，抗高血压药物可以有效控制高血压症状，但如果血压降低过多，则会造成服用者出现低血压症状，如眩晕和昏厥等。

有些情况下，药物风险评估不能孤立行事，必须结合治疗效益加以考量。例如，胰腺癌患者的平均生存期为 4~6 个月,任何可以缓解疼痛、减少肿瘤肿块和减低住院概率,同时能改善生活质量、延长存活时间的药物都被视为可以给患者带来医疗效益。在评价这类胰腺癌治疗药物风险时,药物不良反应带来的风险,如呕吐、恶心,甚至可能威胁生命的粒细胞缺乏症和血小板减少症,可以从降低或避免发生可能性的角度予以评估。例如,给予药物可以减缓严重呕吐和恶心;服用粒细胞集落刺激因子(G-CSF)有助于促进白细胞的生成;抗生素治疗可以预防和治疗感染;血小板输注可以降低出血的风险;置换输血治疗可用于严重出血事件等。通过对这些补救、缓解或避免医疗措施的效益与风险权衡,可以很清楚地看出,在没有有效治疗药物可以选择的情况下,即使一种治疗胰腺癌的药物有较大威胁生命的风险,但如能对其带来的风险加以减少和抵消,仍可以提供较好的医疗效益。因此,此时的效益-风险比有利于效益评估。归纳起来,效益比重的决定因素取决于:

(1)证明有效的药物疗效。

(2)尚未满足的治疗药物和替代治疗的需求。

药物风险比重的决定因素需要从已知的药物安全性信息(临床前、动物研究、临床试验和上市药物警戒)分析中获得。在上市前,大多数临床试验安全性信息包括(但不限于):

(1)不良事件。

(2)实验室检测。

(3)生命体征。

(4)体格检查。

(5)12 导联心电图。

(6)相关适应证的检测,如治疗癫痫的脑电图数据分析等。

(7)同期服用药物的适应证分析等。

一旦药物上市,大多数药物安全性信息来自于药物警戒系统收集的不良事件自发性报告。

二、药物风险评估中的事件定义

不良事件在药物风险评估中起着关键作用。ICH 对药物不良事件或不良反应的定义有:

不良事件(又称不良经历,adverse event/adverse experience,AE):指服用药物的患者或临床研究受试者体内发生的任何非有利的医学结果。它不一定与治疗本身有内在的联系。因此,不良事件可以是任何形式的不适或不需要的症状、体征(包括不正常的化验指标),或与研究药物服用有关的疾病,如内在自身疾病、已有疾病的恶化、同期用药引起的反应结果等,无论与服用药物是否有关。对于上市药物,不良事件是指使用预防、诊断或治疗疾病,或调节生理功能的正常剂量药物时出现的有害的和非预期的药物效应。

任何不良事件都不包括有意的或意外过量用药或用药不当(配伍用药)所引起的反应。

药物不良反应(adverse drug reaction,ADR):如果有合理的理由怀疑不良事件与药物有关,则这类事件被称为药物不良反应。所以,在临床试验新的药物或新的适应证研究阶段,特别是治疗量效关系还未很好建立时,所有与研究药物及其任何剂量有关的有害和不期望的反应都被视为药物不良反应。它与研究药物有可能存在一定的内在关系,即药物与不良反应事件的直接关系不能被排除。

严重不良事件(serious adverse event,SAE):指在临床研究中,任何剂量服用时出现下列后果之一的不良事件或不良反应,其足以导致医药产品的开发方式发生重要变化(例如,剂量、治疗对象、需要的监控及知情同意书等的变化)。在危及生命或功能的情况下,这种反应尤其如此。

(1)死亡:由于不良事件而直接导致患者死亡。

(2)威胁生命:如果不采取必要的干预手段,不良事件就有可能造成患者处于立即死亡的危险境地。

(3)需要住院或延长住院治疗:不良事件导致患者不得不接受住院治疗,或本来已准备出院但由于不良事件使得住院时间延长。

(4)造成永久性或显著的功能丧失或残疾:不良事件结果可能对患者正常生活和活动造成严重不便或干扰。

(5)造成先天性畸形或出生缺陷:不良事件可导致患者所生出来的新生儿呈现畸形或先天功能缺陷等。

(6)重要的医学事件:按照 ICH GCP 的定义,在临床研究中,严重不良事件不一定是造成上述严重不良反应经历的事件,但依照研究者或申办方的医学判断,它们同样可能对受试者造成危害,或可能需要医疗干预或治疗,以防止上述事件结果的发生。比如,可能造成药物依赖性或药物滥用的事件,或过敏性支气管痉挛事件等,依照研究者或申办方的临床判断,可以被视为重要医学事件。

预期与非预期不良事件:预期(expected)不良事件是指不良事件的特异性和严重程度在过去的临床研究中都已被发现,并记录在研究者手册或药物标签说明书中。非预期(unexpected)不良事件是指不良事件或严重未知不良事件为新发现的,其特异性和严重程度在研究者手册或药物标签说明书中没有列出,但发生频率明显增加,与总体研究计划及其修正说明,或任何记录文件所描述的风险信息不符。例如,既往安全性文件仅记录有脑血管意外,但受试者出现脑血栓,则后者应视为非预期。但要注意,如果发生的事件是既往安全性文件记录事件的继发性反应或临床后果,则仍应判断为预期不良事件。例如,既往安全性文件记录有直立性低血压事件,其继发具有临床意义的昏厥虽然在安全性文件未有记载,仍视为预期不良事件。此外,动物实验中记录的安全性数据不应作为人体不良事件预期与否的判断依据。与药物有关的未预期严重药物不良反应(serious unexpected adverse reaction,SUA)应当及时向监管部门、伦理委员会和研究者通报。

严重度与严重性:严重度(severity)常用于描述某种特殊事件的强度(严重程度)。常见严重度的分类通常为三级,即轻微、中度或严重。不良事件本身可以严重度相对较小,且无临床意义,如轻微,与事件的严重性无关。如果事件的严重程度发生变化,通常需要视作新的不良事件发生。例如,既往安全性文件中仅记录为肝炎,但受试者出现肝坏死,则后者是一个非预期的不良事件。按照美国卫生研究院的建议,不良事件严重度可以按照下列等级标准予以分类:

(1)等级1:轻度——无症状或轻度症状,仅临床或诊断观察,无须干预。

(2)等级2:中度——最小的、局部的或非侵入性的治疗指征,或与年龄有关的日常生活活动受限(ADL)。

(3)等级3:重度——具有重要医学意义,但不会立即威胁生命,或致使住院或延长住院时间,或致残,或个人日常生活活动能力受限。

(4)等级4:危及生命——需紧急干预。

（5）等级 5：死亡——与不良事件相关的死亡。

严重性（seriousness）是表示某特殊事件对患者生命或功能可以造成威胁（即严重不良事件），此类事件必须向监管部门报告。

因果关系（causality）：尽管对药物安全性因果关系的风险评价至关重要，但国际上各国对药物不良事件的因果关系评价仍然没有一个统一的标准。例如，ICH E2A 原则只是明确指出对于临床研究中的不良事件报告需要进行因果关系的评估。美国 FDA 仅指出不良事件因果关系的定义，即药物的使用引起不良事件存在一种有理由的可能性，并没有对因果关系给出任何特别的分类。欧盟要求对不良事件的因果关系做出评估，并把这种关系界定为有关、也许有关、可能有关、无法评价和不可能有关。世界卫生组织（WHO）对于不良事件风险评估，提出了一项标准化的主观综合评估方法（表 16-1）。目前的不良事件因果关系的判断仍然以评估者的主观综合判断方法为主。

表 16-1　WHO 药物与不良事件的因果关系

因果关系	定义
肯定（certain）	不良事件或实验室异常值与药物使用在时间上可以吻合；无法由其他疾病或药物来解释，亦不能由撤药反应（dechallenge）来支持其关联性（药理或病理），或不良事件在药物或作用机制上十分肯定，如果再次使用药物（rechallenge），不良事件会再次出现
很可能（probable/likely）	不良事件或实验室检查异常与药物使用在时间上有合理性；不太可能由其他疾病或药物引起，亦不能由撤药反应来支持临床上的关联性；如果再次使用药物没有再次出现
可能（possible）	不良事件或实验室检查异常与药物使用具有时间上的合理性；可以由其他疾病或药物的使用来解释；缺乏或不清楚撤药反应的关联性证据
不大可能（unlikely）	不良事件或实验室检查异常发生在药物使用后，但不十分支持时间上的关联性；其他疾病或药物可以解释所发生的不良事件
有条件评估/不能分类（conditional/unclassified）	虽然存在不良事件或实验室检查异常，但需要更多的数据以进行正确的评估；正在进行检查以获得额外的数据以进行评估
难以评估/不能分类（unassessable/unclassified）	虽然有不良事件或实验室检查异常的报告，但由于信息不足或矛盾而无法进行判断；所获得的数据不能被补充或验证

Colbert 等对不良反应因果关系的评估进一步做出了可信度（confidence）关联性的定义（Colbert，2008）。不良事件与药物有关的判断依据可以概括为：

（1）与试验药物服用存在合理的可能关联性。

（2）已知可疑药物的效应关系类型。

（3）经过一段"修正"期后重新服用可疑药物，观察药物不良反应是否会在相同的时间间隔、相同的部位和相同的严重程度再次出现。

不良事件与药物无关的判断依据可以概括为：

（1）并不符合可疑药物已知的效应关系类型。

（2）当试验药物重新服用后，不良事件并未重新出现或恶化。

（3）与试验药物并不存在合理的可能关联性。

值得指出的是，药物作用通常是演绎得出而不是证明得出的，可以应用"潜在不良反应"一词，直到有进一步的证据支持因果关系。还应注意，有否统计学意义有时不一定能证明因果关系。例如，临床试验中期分析发生某不良事件有显著性统计学意义，但在试验结束后也许会变得无统计学意义；也有一些罕见或不常发生的不良反应可能与试验药物或治疗有关，但由于样本量偏少而无法显示出统计学意义。

药物相关性的决定大多是根据治疗组别之间所观察到的不良事件发生率的差异来决定的。最简单的 AE 率可以用以下公式来评估：AE 发生率（%）=（n/N）× 100%。式中，n 代表有某种不良事件的受试者人数，N 代表接触试验药物或治疗的受试者人数。按照这个公式，如果某临床试验中发生呕吐的受试者人数有 10 位，服用试验药物的受试者人数有 100 位，则呕吐发生率是 10%。

三、药物不良反应类型

在进行试验药物风险评估时，需要按可能的药物不良反应类别进行分析，这样才能较好地归纳出引起药物不良反应的原因，以利于预防和后续治疗。常见的药物不良反应类型可以分为两类：

（1）A 型药物不良反应（type A adverse drug reactions）：又称剂量相关的不良反应（dose-related adverse reactions）。从现有药理研究结果和机制可以预料这类药物不良反应；为药理学作用的延伸，或由药物或其代谢产物引起的毒性作用所致；这类药物不良反应常与剂量有关，可预测，发生率高，但死亡率低。

（2）B 型药物不良反应（type B adverse drug reactions）：又称与剂量不相关的不良反应（non-dose-related adverse reactions）。这类反应是无法预料的，可能不是剂量相关性的且与正常药理作用无关的异常反应。这类药物不良反应用常规的毒理学筛选不能发现，发生率较低，但死亡率高。表 16-2 列出了两类药物不良反应所包含的常见效应。

表 16-2 常见的两类药物不良反应

反应类别	反应缘由
A 类药物不良反应	
毒性作用 （toxic effect）	● 药物剂量过大或用药时间过长对机体的有害作用 ● 急性毒性多发生在循环、呼吸和中枢神经系统 ● 慢性毒性多发生在肝脏、肾脏、骨髓、血液和内分泌系统 ● 减少剂量或缩短给药时间可以防止毒性反应的发生
后遗效应（residual effect）	● 停药后仍残留在体内的低于最低有效治疗浓度的药物所引起的效应 ● 短暂的，如巴比妥类催眠药物在次晨引起的宿醉现象 ● 持久的，如长期应用肾上腺皮质激素停药后引起的肾上腺皮质功能减退
首剂效应（first-dose response）	● 某些药物在开始应用时，由于机体对其作用尚未适应，反应较强烈，多为一过性
继发反应（secondary reaction）	● 由药物的治疗作用所引起的间接后果，又称治疗矛盾，二重感染

续表

反应类别	反应缘由
撤药效应（withdrawal response）	● 机体对长期应用的药物产生了适应性，如突然停药或减量过快，致机体调节功能失调，出现症状反跳
B 类药物不良反应	
特异质反应（idiosyncratic reaction）	● 发生在有遗传性药物代谢异常或反应变异的个体，多与机体缺乏某种酶，使药物在体内代谢受阻有关
变态反应（allergy reaction）	● 是机体因事先致敏而对某药或结构与之相似的药物发生的一种异常反应，由免疫系统介导，停药后反应消失
致癌作用（carcinogenesis）	● 由药物引起或诱导正常细胞发生恶性转化并发展成为肿瘤的反应结果
致畸作用（teratogenesis）	● 药物作用于妊娠母体，干扰胚胎的正常发育，导致先天性畸形的毒性作用
致突变作用（mutagenesis）	● 为药物引起的三种特殊毒性之一，为药物和遗传物质在细胞的表达发生相互作用的结果

第二节　安全性数据评价的一般要求

一、不良事件的报告流程

临床试验的目的是研究试验药物的安全性、耐受性和有效性，其中包括与之相比较的类似治疗对照或安慰剂对照。从确保试验受试者安全性的观点出发，所有研究药物（IMP），无论是试验药物、对照药物、甚至是上市药物，都应当遵循药物安全性监督的 GCP 原则。临床试验中若出现症状加重、病情恶化、新症状、新体征、新疾病和有临床意义的实验室异常的情况，都可归属于不良事件的范畴。申办方或其授权的代表对不良事件和不良反应的采集、监督、分析和报告负责，而对于科研性质的临床研究，如研究者发起的临床试验（investigator initiative trial，IIT），主要研究者应该对药物安全性的管理负责。在临床试验安全性评价管理中，需要按照监管法规建立清晰的安全性数据采集、监督、分析、管理和报告的规程。临床试验方案需要包括安全性评价管理章节，对于承担安全性数据的采集、管理、分析和报告的角色及其职责有明确定义。图 16-1 给出了药物不良事件评价管理的流程示意图。

临床试验不良事件的采集和报告需要自受试者签署知情同意书之际开始，直至临床试验项目结束。有些情况下，还需要在试验结束后进行严重不良事件跟踪直至事件解决，或依据临床试验方案的规定跟踪至试验后若干天。在临床试验过程中，研究者应当按照试验方案的要求记录任何不良事件，向申办方和伦理委员会及时报告任何严重不良事件，包括视为严重不良事件的异常实验室结果，并保存经历不良事件的受试者的源文件记录，作为评价试验安全性的依据。在经历不良事件的受试者医疗记录中，应当包括对事件与药物关联性、严重度和严重性的判断。申办方应当保存所有收集的与临床试验项目相关的不良事件详尽记录，向研究者通报任何与试验药物有关的严重不良反应事件（SUSAR），以及按照所在国家监

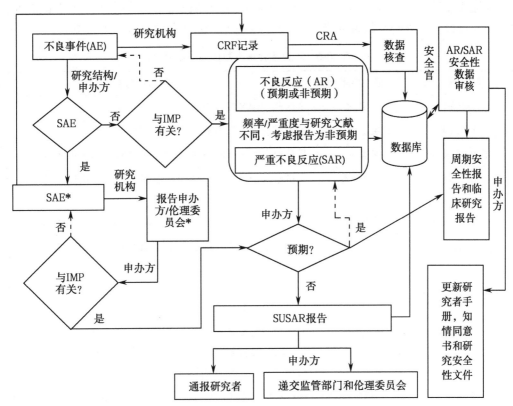

* 中国要求所有临床试验中的SAE，无论与试验药物有关与否，都必须立即报告NMPA。

图 16-1 药物不良事件评价管理流程示意图

管要求递交包括严重不良反应在内的年度安全性报告。在这些临床试验过程中安全性数据的收集、报告和保存有助于申办方、伦理委员会和监管部门及时掌控试验药物的安全性状况。

二、不良事件报告的要求

在临床试验中,研究者是受试者经历的不良事件判断、记录和报告的主体责任人,其需要根据不良事件属性对受试者的安全性做出相应的医疗决定,向申办方和伦理委员会及时递交严重不良事件报告,同时也需要对安全性数据记录的及时性和完整性负有责任。任何不良事件数据的收集和报告都需要从受试者签署知情同意书后立即开始,直至受试者完成临床试验流程。申办方是 SUSAR 判断和向监管部门递交加速报告的主体责任人,其需要根据 SAR 的属性判断是否为非预期,同时跟踪和收集相关安全性事件数据和记录,并完成相关 SUSAR 事件加速报告。在盲态临床试验中,如果涉及 SAR 报告而仅需要对受试者预后状况做出判断时,可以由专职安全监督官对受试者按照揭盲程序完成揭盲,但整个临床试验团队仍需保持盲态,以确保试验的公正性。如果遇到紧急情况需要由研究者按照揭盲程序立即进行揭盲,受试者则必须退出临床试验。

按照国际药物警戒管理原则,任何不良事件最低报告的数据要素(但不限于)为可识别的受试者、可疑的试验药物、可识别的事件和可确定的报告人。有了这四个数据要素,就可以在知晓不良事件的 24 小时内完成首次不良事件报告的递交。如果试验方案明确规定受

251

试者妊娠或哺乳用药、过量服药、错服药或滥服药等应被视为不良事件或严重不良事件,这些事件也可以作为安全性报告递交。表 16-3 概述了不良事件数据域的报告要素。

表 16-3　不良事件报告数据基本要素

数据域	报告要求	要素报告描述
涉及药物	四要素之一	试验药物学名或代用名
涉及受试者	四要素之一	按照试验项目标准输入受试者信息
不良事件术语	四要素之一	尽量给出医学诊断病症术语,以便进行医学术语编码
开始日期	高度推荐	不良事件记录应从知情同意书签署日或首次服药开始,直至最后一次服药+28 天予以监督
严重程度	高度推荐	通常记录三级,即轻度、中度和重度(参见 CACTE 定义)
结果	高度推荐	通常记录为恢复有后遗症、恢复无后遗症、缓解、未缓解、死亡或未知
与治疗关系	高度推荐	通常记录为肯定有关、可能有关、可能无关、无关或无法判断(参阅表 16-1)
采取的治疗措施	高度推荐	通常记录为没有采取措施、试验用药剂量减少、试验用药无变化、试验用药剂量增加、试验用药暂停、试验用药停止、增加同期用药、其他、未知或不适用
严重不良事件	高度推荐	确定是否为 SAE,通常选择为是或否。如果是,需要进一步完成 SAE 信息和报告
既往病史	高度推荐	提供受试者病史记录,为因果关系判断提供依据
合并/同期用药	高度推荐	提供所有合并/同期药物服用史,为因果关系判断提供依据
相关实验室或辅助检查	高度推荐	提供所有已知化验或辅助检查结果,为因果关系判断提供依据
结束日期	推荐	通常需要追踪到事件解决、事件稳定或事件返回基线水平。给出事件结束日期可作为因果关系判断的依据之一,但有时可能会无法从受试者处获得相关信息
继续存在	推荐	如果事件继续存在,则结束日期不应该有数据存在。可以作为事件因果关系推断的依据之一
报告人	四要素之一	对于 SAE 报告来说这是必需项,以便后续报告或信息的追踪
报告日期	高度推荐	从报告日期可以监督报告时效性是否符合监管要求
报告序号	推荐	序列号可以显示报告或记录的顺序,有助于后续报告的管理

按照国家药品监督管理局的要求,新的、严重的药品不良反应应于发现或者获知之日起 15 日内报告,其中死亡病例须立即报告,其他药品不良反应 30 日内报告。有随访信息的,应当及时报告。按照 ICH GCP 的要求,对于临床试验中发生的非预期严重的危及生命和死亡的药物不良反应(SUSAR)需要在收到 SAE 报告后的 7 天内向监管部门递交报告,其后续或补充报告需要在 15 天内完成。对于发生的非死亡或非危及生命的其他严重药物不良反应需要在收到报告后的 15 天内完成向监管部门的报告。

按照 NMPA 的定期安全性更新报告(PSUR)要求,主要填写产品国内外相关重要信息,包括:国内外规格、剂型、用法用量、适应证异同、说明书差异等。ICH GCP 要求年度安全性报告需要包括过去一年中发生的所有不良反应,其主要安全性总结列表可以包括(但不限于):

(1)按照生理器官系统排序的所有 SAE。

(2)所有 7/15 天安全性加速报告列表。

(3)所有与不良反应有关脱落受试者列表。

(4)所有死亡受试者列表。

(5)所有不良事件,无论是预期或非预期,与药物有关或无关。

第三节　安全性风险管理

试验药物安全性风险管理始于临床前实验,贯穿于临床试验的整个过程,继续于上市后的药物警戒,直至药物撤市。随着研究工作的不断深入,药物效益和风险数据不断积累,给药物安全性评价提供了坚实的基础。药物安全性风险管理属于药物警戒科学的部分,其综合性地主动应用基于科学的方法来识别、评价、交流和降低药物生命周期中出现的风险,以便建立和维护对患者有利的药物效益-风险比。从药物安全有效的意义上来说,任何药物被监管部门批准上市只是意味着其只有按照治疗对象和使用目的适当地把控效益-风险平衡才可能是安全的。这里的效益是指药物可能对身体起到症状改善或治愈作用,可以改变疾病的过程,或可能影响死亡结果。风险是可能发生在个人或群体水平上的任何不适或不需要的不良反应。所以,任何药物都有有益或不良的双面性。对其不良性的监控需要建立良好的安全性风险管理规程。需要注意的是,常见 ADR 发生率评价与接触受试者的人数有关。例如,同样是 5 例 ADR,若来自 50 例受试者,则 ADR 发生率为 10%,而若来自 500 位受试者,则发生率 1%。在评价和报告临床试验 ADR 时,应当明确其发生率的定义。按照市售药物 ADR 发生率的定义,十分常见为 $\geqslant 1/10$,常见为 $\geqslant 1/100$ 至 $<1/10$,偶见为 $\geqslant 1/1\ 000$ 至 $<1/100$,罕见为 $\geqslant 1/10\ 000$ 至 $<1/1\ 000$ 和十分罕见为 $<1/10\ 000$。

Ⅰ期临床试验是在动物实验的基础上,研究试验药物用于人体是否安全,也是开展药物效益-风险评价的第一步。Ⅰ期临床试验方案要根据动物实验安全性结果预测可能出现的风险。研究者手册(IB)是第一份累积试验药物有效性和安全性数据评价的试验文件。这份文件需要在整个临床试验期间定期更新,供参与试验的研究者了解试验药物的性状,以便更好地及时处理受试者的不良反应。在Ⅰ期临床试验中,申办方要根据研究者收集和评价的药物剂量爬坡、药物相互作用和药动学/药效学数据,做好及时处理非预期不良反应的准备。

Ⅱ期临床试验由于受试者人数的增加,严重不良反应(预期和非预期)也会增加。因此,申办方有责任在试验前建立安全监督计划(safety review plan),即根据动物研究和Ⅰ期已知不良事件做出可能出现的目标安全事件列表,并随着试验延伸及时更新。安全监督计划还必须明确相关人员的角色和职责,特别是实验室检测结果和严重不良事件的监督,包括监督和审核的时间、频率和步骤等。根据药物风险的程度,有可能要求申办方建立独立数据与安全监察委员会(DSMB)。因此,安全监督计划还需要明确如何和 DSMB 交流累积安全报告的审阅,以判断试验药物有无潜在安全性信号的存在或试验效益是否大于风险。此外,安全监督计划还应当明确其他风险管理活动的规程,诸如研究者手册(investigational brochure,IB)、定期安全性更新报告(periodic safety updated report,PSUR)、定期效益-风险评价报告(periodic benefit-risk evaluation report,PBRER)和研发期间安全性更新报告(development safety updated report,DSUR)等撰写、更新和递交的要求。

Ⅲ期临床试验安全性风险管理除了常规安全性数据收集、管理、分析和报告与上述的安全监督计划外,还有一个重要内容就是制订风险管理计划(risk management plan,RMP)。欧美药政部门对 RMP 的建立有明确的规定和要求。RMP 是一份描述如何建立药物相关风险管理体系的文件。其目的是预见性识别、分析、交流、预防不良反应和可能不良反应,以及如何处理和减少不良反应风险的措施和计划,并能及时对这些措施的有效性进行评估。一个良好的 RMP 的内容应该包含:

(1)负责安全性风险评价的相关人员的角色和职责。

(2)描述有关试验药物安全性的已知数据和性状。

(3)明确如何进一步收集、管理、分析、交流和报告相关药物的安全性数据和风险。

(4)制定预防和降低药物相关风险的措施,包括相关措施绩效的评估。

(5)指出试验药物未来上市安全性风险监督的职责、义务、计划和措施(如果适用的话)。

按照制定的 RMP,在安全监督计划的基础上科学地理解效益-风险的可能性及其处理和防范措施,并及时对出现的个案不良事件做出判断。在对安全性风险做出评价时,可以考虑的要素及其措施包括(但不限于):

(1)建立与试验药物的接触时长和潜在风险的关联性以及风险可接受程度的明确概念,落实 RMP 中降低和防范风险要求,如选择低剂量作为起始点,目标受试者群体制订限制性条件等。

(2)采取更有效地交流风险信息的措施,如研究者手册的技术更新、知情同意书补遗、DSMB 报告、研究者/伦理委员会通告信息、定期安全性更新报告(PSUR)和药物安全性核心信息更新等。

(3)及时总结和量化临床试验风险累积评价的绩效,以便为今后的试验药物的安全性风险评价提供依据。

第四节　安全性数据库的建立和管理

临床试验采集的数据往往都会存储在临床数据库中。其中的安全性数据部分,特别是严重不良反应数据,监管部门大多要求建立独立的安全性数据库予以存储、管理、监督、分析和报告。良好药物安全性评价实践与安全性数据库内数据的数量和质量有关。只有对安全性数据库进行严格的规范管理,才能保证药物风险评价真正建立在真实可靠的数据基础之上。

一、安全性数据库建立的必要性

按照 ICH GCP 的要求,国际上临床安全性数据,特别是严重不良反应的数据会被存放在两个数据库中,即:

(1)临床数据库:指存储通过纸制/电子病例报告表(CRFs/eCRFs)收集的临床试验数

据,其中既包括安全性数据,也包括有效性数据。

(2)安全性数据库:指存储通过任何渠道收集的与不良事件和不良反应有关的所有数据,特别是需要向监管部门报告的严重不良事件数据。

安全性数据库的建立有利于尽早发现试验药物不良反应的信号,寻找试验药物不良反应的诱发因素,探究试验药物不良反应的发生机制,定量性地进行试验药物效益-风险分析,以及完善试验药物不良反应监测方面的信息,为药政申报的管理决策提供依据。建立药物生命周期的安全性档案,可以确保被误记为非严重不良事件的严重不良事件不会被忽略,有助于澄清不良事件描述中的差异,使严重不良反应的分析和报告,特别是定期安全性更新报告变得更加专业、精准和快速。药物安全数据库的独特性不仅因为其在临床表现形式上的广度和所涉及的范围,还因为药物不良反应覆盖了更广泛的定量范围,有助于通过安全性大数据的存储、监督、分析、评价和报告来对比不良事件的基线发生率和在真实世界中的实际发生率。一般说来,存储在安全性数据库中的受试者人数和数据量取决于试验药物的新颖性、其他治疗的安全性和获得性、拟治疗的人群规模和疾病状况和药物使用的时长等。建立安全性数据库的益处见下:

(1)监督在动物研究中发现的那些安全性问题。

(2)监督可能也会在研究中的试验药物中出现的类似药物或同类药物的安全性问题。

(3)监督可能与一些不良事件有关的药物的药动学/药效学性状。

(4)监督可以量化的低频率 AE。

(5)早期临床试验的安全性问题可以为后期临床试验的入选和排除的设定提供依据。

(6)有利于招募更具代表性的受试者。

(7)对罕见 AE 进行挖掘和追踪。

(8)避免只有在大样本量的情况下统计分析才能做出的判断。

(9)有针对性地对健康人群和未来患者群体提出医疗预防方案。

(10)更有目标性地选择安全和有效的替代治疗措施等。

在安全性数据库建立后,用 MedDRA 词典编码归类可确保事件信息的分析更加清晰和避免曲解。有关 MedDRA 归类安全性事件术语的规程可参阅本书第十九章。对于提前退出试验的受试者(如死亡或医疗原因的提前终止)更应当密切追踪,并评价其中安全性问题。

二、安全性数据的核对管理

临床试验数据库和安全性数据库由于建立目的不同、对于录入数据库的时限要求不同、支持监管部门上报的要求不同、收集表格不同和处理数据部门人员的角色和职责分工/范围和 SOP 不同,使两个数据库存储的安全性数据不同。因而,需要在临床试验项目结束前完成两个数据库的一致性核对。其主要目的是为了确保在所有相关数据被分别审核和数据清理完成后,临床试验项目数据库和安全性数据库之间的各自相关数据在数据形式和最佳术语归类等方面完全吻合或一致,因而从临床试验数据库中产生的安全性数据结果与安全性数据库中产生的安全性数据结果应具有一致性。数据吻合核对是指所有数据点或描述必须完全匹配并相同,任何不同都必须提出数据质疑;数据一致性核对表示数据的差异是在可接受的范围内,并可以合理地予以解释。这种允许的差异并不影响安全性数据的评价。严重不良事件核对需要进行 100% 的源文件核查(SDV),但核对的频率可以采取分阶段的方式进行,例如,当受试者数据被录入数据库达总期望受试者人数的 25%、50%、75% 和 100%(最终核查),或在清理后数据的每次传输之前。在临床试验数据库锁定前,需要比较临床数据库中 SAE 记录与安全数据库中 SAE 记录的一致性,确保 SAE 数据的质量。在进行安全性数据库手工核对时,通常由数据管理人员将两个数据库的 SAE 列表汇合成一个 SAE 报告,供安全监督官或项目经理审核任何不一致的 SAE 记录,以便对不正确的 SAE 记录(临床试验数据库或安全性数据库)做出更正。当进行自动化核对时,可以通过计算机程序自动化比对来自两个独立系统的数据点。对于比较出的差异,系统自动产生出相应的报告,供有关人员采取进一步更正或解决措施。即使采用自动化手段进行核对,有时亦需要手工对比加以辅助,例如,不良反应名称一致性的合理性。在电子临床时代,只需要在任何一个电子临床系统单次输入严重不良反应信息,可使两个数据库做到同步数据交换,因而实现一致性核对需求的最小化。

在对核心安全性数据进行核查时,首先要关注两个数据库中的核心安全性数据是否都同时存在。如果核心安全性数据在临床数据库,而不在安全性数据库,则需要立即将核心安全性数据及其报告增补到安全性数据库中,并完成相应的 SAE 报告要求。反之,如果核心安全性数据在安全性数据库,而不在临床数据库,则需要监查员对安全性数据进行进一步的源文件核查,并提出安全性数据质疑,向研究机构询问其发生情形和临床数据库增补的合理性。当两个数据库的安全性数据存在差异时,需要吻合的核心安全性数据(如 SAE)一般包括(但不限于):

(1)临床试验项目信息:试验项目编号、受试者编号、受试者人口统计学资料。

(2)严重不良反应信息:不良反应事件类别、因果关系、起始时间、结束时间、事件结果、严重性判断、对研究药物采取的措施。

需要一致的核心安全性数据(如 SAE)包括(但不限于):

(1)严重不良反应事件的叙述术语:症状名称和诊断术语可能会不一样,但只要代表同一事件应该可以接受。

(2)严重不良反应事件最佳术语归类逻辑匹配。

(3)研究药物名称:代表同一药物的学名或商品名。但由于数据库锁定前临床试验数据库中药物名称的盲性状态和安全性数据库中的非盲性状态,最后的一致性核查可以等到试验项目完成并进行数据解盲之后或视情况而定。注意,有关事项应在数据管理计划中说明。

(4)药物的服用剂量。

三、药物安全性报告的管理

药物 PSUR 是根据 ICH E2C 的建议而衍生发展的。撰写和递交定期安全性更新报告的目的在于要求药物申办方和生产者对其研究和销售的药物不良反应报告和监测资料进行定期汇总分析,以便进行风险和效益评估。申办方对于临床试验药物来说,通常的定期安全性更新报告的时限要求与临床试验 IND 年度报告一致,即在向监管部门递交 IND 年度总结报告时,必须包括研发药物安全性的更新报告。其中应包括在一年中有关研发药物(正在进行和已经完成的临床试验项目)安全性信息评估的综合而详尽的总结分析,要点在于描述可能对受试者产生安全风险的问题、当前对确认潜在风险的认知和管理措施,以及提供最新临床试验项目的状况和相关研究结果。临床试验药物 IND 定期安全性更新报告的主要内容包括(但不限于):

(1)试验药物Ⅰ至Ⅲ期临床试验总结,包括研究进展、目前状况和已完成任务的简要总结,如项目名称、受试者人数、试验目的、退出受试者情况总结、中期分析结果总结(如果有)等。

(2)不良事件和严重不良事件的概述及列表总结。

(3)过去一年所有15天内上报SAE病例的总结。

(4)所有死亡病例的列表及死亡原因的总结。

(5)所有临床试验中因不良反应而退出临床试验的受试者汇总列表,以及说明不良反应是否与药物有关、药物作用、药物剂量等方面的信息总结。

(6)如果适用的话,列出所有实验室检查中发现的有显著临床意义的事件列表,以及药物研发或微生物方面所做的最新研发信息总结。

(7)新的动物研究的分析结果,特别是涉及安全性分析的数据。

(8)如果适用的话,附上更新的研究者手册版本。

临床试验药物定期安全性更新报告的递交日期通常为规定上报截止日期的60日内。对于已上市药物来说,药物生产企业也应当设立新药安全监测机制,通常要求的定期安全性更新报告是自取得批准证明文件之日起每满1年提交一次定期安全性更新报告,直至首次再注册,之后每5年报告一次。所有定期安全性更新报告的汇总递交时间通常以取得药物批准证明文件的日期为起点计,上报日期通常要求在汇总数据截止日期后60日内。上市后药物定期安全性更新报告的内容包括(但不限于):

(1)研发药物的Ⅰ至Ⅲ期临床试验总结。

(2)上市后药物Ⅳ期临床试验总结。

(3)研发药物的其他治疗性应用总结。

(4)支持药物生产工艺流程改变的临床试验总结。

(5)观察性研究或流行病学方面的研究总结(如果有的话)。

(6)动物研究的新的结果分析。

(7)任何生产工艺或微生物学方面的改变。

(8)任何相关研究的发表文章。

(9)临床试验结果虽未证实其有效性,但却可能对患者有安全性分析的总结。

(10)其他同类产品涉及的安全性方面的发现。

(11)与合作伙伴共同开展的临床试验。

需要指出的是,不同国家和地区,包括中国在内,对定期安全性更新报告的内容和要求有所不同。安全性更新报告的重点在于药物安全性问题的记录和总结,这要求其数据管理,特别是安全性数据管理,应及时跟踪并更新安全性数据信息。临床试验药物和上市后药物的定期安全性更新报告可以有交叉或重叠,但由于其报告的目的和对象有所不同,所以其报告又是各自独立的。

第五节　安全性数据分析总结和解析

临床试验实验室检测值的数据管理在药物风险决策中起着重要作用。检测值随着药物使用的变化意味着药物毒性的潜在风险性。即使是常见的实验室检测值变化结果也能提供药物安全性风险的信号。根据药物属性,有时仍需对其他一些特殊的实验室检测值数据进行评估。

一、临床实验室检测数据评价

（一）实验室检测参数常见种类和分析

临床试验的实验室参数（也称为分析物）常分为三类，即血液学、临床化学和尿液检查（表 16-4）。

表 16-4 临床试验的实验室检测参数分类

血液学	红细胞（RBC）、白细胞（WBC）、血小板	异常增高或降低都可能表示疾病的存在或生理状况的改变，并提供人体总体概况
临床化学	肝功能组（GOT、GPT、TB、ALP）、肾功能组（白蛋白、BUN、肌酐酸）、代谢和肌肉组［包括葡萄糖、电解离子物质（钠、钾、氯、钙和碳酸氢盐、无机磷、尿酸和肌酸激酶）］、脂肪组（胆固醇、高密度或低密度脂蛋白、甘油三酯）	肝功能组与肝细胞受损与否或受损程度状况有关；肾功能组与肾受损程度有关，有时也反映肝功能受损状况；代谢和肌肉组的异常意味着生理性酸碱平衡失调，有时与肝肾功能有关，或与心肌受损有关；脂肪组异常与心脑血管风险有关
尿液检查	尿液比重、pH、蛋白、血尿、葡萄糖、甲基酮、胆红素等	与肝肾功能有关，也可反映身体感染状况或结石风险

上述实验室检测参数结果可用于判断药物对受试者器官和体内生化活动的影响，从而进一步揭示出试验药物的安全性风险。例如，有些实验室检测有助于评价多种器官系统功能的影响（表 16-5）。

表 16-5 实验室检测对药物安全性风险判断案例

实验室检测	可能异常病理	线索判断
ALP 值升高	肝脏异常，骨组织病症	如果肝功能检测其他指标正常，很可能与骨组织病变有关
GOT 值升高	肝脏异常，心脏病兆，肌肉病兆	如果 GPT 正常，很可能与肌肉/心肌异常有关
低血浆蛋白/低总蛋白	肝脏异常，肾脏异常，营养不良	如果肌酐、BUN 和尿蛋白升高，很可能与肾脏病变有关
胆红素值升高	肝脏异常，溶血，胆囊异常	如果 Hb 和 Hct 降低，间接胆红素水平升高，其他肝功能检测正常，很可能与溶血有关

（二）实验室常见检测数据的安全性解析

实验室数据评价在药物风险评估中起着关键作用。药物诱导的实验室检测值变化预示着重要的药物毒性信息。根据药物的作用机制可以预测一些药物风险，但有些可能是特异性的而无法预测。所以，如何进行实验室检测并没有一个绝对标准，有时需要根据药物的机制和属性予以策划。

临床试验应当尽可能采用中心实验室来进行生物样本的实验室分析，这可以减少多种检测值正常范围标准化的烦恼。数据标准化是指转化不同研究项目/研究机构的多种实验室检测值正常范围到统一正常值范围的过程，以利于建立数据分析的标准。数据标准有时

较为复杂,易于造成错误。例如,采用两个实验室检测 GPT 值,一个实验室的正常值范围为
10~60 U/L,实际检测值为 110 U/L;另一个为 0~40 U/L,实际检测值为 40 U/L。根据转化
的标准正常值范围 0~20 U/L,转化后的前一个实验室的标准检测值为 40 U/L,后一个实验
室的检测值为 20 U/L。此外,非中心化实验室的仪器类型和检测方法操作的差异也会造成
实验室检测值结果的无法统一,进而失去数据可比性的基础。

对实验室检测数据的分析通常采用的方法有以下几种(CDER,2010):

(1)中心倾向测定法,即基线的均值或中位值变化。在这类分析中,具有基线检测值和
治疗访视检测值的受试者都需要评价其基线值到治疗值的变化。基线值的平均/中位变化
即为变化的均值或中位值。一般来说,要求评价基线到最大治疗访视值的平均变化。为此,
可以比较不同治疗组别之间的基线平均变化,以确定是否存在任何差异。任何显著性差异
都可能意味着存在着潜在的不良作用。

(2)类别位移法,即评价从基线类别的检测值(如低于正常值,正常值,高于正常值)变
成某一治疗组别检测值类别(如从正常值变为低于正常值,从低于正常值变为高于正常值
等)的受试者的发生率。常见的实验室检测数据位移类别有以下几种:

基线	治疗中		
低值(L)	低值(L)	正常值(N)	高值(H)
正常值(N)	低值(L)	正常值(N)	高值(H)
高值(H)	低值(L)	正常值(N)	高值(H)

这类分析方法可以简化为在治疗期间高值(H)/正常值(N)组合变化为低值(L),即 H/
N 变为 L;或低值(L)/正常值(N)组合变化为高值(H),即 L/N 变为 H。作为 ISA 的要求,
常用的评价手段有基线到终点(即最后一次治疗检测值)受试者的类别位移率,以及基线到
任何一个治疗组别检测的受试者类别位移率。

(3)临床显著变化法。对于出现实验室检测值的逸出值的情况,用前两种分析方法有可
能会被忽略。例如,试验方案规定 GPT 值>20 倍上限值时才被视为极不正常值(ULN),但某
临床试验治疗组别平均 GPT 增值只有 2 个单位。在类别移位法中,任何具有正常值以上的
受试者,无论其高于正常值 1 个单位(无临床意义)或 500 个单位(有临床意义)都会被定义
为高于正常值(H)。鉴于此种情况,有必要明确界定有临床显著异常变化的阈值。这样才
能评价哪些检测值变化有临床意义,从而有助于确定试验组别间的风险差异。通常采用的
临床显著变化评价法有两种,即:

1)只将具有正常基线检测值的受试者归纳在一起,然后将其治疗后结果与临床显著性
变化的阈值进行比较。这可以确保所有受试者都没有基线异常情况,可以较清楚地评价有
临床意义恶化的程度。

2)对于有异常基线值的受试者,首先预设其变化程度为多少才视为有临床意义,如
GPT>3 倍基线值。然后,可以根据显著临床意义程度的定义来评价治疗后的受试者检测
阈值的变化率。

无论采取上述哪一种方法,都可以根据在治疗终点时受试者出现显著临床变化的发生
率,或治疗中某一访视的显著临床变化的受试者发生率来评估试验药物的风险。

(4)相关不良反应率。由于任何均值变化、位移类别和临床显著性变化值都可能反映出

与实验室检测相关的不良反应率,所以需要在试验药物安全性风险总结中对实验室相关不良反应率做出评价。MedDRA 编码词典对临床症状或诊断的不良反应术语有着不同的首选术语(PT)归类,即使是同一个不良反应名称也可能有若干首选术语可供选择,因而在实际安全性评价中即使这些术语的医学编码略有不同,如果不将其在临床上归类为相同的临床事件,则可能导致低估实际实验室相关不良反应率的结果出现。例如,某临床试验血压降低按照临床症状术语血压降低(blood pressure decreased)为 3%,舒张压降低(blood pressure systolic decreased)为 0.8%,临床诊断术语低血压(hypotension)为 0.5%,此时该事件的实际发生率应该为 4.3%。与实验室检测症状有关的低钠(blood sodium decreased)发生率为 3%,实验室诊断低钠血症(hyponatremia)为 1%,则该事件的事件发生率应该为 4%。

分析治疗相关不良事件发生率时,需要掌握的关键要素有两点,一是该事件在治疗期间或治疗后残余效应期间发生,二是如果事件在基线存在,在治疗期间或治疗后残余效应期间该事件强度增大。残余效应是表示试验药物末次剂量服用完毕后,药物血药浓度仍然有可能存在的一段时间而产生的药物效益和风险。对不良事件发生率的评估可以采用如下公式:

$$AE \text{ 率}(\%) = (n/N) \times 100\%$$

其中 n 是已知经历某 AE 的受试者人数,N 是接触相关治疗的受试者人数。但要注意的是,这个公式并未考虑接触试验药物的时长或 AE 发生的次数。例如,如果受试者经历头痛事件 5 次,按照 MedDRA 编码规则,只有一次头痛事件被归类,结果只有一次头痛,而不是 5 次头痛被评估在头痛事件的发生率中。此外,受试者接触试验药物或治疗的时长与安全风险时间的发生也有关,即使这些事件并不一定与试验药物有关,AE 发生率相对也会较高。因此,如果可能的话,试验药物或治疗的安全性应根据暴露人/年(per year exposure,PYE)来评估,即:

$$PYE = (n \times t) / \text{一年天数}$$

其中,n 是实际暴露试验药物或治疗的人次,t 是实际暴露试验药物或治疗的天数,一年的天数为 365 天。例如,100 位受试者接受治疗 180 天,则 PYE=49.3 人-年暴露。有时这个人-年暴露的数值较小,则可以将结果乘以 100 或 1 000,变成 100PYE 或 1 000PYE。下面的案例可以看出按照人—年接触对不良事件发生率的风险分析会对安全性评结果评价产生差异。

案例:某安慰剂对照临床试验有 500 位受试者服用了安慰剂,1 000 位受试者服用了试验药物。其中安慰剂组受试者服药时长为 90 天,试验药物组受试者中有 500 位服药时长是 90 天,另 500 位是 1 年;安慰剂组受试者有 10 例心绞痛不良事件发生,试验药物组受试者有 50 例心绞痛不良事件发生。其心绞痛事件发生率和接触率(100PYE)分析结果如下:

治疗组别	受试者人数	心绞痛事件/次	发生率	人—年接触(PYE)	心绞痛率/100PYE
试验药物	1 000	50	5%	623.3	8.0
安慰剂	500	10	2%	123.3	8.1

从以上分析可以看出,受试者对试验药物的接触约是安慰剂的 5 倍。如果不考虑接触因素而只观察心绞痛事件发生率,则试验药物发生心绞痛事件风险比安慰剂高 2 倍以上。如果考虑治疗接触因素的话,心绞痛事件在两个组中的发生率没有明显差异。

在安全性评价分析中,可以将上述各种方法综合在一起来分析药物相关不良反应的风险趋势。

二、心电图参数的风险分析

心电图(electrocardiogram,ECG)参数信息可用于心率、心律和心脏功能状态等评价。按照 ICH 于 2005 年颁布的评价新药心脏安全性(ICH E14 2005,S7B 2006)的指南要求,各国药政监管部门都已将心电图安全性参数分析纳入药物上市审评的组成部分。因此,数据管理需要根据试验方案的具体要求制定对心电图数据的采集、管理和分析的实施方案。

在评价试验药物对心电图参数风险时,首先要了解试验药物在临床前研究中是否对 ECG 有不利影响,并分析相关参数的影响结果。在生命体征检查中,如果发现心率过快或过缓的情形,在 ECG 参数的分析中也应该观察到类似的变化倾向。如同实验室检测评价方法,心电图参数的评价方法也可以采用中心倾向测定法、类别位移法和临床显著变化法。表 16-6 概述了 ECG 参数临床显著变化的建议标准。

表 16-6 ECG 参数临床显著变化的建议标准

ECG 参数	临床显著变化 *
心率	治疗期间>120bpm 和比基线值增加≥15bpm 治疗期间<50bpm 和比基线值减少≥15bpm
P-R 间隙	治疗期间<120 毫秒 (<0.12 秒) 和有正常基线值 治疗期间>210 毫秒 (>0.21 秒) 和有正常基线值
QRS 波群	治疗期间>110 毫秒(>0.11 秒)和有正常基线值
Q-Tc	治疗期间校正峰值延长≤5 毫秒,无危险;6~10 毫秒,不可能有危险;11~15 毫秒,可能有危险;16~20 毫秒,也许有危险;21~25 毫秒,几乎有危险;≥26 毫秒,肯定有危险和有正常基线值

注: * 或根据临床判断做出临床显著变化标准。

在进行临床心电图参数安全性评价总结时,需要注意相同术语归类(MedDRA)的兼并管理,以免低估不良事件率。如果在总结报表中采用兼并的事件术语,应当在附录参考报表中列出各个(未兼并)事件术语率,便于理解兼并术语的来源。常见 MedDRA 首选术语(PT)的例证如下:

1. 心动过缓 心动过缓(bradycardia)、心率下降(heart rate decreased)、窦性心动缓慢(sinus bradycardia)。

2. 心动过速 心动过速(tachycardia)、心率增加(heart rate increased)、窦性心动过速(sinus tachycardia)。

3. 房室传导阻滞 房室传导阻滞(AV block)、一度房室传导阻滞(AV block first degree)、心电图 P-R 间隙延长(electrocardiogram P-R interval prolonged)、二度房室传导阻滞(AV block second degree)、完全性房室阻滞(AV block complete)、房室分离(AV dissociation)。

按照 ICH E14 评价 Q-T/Q-Tc 延长指南,对基线值平均变化的评价应当记录试验药物与对照药物间的最大平均变化,也可以分析试验药物 C_{max} 的基线值变化。对于类别位移分析,应当按照以下原则予以总结:

1. 正常基线值受试者人数和任何治疗期间数值>450 毫秒,>480 毫秒和>500 毫秒的受试者人数。

2. 高于正常基线值的受试者人数和任何治疗期间数值>450 毫秒,>480 毫秒和>500 毫秒的受试者人数。

3. 正常基线值受试者人数和任何治疗期间数值比基线值增加>30 毫秒和>60 毫秒的受试者人数。

4. 高于正常基线值的受试者人数和任何治疗期间数值比基线值增加>30 毫秒和>60 毫秒的受试者人数。

如果受试者治疗值有多次异常值变化,则报告中应当包括最坏的异常变化。如果受试者有多次 ECG 数据异常,则受试者只需被计数一次。任何 Q-T 值>500 毫秒的情形,必须在总结列表中给出受试者编号、研究项目编号、治疗组别和问题的描述。任何与心电图相关的 SAE 或导致早期退出并认为是治疗相关的 AE,则需要对事件予以描述。有关 ECG 参数评价列表都应当包括基线和治疗值的比较,所有相关 AE 和同期服用药物都应当按照访视予以报告。

三、体格检查相关数据的安全性评价

体格检查是临床试验中确认身体功能正常与否的主要手段之一,其包括检测血压(BP)、心率(HR)或脉搏(PR)、体温(T)、呼吸率(RR)、体重(BW)、身体质量指数(BMI),以及各项器官检查(PE)和心电图(ECG)检查等。为了能得到准确的体格检查参数结果供生理状况的评价,就需要采用正确的测定数据技术手段。

在进行血压和心率检测时应要求受试者至少在舒适的状态下休整 5 分钟后进行,坐姿和/或仰卧(两者检测结果会有差异)是常用的检测体式。基线、治疗期间和治疗后期的检测工具应保持一致,体位要求应预设和记录完整,以避免检测结果的误差。眩晕或昏厥(特别是突然起身昏厥)是临床试验常见的不良事件。所以,体位性改变对血压的影响应当进行评价,以确定试验药物是否有造成直立性低血压的风险。例如,若发现受试者从蹲姿改成站姿后 3 分钟,其收缩压下降≥20mmHg,或舒张压下降≥10mmHg,则有直立性低血压的风险。呼吸率的检测应当以坐姿进行。由于呼吸节奏通常可以受到人为控制,检测最好是在受试者不知情的情况下进行,可考虑与心率或温度检测同时进行。体温参数会由于测量位置的不同(如口腔、腋下或肛门)而有 1℃或以上的差异。所以,试验方案应当规定体温的检测体位,并保持测量工具和体位在基线和后续试验访视时的一致。如果是口腔测量,应教导受试者在测量前避免饮用过热或过冷的饮料。身高的测量应注意受试者是否需要脱鞋进行,体重检测应注意是否对身穿的衣物多寡有所要求。

各项器官的检查通常在临床试验基线访视和结束访视进行,有时也会在试验期间访视中进行。不同研究机构人员在基线访视和结束访视时对同一受试者进行体格检查,由于检查者对生理问题判断和解读的差异而常常会导致结果的变异。有时,体格检查参数的缺失也会影响对试验药物的生理功能安全性的评价。在进行各项体格检查时,如果已知试验药物对体格检查条目可能有不利影响,则需要予以特别关注。例如,发现某试验药物会导致体重增加,在评价体格检查参数时就需要对体重和 BMI 结果予以详尽描述,而不只是把结果列在附表中。体格检查的安全性评价可以采取与实验室检测分析系统同样的方法,即中心倾向分析法、类别位移法和临床显著变化分析法。

根据体格检查和实验室指标来评价不良事件,常常需要与试验方案规定的基线相比较。若数据变化在方案规定的范围内,则不是不良事件;若数据变化(包括上升和下降)显著,即为不良事件,需要规范记录;若变化幅度较大,由于采取了一定的医疗措施,则需要在记录不

良事件的同时,记录采取医疗措施的开始和终止时间,若有治疗药物,还需填写临床试验同期服用药物表。如果出现 SAE 或导致提前终止试验且与试验药物有关,除了列表分析外,还需要给出评价描述。对于不良事件的 MedDRA 编码存在多重性的情形(如低血压或血压降低),需要采取适当方法予以处理,以避免低估不良事件发生率。

四、药物相互反应数据的评价

影响药物风险的因素通常可以分为内在和外在两类。内在因素包括年龄、性别、种族、体重和生理状况(如肝或肾功能失调等),由受试者个人条件和遗传影响所决定,对药物安全性和有效性的响应变数较大。例如,肝代谢酶系比常人代谢起效慢的受试者产生不良事件的风险要比别人更大。外在因素与同期服用药物、饮食、生活习性(如吸烟或酗酒等)、文化或医护条件差异和地理环境等有关。这些内外在因素特别在药动学和药效学研究中,如药物-药物相互作用临床研究等,对安全性参数结果有着很大的影响。因此,在评价临床试验药物相互作用导致的安全性数据时,需要结合受试者的内外在因素综合考量。

在开始人体临床试验之前,非临床评价结果需要仔细审视。例如,是否通过细胞 P-450 酶系或某些代谢途径作用的试验药物,对于人体临床安全风险和药物体内水平的高低有着直接的影响,对于临床试验方案有效性和安全性评价方法也有着积极的参考意义。常见的药物相互作用类型数据评价包括(但不限于):

1. 药物-人口学研究 如成人、儿童或老年人,男性和女性等。

2. 药物-药物相互作用研究 如同期服用药物对试验药物代谢酶的诱导、激活或抑制性影响等。

3. 药物-疾病相互作用研究 如正常人与肝/肾功能不全对试验药物的差异等。

4. 药物-饮食相互影响研究 如空腹、吸烟、特定饮食习惯对试验药物吸收、分解、代谢和排泄的影响等。

对这些药物相互作用的临床数据的采集和分析大多需要在药物达到稳定态时的生物样本的分析获得。在大型临床试验(如Ⅲ期临床试验)中,由于样本量充足,可以按照内在和外在因素对得到的试验数据进行亚组分类分析。归因风险度(attributable risk ratio,ARR)常用于评价亚组之间安全风险的差异。

$$ARR = \frac{\text{亚组 A 试验药物 AE 率} - \text{亚组 A 对照/安慰剂 AE 率}}{\text{亚组 B 试验药物 AE 率} - \text{亚组 B 对照/安慰剂 AE 率}}$$

式中,A 和 B 代表不同的亚组,如男性和女性。例如,某试验药物同期服用药物 X 造成女性增重率为 12%、男性为 6%,而同期只服用药物 X 的女性增重率为 4%、男性为 3%,则

$$ARR = (12\% - 4\%)_{\text{女性}} / (6\% - 3\%)_{\text{男性}} = 8/3 = 2.7$$

结果表明女性比男性有 2 倍多的增重率,也意味着试验药物与同期药物 X 可能对性别存在某种程度的相互作用。需要注意的是在进行亚组之间比较时,受试者人数最好不要相差过大,否则人数权重的差异有可能产生结果的偏差。所以,在进行这类风险比较评价时应当预先与有经验的统计师进行沟通,以确定最佳评价方案。

当然,对所有试验药物都进行药物相互作用的研究并不现实。在安全性数据评价中发现以下几点时,不妨可以作为药物相互作用研究的依据,在试验方案设计和病例报告中增加并注意数据的采集和分析:

1. 已知代谢途径可能会造成安全性问题的药物,如涉及 P-450 代谢酶系,HMG CoA 还

原酶抑制剂可能对降胆固醇的药物有影响。

2. 涉及性别、年龄、种族或其他特殊人口学问题的药物。

3. 有些疾病机制可能对药物作用的安全性有影响的药物。

4. 涉及饮食对药效学和药动学有影响的药物。

总之,在进行此类安全性评价报告时,应当将所有相关数据富集在一起加以总结。所需相关数据包括(但不限于):

1. 非临床研究数据及其结果。

2. 临床相互作用研究数据及其结果。

3. 群体药动学数据。

4. 常见药物不良反应和其他安全性警示亚组分析(如果有)。

5. 根据先后事件发生的相似因素给予的分析。

6. 上市后相互作用信息(如果适用的话)。

从这些评价中,不同评价结果一致性或相似性越大,药物关联的可能性也越大。

五、影响安全性数据评价的其他要素

临床试验安全性数据的综合评价可以扩大鉴别和定性药物相关风险的能力。高质量的安全性数据库可以提升药物数据的综合分析和综合审阅的效率和质量。特别对于申请上市的新药临床试验,在整个临床试验开发计划完成后才开始创建安全性数据库似乎为时已晚。从良好临床安全数据评价规范来说,在临床试验的早期阶段就应当建立安全性数据库及其评价体系,至少不应晚于Ⅲ期临床试验的开始阶段。临床试验安全性数据评价是一个持续不断的过程,安全性数据库的数据累积会随着试验药物开发的不断深入而日益丰富。

在进行安全性数据评价时,需要注意区别整合性数据(integrated data)和兼并性数据(pooled data)管理之间的不同。整合性数据可以或不一定要包括在兼并性数据中。整合安全性数据意味着所有临床试验中的不同安全性数据信息,如不良反应、实验室检测、生命体征、体格检查、同期服用药物和 ECG 等,都被采集在一个数据库中供审阅和评价。这有助于鉴别有问题的安全性信号之间的关联性。不良反应很少会孤立出现,总是与其他安全性问题,如生命体征数据的变化、实验室或 ECG 值的变化等有所关联。其他安全性参数的关联性越多,不良反应与药物关联性越大。所以,整合数据的审阅就是要求对不同但常常相关的安全性数据进行评价。这也就是为什么要求把不同安全性参数都存储在整合安全性数据库中的缘由。

兼并性数据是指将不同且具有相同属性的研究项目数据集中在一起进行分析。安全性数据的兼并分析需要考虑研究项目的性质差异,即不同类别的临床试验不能放在一起进行数据解析。不能进行兼并数据分析的情形包括:

1. 不同研究设计　如平行研究与交叉研究。

2. 不同剂量　如低剂量(1mg)与高剂量(100mg)。

3. 不同给药途径　如局部用药与静脉注射。

4. 不同研究周期　如 1 周研究与 6 个月研究。

5. 不同研究群体　如Ⅰ期健康受试者群体与Ⅱ/Ⅲ期患病受试者群体。

虽然上述因素使得数据不能进行兼并分析,但却可以采用整合数据的方法进行评价。

在某些情况下,有统计意义的药物相关的安全性风险影响并不一定有临床意义,特别是在大样本量的临床试验中。例如,生命体征检测发现收缩压升高 2mmHg,这个升高从统计学角度讲有显著性意义,但从临床上来说可能对人体生理影响并无任何意义。

　　一般说来,出现在筛选期的不良事件并不会包括在临床试验结果分析的 AE 分析集中,除非临床试验方案规定这些 AE 由于特殊的因素而必须包括在 AE 总结列表中。但如果筛选期的 AE 在临床试验治疗阶段或在药物残留效应期间出现恶化或加重,则这些筛选期的 AE 应当包括在临床试验的 AE 分析集中。

　　在理解了安全性分析评价的基本原理后,数据趋势分析在决定安全性风险中就显得十分关键。从各种分析方法中得出的类似趋势才可以证明某种安全性风险是真实存在的。表 16-7 显示了根据血小板计数值结果的趋势对不同风险状况做出分析的示例。

表 16-7　血小板参数变化示例

试验访视	情形 1	情形 2	情形 3
筛选(第 7 天)	225	71	175
基线(第 0 天)	178	69	225
访视 1(第 28 天)	180	74	100
访视 2(第 56 天)	70	70	70
末次访视(第 84 天)	312	73	65
治疗后跟踪访视(第 91 天)	281	71	125

注:[正常范围 = (150~400)× 10^9/L;临床意义值≤75 × 10^9/L]。

　　在这个案例中,情形 1 的受试者在第 56 天血小板值显示有临床意义的下降,但其下降现象是短暂的,随着继续给药血小板计数值又恢复正常。因而,这个下降有可能与试验药物相关,也可能是实验室检测错误,或是受试者同期服用其他药物造成的。需要进一步审阅其他安全性参数才能判断。情形 2 的受试者在治疗前就存在有临床意义的血小板低下,在治疗期间和治疗后仍然低下。由于与基线相比并未发生明显变化,试验药物对血小板似乎并无影响。情形 3 的受试者在治疗前的筛选期和基线有正常的血小板计数值。治疗开始后血小板计数持续下降,直到第 56 天显示有临床意义的下降。末次访视时血小板计数值仍然显示有临床意义的低下。但在停止治疗后的跟踪随访(第 91 天)时,其血小板开始升高并接近正常值。除非对这个情形有其他解释,否则根据停药逆转现象,很可能说明试验药物与该受试者的血小板降低有关。从这个案例分析中可以看出,尽管每位受试者在相同访视中都有血小板计数值下降的情形,但其计数的不同趋势却意味着截然不同的结果。

第六节　医学监察在数据管理中的作用

　　临床试验安全性数据的评价通常是建立在累积数据的基础之上,以鉴别出安全性风险的趋势或未预期事件的发生。从安全性风险评价的类别来看,数据管理和医学监察对安全性风险评价都具有责任。试验数据管理人员主要进行的是安全性数据的质量审核,以确保数据的有效性和一致性。例如数据管理人员检查数据输入的错误,数据编码归类的不一致性,数据逻辑错误等。其职责范围包括缺失数据的鉴别、数据逻辑核对、数据质疑处理、数据词典编码归类的准确性和缺失性核查、逸出值检出和数据分析的准备等。采用计算机化系统对安全性数据质量的评价可以大大提高数据审阅的效率,例如,较容易发现超出规定范围的无效数据、缺失数据域的检出、试验方案违背率、逻辑一致性检查等。安全性风险数据一致性质量评价通常需要关注临床试验项目中各个访视之间的逻辑一致性,特别是不良事件、同期服用药物、服药剂量调整和医疗病史之间的相关联等。例如,病例报告表中记载某经历不良事件的受试者服用了某种药物来处理不良事件,则在同期服用药物记录中就应该有相应的同期服用药物数据。同样,每种同期服用药物的适应证都应当与不良事件或受试者病史相匹配。否则,就有可能出现不良事件记录遗漏或病史不全的可能性。试验方案违背不仅对试验结果有效性有影响,对受试者安全性也存在着极大的风险。因此,通过安全性数据列表的方式,数据管理审阅在临床试验前期需要检查受试者入选和排除的依从性,在临床试验进行中则应当关注试验方案禁忌药物的服用,试验药物服用剂量的依从性等。在纸质CRF临床试验中,数据管理还需要注意完成的CRF页数预期收讫数量和实际收讫数量的差异,以免数据完整性受到影响。

医学监察主要是在临床试验进行过程中,对累积的安全性数据(有时是盲态数据)实施监测,以确保受试者安全性和研究数据的真实完整性。对受试者安全性数据的评价大多是通过个案不良反应报告的审阅来进行的。在试验中后期,也会对累积的安全性数据和综合报告进行评价,以观察安全性风险的趋势和潜在风险的可能性。医学监察采用的方法多为中心倾向测定法、类别位移法或临床显著变化法等。如果累积安全性数据集中出现检测异常值或逸出值,则需要对相应受试者的安全性相关检测数据进行综合评价,以判断异常值的临床意义。在图16-2中,某临床试验的试验组某受试者总血红蛋白指标严重异常,为了查验这一异常值是否意味着肝毒性,点击此逸出值后可以将该受试者的其他安全性参数一并显示,包括肝功能指标GOT和GPT值,不良事件记录,药物接触史和同期治疗及药物记录等,从这些参数评价中了解到该受试者的肝功能指标也同时有升高的现象,因而可以初步判断试验药物有造成肝损伤的嫌疑。

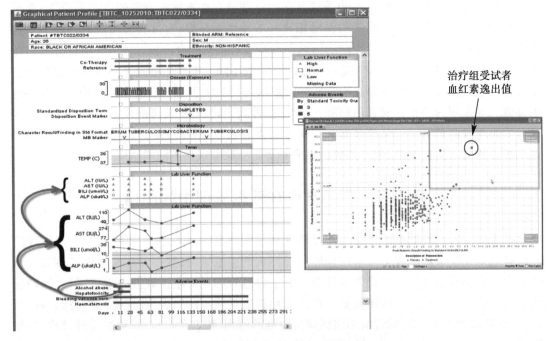

图16-2 医学监察对试验药物肝毒性的评价

医学监察对安全性风险的评价也同样可以利用相关数据审核应用程序(如 JReview)将所有不良事件发生比例用图表的形式来展现(图 16-3)。在这个案例中,经过 MedDRA 归类编码的不良事件可以根据亚组情况进行对比,或根据事件发生比率状况进行比较。

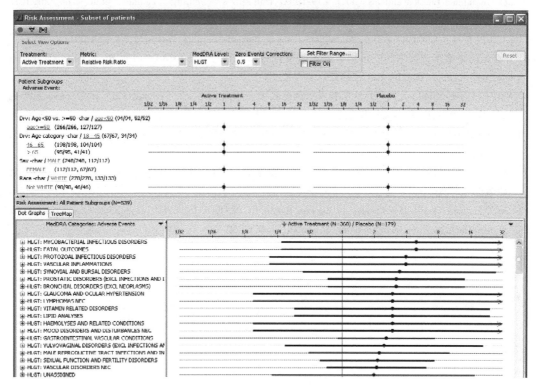

图 16-3 某临床试验治疗组/对照组间不良事件发生比较

上图比较了不同亚组(如男/女亚组,年龄亚组)之间不良事件发生的比率;

下图比较了经 MedDRA 器官归类的不良事件发生比率的大小。

由此可见,药物安全性数据管理并不是简单地收集、管理或独立分析各类参数。一旦某个不良反应的潜在风险被辨识,应当进一步综合和解析各方面的参数,只有这样才能更好地管理试验药物的安全性风险。

(撰写:刘 川 李 卫;审阅:刘玉秀)

参 考 文 献

[1] NCI,USA 不良事件常用术语标准 v4.03 2010/6/14 (CTCAE).[2005-05-12].https://ctep.cancer.gov/protocolDevelopment/electronic_applications/ctc.htm#ctc_40.

[2] Center for Drug Evaluation and Research,FDA.Good Review Practice:Clinical Review Template.[2010-12-15].https://www.fda.gov/media/72472/download.

[3] Center for Drug Evaluation and Research,FDA.Guidance for Industry-Drug-induced liver injury:premarketing clinical evaluation.[2009-07-01].https://www.fda.gov/regulatory-information/search-fda-guidance-documents/drug-induced-liver-injury-premarketing-clinical-evaluation.

[4] COBERT B,BIRON P.Practical drug safety from A to Z.Sudbury:Jones and Bartlett Publishers,Westfield,NJ,USA,2002:385-387.

[5] ICH E4.Clinical evaluation of Q-T/Q-Tc interval prolongation and proarrhythmic potential for non-antiarrhyth-

mic drugs（I）.［2005-05-12］.https://www.ich.org/fileadmin/Public_Web_Site/ICH_Products/Guidelines/Efficacy/E14/E14_Guideline.pdf.

［6］ICH S7B.Nonclinical evaluation of the potential for delayed ventricular repolarization（Q-T interval prolongation）by human pharmaceuticals（I）.［2019-10-05］.https://www.ich.org/fileadmin/Public_Web_Site/ICH_Products/Guidelines/Safety/S7B/Step4/S7B_Guideline.pdf.

［7］KLEPPER M J,COBERT B.Drug safety data.Jones & Bartlett Learning,Westfield,NJ,USA.2011.

［8］NMPA.药物临床试验期间安全性数据快速报告的标准和程序.［2018-04-27］.http://www.cde.org.cn/news.do? method=largeInfo&id=314529.

［9］NMPA.关于适用国际人用药品注册技术协调会二级指导原则的公告.［2018-01-25］.http://www.cde.org.cn/policy.do? method=view&id=411.

［10］NMPA.E2B(R2)安全性消息处理和个例安全性报告技术规范.［2018-07-30］.http://www.cde.org.cn/news.do? method=largeInfo&id=314635.

［11］NMPA.药品上市许可持有人直接报告不良反应公告.［2018-09-30］.http://www.nmpa.gov.cn/WS04/CL2093/331214.html.

［12］NCI.Common Terminology Criteria for Adverse Events（CTCAE）5.0.［2018-01-25］.https://ctep.cancer.gov/protocolDevelopment/electronic_applications/ctc.htm#ctc_50.

第十七章

外部数据管理

随着临床研发的越来越科学化和复杂化,制药企业为了加快临床试验的进程,尽可能减少使用不同的分析方法和设备,通常会考虑使用集中式供应商。在临床试验过程中,除了能够直接获得并可以直接录入到临床数据库内的数据之外,还有一些数据是从外部供应商得到的数据,这些数据通常就被称为外部数据。这些数据具有数据量大、来源广泛且多样化等特点,因而有必要提供标准化检测的正常范围和校正值,从而减少转录错误和数据录入错误。外部数据供应商通常将计算机化的数据以电子方式传输,并与临床数据库内的数据进行整合(自动整合到数据库,使用数据库的工具,或通过其他程序软件进行整合)。当外部数据整合到临床数据库时,应确保临床数据的质量、完整性、安全性和可信性。本章主要介绍临床试验中外部数据规范、数据流流程和管理流程等。

第一节 外部数据的定义和存在的挑战

一、外部数据的定义

外部数据被定义为以电子格式采集包括来自临床试验申办方内部的专业实验室或外部供应商(如中心实验室、中心影像、心电图、随机化、药品管理)的数据,传输给申办方,但不直接输入临床试验 CRF 数据库的数据,所以又称为非 CRF 数据(non-CRF data)。申办方虽然必须采集和保管这些数据,但目前除 GCDMP 对外部数据的传输有简单描述以外,还没有明确地适用于外部数据的行业指南。

在临床试验中,外部数据可能来自不同的数据源,常见的外部数据有:

1. 实验室检查数据 中心实验室、药动学/药效学检测(PK/PD)、基因测序/表达、生物标记物、中心病理等产生的数据。

2. 器械类数据 中心心电图、中心影像、生命体征和流量计等。

3. 移动设备采集的数据 eDiary 和 ePRO 采集的数据,以及电子裁定数据(adjudication data,如第三方独立终点事件评价)。

4. 其他 中央随机数据和药品管理数据等。

临床试验中产生外部数据的原因很多。如在多中心试验中,为保证实验室检查结果的一致性,通常都会采用中心实验室来进行实验室检查的操作;其他如 I 期试验中的药动学/药效学检测(PK/PD),或探索性研究中进行基因测序/表达、生物标记物等检测,由于检测的专业性,一般研究机构无法实现,其检测通常由外部供应商来执行。因此,这样的数据很难保证可以直接被录入到临床数据库上。有些试验的外部数据的数据量非常庞大,甚至可以占到整个试验数据的 50%~85%。

中心实验室数据泛指临床试验中由独立的中心实验室完成检测后,存储在中心实验室的数据。中心实验室在临床试验中运用非常广泛,因为能保证实验室检查结果的一致性,数据质量也更为可靠。这个独立实验室可以是经过 CLA、CAP 等认证的,有国际资质的中心检测实验室,也可以是其他经过选择可以使用的独立检测实验室。从外部数据层面来看,选择中心实验室时需要注意,选定的中心实验室应该有能力提供相应格式的检测数据,同时应该保证在出具数据时能够做好内部的质量控制和质量保证。

药动学/药效学和生物标记物等检测数据通常都是临床试验的关键数据,在测定之前一般都需要建立完整的检测方法以及质量监控体系来保证数据的准确性和精确性。

电子日志数据包括临床试验中所用到的量表、患者用药记录等数据,这类原始数据需要录入到预先设计好的电子数据采集系统里。中心随机化和药物管理通常被设计在同一个电子数据系统中。中心随机化系统生成的随机信息会存储在这个系统的数据库中。药物管理系统收集了试验用药从药厂完成生产、运输,直到分发给各个研究机构的受试者的全过程数据,包括药物的批号、效期、数量、接收药物的研究机构、受试者等信息。

裁定数据(adjudication data)是指一个临床试验中有需要独立专家组单独讨论并给出裁定意见的数据。如抗肿瘤临床试验中有关病理切片的判断,会邀请独立病理专家小组进行再次阅片,最终专家讨论的结果即为裁定数据。裁定数据通常会被录入到一个单独的数据采集系统中,通过电子数据传输的方式给数据接收方,由数据接收方与临床数据库数据进行整合。

二、外部数据存在的挑战

外部数据的处理对任何组织而言都是一个挑战,外部数据的质量和供应商的服务范围、质量管理体系、数据产生的流程、数据标准、人员的资质和培训等有较大关系;而外部数据和临床数据库来自不同的数据源,两种数据间可能存在一定差异,处理这类数据差异问题又涉及数据管理部门、供应商和临床机构等多方人员的沟通和协作;且外部数据经过了数据的产生、传输、核查和清理、整合和统计分析等多个环节,涉及不同的单位、人员和系统,整个过程中每个环节对数据真实可靠性都存在着一定风险。不仅在数据集之间很难发现数据的错误和缺失,且重复记录的识别也非常困难。当外部数据作为临床试验的主要观察或评价指标时,这种数据的差异如果不被发现,可能对临床试验是灾难性的。如抗肿瘤药物临床试验非常依赖于某种生物标志物数据时,外部数据中的错误可能导致临床试验的失败,且危及受试者的安全。

为控制外部数据的风险,规范化外部数据采集和处理的流程对确保数据的准确性和完整性至关重要。

第二节　外部数据管理的规范

外部数据管理必须规范化,其目的是保持外部数据管理的一致性以减少潜在的错误和重复劳动,从而节省外部数据管理的时间、资源和培训。制定与企业数据标准相一致的数据管理流程时,可以考虑单独制定一个 SOP,也可将外部数据的采集、传输和核查等分别描述在数据的采集和核查、数据的加载和传输等 SOP 中。制定 SOP 时应该与外部数据管理的分工和职责相关联,同时满足法规和外部数据相关方对数据的要求,并能为项目组和稽查/检查提供清晰完整的外部数据。企业的质量管理体系也应该对外部数据供应商选择和外部数据管理进行相应的规定。

一、数据标准规范和文件格式

制定外部数据管理规范时,应该考虑数据标准规范和文件格式的可用性,满足监管要求,并和公司的质量管理体系相一致。规范中应预先定义外部数据的格式,以便于与临床数据的整合,并满足申办方对数据的要求。定义数据传输方式时,应该考虑兼顾不同外部数据供应商的特点,如针对药动学(PK)、安全性数据、生物标志物或治疗领域建立外部数据的标准数据传输规范,尽可能实现不同供应商间操作的互通性,从而提高效率。同时应该保证外部数据的真实完整性,接收外部数据后,通过一致性核查发现外部数据的错误。编写整合外部数据的 SAS 程序或外部数据系统直接和 EDC 系统对接时,应通过标准化最大程度地减少外部数据处理上所花的时间和费用以提高效率。制定外部数据管理规范时,需考虑采用现有的行业数据标准作为外部数据的起点,创建外部数据传输规范和数据传输协议的模板(如,CDISC 的 SDTM 标准等)。

二、外部数据的数据流流程

在外部数据管理规范中应该明确地定义数据流流程。外部数据管理的最佳实践,是在规划阶段,制订外部数据传输计划,为外部数据提供结构和框架,并定义数据流程,创建一个标准的流程图和分工列表,从外部数据的生成、与临床数据库的整合、SAS 传输数据集的生成到生物统计,准确地标识数据发送方和接收方以及源数据的位置,从而可提供完整的数据轨迹,确保数据的完整性和清晰性(例如,能够限制访问并允许版本控制),并有助于数据的可溯源性及确认 IT 相关信息(例如,系统所有者、数据所有者、服务器存储、安全性和依从性)(图 17-1)。设计数据流流程时,既要标准化,和项目的所有外部数据的数据流流程保持一致,以提高效率,又要具有灵活性。设计数据流流程和流程图及项目运行的过程中应该和项目组保持密切沟通,积极地征求各方的反馈意见,不断地改进数据流流程,确保任何时候外部数据处于可被稽查和检查的状态。

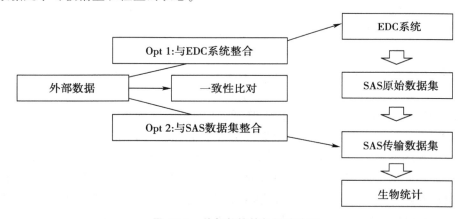

图 17-1 外部数据的数据流流程

三、外部数据的传输方式

外部数据的传输,通常分为两种方式,一种是可以通过数据打包上传或发送给接收方,而另外一种是直接通过系统之间的对接进行传输。数据打包上传发送是指先将外部数据存入一定格式的电子文件中,随后将所有文件一起上传到指定的电子文件接收端或通过其他方式发送给数据接收方。数据通过系统直接对接传输是指存储在一个数据库内的数据直接传输到另一个数据库中,这种传输方式需要两个数据库之间使用了通用的数据标准,同时需要开通两个数据库之间的数据接口。介于对接传输的复杂性,现在最常用的数据传输方式还是数据打包上传和发送。

四、外部数据传输的安全可靠性

随着科学技术的不断发展,电子数据的传输方式也越来越多样化,与此同时,信息完整性的保证也被提到了一个更高的位置。特别是对于临床试验领域,数据的完整性也是保证试验结果的准确性的非常重要的一个部分。外部数据的传输是外部数据管理中必不可少的一个环节,因此,所传输数据如何确保其完整性就成为了一个需要考虑的问题。数据的传输必须使用可靠安全的数据传输方式来确保数据的保密性,且符合法规要求。数据可靠安全地传输通常也是系统验证或测试的一部分。实际操作时应该采用适用于所有供应商的安全数据传输方法,以确保所有供应商能维护数据交换过程的一致性,并避免使用不同方法可能造成的失误。对于不能使用标准流程的供应商,可能需要有一个备选项,如可使用 CD 或 U 盘。如果数据最终存储在基于云的服务中,应考虑在数据传输期间或数据处于静止状态时的加密方法。为确保数据的安全性和完整性,创建和维护只读(read-only)的数据,并仅开放只读(read-only)的权限,对敏感或非盲数据仅允许有安全访问权限的人员访问。

常用的方法有通过网络进行 SFTP 直接上传,或把数据刻盘到 CD 上邮寄到临床数据接收方,或通过加密邮件发送等数据传输方式。

外部数据传输在保证其安全保密性的同时,确保其传输过程中数据的完整性也非常重要。保证数据传输的完整性有着各种各样的手段,而在使用不同的手段时,也需要根据实际的应用场景进行手段的合理选择。在临床试验外部数据这个场景下,人们认识到,保证外部数据完整性的关键在于保证数据接收方能够准确地收到数据发送方发送的数据。因此,业界就希望找到一种合适的方法,既能方便可靠地保证数据的完整性,又不需要在这个过程中花费过多的人力物力进行处理。MD5(message digest algorithm)的文件校验方法就是现行的被广泛接受的一种保证文件完整性的方法。我们可以使用这种方法来验证文件在监管机构的历史存档中或未被文件接收方更改。当文件从一个存储介质迁移到另一个存储介质时(例如,当文件备份到磁带存储器时),这个特质有时特别有用。

MD5 的原理其实并不复杂,简单来说,就是将要传输的数据文件当成一长串的码值,使用 MD5 的算法来得到这个数据文件的校验和,即一段码值。该算法的本质是利用了散列函数的性质进行了计算,因此每一个不同的数据文件在没有发生碰撞的情况下都会产生不同的校验和。在应用的过程中,发送方发送数据文件的时候,会把数据文件和原始校验和一起发送给接收方,而接收方在接收到数据文件之后,可以将接收到的文件通过 MD5 的算法进行计算得到一个新的校验和,然后将新算出的校验和与原始的校验和进行比对,如果两个校验和相同,就可以确认原始数据文件在传输前后没有发生变化,如果前后校验和不同,则说明在传输过程中,基本可以确定数据被(有意或无意地)改变了。

MD5 算法的特点主要包括:

1. 压缩性 对于任意长度的数据,通过算法算得的校验和长度都是固定的。

2. 容易计算 MD5 标准是公开的标准,从原数据计算出校验和很容易。

3. 抗修改性 对原数据进行任何微小的改动,即使只修改一个字节,所得到的校验和都会有很大的区别。

4. 强抗碰撞 在已知原数据和其校验和的情况下,想找到一个具有相同校验和且具有意义的数据(即伪造数据)是非常困难的。

由于 MD5 算法的这些特性,数据文件的完整性就可以通过 MD5 校验和的计算来进行保证。当然,随着技术的进步,密码学家建议可以使用其他的加密算法进行文件校验的工作,比如 SHA-2 等算法。不过在现阶段,MD5 算法已经足够满足临床试验过程中文件验证的需求了。如图 17-2 的例子所示,MD5 的验证可以非常方便地通过各种开源软件的协助来完成。

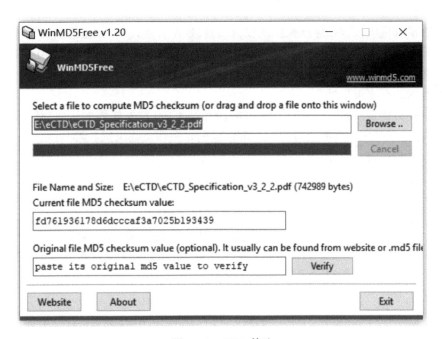

图 17-2 MD5 算法

第三节 外部数据管理的一般流程

外部数据管理的整个流程应该从外部数据供应商沟通开始,然后是外部数据管理有关计划或协议的制订、数据传输的编程和测试、外部数据的接收、外部数据的整合、外部数据的一致性核查一直到数据传输至生物统计结束为止,整个流程可能贯穿临床试验项目的生命周期,具体如图 17-3 所示。

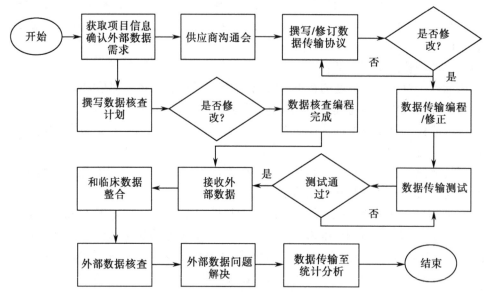

图 17-3 外部数据管理的一般流程

　　外部数据管理应该根据标准操作规程,在制订数据管理计划、数据传输协议和数据核查计划时对外部数据供应商的沟通,外部数据的传输、整合、核查等分别予以规定,并根据相应的计划实施,临床试验项目组的成员应该遵守上述计划,按照既定的分工和职责执行项目,确保外部数据的真实可靠性。

　　临床试验分规划阶段、启动阶段、运行阶段和结束阶段,外部数据从规划阶段开始应该进行管理,并贯穿临床试验的全过程。外部数据的管理涉及临床试验参与的各个职能部门,有各自的分工和职责(表 17-1)。

表 17-1　外部数据管理的分工和职责

分工	职责
项目经理	参与临床试验设计,讨论是否采用外部数据及哪些外部数据,主导外部数据供应商的选择和合同签署工作,参与数据传输协议、数据核查计划,以及数据管理计划等文件的制定
质量保障部门	负责外部数据供应商的稽查,形成稽查报告
医学专员	参与临床试验设计,讨论是否采用外部数据及哪些外部数据
主要数据管理人员	主导制订数据管理计划、数据传输协议、数据核查计划、数据一致性核查计划等文件
数据管理人员	撰写或审阅数据管理计划、数据传输协议、数据核查计划、数据一致性核查计划等文件。参与数据传输测试,接收外部数据,主导外部数据的核查清理和质疑管理工作
统计编程员	参与数据传输协议的讨论和制定,负责数据传输程序的编程和测试,进行数据库外部数据整合工作

一、规划阶段

在规划临床试验时,根据试验设计的需求、研究机构对特殊检测的能力、数据采集清理的要求、项目运行过程中外部数据审阅的需求、所收集外部数据在统计分析中的重要性,以及是否为关键数据点和外部数据的特征等,考虑是否要使用中心实验室、电子日志、ePRO、中心化随机化和药物管理系统,或是否需要单独收集裁定数据。

(一)确定临床试验所需外部数据的类型需考量的因素

1. 试验设计的要求 临床试验中有效性和安全性指标对数据收集有不同的要求,如抗肿瘤临床试验针对生存质量可能用到不少量表,如癌症患者的核心量表(共性模块)QLQ-C30、肺癌(QLQ-CL31)、乳腺癌(QLQ-B2R3)、头颈癌(QLQ-HN35)、直肠癌(QLQ-C38)等多个特异性模块。这些量表如能使用 ePRO 将大大地提高效率和数据的准确性。

ePRO 和电子日志是通过电子数据录入系统直接将量表中收集的数据采集到电子数据平台里的一种数据收集方式。这种方式需要由 ePRO 或电子日志供应商提供数据平台,而源数据是以电子的形式存储于这个数据平台里的,因此,ePRO 和电子日志系统的合规性至关重要。如果临床试验中采用量表收集的数据点是有效性数据分析的关键数据点,或是需要快速整合到临床数据库中以便用于医学监查等情况下,应用电子量表应该是项目的首选方式。如果量表数据的填写依从性在项目中的要求非常高,电子日志的收集方式可以为项目团队提供实时监测报告,最大化提高量表数据收集的依从性,这种情况下,电子量表数据的收集也应为首选方式。

2. 某些检测方法较专业,需要特定的实验室完成 某些实验室检测非常特殊,对检测结果的精密度要求非常高,可以允许的数据精密度差异范围非常严格。这些检测往往是研究中的特殊生物检测,如抗肿瘤药物中有不少是针对 EGFR 抗体阳性的患者,需要 EGFR 抗体检测;如血液肿瘤的临床试验可能会用到生物标记物的检测,这些检测涉及专业的检测技术,需要由有能力的中心实验室完成。

3. 研究机构的数量较多,可以考虑采用中心实验室检测 本地实验室因为检测仪器、检测方法,以及试剂不同导致不同研究机构的实验室的正常值范围不同,同时同一临床试验实施过程中可能因为检测仪器或检测方法的更新,导致正常值范围的变化。当研究机构数量较多时,不同研究机构的本地实验室检测结果差异增加了研究数据的分散。为了避免这种差异对试验结果总体的影响可以考虑采用中心实验室检测。

4. 观测数据为试验的关键指标 临床试验的关键指标因为数据采集、检测或评价方法的差异,会影响对主要疗效指标的评价。如实验室检测的数据点是研究项目中的关键数据点,因为不同研究机构实验室检测的仪器或方法的差异,导致实验室检查的正常值范围有不同,且容易出现检测数据的缺失,通常选择中心实验室对该数据点进行检测。其他如抗肿瘤药物在临床研究中,因为各研究机构研究者的从业背景和经验的不同,肿瘤影像学检测的评估结果会有差异,所以确证性试验一般建议使用中心影像评估。

5. 其他考量因素 临床试验中药物分发、运输和管理对确保试验药物的依从性非常重要。临床试验管理非常复杂,可以通过药物管理系统来进行。这种系统尤其对项目设计复杂、试验用药分发难度大、药物运输和库存管理容易出现问题等的临床试验更有帮助。使用药物管理系统时,试验用药分发相关的数据会录入到这个系统的数据库里,需要以电子数据传输的方式与临床数据库数据整合。

（二）外部数据供应商的审查

确定了所需要选用的外部数据类型后,选择合适的外部数据供应商需要在项目规划阶段完成。正确选择合适的外部数据供应商是项目成功的关键步骤。

甄选外部数据合作伙伴的第一步是供应商资质认证。申办方应派出具有丰富经验的数据管理、质量管理、项目管理等各方面的技术专家,对备选供应商的操作流程、质量管理体系、人员资质、培训体系和项目经验等方面进行严格的审核。在全面评估供应商技术水平、服务范围等与准备运行项目的契合度后,根据项目的具体需求,确定所需每一类型外部数据的合作供应商。

二、启动阶段

确立了项目所需外部数据类型和每一类型的合作供应商后,临床试验项目一旦启动,项目组应尽快和选定的外部数据供应商签订合同。数据管理人员应该在启动阶段清楚了解外部数据从产生、传输,到核查等的数据流。数据管理部门应该和供应商召开项目启动会议,就临床试验外部数据传输协议的细节进行讨论,反复多次确认数据流的情况,在每一个环节采取质量控制措施,确保每一个环节的质量,最终保证外部数据的质量。与供应商的沟通应该提前制订沟通计划,通常可以包含在项目的沟通计划中。

（一）临床试验外部数据传输协议

讨论传输协议的细节时,需确认供应商是否有能力根据行业标准(如 CDISC)提供数据,或数据导出格式能否满足要求。与供应商讨论哪些是他们能做的,哪些是做不了的,如供应商不能以标准格式提供数据,则需要有替代方式,如创建新的编程以适应供应商特定的变量。

数据管理项目经理首先需要完成 CRF 表中与外部数据相关的设计来为外部数据传输协议的撰写做好准备,随后则据此撰写外部数据传输协议。

对于所有的外部数据,为保证外部数据的完整性和可用性,都需要对其数据的传输进行约定,外部数据传输协议应该包含以下内容(但不限于):

1. 文件命名约定。
2. 数据传输要求,如是否有盲态要求。
3. 数据传输流程。
4. 文件格式(如 SAS,CSV,Text……)。
5. 数据变量名/标签。
6. 允许值和受控术语。
7. 传输频率。
8. 数据是累积的或递增的。
9. 外部数据传输方式。
10. 传输文件的加密方式。

外部数据中的盲态数据经常被忽视,这些问题常常是导致数据库解锁的因素,因此在数据传输协议中需要明确规定盲态数据点的范围和遮盲方式。

（二）数据管理计划

外部数据管理是临床试验数据管理工作的一部分,为了保证外部数据管理的顺利进行,在项目启动阶段,撰写数据管理的相关文件时,有关外部数据管理分工和职责、外部数据的来源、供应商的联系方式、外部数据的核查清理等需要进行描述。

数据管理计划是临床试验数据管理工作的执行计划性文件,外部数据管理作为数据管理的一部分,应该在启动阶段由相关各方提前制订管理计划。通常在数据管理计划中的特定章节对外部数据管理进行阐述说明,包括外部数据的来源、供应商、传输的频率和数据核查清理等信息,在项目执行过程中,数据管理人员以及其他各职能人员应熟悉数据管理计划对于项目数据流以及数据管理工作的规定,并按照规定执行项目(表17-2)。

表 17-2　外部数据的类别和供应商

外部数据类别	盲态数据	外部数据供应商	联系人	数据格式	传输方式	传输测试	传输频率
中心实验室	NA	Q 中心实验室	王某某	SAS	sFTP	通过	每月一次
中心心电图	NA	X 中心 ECG	李某某	SAS	sFTP	进行中	每月二次
药动学	NA	FD 生物样本检测	张某某	CSV	加密邮件	通过	每月一次

(三) 病例报告表

数据管理人员在设计病例报告表(case report form, CRF)时,应充分考虑项目中外部数据的情况,外部数据需要与临床数据库中收集的 CRF 表数据进行整合并完成一致性核查(external data reconciliation)。数据整合可以在数据库内完成,也可以通过程序在数据库外进行。两种整合方式所对应的外部数据一致性核查的方式在具体操作细节上也会有所不同,但 CRF 的设计里应考虑到的技术细节是一致的,如 CRF 中的患者访视及人口学信息要与外部数据一致,中心实验室数据中的样本采集情况、采集日期时间等与 CRF 收集的相同信息必须一致等。与此相对应,CRF 表中应设计与每一种外部数据相关,采集用于数据整合和一致性核查的数据点,并尽量按标准化方式设计相关的 CRF 表格,以便在多个项目中反复使用。

设计 CRF 时,需要明确与外部数据整合清理相关的数据点,准确加入到相关的 CRF 中。确定这些数据点的时候,常常遇到的困难是项目数据管理人员无法准确收集到外部数据供应商一方的数据细节,导致 CRF 表中设计的数据点无法和实际收集的外部数据对应,或 CRF 中数据点的格式类型不准确,研究机构无法正确填入已收集的数据。避免这一问题的关键在于及时联系外部数据供应商,让其准确提供 CRF 设计时所需要的各个数据细节。项目数据管理人员应与项目团队确认所搜集到的信息正确反映了各个外部数据的实际特点,完成相关 CRF 设计后,要与项目团队确认 CRF 中各个数据点的准确性和完整性。

(四) 数据核查计划/外部数据一致性核查计划

外部数据作为临床试验数据的一部分,数据管理人员在核查清理临床数据时,切不可忽略外部数据的核查清理。外部数据核查清理的规则应在数据核查计划或外部数据一致性核查计划中明确定义。对于外部数据和 CRF 数据中哪些数据点需要保持一致进行定义,一致性核查的频率、发现不一致时的处理措施、如何记录等信息也需要在数据核查计划中定义。如果外部数据最终在数据库内进行整合,那么可以与其他数据核查规则一致,通过数据库程序员编程的方式对这部分数据进行核查清理;如果外部数据在数据库外通过程序进行整合,那么对这部分数据的核查清理可能需要借助其他程序在数据库外完成。

因为外部数据并不是由临床机构直接按照临床机构产生的数据如实录入到数据库中

的,而是在临床机构采集到的血样或者其他检查标本等运输至第三方实验室或者直接在第三方实验室检查获得的检查结果,所以需要对外部数据和数据库中的共同收集的信息进行一致性核查,如受试者的基本信息、访视信息、采样日期和时间,以及样本编号等信息,需要确保这部分信息应与 CRF 表中收集的相同信息完全一致。上述过程称为外部数据一致性核查。

需要注意的是,有时由于数据管理团队未能全面了解每一外部数据的难点和关键环节,对可能出现数据质量问题的关键因素考虑不周到,撰写数据核查计划中没有涵盖或强化这些数据特点,导致外部数据核查时无法及时查出问题,在数据库锁库后的统计分析中才找到错误所在。盲态数据的审核也经常有问题发生,在数据核查计划中应针对每一种盲态数据制定审核方式、负责人和沟通渠道,在确保盲态的情况下,由特定人员对这部分数据及时进行审核清理。

(五)外部数据传输计划

每一种外部数据可有其单独的外部数据传输计划,也可将所有的外部数据放在一个外部数据传输计划,或描述在数据管理计划中。外部数据传输计划应详细规定每一种外部数据传输到临床数据库时包括的所有数据点内容、格式、传输方式等技术细节(细则可见附录的数据传输协议模板)。应写明外部数据的名称、数据提供单位的名称、传输计划版本号、文件传输格式、传输方法、传输频率、主要及次要传输方和接受方、是否有盲态数据及如何处理盲态数据等。文件传输格式应描述可选格式类型,如 Excel、ASCII、SAS 数据集、text 文件等,并详细规定数据分隔符、变量表、数据点排列顺序、每个变量的类型和长度、纵行的位置及字段的调整(ASCII 文件)等内容。

传输计划中应该明确必须收集的关键变量,这些关键变量组合后可以用来确定每一个检测样本数据,是在数据传输过程中将实验室数据正确整合入临床数据库的关键。关键变量可以分为主键码变量和辅键码变量,主键码变量包括申办方名称/编号、项目编号、研究机构编号、访视号、样本号等,辅键码变量包括受试者性别、受试者生日、数据传输日期/时间和样本收集时间等。两种变量的组合可以作为外部数据传输计划中的关键变量。

外部数据传输计划中应对传输文件命名做出明确规定。文件命名要符合法规要求的命名规则,同时也要符合文件自动上传到电子数据采集系统进行整合时的技术要求,具体命名方式需要根据每一项目的具体情况具体要求。

外部数据传输计划签署应在项目启动阶段尽早完成。常出现的挑战是数据传输计划无法及时定稿,或是在制定的过程中讨论确立的内容,在项目运行过程中无法执行,如数据传输频率无法实现,无法按照规定的数据传输格式提供数据等。为避免这些问题的出现,应及早与外部数据供应商签订合作合同,确定有相应资质的外部数据负责人。外部数据的成功传输是与方案中数据的要求、统计分析时的数据要求及运营团队实施相关工作时的可行性等密切相关的,在制定数据传输协议时,项目团队需要仔细审阅协议中的各项内容,确保确定的传输协议是准确可行的。

作为数据传输计划的一部分,应该规定供应商的数据核查和数据加载,以及数据接收方的数据加载和核查,数据传输计划建议被保存在试验主文档中。

(六)外部数据传输的测试

确定数据传输协议后,基于数据传输协议中规定的传输方式,每一类型的外部数据都要进行严格的数据上传和整合测试。测试的目的是确保传输文件过程按照计划进行并正常运行(例如,访问 FTP),端到端的测试,确保系统部件到位及系统间对接传输是成功的,使数据接收方能够核实文件格式是否符合他们的要求(例如,文件命名约定是否如预期的那样到位),这也使项目团队能够改进外部数据传输的规范,以防止接收到的数据格式与设计阶段的预期不同。确保数据发送方和接收方在进行数据传输之前保持一致,及收集的数据能满足方案的要求。测试同时需要证明外部数据通过一致性检查能确保数据的准确性和真实完整性。如上所言,系统对接传输较为复杂且费时费力,通常采用数据打包上传和发送的形式。一旦外部数据传输协议被定稿,SAS 编程员即着手编写外部数据和临床数据统合的程序,并用测试数据进行测试,确保项目开始后,项目的外部数据可以准确无误地被传输、整合到临床数据库中。

临床试验中经常因数据传输测试不能及时完成,导致项目开始运行后外部数据第一次传输就无法正确完成。外部数据传输测试不完整也是常见的问题,尤其是项目中生成时间较晚的外部数据,常常由于各种原因造成测试延迟。为避免这些问题,需要从测试计划、测试过程和结果审核等几个方面进行把控。

外部数据传输的测试与 EDC 系统测试非常相似。首先由项目的数据管理项目经理与外部数据供应商的数据管理人员共同撰写测试计划和测试数据,严格按照外部数据传输的实际流程将用于测试的数据上传至临床数据库,整合到 EDC 后台数据库内,整合的步骤也应包括在测试过程中。测试计划需要全面包括项目中所有需要收集的外部数据,不能有任何遗漏。测试数据要考虑到每一数据点可能出现的所有现象,逐一反复测试。测试中出现的错误应及时记录并修改,直至测试准确完成。无论是数据提供方还是接收方,其撰写的测试数据应该符合外部数据传输协议规定的格式,即具有真实场景。因为项目中生成的真实数据和测试数据不同,有时会发生数据传输测试过程中没有出现过的情况,造成整个外部数据文件无法接收,或接收后无法顺利存储到相应的数据库中。因此在可能的情况下,测试数据最好由实际的研究数据组成,以确保符合规范。测试应该和实际的数据传输上使用相同的流程,如使用相同的测试脚本、程序或数据接收方式,同时数据的检索、存储和核查也使用相同的过程,以确保没有间隙或问题存在。由于受到所采用的电子系统或 IT 相关的因素限制,有些测试结果可能出现异常。这些异常结果会导致整个项目所有外部数据上传整合的系统问题,一定要慎重审核处理,经项目团队共同讨论、反复测试无误后才能确定。

测试数据和测试文档应该完善地保管在项目的临床试验主文档中。

三、运行阶段

(一) 外部数据的传输和接收

在完成测试后,外部数据就可以根据外部数据传输协议中约定的频率进行传输和接收了。在项目的数据库锁库阶段,外部数据通常是项目中需要处理的最后一批数据,数据传输的成功与否对数据库锁库的时间表有较大影响。项目团队应尽早和供应商沟通,确保最后一批外部数据传输能满足数据库锁库的时间表,在数据库锁库之前,完成所有外部数据的传输和一致性检查,且所有相关质疑被解决。

完成最后一次外部数据传输后,外部数据供应商应出具书面证明,确认所有数据都已完整地正确传送,且供应商内部所进行的数据核查已全部完成。临床数据管理项目经理应将这份证明文件存档保存。

（二）外部数据的核查和清理

外部数据管理通常是指外部数据的审核、清理和一致性核查,其目的是确保外部数据的真实可靠性和完整性,外部数据清理核查的规则可以描述在项目数据核查计划或外部数据核查计划中。企业应该有数据核查计划或外部数据核查计划的模板,这个模板可以被应用在项目中,并根据项目需要进行调整。在这计划中应该规定哪些是可以预见的问题,对于未知的数据问题如何处理等。

在核查计划中应该描述如何解决数据的质疑,规定谁发放质疑,怎么样的流程去解决数据质疑。同时还应该清楚地规定外部数据相关方在外部数据审核、清理和一致性核查的分工和职责,确保外部数据相关各方清楚地了解各自的职责,实现工作的无缝衔接且无重叠。

项目实施时根据核查计划创建标准的外部数据核查[如创建基于治疗领域/数据类型,包括药动学(PK)、安全性数据,以及生物标记物等]。外部数据处理时即使同一执行部门因为项目中的角色不同可能是非盲或盲态的,在执行时必须特别注意,并应该对计划中对相应的分工进行规定。外部数据核查需要结合数据格式、方案或 EDC 系统中有关访视和时间窗的设定来进行,以发现检查的漏测或超窗。

外部数据核查应该遵循数据核查的流程和/或外部数据核查的流程,并基于数据核查计划来进行。

项目运行过程中的外部数据核查可能包括检查外部传输的文件和每次收到的数据,注意发现文件名、既有的数据或新的数据不一致。主要核查内容包括(但不限于):

1. 接受的数据是否符合外部数据管理规范?

2. 收到的数据集是否完整? 它是否包括了所有的受试者和方案中规定的所有访视的检测?

3. 是否有重复或过时的记录?

4. 外部数据是否有离群值?

5. 和其他数据集数据的逻辑关系。

6. 如果相同的数据来自多个来源,如与 EDC 系统中的数据相比较,检查接收的外部数据中的受试者编号、访问日期、受试者姓名首字母、出生日期、收集日期、PK 记录和样本等有无差异,则需要确保数据源间的同一数据相一致。

以中心实验室数据为例,中心实验室的原始数据包括试验申请单中填写的数据和实验室检测仪生成的数据两大部分。这些数据与 CRF 中所收集的数据渠道不同,同一数据出现不一致的现象也很常见,外部数据一致性核查是及时发现这些错误的关键,这也是数据管理的药政监管要求。外部数据核查重点在于识别 CRF 数据和外部数据之间的不一致,从而发现并纠正错误。主要核查内容包括 CRF 数据与外部数据相同的部分数据是否一致、有无数据缺失或重复、有无誊写错误,同时识别无效的参考值范围及单位,列出超出参考范围的数值等。

项目运行阶段,外部数据管理的重点在于及时进行数据传输和一致性核查,准确发出质疑并及时解决。外部数据相关方的数据管理人员应严格按照数据传输协议的规定进行数据传输。每次数据传输时,供应商应该提供数据存货清单,如数据量、检测的参数等,以帮助数据接收方确认已经传输的数据。数据接收方收到外部数据后,数据管理人员应及时进行外部数据一致性核查,并基于数据核查计划的规定,对 CRF 数据和外部数据间不一致的地方发出质疑。外部数据相关的质疑应和研究机构和外部数据供应商同时核对,确保临床数据库和外部数据供应商的数据,与项目所收集的源数据保持一致。

在项目的实施过程中应该和供应商有定期的沟通会议,及时地讨论数据传输过程中所遇到的问题,如有需要应对数据传输协议进行变更。变更数据传输协议时,应按照 SOP 的规定完成文档审阅、传输测试等各个步骤,再进行下一次项目数据的传输。变更前应与每个供应商确定并更新时间表,清楚地讨论和记录预期的传输频率、每次传输后的一致性核查所需时间,及每次传输后供应商对一致性核查问题的反馈、供应商在下一次传输之前需要多长时间进行要求的更正/更新。

试验的实施过程中可生成基于治疗领域/数据类型的外部数据报告。医学监察和生物样本检测团队可能需要审核实际的数据并提供反馈。

外部数据的清理是数据核查中难度较大的部分。不同类型的外部数据特点差异很大,不同治疗领域和适应证研究项目的数据关注点以及外部数据供应商的项目团队经验等,都会给每一种外部数据核查带来不同的挑战。外部数据清理需要数据管理团队、外部数据供应商和研究机构三方面的密切合作。核查时发现的每个数据差异都需要在这三方进行核实和更正,从而造成数据核查比较费时,澄清错误需要供应商、研究机构、监查员及数据管理人员等各方的共同参与。制订完整的外部数据核查计划和职责明确的项目沟通管理计划,可以有效地提高外部数据核查的有效性,避免不必要的沟通和信息延迟。

(三)外部数据整合

在临床试验实施过程中,外部数据会定期地被传输。外部数据流流程的后期重要步骤是完成外部数据的整合,将得到的外部数据和临床数据整合在一起。对于不是通过系统之间直接对接方式进行的外部数据传输,外部数据就需要通过手动的方法进行数据的整合。数据的整合通常也可以分为两类,一类是通过临床数据库的工具将外部数据整合到临床数据库中;另一类则是通过外部的工具软件,如 SAS 等工具将外部数据整合到最后需要进行统计分析的数据中。

四、结束阶段

项目结束阶段,外部数据管理的最后一步就是完成末次外部数据的传输、一致性核查和外部数据的整合,将得到的外部数据整合到最后需要统计分析的数据库中。临床试验中外部数据往往是数据管理团队收到的最后一批数据,也是决定整个项目是否可以按期锁库的关键事件节点。在数据库锁定之前,应确认所有外部数据均已完成完整传输,供应商内部质量控制已经完成,数据管理方的数据核查完成并且一致性核查完成,所有外部数据相关质疑都完全发出并正确处理。外部数据管理的过程应该描述在数据管理报告中。

第四节　外部数据的质量保障管理

外部数据作为临床试验重要的一部分,需要保证其真实可靠性。外部数据的质量保障管理作为临床数据管理质量保障体系的一部分,应该严格按照质量规范进行,具备质量管理体系的基本要素,即符合戴明循环 PDCA 的要求:先有计划(plan)过程,即有数据管理计划、数据传输计划、数据传输协议、数据核查计划/外部数据一致性核查计划等;其次是执行(do)过程,根据相关计划进行外部数据一致性核查;再其次是检查(check)阶段,即对外部数据传输进行测试和检查,发现问题和不足;最后是行动(act)阶段,对发现的问题和不足加以改正和调整。外部数据的质量保障管理可从以下几个方面进行考量:

一、供应商选择和管理

选择合格的外部数据供应商是保证外部数据质量的关键步骤。企业应该定期地更新优先供应商名单,在实际操作中尽可能选择有成功合作经验的供应商。对新的外部数据供应商的甄选除了要对供应商的专业性、合规性、质量管理体系、人员资质、培训体系和项目经验层面等进行全面系统的考量,更重要的是要结合需要进行的试验项目及申办方的全方位需求进行选择。供应商的甄选应该严格按照供应商选择的 SOP,由专业的团队来进行,并有文档记录。

在临床试验实施过程中,应该加强对供应商的管理,与供应商保持密切的沟通,及时发现问题和解决问题。临床试验结束后给相应的供应商服务进行评分,为今后的供应商选择提供参考。

二、数据传输的质量保证

外部数据传输计划和数据传输协议的制定应该严格按照外部数据管理规范,利用相应的模板,在启动阶段要尽早撰写,及时定稿并签署。制定过程中应该与外部供应商以及项目组进行充分的讨论,确定传输的内容、传输的频率、传输的数据格式、传输的方式、数据接收方等信息,各方人员需要对这些内容进行审核,确保传输协议的内容是准确可执行的。

在试验开始后正式传输数据之前,外部数据需要进行传输测试,并有文档记录。以确保传输能够按照计划进行,传输过程没有问题,数据传输的正确性和数据的完整传输,临床试验实施过程中如果外部数据传输失败,则应该再次检查外部数据传输协议和相关编程并更新,再次测试。

三、数据质量的保证

外部数据核查应该遵循数据核查的流程和/或外部数据核查的流程,并基于数据核查计划/外部数据一致性核查计划来进行。在正式数据传输前,数据核查和外部数据一致性核查的程序应该经过充分的验证和测试,并留下相关记录,确保数据核查程序的质量,从而确保数据的质量。核查后如发现临床数据和外部数据之间的不一致,应发出数据质疑,并通过数据管理团队、外部数据供应商和研究机构三方面的密切合作,解决数据的不一致。临床试验实施过程中,如发现现行的数据核查计划/外部数据一致性核查计划无法满足新出现的外部数据问题,则应该更新数据核查计划/外部数据一致性核查计划,并对相应的 SAS 编程或 EDC 逻辑核查编程进行更新并测试。

(撰写:张 玥 代 囡 王 霄;审阅:孙华龙)

参 考 文 献

[1] 国家食品药品监督管理总局.总局关于发布临床试验数据管理工作技术指南的通告(2016 年第 112 号).[2016-07-27].http://samr.cfda.gov.cn/WS01/CL0087/160961.html.

[2] Society for Clinical Data Management(SCDM):Good Clinical Data Management Practices(GCDMP).[2019-10-05].https://scdm.org/publications/dcdmp/.

[3] FDA:Code of Federal Regulations,Title21 part 11.[2019-10-05].https://www.fda.gov/media/75414/download.

第十八章

患者自报结果的数据管理

患者自报结果(patient-reported outcome,PRO)作为一种采集、分析研究数据的方式和工具,在临床试验中逐渐被广泛应用。适当使用准确定义的、可靠的 PRO 工具对于支持药物、器械或者治疗方法等干预措施的临床疗效和安全性评价具有重要意义。本章将重点介绍 PRO 的工具应用及相关的数据管理。

第一节　患者自报结果的定义及工具分类

临床试验有时需要获取患者直接报告,而不是由专业研究人员根据患者的描述或客观检查得来的结果。这样的结果数据称之为 PRO,使用的工具称之为 PRO 工具。PRO 依托的主体是患者本人,因此完全不同于来自他人如医生、护士等报告的结果。

一、定义及工具

PRO 是在临床试验期间,通过使用一系列经设计验证的问题,由患者直接提供的关于本人健康或病患改善/进展情况的信息,没有经过任何临床专家或其他专业人士解读的数据报告结果。其结果可以是患者对当前情况的直接描述,也可以是对当前情况与既往情况的相对比较。例如,可以通过患者对某一种或者几种病症状况的判断及评价来获得治疗药物或方法效果和作用的 PRO。PRO 能够帮助临床试验研究者了解患者自身对某一种或几种症状体征的体会,这样的体会可能是相关诊疗评价的决定因素。毋容置疑,患者的体会可以针对自身的症状体征、残疾程度、情绪状态、生活能力等,或者患者对于这些方面的预期反应,他/她们所报告的结果是综合性感受的真切反映。临床试验中,PRO 的收集应在方案设计时明确指定访视时间点。值得强调的是,PRO 数据是患者完全根据自我感知状况,对一系列预设和针对性的健康和预后问题进行自主回答的结果,而不应该受到任何其他人员解释的影响。

使用 PRO 可以将某种健康情况或者症状的描述性信息数量化。这类 PRO 数据一般采用问卷的方式,通过收集患者本人的健康情况或者症状相关的一系列问题,然后使用预先设计的算法进行计算而获得。例如,用不同的数字代表不连续疼痛的程度,用数字分级的形式描述抑郁症状或气喘时患者的呼吸状况等。

使用 PRO 也可以将有关患者的自身感觉或者观点的主观评价信息数量化。这种感觉可以是患者对治疗结果的期待与评价、生活感知或功能改善状况,或自身的情绪或情感的自我评价。可以通过患者对这些主观感受与评价的清晰描述,将其转化成数字分级的形式,达到分级评估的目的。

使用 PRO 还可以把关于患者的自身活动、社会活动,或者身体活动的参与能力进行数量化评价。这一类评价可以通过询问患者在某一定义的时间区域内的活动频率、参与度、特定功能情况等而获得。这类评价往往会具体到某个活动的执行情况,以及参与互动的能力,通常用于了解患者疾病进展情况对生活质量和社交能力的影响。目前,已经有不少这一类的 PRO 问卷被广泛认可。

PRO 有时也会用于采集患者某些生理功能事件或治疗相关活动的情况。例如特定时间段内的排便次数、牙龈出血次数、指定药物的服用量及频度等。这类事件的报告通常只进行计数,因此较为容易获得。这类数据的采集往往依据临床试验特定的需要,作为观察临床治疗效果及安全性的辅助性信息,也可以用作评价研究过程中患者依从性的量化记录。

PRO 工具是指一系列相关问题的问卷,包括授权使用的文件和信息。它是用来记录 PRO 数据的载体,以及用以评价治疗效果或者风险的工具。

按照 PRO 的使用载体形式可以简单分成两大类:传统的纸质患者自报结果问卷和电子患者自报结果(ePRO)问卷。虽然 ePRO 工具可以明显提高 PRO 的数据实时性和数据质量,但由于其不仅对电子系统验证和运营环境有严格要求,对患者工具设备使用能力也有较高要求,因此受到一定限制。选择纸质或电子 PRO 需要依据临床试验具体情况来决定。

二、纸质患者自报结果的数据采集

当使用纸质问卷时,PRO 的数据首先会以不同的方式采集到纸质的问卷上,再通过人工录入的方式将数据汇集到预设的数据库中。一般,采用纸质 PRO 问卷的数据采集方式有两种:

1. 面对面访谈或者电话询问　当使用这种方式时,通常由临床试验的研究人员负责收集记录患者的口头回答。患者本人与研究人员以这种访谈形式完成的问卷应该严格地遵从预设的访谈指导方案进行,对患者的回答不允许做任何形式的文字加工或改动。访谈研究人员在问答过程中应避免使用带有暗示性的语言引导患者的答案。所有访谈及其问答过程需要全程详尽记录在案,并保存在研究机构的试验项目文档中。访谈方式的优点是经过培训的研究人员在对患者进行询问时可以帮助患者充分理解问卷中的问题从而获得更准确的信息,且可避免因人为疏忽造成的数据缺失。但这种方式可能造成人工成本较高,且因为访谈中涉及某些敏感的个人信息,使患者回避或拒绝回答,因而造成数据偏倚。

2. 患者本人填写　这是较为常用的 PRO 数据收集方法。问卷的填写时间应在研究方案中予以规定。有些情况下,患者可在非研究访视期间的家中完成;有些情况下,患者可以在定期的研究访视现场完成。在家中完成的 PRO 问卷应该以试验日志的形式要求患者完成,并在每次研究访视时由研究机构人员负责检查完成质量和收回。临床试验期间,在收到正式问卷应答时,研究机构人员务必对问卷应答质量做出仔细检查,指出应答的理解错误或遗漏,避免后续的问卷应答填写时出现类似的错误。原则上,要尽可能确保 PRO 数据报告不缺失,所有的数据疑问应及时解决并回复。对于无法理解或解决的数据疑问,可以及时向咨询中心或临床研究机构求助。需要指出的是,所有填写的患者问卷日志应当是患者填写当时或现场的切身感受或体会。采用这种方式,患者在填报问卷时相对自主,不易受他人或外在因素的影响,能反映其真实的主观感受。但这种方式对患者填报问卷的时间依从性要求较高。为了保证 PRO 数据质量,应当竭力避免依靠事后回忆进行遗漏、空缺或错误数据的补充和修改,因为任何非当时而是在事后或访视时依靠回忆的做法,其实时性、真实性和准确性都会受到质疑。

三、电子患者自报结果的数据采集

目前,常用的 ePRO 工具及数据采集方式包括以下几种:

1. **手持设备** 包括个人电子助理、智能手机或其他手持电子记录设备等。手持设备具有便携性、易操作性和本地或远程收集数据的特点,因而具有更广泛的应用前景。设备的便携性增强了信息报告的实时性。许多设备可以设置提醒功能,在预定的时间发送提醒,帮助患者及时记录信息。易操作性是手持设备功能设置与问卷电子化界面设计的关键点。此外,手持设备的稳定性、数据传输和存储的安全性也是重要的考量参数。当然,手持设备往往需要一定的硬件和开发成本,但不能过于昂贵。

2. **网页调查问卷** 这种方法采取患者在互联网页面交互应答的形式,使患者能对问卷的问题做出直接选择答复,所采集的数据再通过有安全设置保障的互联网直接传送至后台数据库。采用这种方式,数据的安全性和保密性有较大的保障。显然,其硬件支持成本有可能降低,但缺乏手持设备的便携性。

3. **交互式语音应答系统** 这种方法利用交互式语音应答系统(interactive voice response system,IVRS)来收集 PRO。由于不需要互联网接入的要求,患者的使用便利性大大增加。但是交互式语音应答系统由于非可视化限制的属性,当问卷问题数量多、结构复杂时,完成问卷的难度相应提高,而且无法如同手持设备或网页调查问卷一样采集某些特殊或专属性强的数据。例如,IVRS 无法实现视觉模拟量表或需要标明疼痛发生部位等类型的需通过可视化完成的 PRO。

纸质或电子 PRO 工具及其数据采集方式各有特点。临床试验时,在设计阶段就应该考虑好选择 PRO 工具和数据采集的具体方式。表 18-1 给出了一些纸质 PRO 问卷以及电子PRO 问卷的对比分析。

表 18-1 纸质 PRO 工具和电子 PRO 工具的比较

属性	纸质 PRO 工具	电子 PRO 工具
可操作性	简单易行	需要同时具备使用电子化设备的技能和条件
启动资源	通常需要较少的启动资源	通常需要较多的启动资源,如设备、软硬件、供应商等
启动时间	通常需要较少的启动时间	需要较多的启动时间,在指定设备环境下建立电子 PRO 问卷
成本	通常成本资源较少	前期成本资源较高,但后期数据采集便捷,数据处理效率提高,数据质量相对提高,因而使总体成本资源降低的可能性增加
数据质量	依赖患者的自主管理	由于电子 PRO 系统可以设置一些适当的限制性操作和完成提示功能,能较好保证数据质量

属性	纸质 PRO 工具	电子 PRO 工具
实时性	依赖患者的自主管理	电子 PRO 系统通常可设置及时提醒功能,能更大程度上保证患者实时完成问卷,同时可以使用系统稽查轨迹功能,监管并记录实际的数据录入时间
数据及时性	须经历回收及人工录入步骤,数据不能快速进入临床数据库	许多电子 PRO 问卷获取数据的方式具有实时性,且与临床数据库可直接整合,从而使 PRO 数据能更快地获得处理和分析
培训资源	患者只需要在问卷内容及填写要求方面得到充分的训练	在问卷内容及填写要求方面得到充分训练的同时,患者还需要熟练掌握电子设备和电子化录入方式的技能

在临床试验的设计与执行中,有时依据需要可以采用纸质 PRO 工具和电子 PRO 工具联合的方式来完成患者的数据采集。需注意的是,当使用这种联合方式时,不同方式之间数据输入和处理的一致性验证就成为必需的关键环节,应当避免因采用不同工具而可能带来的数据和系统偏差。

第二节　患者自报结果在临床试验中的应用

一、工具应用的基本准则

临床试验中所使用的 PRO 工具均应在试验方案中明确定义,包括问卷种类、版本、使用方式、数据采集时间及频次等。通常来说,PRO 适用于不能直接用技术手段来检测或由研究者进行评价的客观指标。例如,如果患者的认知程度能用神经学检测技术来评估时,则不建议单纯使用 PRO 工具。临床试验统计分析计划(SAP)需要对 PRO 数据的分析计划做出规定。

PRO 问卷的问题需要有清楚的解析定义,避免出现任何暗示性或指引性的问题解答。研究人员和患者的培训直接影响到 PRO 的数据质量。对研究人员的培训应经过考核,合格后颁发培训合格证书,并存档备查。对患者的培训需要包括填写 PRO 问卷工具说明文件、问卷的完成要求、递交时间等。如果使用特殊设备或电子应用软件,还需给予患者充分的操作培训,以保证他们能熟练操作并正确使用。

当涉及 PRO 工具多种语言的翻译需求时,首先需要对问卷文字翻译质量做出认证,包括 PRO 填写说明文件,以保持与原版语言在意思上的绝对一致。提供给患者用的问卷必须是患者的母语版本,以确保患者对问卷内容和填写标准不会产生歧义。

采用 ePRO 时,相应的数据采集系统需经过完整的系统验证,以符合电子化系统的药政规范以及相关行业基本要求。系统的验证应涉及系统本身的全生命周期,包括开发准备、系统构建及程序设置、交付使用前的系统运营测试等。当电子化系统应用在具体临床试验项目时,应根据相应方案设置的 PRO 工具,在上线前进行用户接受测试(user acceptance test,UAT)。此外,在系统上线实施阶段,还必须对保证系统验证状态的运营规程做好规范管理,包括变更管理、系统网络及其运营环境的安全性、系统数据及其数据问卷的存档管理、系统下线管理等。

电子 PRO 系统的数据保密性和隐私性规范管理是 PRO 工具执行者及其代理人的责任。原则上,由于 PRO 是患者主观的、基于某一个特定时间段的,并且无法用其他数据信息予以验证的数据记录,因此针对 PRO 系统中出现的数据缺失或者数据不一致的情形,不宜进行任何事后的数据核查和补改。

二、工具设计及标准化

PRO 问卷工具的设计通常需要由临床专家及心理精神测量专业人士共同制定开发,涉及临床及统计原理,且需要经过严格的验证。不同治疗领域的问卷设计需要严格匹配特定的临床诊断定义、目标症状及其严重程度分级,以及相关安全性指标等。

问卷的标准化对 PRO 的数据采集、汇总分析和使用至关重要,其中包括对问题数量的设置、描述问题的语言的标准化、翻译语言的标准化、答案选项的标准化、评分分级的标准化、汇总分析方法及归类计算公式的标准化、结果解读与应用的标准化、总结报告方式的标准化等。每一份问卷在正式颁布投入应用前都要经过大量的模拟数据和/或真实数据对所设问卷的上述各方面进行充分的测试,针对其数据处理和计算的方法进行反复验证后,才能最终确定问卷的设计。值得指出的是,大部分 PRO 版本往往具有知识产权保护,使用前需要征得原作者或发明人的同意和授权。

在临床试验的实际应用中,尽量选用经过验证的标准化 PRO 工具。一个用词或一个问题的更改、问题顺序改变、患者的使用说明内容的修改等,都可能使 PRO 数据分析结果变得无效或产生偏倚。同时,还必须注意 PRO 工具的版本。有些问卷同时存在不同的版本,可以支持不同临床试验场景的需要。使用经过验证的原版 PRO 工具可以使不同临床试验项目中获得的 PRO 数据的整合比较成为可能,进而有益于最大化分享临床研究成果。

三、选用工具的注意事项

临床试验中,应当针对该临床试验的方案设计、目标患者人群的特点、所需试验终点指标数据的特点,选择一种或一组最实用的 PRO 采集方式和工具。在决定采取电子 PRO 还是传统纸质 PRO 时应当考虑以下因素:

1. 较为复杂或冗长的问卷可能不适用于交互式语音应答方式。

2. 长时间持续性研究易受电子问卷数据采集技术变化的影响。

3. 疾病领域以及目标患者人群的特点可能会限制一些 PRO 的使用方式。

4. 开展临床试验的地域及电子化方式的可行性,例如,在网络信号不佳的偏远区域,采取依赖网络来完成 PRO 问卷的效果可能就不够理想。

5. 供应商的技术能力以及其可以达到的质量标准需要在选择时予以考虑。

6. 如果一项临床试验设计中 PRO 用于方案入选和排除标准,或者包含研究终点,或者是进行治疗决策的依据,数据可获取的速度尤为关键,ePRO 工具应该被优先考虑。

7. PRO 应用成本也是需要考虑的重要因素之一。对使用 ePRO 的不利观点大多源自于 ePRO 工具的建立比纸质 PRO 工具更为昂贵。应当认识到,在临床试验 ePRO 建立阶段的成本可能较高,但之后给整体试验数据质量及其分析结果所带来的益处和资源成本节约也许更为可观。

第三节　电子患者自报结果的数据管理流程

电子 PRO 的数据管理流程始于采集工具及数据采集方式的确定。在 ePRO 设计及其应用管理时,随着不同的采集设备,例如手持设备、电脑网页、电话语音交互系统等不同,其界面呈现形式和管理要求会有所不同。无论客户终端的呈现形式如何,ePRO 的后台数据库都应当汇集所采集的所有 PRO 数据。必要时,ePRO 的后台数据库应独立于临床试验数据库保存的其他数据。不论采用何种形式的数据库,ePRO 数据最后都应与临床试验的其他数据一起提供给统计分析及其试验结果报告(CSR)使用。

一、数据采集方式的确定与采集工具的选择

如前所述,ePRO 的数据可以通过手持设备、电脑网页或电话语音交互系统等方式进行采集。

智能手机等手持设备具有便携的特点,可随时随地记录和报告 PRO 数据,多用于收集频率需求较高的 PRO 数据。例如,有些临床试验采集 PRO 数据可能需要每天至少一次,甚至一日多次,这时最好采用手持设备。另外,手持设备可以设置提醒功能,能更加有效帮助患者按时按量完成数据报告要求。

通过电脑采集 PRO 数据,一般需要建立 ePRO 专用数据库或者用特殊的软件系统来进行数据采集。可采用基于网页的 ePRO 数据采集系统,最好选用触屏电脑 ePRO 系统,以方便 PRO 回复数据的输入操作。尽管电脑体积较手持设备大,携带不便,但稳定性更好。用电脑收集的 PRO 数据一般适于数据采集频率不高、一次性收集的数据量较多的情形。

电话语音交互系统在操作上不如手持设备或电脑方法简便。通常要求患者打电话进入语音交互系统,系统会有自动语音播报问卷,在每个问题结束时提供数字选项,患者可以通过电话键盘完成数据报告。该系统受到非可视化的限制,往往不适用于问卷问题数量多、结构复杂等情形。

在数据采集方式的选择时,有时还要考虑到患者人群的特点。例如,老年人对于电脑和手持设备的操作往往不如年轻人,甚至在使用时会受到情绪的影响而降低数据报告质量。但如果使用传统的电话语音交互系统,可能更容易被老年患者接受。

二、电子患者自报结果系统数据库的建立与管理

电子 PRO 一般通过供应商以批处理的方式将数据传输到数据库。ePRO 数据库通常情况下可以是独立于临床试验数据库的单个数据库或临床试验数据库中的单独数据域。建立 ePRO 数据库的注意事项包括(但不限于):

1. 数据库模块　数据库中对应于 ePRO 的模块应该包含所有 ePRO 量表中的所有数据点。数据点在数据库中的排列分布应该完全映射 ePRO 量表中的排列分布。所有的变量名称和性质应该和 ePRO 量表完全匹配。

2. 数据格式　数据库建立初期就应该考虑数据格式的设计信息。鉴于 PRO 数据批处理传输特征,需要注意临床试验数据库中的数据格式设置与外部导入的 PRO 数据格式一致。必要时,这种 PRO 数据传输过程及其质量需要在输入实施前予以验证,以保证所有输

入临床试验数据库数据点的准确性和完整性。

3. 传输程序 外部 PRO 数据系统和临床试验数据库之间的数据传输的实现,必须建立在经过验证的传输程序基础上。传输程序对于数据的传输结果质量至关重要,传输程序一旦出现问题,不仅会影响批数据的传输准确性,还有可能对试验结果可靠性造成影响。

4. 测试 数据库建立后,应该用测试数据在系统间进行传输模拟。如果测试数据能够顺利在供应商系统和数据库中传输,并能按照试验要求形成数据列表,才可以认为数据库通过测试,系统才可以上线使用。

ePRO 系统规程管理的基本要求包括(但不限于):

1. 系统验证 所选用的设备和系统应该是经过验证的合格的设备和系统。

2. 权限控制 与所有电子数据库的标准要求相似,需要保证系统访问权限控制的合规性,即只有被授权的个人才有权限访问指定的系统数据域,并在授权范围内对数据进行处理或管理。其他权限控制规范包括每个用户有自己的用户名和密码;密码应该定期更新,一个密码只能在一定期限内有效;系统应该限制访问失败次数,多次错误的密码输入将会导致账号锁定;长时间无操作系统应该自动退出登录等。

3. 稽查轨迹 设备或系统中的 ePRO 数据记录应该具备数据输入或修改的稽查轨迹记录,包括数据输入和/或修改的时间戳记、数据操作(输入或修改)者登录标记、原输入和/或修改数据的印记、数据修改原因等,且修改后的数据不应覆盖或删除原数据。

4. 数据备份 设备和系统能否实现后台数据备份也是在系统选择时需要考虑的。此外,数据备份还需要考虑数据安全性管理,包括数据备份的权限控制等。

三、研究者与患者的培训

所有按照试验方案要求提供给受试者使用的 PRO 量表都需要获得伦理委员会的批准。其批准文件需要和其他伦理委员会的批准文件一起保存在试验主文档和研究机构试验项目文档中。

对研究者而言,培训时首先应该使其熟悉经伦理委员会批准的试验方案,充分了解 ePRO 量表的设计背景,明确相关问题的意义、问题所表达的内容和目的,以及患者应该如何准确做出报告等。其次,研究者应该熟知求助热线和求助方式,遇到问题可以直接联系求助。研究者还应该了解如何对数据进行初步检查,对患者随访时应对患者报告数据进行初步的检查,确保患者按时按量报告数据。如果遇到数据缺失或者患者依从性差,应按照研究方案的规定进行处理。

患者也应接受必要的培训。研究人员在首次发放 PRO 问卷前都需要对患者进行充分的培训,重点强调受试者 PRO 完成依从性的重要性,包括报告数据的要求,报告时间和报告频率等,使其对问卷每个问题及其填写要求有正确的理解,以保证在试验过程中患者有能力合理报告问卷采集的数据。必要时可以考虑在筛选期让患者完成模拟问卷的填写练习,以确认患者问卷填写的准确性和正确性。对于量表中的评分或者选项代表的意义,也应该为患者做尽量详细的解释,如果答案选项使用了分级编码定义方式,应该为患者充分讲解分级编码代表的意义,确保患者报告的数据代表了正确的内容。如果使用 ePRO 方式采集数据,应对 ePRO 设备使用进行讲解,包括教会患者如何登录系统、如何使用自带帮助系统、如何寻求外部帮助,以及如何使用系统设置个人喜好和个性化设置,例如设置个性化的提醒时间和提醒方式等。此外,有关每个问题的详细解读和设备使用要点的培训信息需要体现在 ePRO 设备中,以供受试者在试验过程中使用 PRO 有疑问时随时查看。

对研究者或受试者的培训计划和记录都应妥善保存。如果量表有更新,要及时对新的量表进行培训,确保所有人使用的是同一版本的量表,并且对量表问题的理解保持一致。

四、电子患者自报结果数据传输及其管理

数据库建立完成后,经过系统测试证明数据可以正常传输,数据库才能被激活正式上线使用。试验开始后 PRO 数据传输及其管理应该遵循的主要原则包括(但不限于):

1. 传输数据的尽早性　ePRO 数据传输开始得越早,数据管理人员接触和发现数据传输问题或数据不规范的可能性也越早,可以及时对问题数据进行纠正,有助于降低后续 PRO 数据报告的错误率,不断改善和提高数据质量。当 ePRO 数据被用作患者入选和排除的参考,或成为决定治疗方案的因素时,则必须实现数据的尽早实时传输。

2. 传输频率的合理性　传输频率应该根据试验方案的要求来定。一般说来,在 Ⅰ 期临床试验中,由于试验项目周期一般不长,每次访视间隔较短,数据量也不大,频繁传输数据不仅意义有限,也不必要地增加试验运营成本。然而,在后期(Ⅱ/Ⅲ期)临床试验中,由于试验持续时间较长,访视间隔有时会较宽,每次数据量也较大,增加数据传输频率有助于每次数据传输能显示数据的变化,也能保证及时发现潜在的数据问题。因此,试验周期的长短和数据量的多少可以作为 PRO 数据传输频率设置的考虑。

3. 数据清理的及时性　数据管理人员在传输后及时对数据清理和分析十分必要,其有助于尽早发现数据错误和非合规性,以及找出产生数据错误的原因及分析趋势,便于及时采取适当的措施,避免在后续试验中重复错误的出现,减少或降低非合规性数据给试验结果造成的不利影响。

第四节　电子患者自报结果数据质量管理

虽然 ePRO 的数据采集开始于临床试验数据库之外,但是该数据与所有从患者采集的其他临床试验数据一样,需要遵循数据质量管理的标准。同时,因其为患者自主提供的数据信息,故具有非常强的实时性和不可回溯更改性,构成了该类数据独有的特性。

按照临床试验数据质量 ALCOA 原则和临床电子系统药政监管标准,ePRO 系统权限控制和稽查轨迹是首先需要遵循的基本原则,主要包括 ePRO 数据修改权限和轨迹监控等。例如,患者登录系统时需要对账号和密码进行规范管理;ePRO 系统中患者随机编码需要和临床试验数据库中的患者随机编码保持一致;ePRO 访视频次需要相应地与临床试验数据库预设一致,便于 ePRO 数据传输或整合至临床试验数据库时受试者的 ePRO 数据能准确地匹配在相应的时间节点(snapshot)或文件夹中;ePRO 问卷表格中的数据域名或数据条目编码需要和临床试验数据库的相应编码保持一致。特别是当 ePRO 编码或临床试验数据库编码发生更改时,也需要确保两个数据库编码之间的一致性,必要时做好新版 ePRO 数据相关使用者的培训,以确保数据传输时的准确性;ePRO 数据问卷答案选择需易于理解、不存歧义,以免受试者对问卷问题的理解偏倚而造成选择错误。

对于 ePRO 的质量控制不仅要从 PRO 电子系统设置开始做起,还应该关注数据报

告依从性的质量控制。临床试验实施过程中,数据管理人员定期导出 ePRO 数据,有助于临床试验运营团队人员及时了解和监督患者是否按照试验方案要求,按时按量完成 ePRO 数据报告。例如,除了对患者进行培训或再培训外,ePRO 系统提醒方式和频次的合理设置,包括采用系统反馈、手机短信、电话提醒等方式,设定提醒时间点、适时增减提醒次数,进行符合患者需求的个性化提醒设计等,有助于提高受试者 ePRO 的按时完成率。

如果 ePRO 数据报告完成质量出现问题,如数据报告缺失太多,则需要及时采取措施以改进报告质量,例如,对患者进行再培训或建立其他激励机制等。ePRO 数据报告缺失的类别有几种,包括整个问卷没有完成、报告次数减少、问卷中某些问题没有回答等。分析报告缺失的种类,并了解患者没有完成的原因,对于后续改善报告质量措施的制定和落实,提高数据质量至关重要。例如,患者遗忘填报或递交 ePRO 数据报告,则考虑是否需要改善提醒机制;如果是 ePRO 数据报告频次要求不合理,则需要与试验团队讨论报告频次设置的合理性和必要性,必要时修改方案中报告频次的要求;如果发现患者的缺失或错误回答较多或有某些规律性,则需要与患者加强沟通或培训;若患者对问题不理解或误解、有意识回避敏感问题、患者的责任心不够或依从性意识不强等,则需要采取不同的应对措施;如果是由于电子系统数据逻辑核查编程不妥,则需要及时修改系统的逻辑核查程序等。此外,在试验准备阶段,针对 ePRO 数据可能发生的数据缺失制订完善的临床试验监查和统计分析计划十分必要,这些对于如何在试验实施阶段监查和管理缺失数据,在统计分析阶段处理数据缺失都会有帮助。

鉴于 ePRO 问卷回答具有时效性,即 ePRO 数据记录通常是患者在填表时刻的真实感受,很难靠事后回忆当时的感受,对于回顾性数据,因其准确度欠佳,故不建议纳入试验分析中。有鉴于此,当受试者保存数据至 ePRO 数据库之际,系统应能立即开始数据电子逻辑核查,包括缺失数据的逻辑检查等。例如,一旦出现数据缺失,系统即以醒目的方式提示受试者缺失数据类别或时间节点,以助于受试者能迅速意识并及时补填。这是 ePRO 数据质量控制的重要手段,要求数据管理人员在构建 ePRO 数据库时就需要考虑如何建立合理和科学的电子逻辑核查和数据质量检查的程序。

（撰写：陈朝华　吴沐陵　王正华；审阅：丁　力　刘　川　刘玉秀）

参 考 文 献

[1] 国家食品药品监督管理总局.药物临床试验质量管理规范(局令第 3 号).[2003-08-06].http://samr.cfda.gov.cn/WS01/CL0053/24473.html.

[2] FDA.Guidance for Industry-E6(R2)Good Clinical Practice:Integrated Addendum to ICH E6(R1).[2018-3-1].https://www.fda.gov/media/93884/download.

[3] SCDM.Good Clinical Data Management Practices (October 2013 Edition).[2019-10-05].https://scdm.org/gcdmp/.

[4] FDA.Guidance for Industry-Patient-Reported Outcome Measures:Use in Medical Product Development to Support Labeling Claims.[2009-12-1].https://www.fda.gov/media/77832/download.

[5] 刘保延.患者报告结局的测量:原理方法与应用.北京:人民卫生出版社,2011.

[6] 吕红梅,张岩波.患者报告结局(PRO)在临床疗效评价体系中的应用与思考.医学与哲学(临床决策论坛版),2011,32(12):1-3.

[7] 皋文君,袁长蓉.患者自我报告结局测量信息系统在国外的应用进展.中华护理杂志,2018,53(11):

1401-1405.

［8］中华中医药学会风湿病分会.中国类风湿关节炎患者报告的临床结局量表专家共识.中医杂志,2018,59（10）:897-900.

［9］刘佳文,赵芬,张艳娜,等.胃癌患者报告结局量表的研制与计量心理学特征考核.中国卫生统计,2019,36（3）:330-333.

［10］杨亚男,倪青,张美珍.患者报告结局纳入中医疗效评价体系的可行性及国内现状探析.环球中医药,2019,12（3）:361-365.

第十九章

临床试验医学编码

　　临床试验中,为了实现有效性和安全性的充分评价,常常需要对涉及的各类事物进行深入细致的标准化分类。然而,研究者收集受试者的病史、研究期间的不良事件、伴随或新增的合并用药等常采用开放式的填写方式。尽管要求研究者采用专业的医学术语填写疾病名称、不良事件术语以及药物名称,但实际上所获取的医学术语信息常常因受试者的地域、语言、民族、文化等不同在表达上有所不同,不同研究者或者同一研究者在不同场景记录医学术语信息也可能出现不同,同一医学事物本身也可能有不同的术语表达方式,因此,很难在数据收集层面达到统一的标准,这给数据管理、汇总归类和统计分析带来困难。如何统一医学术语的表达,达到语义上的标准化,为数据管理和统计分析奠定基础,则需要专门进行标准化编码工作,以确保医学术语原意表达的本质归属。毋庸置疑,使用统一的医学术语集并进行编码能提高临床试验分析时数据的质量、时效性和可用性,还可推动日益发展的电子数据交换,药事管理机构和医药企业均可从中受益。因此,如何将本土的医学用语转化为可统一共享的医学术语并进行合理的统一编码将成为临床试验事业中的重要事项。

第一节　临床试验医学编码概述

　　随着国内临床试验与国际的接轨,对临床试验数据进行医学编码成为必然。医学编码(medical coding)是对临床试验所收集到的不良事件、药物名称、疾病名称等,与标准词典的术语进行匹配的过程。医学编码的任务通常由数据管理部门承担,经临床研究者、医学专员、药物警戒(若有必要)审阅,最后得到医学专员的批准。所有需要编码的临床试验数据,包括不良事件、合并用药、病史等,都必须在数据库锁定前完成医学编码。

一、医学编码的意义

　　临床试验数据标准化及其医学编码的意义在于:标准化的数据格式是临床试验数据管理系统与临床试验机构建立医疗信息互通性的基础;在申办方内部不同研究之间建立无缝数据交换,并为申办方之间、申办方与药物评审机构之间的交流提供便利;便于各临床试验的药物安全性数据共享;方便元数据(meta data)的存储和监管部门的视察,为不同系统和运用程序之间数据的整合提供统一的技术标准;为审评机构提供方便,从而缩短审批周期;有助于数据质量的提升,可以更快地提供更高质量的数据。

二、医学编码的发展

医学编码发展史最早可追溯到 17 世纪英国的伦敦死亡条例草案。1893 年,国际统计学会提出一个标准化的死亡分类系统,即 Bertillon 分类。1900 年,实施 Bertillon 分类的国家达到 26 个。1928 年,世界卫生组织的国家联盟的一项研究中,讨论如何扩大 Bertillon 分类,包括疾病的跟踪。1949 年,世界卫生组织确定了在全球范围内跟踪死亡率及其发病原因的重要性。《国际疾病分类》(International Classification of Diseases,ICD)是现代医疗编码实践的基础,每 10 年修订一次。《国际疾病分类》最初作为一个系统用来收集、分类、处理和统计有关死亡的信息,以达到国际间死亡率统计的可比性。它包括提供死亡原因的报告形式,并通过使用分类结构和术语集转换成医学编码。ICD-11 是世界卫生组织对其进行的第 11 次修订版。在我国,国家卫生健康委员会于 2018 年 12 月 14 日发布 ICD-11 中文版,以健全统一规范的医疗数据标准体系,进一步规范医疗机构疾病分类管理,对于提高医疗服务标准化水平和医疗管理效率,促进诊疗信息有效互联互通具有积极的意义,要求自 2019 年 3 月 1 日起,各级各类医疗机构应当全面使用 ICD-11 中文版进行疾病分类和编码。

随着医学事业的发展,尤其是临床医学科研实践的需要,医学信息的标准化和编码需求日益凸显。

美国 FDA 于 1967 年首次发布了不良反应词典 DART(dictionary of adverse reaction terms),1969 年被 COSTART(coding symbols for a thesaurus of adverse reaction terms)替代。

世界卫生组织(World Health Organization,WHO)1969 年发布专业的药品不良反应术语集 WHO-ART(WHO adverse reactions terminology),其在 WHO 各成员国和全球的制药企业和临床研究组织广泛使用,一直是不良反应术语合理编码的基础。WHO 国际药物不良反应监测协作中心(WHO Collaborating Centre for International Drug Monitoring)乌普萨拉(瑞典东南部城市)监测中心(Uppsala Monitoring Centre,UMC)承担其维护工作。WHO-ART 是一个精确度较高的用于编码与药物治疗过程中的临床信息的术语集,涵盖了几乎所有不良反应报告所需的医学术语,可以以行列表的形式打印出来。由于新药和新的适应证会产生新的不良反应术语,术语集的结构灵活可变,允许在保留术语集结构的基础上纳入新的术语,同时又不丢失之前术语间的关系。WHO-ART 包含 4 级术语,分别是系统器官分类(system organ class,SOC)、高位语(high level term,HT)、首选术语(preferred term,PT)和收录术语(included terms,IT)。这一编码系统为不良反应报告提供了坚实的基础。

1994 年 10 月,ICH 提出在世界范围内建立一个统一的以药事管理为目的的医学术语集,在英国药政署的医学术语数据库基础上进行了改进,制作了 MedDRA 1.0 版作为一种新的医学术语集,建立了涵盖范围更加广阔的医学编码体系。随着 MedDRA 的发展,2008 年,UMC 在 Vigibase 数据库中开始应用 MedDRA 术语集进行编码。WHOART 与 MedDRA 之间建立了基于文字匹配的映射关系,WHOART 中所有的 PT 都可以匹配到 MedDRA 中相应的条目。这种映射关系在每年 3 月份更新,此举方便了报告者在将不良反应报告提交到 WHO 的同时,还可提交给其他组织机构。MedDRA 作为新药注册用医学术语集,适用于政府注册管辖下所有的医疗和诊断产品的安全报告。目前,在临床研究、不良反应的自发性报告、注册报告、受政府注册管理的产品信息中都需要用到 MedDRA,而 WHO-ART 则已很少使用,COSTART 则被 MedDRA 完全替代。

世界卫生组织药物词典(WHO-Drug Dictionary,WHODrug 词典)自 1968 年发布以来,被认为是目前世界上医药产品方面最综合的电子词典,目的在于解决药物安全/警戒中的编码以及数据的分析和报告的标准化问题,已在制药公司、临床研究机构和药物监管部门对药物名称的编码中广泛使用,为 WHO 国际药物监测项目的重要组成部分。UMC 为 WHO 协作中心成员,负责该词典的维护和更新。该词典一般被用于对临床试验报告中的合并用药、上市后不良反应报告以及其他来源的报告中提及的药品进行编码和分析。

观测指标标识符逻辑命名与编码系统(logic observation identifiers names and codes,LOINC)也称实验室检查结果代码,是一部数据库和通用标准,用于标识检验医学及临床观测指标,旨在促进临床观测指标结果的交换与共享,解决临床实验室的信息互通。该系统包含实验室 LOINC 和临床 LOINC 两大部分,实验室部分收录了化学、血液学、血清学、微生物学等类别的术语;临床部分则涵盖了生命体征、血液动力学、心电图等检查、呼吸机管理、调查问卷等多类临床观测术语。LOINC 最早启动于 1994 年,由 Regenstrief 医疗保健研究院(Regenstrief Institute)及 LONIC 委员会共同负责其数据库的开发维护,近年来逐渐得到国际认可,一些商业实验室及政府机构,如美国临床实验室协会、美国病理学会等均有采用。

本章将重点对 MedDRA 编码词典和 WHODrug 编码词典进行介绍。

第二节　MedDRA 编码词典及其应用

MedDRA(medical dictionary for regulatory activities)是由 ICH 主办开发,在医药事务管理活动中使用的一套医学标准术语,中文翻译为《监管活动医学词典》,也可见到翻译成《监管活动医学词典》。事实上,在专业领域一般直接使用 MedDRA,而并不翻译成中文。该词典每半年更新一次,是目前临床试验医学编码中应用最为广泛的词典。

一、MedDRA 发展概况

1994 年 10 月,ICH 提出在世界范围内建立一个统一的以用于药事管理为目的的医学术语集,成立了 MedDRA 工作组。该工作组在改进了英国 MCA(现今为 MHRA,即英国药品和保健品管理局)的医学术语集的基础上,制作了 MedDRA 1.0 版。1997 年 7 月的 ICH 会议上推出执行版本 2.0 版,并决定名称改用 MedDRA。起初 MedDRA 有英文版和日文版。随后MedDRA 又有了中文版、捷克文版、荷兰文版、法文版、德文版、匈牙利文版、意大利文版、葡萄牙文版和西班牙文版(共 11 种语言)。MedDRA 发布以后很快被欧盟、美国、日本所接受并逐渐在商业领域中广泛运用。此外,一些商业软件在其产品中也包含了 MedDRA。

MedDRA 术语集的成功不仅取决于长期维护,而且也在于它能随着医学/科学的进步和管理环境的变化而与时俱进。ICH 公开竞标任命了 MedDRA 维护和支持服务组织(MSSO),在 ICH 管理委员会的监督与指导下工作。该机构与国际制药企业协会联合会(IFPMA)缔结合约,负责 MedDRA 的维护、发行与进一步开发,成为执行 MedDRA 术语集的必要组成部分。

MedDRA 自出版以来,不断更新。在 2001 年 6 月 4.0 版发布以后,更新频率为每半年一次(每年的 3 月和 9 月),现在最新的版本是 2020 年 3 月发行的 23.0 版。

二、MedDRA 术语集的适用范围

MedDRA 术语集适用于除动物毒理外的针对人类使用的所有药品开发阶段。MedDRA包含与这些产品相关的媒体、健康相关及监管概念。具体一些讲,MedDRA 收录的医学术语

范围包括:体征、症状、疾病、诊断、适应证(可以是体征、症状、疾病、诊断、疾病诊断/预防以及生理功能改变)、各类检查的名称和定性结果(例如:增加、减少、正常、异常、存在、缺失、阳性和阴性)、外科及内科的各种处置、病史/社会史/家族史、用药错误、产品质量问题、设备相关问题等。

虽然社会环境通常不被视为医学术语,但如果与药事管理数据的评估有关(如:根据危险因素的暴露评估临床疗效时),也属于"医学"范畴。例如:国外旅行(PT)、物质使用(PT)、烟草使用(HLT),以及亲人死亡(HLT)等。上述术语集是为药事管理机构和被监管的医疗产品行业编制的。这些组织可在上市前和上市后的药事管理流程中,利用此术语集进行数据输入、检索、评估和表达,例如可用在临床研究、自发性不良反应及不良事件报告、药事管理资料提交以及产品信息监管等方面。

MedDRA 不包括以下内容:药品/制剂、仪器/设备/诊断产品、试验设计的名称,人口统计学信息(性别、年龄、种族和宗教等),表示全体而非患者个人的限定词(如:罕见、常见),表示严重程度的描述词(仅当这些描述词如"严重"和"轻微"影响术语的特异性时,才使用此类描述词,如"严重智力障碍"相对于"轻微智力障碍"),计量检查结果数值(如:血清钠 141mEq/L)等。

三、MedDRA 的结构层次

MedDRA 词典中的术语名称各异,目前已多达 10 万余条,各术语之间通过 5 层级的结构进行归属和关联(表 19-1)。MedDRA 的层级结构提供了上下级别,上级术语是范围较广的一组术语,适用于其下级的每个术语。层级结构的各层级则代表本术语集内的各种纵向联系。层级结构是实现灵活的数据检索和清晰的数据表达的重要机制。五级结构为数据检索提供了多种选择,根据检索特异度的要求可通过特异的或宽泛的组来检索,LLT 的特异性最高。不同层次的术语具有不同的作用。随着版本的更新,LLT 与 PT 逐渐增多,被淘汰或不经常使用的术语不会被删除,但被标记为"非现行(non-current)",而目前在用的编码则标记为"现行(current)"。

表 19-1　MedDRA 的分级结构

分级	名称	中译名称	23.0 版数量	22.1 版数量	作用
1	System Organ Class（SOC）	系统器官分类	27	27	报告、分析查询
2	High Level Group Term（HLGT）	高位组语	337	337	报告
3	High Level Term（HLT）	高位语	1 737	1 737	报告
4	Preferred Term（PT）	首选语	24 289	23 954	报告、分析查询
5	Lowest Level Term（LLT）	低位语	81 812	80 894	编码

MedDRA 词典在 19.0 版之前的 SOC 共 26 个,在 19.0 版之后增加了一个"产品问题"(product issues)的 SOC,以适应非临床/非患者概念相关的医疗产品问题的编码。该 SOC 涵盖所有医疗产品的质量问题,其中的 HLGT(product quality issues),将原先的 SOC"全身性疾病及给药部位各种反应"(general disorders and administration site conditions)中涉及产品问题的术语移到新的 SOC,并补充了新的关于医疗产品生产中质量问题的术语。这一产品问题的 SOC 和其他 SOC 一样分为 5 级结构。MedDRA 23.0 版的 SOC 分类见表 19-2。

表 19-2　MedDRA 的系统器官分类(SOC)(23.0 版)

分类	系统器官分类	中译名称
1	blood and lymphatic system disorders	血液及淋巴系统疾病
2	cardiac disorders	心脏疾病
3	congenital,familial and genetic disorders	先天、家族及遗传疾病
4	ear and labyrinth disorders	耳及迷路疾病
5	endocrine disorders	内分泌疾病
6	eye disorders	眼疾
7	gastrointestinal disorders	胃肠系统疾病
8	general disorders and administration site conditions	全身性疾病及给药部位各种反应
9	hepatobiliary disorders	肝胆系统疾病
10	immune system disorders	免疫系统疾病
11	infections and infestations	感染及侵染类疾病
12	injury,poisoning and procedural complications	损伤、中毒及手术并发症
13	investigations	各类检查
14	metabolism and nutrition disorders	代谢及营养类疾病
15	musculoskeletal and connective tissue disorders	各种肌肉骨骼及结缔组织疾病
16	neoplasms benign, malignant and unspecified (including cysts and polyps)	良、恶性肿瘤(含囊肿和息肉)
17	nervous system disorders	各类神经系统疾病
18	pregnancy,puerperium and perinatal conditions	妊娠期、产褥期和围生期状况
19	product issues	产品问题
20	psychiatric disorders	精神疾病
21	renal and urinary disorders	肾脏及泌尿系统疾病
22	reproductive system and breast disorders	生殖系统及乳腺疾病
23	respiratory,thoracic and mediastinal disorders	呼吸系统、胸部及纵隔疾病
24	skin and subcutaneous tissue disorders	皮肤及皮下组织疾病
25	social circumstances	社会环境
26	surgical and medical procedures	各种手术及医疗操作
27	vascular disorders	血管疾病

　　MedDRA 的术语具有"细分化"(specificity and granularity)的特点,其最低级别术语 LLT 提供了非常具体、细致的医学术语,尽可能地接近报告的字面语言,五级水平允许从各种角度进行数据的检索和归类。其另一个重要特点是"多轴性"(multiaxiality),即一个术语出现在多个 SOC 中,并根据不同的类别分组(如:按病因或发病部位)。一个 LLT 只能连接到一个 PT,而从 PT 向上,可以通过多条路径连接到上一个级别水平的术语,即一个 PT 可以连接

到几个 HLT。一个 HLT 可以连接到几个 HLGT，每一 HLGT 又可以连接到几个 SOC 分类。这种一个医学概念（即 PT）隶属于一个以上的 SOC 的特性被称为"多轴性"。MedDRA 的"多轴性"允许使用不同的分类对数据集的数据以不同的形式检索、演示和表达。组术语在本术语集中是预先定义的，不是由数据录入人员特别选择的。更确切地说，在结构化的术语集中，选择了数据录入的术语后，会在各个层级中自动为其分配组术语。术语的多轴对应关系也是预先指定的，可确保在进行数据检索时无论选择哪个 SOC，都可进行全面、一致的数据检索。需要注意的是，在多轴结构中，一个 PT 尽管可属于多个 SOC 分类，但其中只有一个被指定为主 SOC（primary SOC），余为次 SOC（secondary SOC）。选择主 SOC 的目的是帮助 MedDRA 用户在数据分析时保证 SOC 分类统计的唯一性，避免汇总数据时重复计算。特别指出，在 27 个 SOC 中，3 个没有多轴性，即"各类检查""各种手术与医疗操作""社会环境"。

四、MedDRA 代码及 MedDRA 编码术语选择

在 MedDRA 中，代码（code）是指与每一个术语相对应的 8 位阿拉伯数字代码，即每个术语均有一个唯一的非表达性数字代码。"非表达"在此处表示这些代码本身不包含任何信息（如层级结构中 SOC 分配的层级等）。每个类别下的每个术语都有一个指定的代码。这些代码按字母顺序分配，从 10000001 开始。当有新的术语加入时，顺序产生一个新的代码。用过的 MedDRA 代码通常不会再用于新术语，但有些情况如术语被更名时（如：更正拼写），则原代码不变。每个代码在各个语言版本中代表相同概念。

MedDRA 编码与 MedDRA 代码是两个完全不同的概念。MedDRA 代码是 MedDRA 术语本身固有的，而 MedDRA 编码是对临床试验中收集到的医学术语进行标准化的一项工作过程。ICH 指导委员会的一个工作组制定了 MedDRA 术语选择的指导文件（MedDRA Term Selection：Points to Consider），随 MedDRA 版本的更新而更新，旨在促进用 MedDRA 编码时进行术语选择的正确性与一致性，最终达到医学上有意义的检索、分析和报告。

基于 MedDRA 进行医学编码时，其术语选择应遵循以下 10 条基本原则①源数据质量：原始报告信息的质量直接影响数据产出的质量，对不明确、令人困惑或无法理解/识别的数据必须澄清。②质量保证：数据管理机构的编码指南应说明术语选择方法和质量保证程序，具有设计良好的资料收集表格、合格的编码人员和审核人员，采用系统自动编码应确保结果能真实反映所报告信息的完整性。③不要改变 MedDRA：MedDRA 是标准化术语，具有预定义的术语层次结构，不能随意更改，如果发现不正确或不合理，应向 MSSO 提交变更请求。④总是先选择 LLT：LLT 最准确地反映了报告的原文信息。⑤只选择现行的 LLT：避免用非现行 LLT。⑥必要时请求 MSSO：没有合适的术语用于反映报告的信息时，可向 MSSO 请求。⑦使用临床判断选择术语：如果找不到精确的匹配，通过临床判断合理地在现有术语中寻找对应。⑧选择多条术语：某些特殊的医学概念不能用一条术语代表时，可选择使用多条术语。⑨检查层级结构：考虑 LLT 时，检查 LLT 之上的层次关系以保证能准确反映所报告术语的含义。⑩针对报告的所有信息且不得增加信息：所报告的每一条信息都要给出术语选择；如果仅仅是症状、体征信息，切勿选择诊断术语而妄图增加信息。

医学编码工作烦琐、精细、重要，编码员通常不仅需要具有医学背景并经过医学编码的专业性培训，还需要与临床科学专家、研究者、数据管理人员乃至监查员通力合作。

下面给出一些常见的术语的选择范例。

（1）包含或不包含症状/体征的明确性诊断和临时（非确诊性）诊断：术语中有单个或多个临时诊断时，首选对报告的诊断名称及症状/体征均进行编码，因为临时诊断可能会改变而症状/体征是明确存在的。有关的术语选择策略见表19-3，具体示例见表19-4。

表 19-3　考虑症状/体征及诊断的术语选择策略

单个诊断名称	
明确性诊断	临时诊断
单个明确性诊断不包含症状/体征 ● 诊断名称	单个临时诊断不包含症状/体征 ● 诊断名称
单个明确性诊断包含症状/体征（示例1） ● 首选：仅诊断名称 ● 或：诊断名称和症状/体征 注意：与诊断不相关的症状/体征总是需编码	单个临时诊断包含症状/体征 ● 首选：诊断名称和症状/体征 ● 或：仅症状/体征 注意：与诊断不相关的症状/体征总是需编码
多个诊断名称	
明确性诊断	临时诊断
多个明确性诊断不包含症状/体征 ● 多个诊断名称	多个临时诊断不包含症状/体征 ● 多个诊断名称
多个明确性诊断包含症状/体征（示例3） ● 首选：多个诊断名称 ● 或：诊断名称和症状/体征 注意：与诊断不相关的症状/体征总是需编码	多个临时诊断包含症状/体征（示例4） ● 首选：多个诊断名称和症状/体征 ● 或：仅症状/体征 注意：与诊断不相关的症状/体征总是需编码

表 19-4　考虑症状/体征及诊断的术语选择示例

序号	报告用语	选择的 LLT	首选
1	过敏反应、皮疹、呼吸困难、低血压、喉头痉挛	过敏反应	
		过敏反应 皮疹 呼吸困难 低血压 喉头痉挛	
2	心肌梗死可能，伴胸痛、呼吸困难、发汗	心肌梗死 胸痛 呼吸困难 发汗	
		胸痛 呼吸困难 发汗	
3	肺栓塞、心肌梗死、充血性心力衰竭，伴胸痛、发绀、气促、血压下降	肺栓塞 心肌梗死 充血性心力衰竭	

序号	报告用语	选择的 LLT	首选
		肺栓塞 心肌梗死 充血性心力衰竭 胸痛 发绀 气促 血压下降	
4	胸痛、发绀、气促、血压下降,鉴别诊断包括:肺栓塞、心肌梗死、充血性心力衰竭	肺栓塞 心肌梗死 充血性心力衰竭 胸痛 发绀 气促 血压下降	
		胸痛 发绀 气促 血压下降	
5	心肌梗死、胸痛、呼吸困难、发汗、心电图改变、黄疸	心肌梗死 黄疸 (注意:黄疸与心肌梗死无特异性关联)	

（2）死亡或其他结局:死亡或其他结局(非致命的)通常被认为是一种结局,而非一个不良反应/不良事件。如果报告用语中包含不良反应/不良事件与死亡/其他结局,选择不良反应/不良事件名称进行编码;如果报告信息仅包含死亡/其他结局,选择适用的最具特定意义的术语进行编码。除了报告者表述的信息之外,编码人员不应对死亡情况进行推断。

（3）矛盾/歧义/模糊的信息:当报告用语为矛盾/歧义/模糊的信息时,难以实现数据检索,需尝试获取更多明确的信息。如果无法获得澄清,术语选择请见表19-5的示例。

表 19-5　存在矛盾/歧义/模糊信息时的术语选择示例

报告用语	选择的 LLT	评论
高钾血症,血钾 1.6mEq/L	血钾异常	LLT 血钾异常涵盖了报告中的两个概念(血钾 1.6mEq/L 为低于正常的结果,而非升高)
GU 疼痛	疼痛	需就"GU"的含义从源数据获得进一步的澄清,"GU"可以表示"泌尿生殖器"或"胃溃疡"的缩写。如果无法获得更多信息,则选择一个术语反映已获知的信息,例如,LLT 疼痛

续表

报告用语	选择的 LLT	评论
变绿	无法评估的事件	"变绿"单独报告时信息模糊,可能是患者的状况也可能是产品的(例如,药丸)
患者患有不明确的医学疾病	未明确定义的疾病	已知有某种医学疾病,但无法获得更具体的信息,可以选择一个能够反映报告事件的不明确性质的 LLT 未明确定义的疾病

(4)组合性术语:如果报告术语包含诊断及其症状/体征,选择诊断名称编码即可;如果报告术语为两种情况的组合(如:糖尿病视网膜病变、高血压性心脏肥大等),MedDRA 有适用的组合术语,那么直接选择,否则选择更具特定意义的那个术语进行编码;必要时需拆分为多条术语以提供更多临床信息。具体参见表 19-6 的术语选择示例。

表 19-6 医学用语为组合性报告的术语选择示例

报告用语	选择的 LLT
心肌梗死导致胸痛	心肌梗死
糖尿病导致的视网膜病变	糖尿病视网膜病变
肝功能紊乱(急性肝炎)	急性肝炎
房颤导致心律不齐	房颤
腹泻和呕吐	腹泻 呕吐

(5)包含年龄信息的事件:若没有适用的 MedDRA 术语,首选医学事件进行编码,或者对医学事件和年龄信息均进行编码。

(6)包含身体部位的事件:若没有适用的 MedDRA 术语,优先选择医学事件进行编码;但是,需要一定的医学判断,有时部位信息优先于事件。

(7)包含具体部位和微生物感染信息的事件:若没有适用的 MedDRA 术语,首选对微生物感染和解剖学部位逐条进行编码;或者,选择其中之一,优先级别取决于医学判断。

(8)已存在疾病状况的改变(如:恶化、复发、进展):选择更能准确反映疾病改变情况的术语,若没有适用的术语,可以选择已存在疾病进行编码,以其他方式记录其改变情况;或者对已存在疾病和改变情况逐条编码,并记录改变情况。

(9)肿瘤:以"肿瘤"报告的事件不能推断为"癌"或其他恶性肿瘤术语,除非确定有恶性肿瘤存在。若肿瘤种类不明确或选择术语有难度,需请报告者给予澄清或咨询医学人员。

(10)包含医疗/手术操作和诊断:首选对两者均进行编码,或者仅选择诊断术语。

(11)各类检查:SOC-各类检查包含带修饰词的检查名称(如:升高、降低、异常、正常)以及不带修饰词的,而相应的医学疾病术语在其他各个"疾病"类别的 SOC 中(如:SOC-代谢及营养类疾病),报告用语的不同可能产生不同的编码结果;对于数值结果形式的报告需加以医学判断进行编码;包含诊断术语时,视检查结果与诊断的关联性决定是否需分别编码;出现同类别的一组检查时,每个检查结果分别编码,不应合并到一个总括的术语下,除非报告里出现总括性术语。具体参见表 19-7 的术语选择示例。

表 19-7 各类检查的术语选择示例

报告用语	选择的 LLT	评论
低血糖(症)	低血糖(症)	SOC 代谢及营养类疾病
血糖降低	血糖降低	SOC 各类检查
血糖 40mg/dl	血糖低	血糖明显低于正常范围
血糖 40	血糖异常	无单位,如无法进一步澄清,选择 LLT 血糖异常
K 7.0 mmol/L、高钾血症	高钾血症	检查结果与诊断一致,选择诊断术语编码
脱发、皮疹、K 7.0 mmol/L	脱发 皮疹 血钾升高	检查结果与诊断不一定相关,所有报告的医学概念均需体现
肝功能检查异常	肝功能检查异常	
碱性磷酸酶升高、谷丙转氨酶升高、谷草转氨酶升高、乳酸脱氢酶升高	碱性磷酸酶升高 谷丙转氨酶升高 谷草转氨酶升高 乳酸脱氢酶升高	逐条编码,不能选择 LLT 肝功能检查异常

五、标准 MedDRA 查询

标准 MedDRA 查询(standardized MedDRA queries,SMQ)的产生源于 MedDRA 用户对采用标准查询工具获取安全性数据的需求,某种情况下,用户通过 MedDRA 获取某一疾病的数据,可以直接以疾病名称为检索术语进行检索,为了全面获取可能病例,有时会以该疾病相关症状、体征或实验室检查等术语为查询条件,因为这些症状、体征、实验室检查或其组合可能是该疾病诊断的依据。为满足这一需求,MSSO 于 2003 年开发出 SMQ,并随 MedDRA 更新而更新,保持同步发行。SMQ 的制定是一个动态的过程,建议跟踪 MedDRA、MSSO 的网站更新。

SMQ 是一组与某特定疾病或关注点有关的 MedDRA 术语集合及在其基础上建立的查询策略,术语集合中的术语主要是 PT,包括体征、症状、诊断、综合征、体格检查、实验室检查和其他生理检查数据等。SMQ 旨在帮助识别和查询用 MedDRA 编码的数据库中可能相关的报告或病例。一个 SMQ 的检索范围有广义和狭义之分,狭义的检索范围用以确认与所关心问题高度相关的病例,即强调检索的特异性;而广义的检索范围则检索所有可能的病例,即强调检索的敏感性。除检索范围有广狭之分外,SMQ 还提供"滤网式"搜索选项,比如按照医疗诊断逻辑、特定的权重和算法可以有效地增强广泛检索范围的特异性。

六、MedDRA 用于临床试验不良事件分析

MedDRA 词典可为临床试验不良事件报告标准化提供有力支持,目前已在国际上得到广泛推荐和应用。这里主要就基于 MedDRA 编码对不良事件统计分析的相关事项进行

介绍。

（一）临床试验不良事件信息的采集

AE 是指患者或临床试验受试者接受一种药品后体内发生的任何非有利的医学结果,但并不一定与治疗有因果关系。AE 信息采集是临床试验安全性评价的基础性工作。一般,符合要求的 AE 信息应包括:名称、基本描述、开始时间及结束时间、严重程度分级、干预治疗及医疗措施、对研究药物剂量的影响、与研究药物的关系、是否为严重 AE(SAE)、转归情况、是否因不良事件而退出等。AE 管理是临床试验质量控制的重要组成部分,直接影响到试验的科学性和可信度,必须确保 AE 数据收集的及时性、准确性和完整性,为 AE 数据的标准化和编码分析奠定良好基础。

（二）MedDRA 用于不良事件编码

MedDRA 可用于医药产品研发与应用整个周期的行政管理,对医学信息进行分类、检索、报告与信息交流。其目标是提供一个全面的、特异的术语集,简化药事管理过程,促进管理过程的标准化。MedDRA 对于新药上市前后不良事件报告的电子传输,以及临床试验数据的编码尤其重要。

由于 MedDRA 庞大的术语群,对数据量较大的不良事件数据库进行人工编码具有很大的难度,已开发了一些可供检索和/或自动编码的工具。随着临床试验技术的不断进步,临床试验的数据管理呈现出电子化的发展趋势,电子数据采集系统应运而生、日渐普及,有力地促进了 MedDRA 的应用和推广。有些 EDC 系统已具备用 MedDRA 进行编码的功能。系统可根据对 AE 的描述及原义术语(verbatim term)与 MedDRA 中的 LLT 进行匹配,并转化成对应的代码(即自动编码)。匹配机制可设计为精确匹配和模糊匹配,匹配结果给予提示,并经人工核定,确保匹配的成功率。成功匹配后给予系统记忆,下次出现相同术语时则可实现自动编码。当然,这里的人工核定有必要建立质量保障机制,以确保编码的准确性。据统计,即使使用自动编码工具也只可以完成约 85% 不良反应词语的编码,剩余的仍需手工进行。图 19-1 显示了借助 EDC 系统实现 MedDRA 编码的一般性流程。

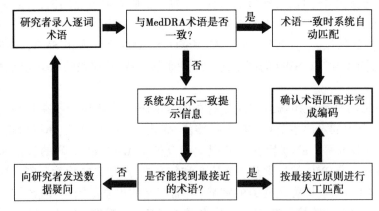

图 19-1　采用 EDC 系统进行 MedDRA 编码的一般性流程示意图

（三）基于 MedDRA 编码的不良事件分析

在 ICH E3(临床研究报告的结构与内容)指导原则中,其第 12 点的安全性评价部分将安全性相关的数据分析分为 3 个层次,一是暴露的程度,二是普通 AE 和实验室检查变化情况,三是 SAE 和其他重要的 AE;给出了由粗到细进行分析和表达的 3 种方法,一是用表格或图形展示汇总数据,二是按单病例列举相关数据,三是特别关注事件的叙述性说明。笼统地分析不良事件数据,或者单个地列举不良事件的常规做法都不容易获得安全性的全貌。ICH E3 要求的不良事件列表形式颇为细致(表 19-8),列举到每种不良事件及其对应的例数和发生率;区分不同试验组别,按机体系统分类给出不同严重程度(轻度、中度、重度)、不同相关类别(有关、无关)下的不良事件汇总。有人认为此表列举太过详细,但 ICH 2012 年发布的针对 E3 的问题和解答中坚持,该表只要求列出发生不良事件的患者识别号(ID),无须个体的更加详细信息,仍然只是数据汇总表格。有学者认为该表按机体系统对不良事件分组归类的方法对揭示药物的安全性特点具有重要作用。目前,进行不良事件分析时经常采用 MedDRA 的 SOC 分类法也正是体现了 ICH E3 的思想。表 19-9 给出了目前不良事件分析时可供使用的一种基于 MedDRA 的 SOC 分类综合统计表形式。

表 19-8　ICH E3 建议的不良事件统计汇总列表示例(治疗组 X,$n=50$)

adverse events:number observed and rate,with patient identifications (treatment group X,$n=50$)

	轻度		中度		重度		合计		总计
	有关	无关	有关	无关	有关	无关	有关	无关	
机体系统 A									
事件 1	6(12%)	2(4%)	3(6%)	1(2%)	3(6%)	1(2%)	12(24%)	4(8%)	
	N11*	N21	N31	N41	N51	N61			
	N12	N22	N32		N52				
	N13		N33		N53				
	N14								
	N15								
	N16								
事件 2									

注:* N11 为患者的识别号,其他类同。

表 19-9　不良事件按 SOC 和 PT 分类的统计汇总列表示例(summary of adverse events)

系统器官分类 首选语	治疗组 1 ($N=×××$) n/%	治疗组 2 ($N=×××$) n/%	合计 ($N=×××$) n/%	P 值
发生 AE 超过 1 次的患者	××× (××.×)	××× (××.×)	××× (××.×)	0.×××
系统器官分类 1#	××× (××.×)	××× (××.×)	××× (××.×)	0.×××
首选语 1-1*	××× (××.×)	××× (××.×)	××× (××.×)	0.×××
首选语 1-2	××× (××.×)	××× (××.×)	××× (××.×)	0.×××
……	××× (××.×)	××× (××.×)	××× (××.×)	0.×××
首选语 1-n				

续表

系统器官分类 首选语	治疗组 1 (N=×××) $n/\%$	治疗组 2 (N=×××) $n/\%$	合计 (N=×××) $n/\%$	P 值
系统器官分类 2	××× (××.×)	××× (××.×)	××× (××.×)	0.×××
首选语 2-1	××× (××.×)	××× (××.×)	××× (××.×)	0.×××
首选语 2-2	××× (××.×)	××× (××.×)	××× (××.×)	0.×××
……	××× (××.×)	××× (××.×)	××× (××.×)	0.×××
首选语 2-n				
系统器官分类 n	××× (××.×)	××× (××.×)	××× (××.×)	0.×××
首选语 n-1	××× (××.×)	××× (××.×)	××× (××.×)	0.×××
首选语 n-2	××× (××.×)	××× (××.×)	××× (××.×)	0.×××
……	××× (××.×)	××× (××.×)	××× (××.×)	0.×××
首选语 n-n				

注:+为发生 AE 超过 1 次,#为系统器官分类(SOC),*为首选语(PT)。

MedDRA 是一套在医药产品研发与应用整个周期中使用的以药事管理为目的的医学术语集,其涵盖范围广泛,实现了临床试验医学术语的标准化。不良事件报告和分析作为临床试验安全性评价的重要内容,关键在于信息采集的准确性和标准化,MedDRA 的应用深入地推进了这些工作。

第三节 WHODrug 编码词典及其应用

在临床试验中,药品名称不规范的现象较为常见,主要表现为名称的口语化、商品名与通用名的混用、药名的拼写错误等,需要将这些不规范的药品名称转化为规范化的药品名称。目前,世界卫生组织药物词典(WHODrug)是药物编码最重要的词典,已被制药公司、临床研究机构和药物监管部门广泛使用。WHODrug 在临床试验中用于合并用药的编码,在药品上市后监测中,则用于个例安全性报告中的药品名称编码,以加快信号检测。美国 FDA 已要求申办方在提交至生物制品审评和研究中心的电子数据时采用 WHODrug 词典。CDISC 中的药品名称须采用 WHODrug,SDTM 中的药品分类变量(CMCLAS)须参照 WHODrug 中 ATC 第三层级(药理学亚组)。日本药品及医疗器械管理局(Pharmaceutical and Medical Devices Agency,PMDA)要求从 2020 年 3 月开始申办方在提交电子数据集时,必须采用 WHODrug 对合并用药进行编码。

一、WHODrug 词典发展概况

WHODrug 起源于药品不良反应监测。1968 年 WHO 开始推行国际药品监测计划,旨在收集和交流药品不良反应报表,并于 1970 年在日内瓦成立 WHO 药物监测中心;1978 年该中心迁至瑞典乌普萨拉,并在 1997 年将其更名为 UMC。UMC 作为 WHO 药物监测国际合作中心,是全球性药品不良反应监测机构。

UMC 在收集药品不良反应报告时发现,对于药品名称及不良反应名称,如果没有标准的术语集,收集的报告对于不良反应报告的分析意义不大。因此,UMC 于 1968 年发布了药物词典 WHODrug,并负责该词典的维护及更新。此外,UMC 还开发了药品不良反应术语集 WHO-ART。目前,UMC 通过收集来自参加 WHO 国际药物监测计划的 130 多个成员国的个例药品不良反应报告(individual case safety reports,ICSR),建立了全球 ICSR 数据库系统 VigiBase。截至 2019 年 5 月,该数据库报告的数量已经超过 2000 万。UMC 在收集药品不良反应过程中,不断更新完善 WHODrug 词典。

WHODrug 信息主要来源于药物监管部门、国家药物目录、其他可靠的数据来源(如 IMS HEALTH 信息)。截至 2019 年 3 月,医药产品的名目已超过 280 万条,产品名称已超过 40 万个。词典中非专利名的来源包括国家审批机构的国际非专利名(INN)刊物以及诸如《马丁代尔药物大典》等著名参考书目。而专利名则来源于 WHO 国际药物监测项目参与国的国家药物清单或国际参考书籍。该词典也包含了上市许可持有人(market authorization holder,MAH)的相关参考资料。新的药物名称按常规进行分类和添加,最快可在 3 个工作日内添入。至于那些已经不在市场上进行销售的药物,被标记为"old form",并不会从词典上删除。

二、WHODrug 词典的内涵和相关产品

目前,WHODrug 广义上称为 WHODrug Global,其包含的词典有 4 种,包括世界卫生组织药物词典(WHO-Drug Dictionary,WHO-DD)、世界卫生组织药物词典增强版(WHO-Drug Dictionary Enhanced,WHO-DDE)、世界卫生组织草药词典(WHO Herbal Dictionary,WHO-HD)和综合词典(Combined Dictionary)。此外,UMC 还专门为中国建立了特有的编码词典 WHODrug Global Chinese,订阅 WHODrug Global 的用户从 2019 年 9 月起可免费获得 WHO-Drug Global Chinese。中文版与英文版采用相同的字典结构,便于系统实施。WHODrug Global Chinese 以使用在线浏览 WHODrug Insight 及下载单独文件包(text 和 csv)两种形式提供给用户。在 2005 年之前,WHO-DD 是唯一的词典。随后,陆续发布了其他词典。

(1)WHO-DD:WHO 自 1968 年起负责编撰已知药物的词典 WHO-DD,该词典包括所有向 WHO 报告的已生产的药物,包括仿制药和专利药。WHO-DD 适用于 2005 年前订购该词典并且未升级至世界卫生组织药物词典增强版的用户。UMC 依据药物的解剖治疗化学分类(anatomical therapeutic chemical,ATC)系统对药物进行编码分类。WHO-DD 曾做过 3 次结构调整,最近的一次在 2002 年,此次调整主要针对化学成分模块,调整后,每个产品都有了唯一的药品编号,且每个药物都有对应的 ATC 编码。

(2)WHO-DDE:UMC 于 2005 年发布了 WHO-DDE,也是迄今最综合的药物词典。WHO-DDE 与 WHO-DD 的结构相同,都采用 ATC 编码系统,不同的是,WHO-DDE 包含了一个更及时的数据系统,并且包括 IMS Health 公布的最新发布的药物。IMS Health 公司是收集全球药物使用信息的国际公司,随时更新上市的药品信息。

WHO-DDE 最主要的优点包括:①数据资料连续准确,能及时更新;②检索简单灵活,具有在不同程度上进行准确分析的分类结构;③采用 WHO 药物数字编码系统和 ATC 分类系统进行化学分类和治疗分类;④采用独立软件的电子格式,用户操作更方便。

目前所有新的用户都将收到 WHO-DDE,而在 2005 年后 WHO-DD 仅提供给那些 2005 年前购买且未升级至增强版的用户。

(3)WHO-HD:该词典发布于 2005 年,主要目的是为了更好地采集草药天然成分的信

息,当前的版本包含了常用草药和传统草药。在 WHO-HD 发布之前,草药的合成物已被录入 WHO-DD,这些药物信息目前已全部包含在 WHO-HD 中,而且今后所有草药相关信息将只收录在 WHO-HD 中。WHO-HD 所有条目都按草药解剖治疗化学(HATC)分类系统进行编码分类。药物编码根据植物和植物成分,而非其分子和盐类。此外,WHO-HD 中还包含了草药产品的商品名。WHO-HD 也收集来自 IMS Health 的草药相关的数据资料。

(4)综合词典:WHO-HD 可作为独立的词典发布,或者是 WHO-DD 或 WHO-DDE 的组合。其 ATC 编码文档包含了 ATC 编码和 HATC 编码。综合 WHO-DDE 和 WHO-HD 的综合词典在最大程度上覆盖了药物名称,并且其内容没有重复。

从内容上看,WHO-DD 和 WHO-DDE 主要包括常规的药物信息,同时也包括一些特殊类型的产品。其包含的产品种类有:医疗产品、草药药品、疫苗、营养补充剂、放射性药物、血液制品、诊断制剂和顺势疗法等。另外,医疗设备、自检的试剂盒、消耗品(如牙膏)以及化妆品并不在该词典范畴之内。WHO-HD 仅含有草药天然来源的有效成分。所有 WHO-Drug 词典仅收录人用药物。

在 WHODrug 词典的发展历程中,有 A、B、C 三种格式,各格式所包含的药物信息量各有不同。A 格式于 1992 年开始使用,其通过 ATC 编码分类确认药物的活性成分和治疗方法。但 A 格式已于 2002 年停止使用。B 格式是在 A 格式的基础上进行细小修改后产生的。B 格式又分为 B-1 格式和 B-2 格式(前身为 A 格式)。B 格式将药物名称转化为更多有用的信息,包括活性成分、药物代码、ATC 编码等。B 格式在每个国家都是独立的,但不包含药物的剂型和剂量。在 B-1 格式中,药物名称和药物代码可以被重复,而在 B-2 格式中,药物名称和药物代码都是唯一的。故 B-2 格式被作为标准格式及最常用的词典格式,被广泛用于临床试验中的药物编码。C 格式是 2002 年发布的一种新的词典格式。在 C 格式中,药物的信息更加丰富,包含在不同国家上市的信息以及不同的剂型信息。与 B 格式比较而言,C 格式采用了药物最常用的适应证进行 ATC 编码。C 格式的药品识别码包括"药物名称及其说明、药物剂型、规格、市场授权持有人、国家、药物代码"信息,具有唯一性。

为了遵循权威机构的建议,统一版本,UMC 于 2017 年 3 月颁布了标准化、流线化的新产品 WHODrug Global。WHODrug Global 集合了 WHO-DD 增强版和 WHO-DD 草药版的内容。此外,WHODrug Global 还包含中药名称(由拉丁字母拼写)。为了能让 WHO-DD 增强版和 WHO-DD 草药版顺利升级到 WHODrug Global,2017 年 3 月升级后,中药名称信息已经同时加入 WHO-DD 增强版和 WHO-DD 草药版。所有的 WHODrug 用户在 2017 年 9 月至 2018 年 6 月期间升级至 WHODrug Global。WHO-DD 增强版 B2/C 和 WHO-DD 草药版于 2018 年 3 月停止更新。WHO-DD 增强版 B3/C3 将于 2020 年 9 月停止更新。WHODrug Global 2017 年起每年 3 月和 9 月由 UMC 更新两次。图 19-2 显示了 WHODrug Global 的发展计划。

为方便应用,结合上述的药物词典,UMC 还开发了一些实用产品。①药物词典浏览器(the WHO Drug dictionary browser):可以帮助使用者方便检索药物名称以及相同成分的药物比较。②新近开发的另一浏览器 WHODrug insight:该浏览器是 the WHO Drug dictionary browser 的拓展,融进了标准药物分组(standardized drug grouping,SDGs)、WHO 药物词典变化分析工具(WHO Drug dictionaries change analysis tool,WHO DDs CAT)的功能。③标准药物分组(SDGs):是 WHODrug 用户组创建的药品分类,按药理或者药物代谢途径进行分类。通常情况在临床试验中,患者纳入标准、排除标准中含有对既往用药和目前用药的要求,创建这样的药物清单费时费力。譬如某一临床试验在纳入患者时要求患者目前未使用非甾体

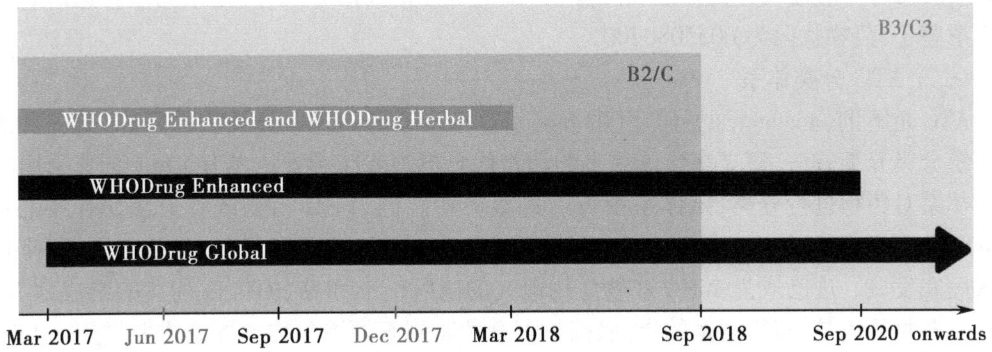

图 19-2　WHODrug Global 的发展计划

类抗炎镇痛药物,如果没有 SDGs,申办方需搜索整理市面上所有非甾体类抗炎镇痛药物的名称。如果使用 SDGs,有了一个基于药理分类的药物词典库,则会大大方便临床试验患者选择,减轻工作量。④WHO 药物词典变化分析工具:用于记录 WHODrug 版本更新时(包括修订、增加、删除)的变化。

三、WHODrug 代码及 WHODrug 编码术语选择

WHO-DD 及其增强版 WHO-DDE 都是通过药物识别码/药物代码分类体系和 ATC 分类体系相联的。WHO-DD 和 WHO-DDE 中,药物代码与 ATC 代码有固定的对应关系。每个 ATC 代码下可对应多个药物代码,一个药物代码可对应一个或多个 ATC 代码。WHO-DD 中的所有药物词条都指定到至少一个 ATC,通常是第四层。

(一)药物代码分类体系

药物代码由 3 部分组成,即药物记录号(6 位数字)+第 1 序列号(2 位数字)+第 2 序列号(3 位数字)组成,共 11 位数字。药物代码是 B-2 格式中的重要编码,每个药物代码都是有含义的,不仅是药物唯一的识别名,也提供药物中活性成分和活性底物为盐或酯的信息。所以,药物代码能提供药物的化学成分信息。每个代码对应相应的词条分为两类,分别是首选药名(preferred name,PN)和商品名称(trade name,TN)。

首选药名通常为药物的通用名或有效成分,如果药物有多种成分,首选药名则为所有有效成分的组合。商品名称是药品作为商品销售时使用的名称。需要注意的是,有的商品名称用于多种商品,可能对应多种不同的有效成分,这样的商品名被称为非独特商品名称(non-unique trade names)。因此,为保证编码结果精确,如研究者输入的是一个非独特商品名称,需要确认有效成分,才可以选择药物代码。

药物代码中,每个药物记录号(6 位数字)都对应一个单一成分的化学底物或多组分药物的第一个商品名。化学底物相同的单一成分的不同药物,无论为盐或酯,其药物记录号相同,含有相同活性成分的不同复合物也具有相同的药物记录号。第 1 序列号(2 位数字),代表药物活性化学底物的盐或酯。第 1 序列号显示为数字"01",则代表不含盐或酯的基础物质,而"01"以上的数字表示活性化学底物含有盐或酯。第 2 序列号(3 位数字),代表具有相同成分的通用名和商品名。首选药名的第 2 序列号为 001。

例如,活性成分雷尼替丁(ranitidine)的药物记录号为 005508。如果某药品的活性成分是不含盐或酯的雷尼替丁基础物质,则该药品首选药名为雷尼替丁,药物代码为

00550801001;如活性成分是盐酸雷尼替丁(ranitidine hydrochloride),则该药品首选药名为盐酸雷尼替丁,药物代码为00550802001。

(二)ATC 分类体系

ATC 是解剖(anatomical)-治疗(therapeutic)-化学(chemical)分类法的简称,是一种药物的系统分级分类方法,建立在该体系上的药物代码称为 ATC 代码。WHODrug 词典采用 ATC 分类体系对药物进行分类,该体系由位于挪威奥斯陆的 WHO 药物统计方法协作中心(the WHO collaborating centre for drug statistics methodology)于 1976 年发布,并负责维护,使其得以巩固和发展。现已成为 WHO 药物应用研究的国际标准和 WHODrug 词典的组成部分,在国内外药物的比较、药物质量的提高、药物安全性监测等领域中均发挥了重要作用。ATC 的分级分类体系,不仅能表明药物的治疗学和药理学分类,也有利于对药物进行不同级别的分析与汇总(例如:按照药物的治疗目的、作用部位、化学结构等)。该体系将所有药物按照其治疗的解剖学器官/系统,及其治疗学、药理学和化学特点进行 5 类分级。表 19-10 给出了 ATC 的分类标准及代码结构。

表 19-10 ATC 的分类标准及代码结构

级别	分类标准	ATC 代码
ATC01	解剖学分类	1 个大写字母
ATC02	治疗学分类	2 位数字
ATC03	药理学分类	1 个大写字母
ATC04	化学分类	1 个大写字母
ATC05	化学药物	2 位数字

ATC 分类体系的药物编码就是按照上述的 5 个级别,由字母与数字间隔组成的 7 位代码形式。其中,第一级(ATC01 级)由 1 位字母组成,代表药物的解剖学分类,共有 14 大类(表 19-11)。第二级(ATC02 级)由 2 位数字组成,代表药物的治疗学分类。第三级(ATC03 级)由 1 位字母组成,代表药物的药理学分类。第四级(ATC04 级)由 1 位字母组成,代表药物的化学分类。第五级(ATC05 级)由 2 位数字组成,代表药物化合物上的分类,即化学物质。例如:对乙酰氨基酚的 ATC 代码为 N02BE01,解剖学分类为"神经系统"(nervous system,N),治疗学分类为 02(用于止痛),药理学分类为 B(止痛与退热),化学分类为 E(苯胺类),化学药物为 01(对乙酰氨基酚)。

表 19-11 ATC 的 14 个解剖学分类(ATC01 级)

类别	器官或系统	中译文
A	ALIMENTARY TRACT AND METABOLISM	消化道和代谢类药物
B	BLOOD AND BLOOD FORMING ORGANS	血液和造血器官药物
C	CARDIOVASCULAR SYSTEM	心血管系统药物
D	DERMATOLOGICALS	皮肤病药物
G	GENITO URINARY SYSTEM AND SEX HORMONES	生殖泌尿系统药物和性激素
H	SYSTEMIC HORMONAL PREPARATIONS,EXCL.SEX HORMONES AND INSULINS	非性激素和胰岛素类的激素类系统用药

续表

类别	器官或系统	中译文
J	ANTIINFECTIVES FOR SYSTEMIC USE	全身用抗感染类药物
L	ANTINEOPLASTIC AND IMMUNOMODULATING AGENTS	抗肿瘤和免疫调节药
M	MUSCULO-SKELETAL SYSTEM	肌肉骨骼系统药物
N	NERVOUS SYSTEM	神经系统药物
P	ANTIPARASITIC PRODUCTS, INSECTICIDES AND REPEL-LENTS	抗寄生虫药、杀虫药和驱虫药
R	RESPIRATORY SYSTEM	呼吸系统药物
S	SENSORY ORGANS	感觉系统药物
V	VARIOUS	其他

WHO-DD 中具有相同化学名的药物,因其治疗目的不同,给药部位、给药途径不同而有多个 ATC 代码。其分类基本原则有:①基于一个给药途径对应一个 ATC 分类编码的基本原则,依据药物活性成分的主要治疗学将其进行分类;②速释片和缓释片具有相同的 ATC 分类;③当同一个药物含有不同的治疗用途,并且含有超过 2 个以上的剂量或给药途径时,该药可能会有 1 个以上的 ATC 编码,对于含有局部或全身使用的不同剂型的药物也会有不同的 ATC 分类;④ATC04 层级上同时有化学分组和药理学分组,将优先采用药理学分组;⑤新加入药物在 ATC04 层级上没有相应的亚组,其将被归类为其他(other)组别;⑥对于多组分药物,该药物的主要临床用途决定了其 ATC 分类。如含有止痛药和镇静药的药物,其主要用于止痛,将被归类为止痛药类中,而不是镇静药。

(三)基于 ATC 分类体系的 WHODrug 编码指南

WHODrug 编码应遵循的基本原则包括:①保证数据质量。对不明确的缩写、信息矛盾、拼写错误、不符合要求的语种、数据不在 WHODrug 词典包含范围内、药物名称与适应证或给药途径不符等令人困惑或无法理解/识别的数据,需要发质疑要求澄清。②明确药物的活性成分。药物应在首选名称(preferred name)层次可以确认。如通过现有数据无法确定药物活性成分,需要发质疑要求添加记录。如果无法确认有效成分是否是含盐或酯的化合物,可以选择相应的基础物质代码。如果活性成分无法得到确认,可以通过给药途径和用药目的将药物概括匹配至最接近的代码。③编码选择层次为商品名称或首选名称。如果数据记录了商品名,将数据编码为商品名称。如果无商品名记录,将数据编码为首选名称。④合理选择 ATC。如果一种药物可匹配多个 ATC 编码,可根据药物的给药途径、适应证、化学成分,选择出一个最恰当的 ATC 编码,如给药途径及适应证数据缺失,选择最常用的 ATC 编码。申办方可以根据试验需要指定药物对应的 ATC。⑤维生素、矿物质、草药、顺势疗法、饮食补充剂、营养补充剂、草药提取/浓缩物质应编码为最接近代码。

对于一些常见的情况,其术语选择规则还应考虑①错别字、笔误:如不影响理解记录的意思,无须发质疑。如记录意思模糊、有歧义,应发质疑要求澄清。②缩写、简写:记录意思模糊、有歧义,应发质疑要求澄清。对于常用的无歧义缩写,例如单位缩写 ml、mg,剂型缩写 SR、AMP 等无须发质疑。③化学式:化学式可以编码为对应化合物名称。例如:$CaCO_3$-可编码为 Calcium carbonate。④记录了商品名:如果记录中报告了商品名,词典中有完全相应记录,优先编码为商品名;如商品名对应的活性成分确定,词典中无该商品名,选择编码为活性成分的首选名称;如商品名对应的活性成分盐基不确定,可编码为对应的活性底物。例如:Betaloc 的活性成分为 Metoprolol tartrate 或 Metoprolol succinate,应编码为 Metoprolol。⑤同时记录了商品名与活性成分:编码为商品名,如记录的商品名与活性成分不符,发质疑要求澄清。⑥记录了活性成分名称:编码为活性成分,或第二序列号为 001 的 TN。如活性成分的盐基或酯化物形式在词典中不存在,可记录成相应活性底物。⑦胰岛素:如胰岛素的商品名独特,可编码为商品名;如没有提供商品名,应确定胰岛素的来源(human,porcine,chemically modified)以及活性时长(aspart,regular,lente)。

WHODrug 词典为医疗机构提供了标准化、格式化的药物信息,但由于其复杂的编码体系,要求研究者采用词典中设定的药物代码收集数据几乎是不可能的。因此,在临床试验中,常规的操作是:研究者填写药物名称(通用名或化学名)和用药适应证,由数据管理的编码人员根据药物名称与词典匹配,得到药物代码,确定药物首选名称,从而获取所对应的ATC 代码。若某首选名称对应了多个 ATC 码,需要根据本次用药的适应证,确定唯一的ATC 码,因此相同的药物可以对应不同的 ATC 码。药物编码后的统计分析,通常是按照 A-T-C 三级分类进行汇总,也可以按照 5 级代码进行汇总。

WHODrug 在功能上推出编码的机器人 Koda,基于 UCM 设计精密的算法及 AI 机器语料库对药品进行智能编码。Koda 可根据模糊的 Verbatim 对药物进行编码,供用户选择。随着语料库的累积,编码也会更加精确。

四、WHODrug 的应用

WHODrug 的核心是词典数据库,但是在实际应用时需结合浏览器使用。在使用浏览器时,可输入商品名、成分或 ATC 代码等进行药品检索。WHO-DDC 支持中文检索。当检索出现多个结果时,WHODrug 还提供了比较功能,可以对检索出的药品的商品名、药物代码、活性成分、通用名、ATC 代码、上市许可持有人等信息进行比较。

对于不同机构应用 WHODrug,其价格策略是不同的。UMC 对 WHO 成员国的药品不良反应监测中心或药物警戒中心免费使用,对于企业则是收费的。订购 WHODrug 产品最简单的方法为访问相关的网站:https://www. who-umc. org/whodrug/subscription/how-to-subscribe/,在客户区注册并获得登录密码。登录后,客户即可计算所需成本,并获得标准版协议,然后就可以订购相应的产品。WHODrug 的价格取决于站点数、每个站点的用户数及更新频率。在购买词典时,按照更新频率可分为每年更新一次、每年更新两次、每年更新四次三个等级,更新频率越快,所需的花费也越高。具体价格可在 UMC 网站查询。如果药企委托 CRO 进行临床试验,需要药企与 CRO 公司同时具有 WHODrug 的使用权。

第四节 电子编码系统及编码流程

随着临床试验行业的发展和电子数据采集系统的普及,在越来越多的项目中,医学编码也开始使用电子系统。相比传统的线下编码方式,使用电子系统进行医学编码时,可以在系统中搜索编码词典,同时对比数据,直接选择对应的代码,更为直观便捷,可以提高编码效率,减少人为错误。

目前,常见的电子工具有两种:中心医学编码,包括 Medidata Rave iCoder,InForm Central Coding Tool 等;以及工具编码,包括 OCTMS,DsNavigator,Web Manual Coding 等。其中主要

的区别在于,中心医学编码可以与 EDC 系统进行实时数据交换,在 EDC 中输入的词条可以自动同时导入 EDC,即时进行编码。编好的代码会立刻体现在 EDC 系统中,供数据管理人员参考查阅。工具编码则需要从 EDC 中导出待编码数据,再由人工将数据导入电子系统,集中完成编码后,再次导出,方可供数据管理人员进行查阅。

使用电子系统的编码流程主要有以下步骤:启动会议、建立电子编码系统、用户接受测试、进行医学编码、审查编码报告、最终数据提交(图 19-3)。

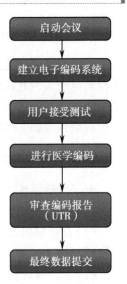

图 19-3　使用电子系统的编码流程

一、启动会议

电子病例报告表(eCRF)设计完成之后即可进行临床编码启动会议,参会者包括主要数据管理人员、主要编码员、主要数据库程序员等。会议中确定内容有:

(1)选择编码系统。常见的编码系统有 Oracle(甲骨文软件系统有限公司)出品的 Central Coding Tool、dsNavigator、TMS,Medidata 公司出品的 iMedidata Coder 等。编码系统通常与相应的 EDC 系统搭配使用。

(2)确定词典版本及版本升级频率。MedDRA 与 WHODrug Global 版本更新的频率为每年两次(3 月与 9 月),最低使用权购买期限为一年。在会议中应确定申办方和 CRO 双方拥有词典许可,许可词典版本及期限。根据许可情况及实际需求决定使用的词典版本,并考虑试验过程中及在最终锁定数据库时是否需要版本升级,如需要则应明确版本升级频率。除 MedDRA 与 WHODrug 外,也可使用申办方认可的其他版本词典。

(3)确定编码对象。常见的需要编码的对象有:不良反应、既往病史、合并用药、合并用药的适应证、实验室数据等。

(4)编辑编码指南。除了基本的编码原则外,可根据具体试验的具体设计、注重方向制定编码指南。

(5)关于同义词表(synonym list)的使用。同义词表是自动编码功能不可缺少的一部分。启动会议中可根据词典版本、治疗领域和项目具体要求定义同义词表。

(6)关于 UTR 的设定。启动会议上可以对 UTR 的格式,审查频率,医学专员是否参与 UTR 的审查等进行设定。

二、建立电子编码系统

依赖于电子编码系统的情况需要在建立电子编码系统时完成以下事项。

(1)确保编码员取得进入 EDC 系统和医学编码系统的权限。

(2)数据库程序员负责建立 EDC 系统和医学编码系统的链接。链接成功后,编码对象,辅助编码信息应出现在编码系统中。

(3)编码员负责将编码词典、同义词表嵌入编码系统;自定义同类数据在编码系统中的优先级;设置是否开启编码批准功能(只有批准后的编码才生效并返回数据库)、自动编码后是否需要人工核准等功能。

三、用户接受测试

UAT 指在正式上线收录患者数据之前,利用编辑数据检验系统功能的测试。主要目的为检验电子编码系统的建立是否正确完善。测试内容例如:①编码对象以及编码所需信息是否能够由 EDC 自动导入编码系统;②编码对象是否匹配到正确的词典;③词典在系统中的呈现是否准确;④通过编码系统发出或关闭的质疑能否在 EDC 系统中正确体现等。

四、进行医学编码

电子编码系统为医学编码提供了有力的工具,但通常情况下不可能完全实现自动编码。图 19-4 给出了采用电子编码系统进行医学编码的流程示意图。

(1)自动编码:电子编码系统有自动编码的功能,可以大幅提高编码效率。自动编码功能将原义术语(verbatim term)与词典和同义词表中的数据进行匹配,并转化成对应的代码。

(2)手动编码:自动编码失败的逐词术语将在系统中进行手动编码。编码员根据编码指南选择合适的编码或发质疑要求更改数据。手动编码成功后,该记录自动加入同义词表,未来有相同术语时则可实现自动编码。

(3)手动编码的核查批准:电子编码系统可以选择设定进行二次编码。第一次编码后,词条及对应代码在系统中保留,并不立刻生效。第一次编码的结果需要由另一位资深编码人员进行核查并认可后,方可作为最终编码结果。如认为编码结果不正确或不能肯定,则驳回重新进行编码。二次编码成功后,编码结果将体现在 EDC 系统中。

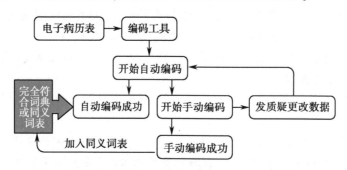

图 19-4　采用电子编码系统进行医学编码的流程示意图

五、审查编码报告

在项目进行过程中,应定期抽取编码报告(unique term report,UTR)进行审查。编码报告为一段时期内所有编码词条中独特词条的呈现,重复词条应在做成报告时删去,以保证报告的全面和简洁。通过审查编码报告,可以实现对现有编码结果的核查,纠正编码的错误,把控质量。

(1)编码报告的内容:报告内容包括原义术语及其相应的编码结果、词典的版本、报告生成日期等。编码结果应包含词典每层的词条及代码。MedDRA 词典的 UTR 报告应包含原义术语、编码的 LLT 词条及代码、PT 词条及代码、HLT 词条及代码、HLTG 词条及代码、SOC 词条及代码。WHO-DD 的编码报告除了包含词典每层词条及代码,还应包括适应证与给药途径。图 19-5 为 WHO-DD 编码系统给出的编码报告示例。

verbatim	indication	route	trade name	ingredient(s)	preferred name	ATC code	ATC text$_4$	ATC text$_3$	ATC text$_2$	ATC text$_1$	version
advil (ibuprofen)	Intermittent headaches	oral	ADVIL [IBUPROFEN]	Ibuprofen	IBUPROFEN	M01AE	PROPIONIC ACID DERIVATIVES	ANTIINFLAMMATORY AND ANTIRHEUMATIC PRODUCTS, NON-STEROIDS	ANTIINFLAMMATORY AND ANTIRHEUMATIC PRODUCTS	MUSCULO-SKELETAL SYSTEM	WHO DDE B3 March 1,2017
robitussin nighttime cough dm	cough	oral	ROBITUSSIN NIGHTTIME COUGH DM	dextromethorphan hydrobromide, doxylamine succinate	DEXTRO-METHORPHAN HYDROBROMIDE; DOXYLAMINE SUCCINATE	R05DA	OPIUM ALKALOIDS AND DERIVATIVES	COUGH SUPPRESSANTS, EXCL. COMBINATIONS WITH EXPECTORANTS	COUGH AND COLD PREPARATIONS	RESPIRATORY SYSTEM	WHO DDE B3 March 1,2017
antibiotics ear drops unknown	ear Infection	otic	ANTIINFECTIVES, OTOLOGICAL		ANTIINFECTIVES, OTOLOGICAL	S02A		ANTIINFECTIVES	OTOLOGICALS	SENSORY ORGANS	WHO DDE B3 March 1,2017
acetaminophen	ankle pain	oral	ACETAMINOPHEN	paracetamol	PARACETAMOL	N02BE	ANILIDES	OTHER ANALGESICS AND ANTIPYRETICS	ANALGESICS	NERVOUS SYSTEM	WHO DDE B3 March 1,2017

图19-5 采用电子WHO-DD编码系统的编码报告示例

315

（2）编码报告的生成：编码报告可以通过统计程序员从数据库提取，或者由编码员在EDC中下载包含编码的报告整理作成。

（3）编码报告的审核：编码报告的审核频率和审核人可以根据申办方要求和项目实际情况，在启动会议中讨论决定。可以每月审核编码报告，也可以在锁定数据库前进行一次。同一个编码员不可以审核自己的编码结果，审核通常由没有参加该项目编码部分的编码员进行，以避免人为认知造成的重复错误。不良反应的编码通常需要医学专员的审核批准。

六、最终数据提交

需要注意的是编码系统可不受EDC数据库锁库的影响，在EDC锁库后仍可对编码进行改动。尽管如此，为保证最终数据提交顺利，编码员和数据管理人员需要交流合作，最好确保锁库前编码工作完成，锁库后不再对编码结果进行改动。保存在EDC系统中的编码结果将同其他数据一起进入下一个数据处理步骤。

（撰写：刘玉秀　贺　佳　陈泓睿；审阅：付海军）

参 考 文 献

［1］国家卫生健康委员会.关于印发国际疾病分类第十一次修订本（ICD-11）中文版的通知.［2018-12-21］. http://www.nhc.gov.cn/yzygj/s7659/201812/14caf755107c43d2881905a8d4f44ed2.shtml.

［2］ICH.入门指南 MedDRA 22.1 版.［2019-9-1］.https://www.meddra.org/sites/default/files/guidance/file/intguide_22_1_chinese.pdf.

［3］ICH.标准 MedDRA 分析查询（SMQ）入门指南第 22.1 版.［2019-9-1］.https://www.meddra.org/sites/default/files/guidance/file/smq_intguide_22_1_chinese.pdf.

［4］ICH.更新内容 MedDRA 22.1 版.［2019-9-1］.https://www.meddra.org/sites/default/files/guidance/file/whatsnew_22_1_chinese.pdf.

［5］ICH.MedDRA term selection：points to consider，ICH-Endorsed guide for MedDRA users，release 4.18 based on MedDRA Version 22.1.［2019-9-1］.https://www.meddra.org/sites/default/files/guidance/file/000364_termselptc_r4_18_sep2019.pdf.

［6］ICH.MedDRA data retrieval and presentation：points to consider，ICH-Endorsed guide for MedDRA users on data output，release 3.18 based on MedDRA Version 22.1.［2019-9-1］.https://www.meddra.org/sites/default/files/guidance/file/000365_datretptc_r3_18_sep2019_0.pdf.

［7］Uppsla Monitoring Center.WHODrug global.［2019-9-26］.https://www.who-umc.org/whodrug/whodrug-portfolio/whodrug-global/.

［8］Uppsla Monitoring Center.VigiBase：signalling harm and pointing to safer use.［2019-9-26］.https://www.who-umc.org/vigibase/vigibase/vigibase-signalling-harm-and-pointing-to-safer-use.

［9］Uppsla Monitoring Center.WHODrug Standardised Drug Groupings（SDGs）.［2019-9-26］.https://www.who-umc.org/whodrug/whodrug-portfolio/whodrug-standardised-drug-groupings-sdgs/.

［10］刘玉秀,姚晨,陈峰,等.随机对照临床试验的安全性评价.中华男科学杂志,2004,10(1):74-79.

［11］卜擎燕,熊宁宁,邹建东,等.ICH 国际医学用语词典（MedDRA）：药事管理的标准医学术语集.中国临床药理学与治疗学,2007,12(5):587-590.

［12］颜崇超.医药临床研究中的数据管理.北京:科学出版社,2011.

［13］侯永芳,田春华,刘翠丽,等.标准 MedDRA 查询浅析及启示.中国药物警戒,2011,8(7):438-441.

［14］周静雯,苏雅茹.世界卫生组织药物词典及其应用.药物流行病学杂志,2011,20(9):478-483.

［15］陆梦洁,刘玉秀.MedDRA 及其在不良事件分析中的应用.药学学报,2015,50(11):1396-1401.

［16］国家食品药品监督管理总局.总局关于发布药物临床试验的生物统计学指导原则的通告(2016 年第93 号).［2016-06-03］.http://samr.cfda.gov.cn/WS01/CL1434/154780.html.

［17］国家食品药品监督管理总局.总局关于发布临床试验数据管理工作技术指南的通告(2016 年第 112号).［2016-07-27］.http://samr.cfda.gov.cn/WS01/CL0087/160961.html.

［18］国家食品药品监督管理总局.总局关于发布药物临床试验数据管理与统计分析的计划和报告指导原则的通告(2016 年第 113 号).［2016-07-29］.http://samr.cfda.gov.cn/WS01/CL0087/160962.html.

［19］国家食品药品监督管理总局.总局关于发布临床试验的电子数据采集技术指导原则的通告(2016 年第114 号).［2016-07-29］.http://samr.cfda.gov.cn/WS01/CL0087/160963.html.

第二十章

数据库锁定及后续工作

数据库锁定(database lock,DBL)是数据管理流程中接近尾声的关键一环,也是临床试验最为重要的节点之一。锁定后的数据经过一定流程后导出即可用于统计分析。数据库锁定意味着整个数据收集过程全部完成,数据审核和清理结束,存在的错误和风险得到了解决和控制,每个环节都通过了质量控制,理论上不存在再次修改的可能。数据库锁定的目的是在锁定后,将数据库设置为只读状态,避免统计分析开始后,再次对数据进行修改。锁定的数据库原则上不应该再次修改,可以将发现问题记录在数据库勘误表中或者临床总结报告中;如果影响到了主要疗效指标或者安全性指标,需要申办方、主要研究者、数据管理部门和统计部门共同讨论确定是否解锁修改。

第一节　数据库锁定

数据库锁定是指数据库只具有浏览的权限,不再具有可以被修改权限的过程和状态。数据库锁定可分为中期锁定和最终锁定。数据库锁定流程应该在数据管理计划书中定义并有 SOP 进行支持。数据库锁定需要有多个操作步骤配合完成,建议制定任务核查表格并逐一检查确认,确保满足锁库条件。无论是开放试验还是盲法试验,都应该完成数据库锁定操作。如果某些试验中涉及中期分析,那么对于需要分析的数据也要进行锁定操作且操作方式相同。

一、流程定义

因各试验研究方案设计不同,数据库锁定流程也存在差异。比如存在中期分析的试验,就需要考虑试验过程中锁定一次,全部完成后再锁定一次;长期随访的研究,可能需要按照随访年份锁定。因为第一年需要统计分析主要疗效指标,需要锁定一次,而接下来每年都需要分析安全性指标,这也需要锁定数据库。

无论是哪种类型的设计,具体的操作流程都应该在数据管理计划书中明确定义,而不应该在试验即将结束的时候进行讨论。每次锁定的具体操作,都应该符合标准操作规程的要求。

二、任务核查

数据库锁定,意味着前期工作已经完成,所以在正式锁定前必须再次检查确认,避免锁定后再次修改数据。

在纸质数据采集(paper-based data capture,PDC)的模式下需要考虑:

1. CRF 是否递送完整,CRF 传输是否签署了交接单。交接单记录的内容与归档的 CRF 是否一致。如果发生不一致的问题,需要分析原因、溯源接收流程,确保内容一致。

2. 疑问表是否全部收回,回答的内容是否真实有效,疑问表的接收过程是否存在问题等。是否对最后一次修改的数据库再次进行了数据核查,以确保没有新的问题被发现。

3. 如果存在外部数据,是否完成了数据的一致性、完整性和准确性的核查。外部数据传输过程是否完整,最终数据是否可以与 CRF 数据进行整合,第三方是否确认签字等。

4. 安全性数据核查,例如不良事件完整性审核、严重不良事件一致性核查和妊娠事件报告等。

5. 药物和事件等编码是否完成,是否可以与 CRF 数据进行整合。

6. 相关操作是否都有文档记录,并被相关负责人员签字批准。

7. 质量控制是否按计划完成,错误率在可接受范围。

在 EDC 系统的模式下需要考虑:

1. 受试者入选是否完成,每个访视点的数据是否填写并提交。试验中脱落的受试者信息填写是否与试验完成页保持一致。监查员是否完成了 SDV 工作并电子签名确认。如果发现问题,需要再次与监查员沟通确认,保证数据的完整性。

2. 发送的质疑是否全部被回答并关闭。数据管理人员、医学人员、统计师和监查员是否还有需要确认的问题,如果存在,则需要尽快完成发送和确认工作。

3. 外部数据是否上传至数据库,是否完成了数据的一致性、完整性和准确性的核查。如果 EDC 系统不支持数据上传,则需要确认导出的 EDC 数据是否可以与外部数据进行整合。

4. 安全性数据核查,例如不良事件完整性审核、严重不良事件一致性核查、妊娠事件报告、实验室检查等。

5. 药物和事件等编码是否完成,是否可以上传至 EDC 或者线下与 EDC 数据进行整合。

6. 相关操作是否都有文档记录,并被相关负责人员签字批准。

7. 所有试验项目成员是否完成对数据的审核,并且确保发现的问题得到解决。

数据库锁定的任务核查表格参考如表 20-1。

表 20-1　数据库锁定的任务核查表格

任务	注解/状态	完成形式		锁定/重新锁定任务			任务完成日期
				完成状态			
		EDC	PDC	Y	N	N/A	
1　建立锁定时间表							
2　通知相关方数据锁定事项							
2.1　通知合作伙伴锁定时间表和 EDC 系统需要停止自动发布的数据							

任务	注解/状态	完成形式		锁定/重新锁定任务 完成状态			任务完成日期
		EDC	PDC	Y	N	N/A	
3　接收到的所有电子数据,附加供应商列表(如适用)							
3.1　IVRS							
3.2　中心实验室							
3.3　心电图							
3.4　安全性数据							
3.5　其他(请说明)							
4　所有数据完成录入/更新	<任何不包括在锁定中的表格,附加一个清单并在注释栏描述原因>						
5　所有经审核的数据已冻结	<任何不包括在锁定中的表格,附加一个清单并在注释栏描述原因,统计员签署及临时和最后锁定的日期>						
6　所有质疑已收到并已解决。确定未完成项目的数量并附上详细列表。如果任何质疑在锁定时仍尚待解决或未解决,申办方接受数据库为最终数据库,则申办方应提供签署声明并说明为什么这是可接受的							
6.1　不存在未解决的质疑	<如果有质疑尚待解决,请附加这些质疑报表>						
6.2　所有自明性纠正(SECs)已完成(如适用)	<在锁定时,应用于每个站点的所有 SEC 已经被每个研究机构的 PI 签名批准>						

续表

任务	注解/状态	完成形式		锁定/重新锁定任务 完成状态			任务完成日期
		EDC	PDC	Y	N	N/A	
6.3　所有传真过来的质疑与原始文档一致(签名,仅在申办方需要时)	<在锁定之前,获得每个研究的数据管理计划湿墨签名;或从申办方获得相关文件注释,说明不需要与湿墨签名>						
7　外部数据一致性核查。确定未完成项目的数量并附上详细列表。如果有任何不一致,则需要申办方的备忘录/信件,表明他们接受这些项目仍然不一致,并说明为什么提前锁定							
7.1　逻辑核查发现的问题已解决							
7.2　不良事件/严重不良事件核对完成							
7.3　供应商数据核对完成							
7.4　中央随机化数据核对完成							
7.5　中心实验室数据核对完成							
7.6　本地实验室数据核对完成(如适用)							
8　对所有电子病例报告表进行锁定和签署	<最终锁定时所有 CRF 应锁定并签署,签名可用于临时锁定>						
9　编码完成和批准。在锁定之前如有未完成编码的数据,应获得申办方的同意并备注。							
9.1　不良事件							
9.2　伴随药物							
9.3　适应证							
9.4　ATC 代码							
9.5　程序							

任务	注解/状态	完成形式		锁定/重新锁定任务 完成状态			任务完成日期
		EDC	PDC	Y	N	N/A	
9.6 疾病史							
9.7 体格检查							
9.8 其他(请说明)							
10 质量管理审查完成。确定仍待完成的数量;如果在锁定时没有完成,需从申办方处获取一份说明							
10.1 关键字段审查							
10.2 综合评价							
10.3 质量管理结果							
10.4 数据库错误率在接受范围内	数据库错误率:						
	可接受错误率:						
11 运行最终程序							
11.1 所有 SAS 逻辑核查都已解决或被认为是可以接受的差异							
11.2 整合数据审查列表(包括频率和列表)							
12 通知数据库锁定/重新锁定的相关方							
12.1 数据处理							
12.2 研究者							
12.3 统计编程							
12.4 数据管理编程							
12.5 统计师							
12.6 质量控制							
12.7 EDC 设计师							
12.8 质量保证							
12.9 药物安全							
12.10 其他(请说明)							
13 影像系统(如适用)	<影像序列名称>						

任务	注解/状态	完成形式		锁定/重新锁定任务			任务完成日期
				完成状态			
		EDC	PDC	Y	N	N/A	
14　数据库访问权限撤销的准备：							
14.1　SAS 托管环境							
14.2　EDC	<提交为只读>						
14.3　其他(请说明)							
15　最终数据库传输。适用于申办方在软锁定之后批准数据且无须发送补充转换的情况							
15.1　创建最终的原始数据库传输							
15.2　获得申办方对数据库的接受							
15.3　其他(请说明)							

三、数据库软锁定

数据库软锁定为数据库暂时锁定,它是数据库最终锁定前的预锁定。软锁定后的数据库只具有浏览的权限。根据试验需要和数据管理计划书规定,可以采取多种方式完成数据库软锁定。

受试者级别软锁定:数据管理人员对受试者进行数据审核,确认所有数据收集完成、疑问全部回答完毕、电子签名签署完成、SDV 标记完成后,对该受试者进行数据库软锁定确认。

访视级别软锁定:数据管理人员根据试验需要可以优先对某个访视点前的数据进行审核,确认所有访视数据均满足锁定要求,可以对所有受试者这个访视点之前的数据完成软锁定。

数据库级别软锁定:数据管理人员可以一次性对所有受试者的所有数据进行一次性锁定。锁定后的数据可以支持盲态审核报告的撰写。

四、签字批准

数据库锁定需要通过盲态审核会议讨论后才可以最终确定。参加盲态审核会议的人员包括申办方、主要研究者、临床监查项目经理、数据管理人员、统计人员和医学人员(如有)。无论是开放试验还是盲法试验,都需要在不知道受试者分组的情况下完成数据的审核。审核的主要内容有临床操作发现问题、方案违背情况和统计分析计划书,如果讨论问题不涉及数据再确认,则可以在会议上完成数据库锁定表格签署;如果需要对部分数据再确认,则需要会后数据确认完成后再签署。

数据库锁定申请表至少应该包括项目名称、锁定范围、锁定日期以及参会人员代表批准签字等信息。数据库锁定申请表格参考如表 20-2。

表 20-2 数据库锁定申请表格

申办方：	\<SPONSOR\>		方案编号：	\<SPONSOR PROTOCOL NO. \>
项目编号：	\<COVANCE STUDY ID\>			
锁库类型：	□中期锁库	□最终锁库		□重新锁库
锁库时间：	\<dd-mm-yyyy\>			

主要研究者-×××	签字	日期
申办方代表-×××	签字	日期
统计师-×××	签字	日期
数据经理-××	签字	日期
项目经理-×××	签字	日期

五、数据库最终锁定

数据管理人员需要按照申请表中的锁定范围完成最终锁定操作。无论是纸质模式还是 EDC 模式，最终锁定均应该在数据库管理系统中操作。最终锁定操作可以是删除所有用户的修改权限也可以是关闭所有账户再创建一个只读账户。不同的数据管理软件有不同的操作过程，但应该保证至少存在一个只读账户用于授权人员浏览数据。

第二节　数据库锁定后数据管理任务

数据库锁定后数据管理任务可包括：①数据导出、数据传输、DMP 更新和数据管理报告（data management report，DMR）准备、数据库系统下线以及数据存储归档；②如果数据揭盲后发现数据问题，经决定需要进行的开库（unlock）和重新锁库（re-lock database）。

一、数据导出

数据库锁定后，原始数据（raw data）需要导出并由数据管理人员发送给申办方（如果外包给 CRO）和统计分析方，并获取数据接收方的接收确认。数据包括病例报告表数据，外部数据（如随机信息、实验室数据、受试者日志和影像评价），安全性数据和编码文档等。

数据导出和转换程序必须在首次数据导出前准备就绪并完成测试。测试目的是确保所有临床数据都可以从数据库里导出，并且未发生数据丢失的情况，也没有导出格式问题。如果后续对数据库进行任何修订,必须重新测试数据导出转换程序,确保数据可以按照预期导出。

二、数据传输

所有数据在传输时,需要满足数据安全要求,比如传输方式、复杂密码、特征码等信息。除数据库外,还需考虑是否需要传输变量词典、注释 CRF、相关说明文件等信息。

在试验开始前,数据管理人员应与相关方就数据的传递达成一致,在数据管理计划中确定文件命名规则、文件格式、接收方信息、传输介质、传输频率、是否加密等内容,并在正式传输前进行测试;试验进行期间,如有计划外的传输,需填写数据传输申请表,由数据部门负责人签审后方可进行。

数据传输申请表参考如表 20-3。

表 20-3 数据传输申请表

研究名称			
申办方			
方案编号		适用方案版本/ 日期	
申请原因			
数据传输范围			
接收人/单位			
申请人:			
姓名 单位/职位	签名	日期	（yyyy/mm/dd）
批准人:			
姓名 单位/职位	签名	日期	（yyyy/mm/dd）
姓名 单位/职位	签名	日期	（yyyy/mm/dd）

续表

姓名		
单位/职位	_____	(yyyy/mm/dd)
	签名	日期

姓名		
单位/职位	_____	(yyyy/mm/dd)
	签名	日期

　　如果临床试验数据管理外包到 CRO,并使用 CRO 临床数据库的话,在数据库锁定后,CRO 应该根据合同的相关协议将最终数据(包括外部数据)传输给申办方。CRO 和申办方应在合同签订的时候就决定好数据是以何种格式保存、以何种方式进行传输的,以及何时传输等。数据传输和确认签收都应有书面记录。

三、数据管理计划和数据管理报告

　　2016 年 5 月 16 日,国家食品药品监督管理总局(CFDA)颁布了《化学药品新注册分类申报资料要求》,在第五部分临床试验资料里提到需要递交的材料里包括数据管理计划和数据管理报告。为加强对药物临床试验数据管理和统计分析的计划和报告工作的指导、规范,提高统计学专业审评的效率和质量,CFDA 制定并于同年 7 月 27 日颁布了《药物临床试验数据管理与统计分析的计划和报告指导原则》。在此指导原则的附录里提供了数据管理报告的模板。

　　数据管理报告由数据管理人员撰写,建议在数据库锁定后尽快完成。数据管理报告的主要内容和数据管理计划内容基本对应,是对一项临床试验所进行的数据管理活动的总结。数据管理报告要求的内容应该在制定数据管理计划时就要事先考虑如何采集和记录。如果可能的话,最好在数据管理进行过程中定期采集和分析。如果能够通过数据库和一些数据报表自动获得,就尽量避免人工采集和整理;这样能大大提高准备数据管理报告的效率和质量。此外,由于纸质数据管理和电子化数据管理的流程和操作有所不同,所以数据管理报告的部分章节可以根据具体情况进行适当修改和增减。模板要求提供的一些指标,由于各家公司使用的数据库系统可能不同,所使用的指标形式上可能有所不同,但只需要在内容上能完整回答相应的问题即可。

　　以下是对数据管理报告各部分的简要介绍和解读。

　　(一) **数据管理总结**

　　主要列出临床试验期间试验方案(protocol)、病例报告表(CRF)、数据库及数据管理计划的制订与修正过程。如果有多次修订,需要提供最初版本和最终版本的版本号和日期。在试验文件记录表格里可以提供更为详尽的内容。

　　(二) **数据管理项目参与单位/部门及职责**

　　清晰的人员和职责对高效完成数据管理和保证数据质量至关重要。模板里表格的设计主要是针对临床试验数据管理工作外包到 CRO 的情形。对于外包的临床试验数据管理,其参与角色及其职责会由于实际外包的内容不同而有所差别。所以具体的内容应该参考与CRO 签订的服务合同和工作范围(scope of work)。

如果是制药公司的数据管理人员进行数据管理,很多公司有明确的临床试验责任分配表(responsible accountable consulted informed chart,RACI)或在标准操作规程里有明确的定义,可以直接用到数据管理报告里。

(三) 数据管理主要时间节点

主要是提供数据管理过程中各个主要活动的开始和结束时间。这些主要的时间节点构成了一个临床试验数据管理的主要时间表。

(四) CRF 及数据库设计

这一部分主要是总结临床数据库使用的系统(纸质 CRF 还是 EDC,数据库名称和版本等),数据库设计(例如参照的标准是 CDISC 标准,还是公司的数据标准),测试情况和相应文档等。有关在临床试验中电子数据采集的要求可以参考国家食品药品监督管理总局在2016 年 7 月 27 日颁布的《临床试验的电子数据采集技术指导原则》。

(五) 数据清理

这一部分主要是总结整个数据管理过程中数据审核和清理中发现的主要数据问题和处理。需要提供的指标包括质疑数量最多的 CRF 页面、质疑数量较多可能的原因、数据质疑是否得到及时解决,以及对质疑数最多和质疑解决时间最长的研究机构进行分析。这些指标应该在数据管理过程中定期监测。对出现的问题应及时探讨可能的原因并采取相应的改进和纠正措施,同时很重要的是这些信息需要有记录。这样才可能很快地提供该部分内容。建议这些指标最好通过数据库的自动数据报表提供,尽量避免人工报表以确保质量并可多次重现结果。不推荐的做法是回顾性地采集这些指标做分析,因为这样就失去了及时发现、及时处理数据问题的时机。

此外,对于用纸质 CRF 采集数据的临床试验和电子化数据采集的临床试验,或者不同公司、不同临床试验,这些指标的参照基准(benchmarks)可能不同。比如采用电子化数据采集的临床试验,其数据录入和质疑解决会比用纸质 CRF 采集数据的临床试验要及时和快速得多(因为无须纸质病历报告表的运输和誊写的时间)。与晚期或上市后的临床试验相比,早期临床试验(例如 I 期或首次人群试验 FiH study)需要非常及时和快速获取数据,所以数据的录入时间和质疑解决时间需要短得多。因此在制订数据管理计划和进行数据审核和清理之前,最好事先定义期望的数据录入、数据审核、数据清理和质疑解决的时限,并以此为基准在数据管理过程中进行定期监测。

(六) 医学编码

医学编码是临床试验数据管理中很重要的一项工作。通过医学编码,可以把一些自由文本进行系统地分类,有助于进行有效地数据分析。每个临床试验中哪些数据需要医学编码是根据各自的分析需求决定的。通常需要医学编码的数据包括但不限于:不良事件(adverse event)、伴随用药(concomitant medication)和既往病史(medical history)等。此外,不同公司使用的编码词典可能有所不同,有的是商业词典(commercial dictionary),有的是公司自己维护的词典。常用商业编码词典包括:《监管活动医学词典》(MedDRA),《世界卫生组织药物词典》(WHODrug),《国际疾病分类》(ICD)等。

在数据管理报告中,需要列出哪些数据进行了医学编码,编码所使用词典名称以及版本号。这些信息非常重要,可以帮助确定来自不同的临床试验的数据是否可以进行汇总分析

(pooled analysis)。临床数据只有基于相同词典和版本的编码才能直接进行汇总和分析。如果相同词典但版本不同,需要选定某一版本(通常为多数项目使用或最新版本),然后对其他版本编码的数据进行再编码。

一般在数据库锁定前所有需要编码的数据应该都已经完成编码。

(七) 严重不良事件一致性核查

严重不良事件(SAE)一致性核查的目的是针对某一临床试验,确保其在临床数据库中采集的严重不良事件和其在药物安全数据库中的严重不良事件在数目上和一些重要信息上保持一致,如不良事件名称、发生时间、结束时间、结局、严重程度以及与研究药物的关系等。

在此部分,数据管理报告要求提供试验过程中观察到的严重不良事件的例数、与研究药物相关的例数、一致性核查的频率和次数等。在一些临床研究中,有时会出现不一致的情况。比如在研究方案当中有规定不良事件的报告时间窗和随访时间窗,超出了特定时间窗的不良事件不会被采集在临床数据库中,但仍然会被采集到安全数据库里,这样就会导致不一致。如果在数据库锁定时仍有不一致的情况,需要进行说明。

(八) 外部数据管理

随着电子化数据采集的推广、中心实验室的广泛使用以及移动医疗的发展,外部数据在临床试验中所占的比例越来越大。确保外部数据传输过程中数据的安全、传输的完整和准确至关重要。对于每一种外部数据均需定义相应的数据传输协议和传输频率等。在数据管理报告中需要列举这些外部数据的管理细节。

如果外部数据(全部或部分)可能导致揭盲,则需要对这部分数据进行特殊处理。比如从常规的数据传输中去除这部分,或者使用虚拟数据代替,而真实数据等到数据揭盲后提供。如果有这些情况,需要在数据管理报告的相应部分进行说明。

除了对外部数据进行数据审核和清理外,通常也需要对外部数据和临床数据库数据进行一致性核查(包括受试者编号、访视、采集日期等),主要目的是确保外部数据的完整性。如果某种外部数据没有做一致性核查,则需要进行说明。

(九) 数据质量控制和稽查

在此部分需要提供临床试验数据管理进行了哪些质量控制措施。方案依从性是其中一项重要数据质量指标。如果方案依从性差,数据的真实性和准确性就很难保证。对于每个临床试验都需要提前定义哪些属于方案违反、哪些是严重方案违反。方案依从性通常需要统计师和临床科学团队(clinical science team)进行定义,然后各部门商定通过何种方式确认这些方案违反,如通过数据核查、临床机构核查、SDV 等。

对于使用纸质 CRF 采集数据的临床研究,通常会定期抽取一些 CRF 进行质量控制核查。针对关键数据和非关键数据计算错误率。如果错误率大于预先定义的阈值则需要扩大抽样比例或再次抽样。这些核查的信息需要在数据管理报告中提供。

如果临床试验在研究期间发生稽查(audit),则需要在数据管理报告中提供与数据管理有关的稽查结果。

(十) 提交锁定后数据集

根据数据集提交的实际情况,列出每次提交的数据集名称、提交日期、提交单位名称、提交数据集格式、接受方名称及其提交原因;对于提交后的原数据集和备份数据集,列出存储地点、相应数据集负责人及其对数据集的权限。

（十一）数据管理实际过程与数据管理计划不一致

数据管理计划在临床试验数据管理过程中可根据具体情况进行更新,比如研究方案修正、新增数据采集、外部数据供应商更换等。一旦有改动,建议及时更新数据管理计划并记录变更的内容和原因,以确保实际操作和计划一致。

如果确实发现数据管理实际过程存在与数据管理计划不一致之处,则应在数据管理报告中详细描述实际过程和发生原因,同时需要评估和阐述该不一致对数据质量的影响。

四、数据库系统下线

最终数据库锁定后,该临床试验项目可以在数据库系统里下线。下线前需要发送通知,确保相关用户知晓系统关闭。下线后的数据库,不再进行数据访问支持。但是如果需要支持稽查、检查、临床总结报告撰写有疑问需要确认,可以再次申请开通数据访问权限。

下线的概念和具体操作对于不同数据库可能不同。对于某些数据库(如 Oracle Clinical, Rave),由于数据库本身可以存储大量数据,临床试验项目在锁库后仍可以留存在数据库里。但是会更改权限控制,只开放给极少数人员(比如数据库管理员),确保数据不会被随意更改。对于有些存储空间有限的数据库,在项目结束后需要把整个项目数据移出数据库。

不管是何种情况,原始数据都需要被导出并转换成可用于分析的数据集。临床试验项目的数据归档是基于可分析的数据集,具体要求参见下一小节"数据存储归档"。通常建议在项目临床研究报告终稿完成后再进行数据库下线。

五、数据存储归档

最终数据库锁定后,临床研究团队需要考虑如何对采集的临床数据进行维护、存储和归档。ICH GCP 要求数据在最后一次申报递交后或药物研发结束后保存两年。不同国家法规要求可能有所不同。中国 GCP 现行版本(2020 年颁布)中第七十九条至第八十二条要求临床试验资料均须按规定保存及管理。其中用于申请药品注册的临床试验,必备文件应当至少保存至试验药物被批准上市后 5 年;未用于申请药品注册的临床试验,必备文件应当至少保存至临床试验终止后 5 年。保存临床数据是为了确保药物研发申办方在若干年后仍然可以回答与数据有关的问题。

（一）数据归档法规和指南

与数据保存和归档相关的法规和指南包括:①美国食品药品管理局(FDA)颁布的行业指南《行业指南:临床研究中使用的计算机化系统（CSUCI）》。该指南由 USFDA 在 1999 年颁布并在 2007 年 5 月修订。②《ICH 临床试验管理规范》(GCP,第五节对申办方的要求)提供了有关记录存档的要求。③国家药品监督管理局(NMPA)《药物临床试验质量管理规范》(2020 年第 57 号公告)。④CFDA《临床试验的电子数据采集技术指导原则》。

（二）数据归档内容

为了能重建一项临床试验,稽查员必须可以获得和查看该项目全部临床数据,而且还应了解这些数据是如何采集、处理和管理的。因此,在归档的内容上,不仅需要保存数据,还需要保存相应文档。具体而言,归档资料包括(但不限于):

最终的临床数据库数据;最终的外部数据;数据库元数据(meta data);编码词典;实验室参考值范围;稽查轨迹;eCRF 构建的全套内容,包含 eCRF 表单、逻辑核查、衍生变量等;数据核查计划;质疑(包括质疑、回答、质疑的处理);程序(逻辑核查、衍生变量等);病例报告表;

数据管理计划;数据库的相关文件(数据库的测试文件、变更记录等);其他相关文件(数据库锁定批准文件、备忘录等)。

(三)数据归档的技术要求

临床数据采用何种格式、利用何种工具和在哪种平台上进行保存和归档,需要综合考虑。其中最重要的考虑是确保数据的长期可及性。

传统上,最常用的临床数据保存格式是将原始数据从临床数据库导出生成 SAS 数据集。目前 SAS 数据集仍是临床数据存储归档的重要格式,但近年来由于电子化申报递交(electronic regulatory submission)的技术进展,数据归档的法规要求也在演变。目前行业常用的开放数据格式有以下几种(表 20-4)。因为一项临床试验通常需要保存不同类型的信息和数据,所以通常会包括多种不同的保存格式。选择何种格式保存数据,也会受到不同数据格式和不同数据管理系统的影响。

表 20-4　临床数据归档常见文件格式

格式	描述	优点	缺点
CSV	是 ASCII 文本格式,以逗号作为分隔符。CSV 文件可以用文本编辑软件、Word 处理器和微软 Excel 进行编辑	直观,容易导入任何数据库	需要额外的元数据、管理数据(administrative data)和稽查轨迹(audit trail)
XML	不依赖于某一供应商,基于 ASCII 格式,可用于在不同系统之间进行结构化数据传输。是 CDISC ODM. XML 的基础	开放标准,非常适合临床数据。XML 可以在一个文件里包括结构化元数据、管理数据和临床数据	对于许多数据管理人员来说仍不太熟悉
SAS® Transport (XPT)	由 SAS 公司提供的开放格式,被广泛用于美国 FDA 临床数据申报递交。可以用 SAS View 来读数据。SAS View 免费,可以在 SAS 公司网站获得	数据管理人员和药监局非常熟悉。适用于 SAS 等分析软件	有知识产权的数据格式,变量的命名有限制。需要额外的元数据、管理数据和稽查轨迹
Adobe® PDF	由 Adobe 公司提供的广泛使用的文本交换标准,是向 USFDA 递交资料的标准格式,可以用 Adobe Reader 打开和阅读。Adobe Reader 免费,可以在 Adobe 网站上获取	许多软件可以输出 PDF 文件	从 EDC 软件导出的事先定义的 PDF 不一定符合申办方的标准,也不易编辑

(四)临床研究机构的数据保存和归档

ICH GCP 要求临床研究机构需要保存其相应的临床数据。对于用纸质 CRF 采集数据的临床试验,纸质 CRF 和质疑表的复印件需要在临床研究机构保存。对于采用 EDC 的临床试验,许多 EDC 系统可以提供 PDF 格式的电子 CRF(eCRFs)。这些 eCRFs 通常刻录在光盘上,提供给临床研究机构。各个临床研究机构只能获得本研究机构所招募的受试者数据。通常随光盘提供的还有确认函,研究机构需要确认已经收到光盘,并且数据是可读的完整的。数据管理人员需要提供必要的协助。

第三节　数据库锁定后开库和重新锁库

即使在数据库锁定前做了仔细核对,仍有可能在数据库锁定后发现数据问题,包括数据错误和数据缺失(后续统称为数据错误,data errors)。如何处理这些数据错误及其文档记录需要综合考虑,其中最为重要的是要评估这些数据错误对研究药物安全性和有效性结论的可能影响。并不是所有的数据错误都需要在数据库里进行更正,比如,发生错误的数据不是关键数据,而且对评估研究药物安全性和有效性的结论不会产生大的影响,这种情况就不一定需要开库更正。

对数据错误的影响评估需要各部门(包括临床科学、数据管理、统计、编程、药物安全等)的参与并一致同意。不同公司的操作流程可能有所不同,概括起来,大体有以下几种情形:①所有数据错误均需在数据库里更正;②只有数据错误对研究药物安全性和有效性评估有重要影响才需要在数据库里更正;③不在数据库里更正,而在统计分析时进行更正并记录在数据库勘误表中。如果数据错误对研究药物评估没有影响,也可以只在统计分析结果和临床研究报告中进行说明,而不做任何改正。

数据库勘误表参考如表 20-5。

表 20-5　数据库勘误表

申办方: _____　　方案编号:_____

研究编号: _____

编号	受试者编号	不一致表述	确认人签字
1			
2			
3			
4			

但是,如果大量错误被发现,则认为是研究质量问题,需要考虑重新评估试验质量甚至解锁修改;如果错误影响到了主要疗效指标或者安全性指标,则需要申办方、主要研究者、数据管理和统计师共同讨论确定是否解锁修改。无论发生哪种情况,解锁操作都必须严肃对待,谨慎操作,尤其在盲法试验中,一旦完成一次揭盲,再次修改数据库将被认为是极具危险性的操作。

如果决定需要开库,相应的数据需要解锁并恢复特定人员的数据库权限。这些流程和相关人员、操作时间都应该记录归档。数据更正后重新锁库需要遵循常规锁库的相同流程。

1. 问题分析　　问题分析是解锁的关键。需要对发现的问题进行原因分析、风险评估、解决方案制定和获益考虑。将产生影响的评估通报给申办方、主要研究者、数据管理和统计人员,各部门从各自专业角度考虑并做出决定,申办方必须承担产生的风险。

2. 方案制定 当做出解锁决定后,需要对解决的问题进行详细描述,包括产生原因、修改细节以及再次质量控制操作。这些描述需要记录在数据库解锁申请表中并提交相关人员审核,确认无误后需要由申办方、主要研究者、数据管理和统计师签字确认。数据库解锁申请表参考如表20-6。

表20-6 数据库解锁申请表

申办方: _____ 方案编号: _____

研究编号: _____

核心项目团队同意进行数据库解锁,具体原因记录如下:

_____

_____

_____

_____

数据库权限授予项目人员列表:

编辑权限 : _____

编辑权限 _____

编辑权限 : _____

审阅: _____

数据库解锁日期 <dd-mm-yyyy>.

	签字	日期
主要研究者-×××		
申办方代表-×××		
统计师-×××		
数据管理人员-××		
项目经理-×××		

3. 解锁操作 数据管理人员收到解锁申请后,首先进行数据库的解锁操作,开通数据修改、疑问发放等权限。若是 EDC 系统,则需要研究者完成修改,CRA 和数据管理人员对修改

内容进行核对,确保修改正确,没有产生新的疑问;若是纸质数据收集系统,需要研究者通过纸质表格完成修改,数据管理人员必须严格按照申请表中叙述的问题进行数据库更新,修改完毕需要再次质量控制,包括逻辑核查和人工审核,避免由于修改带来新的错误。如果涉及安全事件和医学编码,还需医学相关人员完成相应工作。

4. 再锁定　数据库再锁定是指对解锁修改的数据库再次完成锁定操作。因为解锁数据库本身已经是一个质量问题,所以再次锁定必须保证没有新的问题产生。再锁定也需要申办方、主要研究者、数据管理人员和统计师签字确认。数据管理人员再次删除用户的修改权限,并保留查询权限。

5. 数据导出　再锁定后的数据库需要导出并发送给统计部门,对于修改内容需要通知统计师。修改导致的变量词典、注释 CRF、相关说明文件的变化也需要告知统计师,避免产生新的问题。

总之,数据库锁定标志着数据管理工作即将进入尾声,完美的数据库锁定也是对数据管理工作的肯定。虽然不能完全避免锁定后再发现问题,但是数据管理部门、医学部门、监查员和质量保证部门也必须在锁定前给予充分的质量控制和保证,通过严谨的操作流程、严格的质量控制,尽可能地降低出错风险。一旦发生了解锁需求,需要严肃对待,经过充分的思考和讨论后,才可以做出最终决定。数据库的锁定、解锁和再锁定都需要有 SOP 支持、文档记录并最终归档。通常数据管理人员需要有正式的文档记录如下内容:对发现数据错误的描述、对该数据错误造成的影响所进行的评估结果,以及数据错误的处理方式,并获取相关部门的同意和签字。

(撰写:张子豹　邓亚中　孙　毅;审阅:陈　峰　李　卫　张　薇)

参 考 文 献

[1] 美国临床试验数据管理学会(SCDM).Good Clinical Data Management Practices (GCDMP).[2019-10-05]. https://scdm.org/publications/dcdmp/.

[2] 国家食品药品监督管理总局.总局关于发布药物临床试验数据管理与统计分析的计划和报告指导原则的通告(2016 年第 113 号).[2016-07-29].http://samr.cfda.gov.cn/WS01/CL0087/160962.html.

[3] 国家食品药品监督管理总局.总局关于发布临床试验的电子数据采集技术指导原则的通告(2016 年第 114 号).[2016-07-29].http://samr.cfda.gov.cn/WS01/CL0087/160963.html.

[4] FDA.Guidance for Industry:Computerized Systems Used in Clinical Investigations.[2019-10-05].https://www.fda.gov/media/70970/download.

[5] 国家食品药品监督管理总局.药物临床试验质量管理规范(局令第 3 号).[2003-08-06].http://samr.cfda.gov.cn/WS01/CL0053/24473.html.

第二十一章

数据管理外包服务

随着技术与质量标准的不断提升,临床试验数据管理工作的专业化多元化的要求也与日俱增。数据管理供应商通常可以在某些特定领域建立完善的体系与人才库,为申办方提供更加专业有效的服务。相比全部由申办方自行完成所有数据管理工作,以及建立完整数据管理流程、系统、服务器及相关专业人员的传统操作方式而言,申办方可以更加专注于产品开发的其他关键步骤,借助不同供应商的专长,按照临床试验方案的设计统筹实施,全面开展临床试验。随着药品研发行业专业化程度的不断进步,外包服务也逐渐发展壮大并日趋成熟,专业的外包服务机构成为制药企业不可或缺的伙伴,各展所长,在药物研发的各个环节发挥着重要的作用。申办方对外包服务的管理体系也逐步完善,特别是在流程及绩效管理等方面都得以迅速提高。

在外包服务的关系中,申办方作为临床研究的发起者,担负对项目的全部责任。申办方可依据自身的能力和条件将研究项目的全部工作或一部分工作分配给有资质的合作者或者外包服务供应商,但不因为不同形式的工作分配而移交对临床研究项目的责任与义务。因此为保证申办方有足够的能力为其发起的临床研究项目负责,无论具体工作是以何种方式外包给任何服务供应商,申办方都应该开展有效的监管活动,对外包服务项目进行全程监管。

第一节 外包服务的种类及合作方案

数据管理外包服务可以依据申办方及临床试验方案的需求进行各种类型数据管理工作的外包。

其中以项目为单位进行的外包即临床试验方案所涉及的数据管理内容及工作由供应商完成,其中又可细分为部分项目外包和全项目外包。全项目外包即按照临床试验方案将所有需要进行的数据管理活动外包给供应商。部分项目外包,由申办方数据管理人员和供应商共同完成。

根据外包形式的不同,又可以区分成不同种类的外包,例如:

1. 按照工作流程分别进行外包,例如数据录入、数据管理、项目管理、CRF/数据库设计、数据库维护和医学编码等。

2. 按照与系统相关的数据管理工作外包,例如外包 EDC 系统/CDMS 及其相关的数据管理工作,外包医学编码系统及其相关的数据管理工作,外包 IVRS/IWRS 及其相关的数据管

334

理工作,外包 CTMS 及其相关的数据管理工作等。

3. 人员外包,由供应商提供合格的数据管理人员,在申办方数据管理专业人员的直接管理下从事相应的数据管理工作。依据外包人员的技能,又可以分成不同人员的外包,例如:

(1)按照专业技能分别进行外包,例如数据录入人员、数据管理人员、医学编码人员和数据库程序员等。

(2)按照专业水平等级分类进行外包,例如初级技术员,中级技术员,高级技术人员,经培训的无经验人员等。

(3)按照工作类型分类进行外包,例如技术人员,项目管理员,团队管理者等。

4. 系统软件开发及维护工作外包,申办方数据管理人员使用由供应商提供的 EDC/CDMS 或软件来完成临床试验方案规定的数据管理工作。

(1)购置系统版权,可包含或不包含供应商配套提供的维护服务。

(2)购置系统使用权,通常需要同时购置供应商配套提供的维护服务。

第二节 数据管理服务外包流程

数据管理服务外包流程见图 21-1。

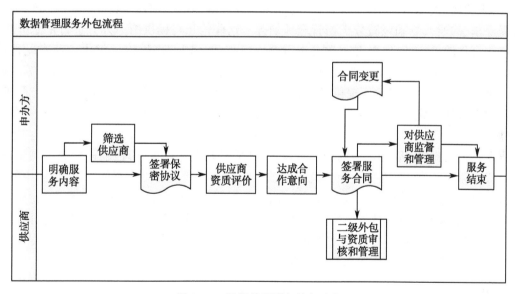

图 21-1 数据管理服务外包流程

一、明确服务外包内容

这是每一个外包活动的起始步骤,而且是双方合作成功最关键的因素。就像每一个临床试验都要基于一个明确的临床试验方案一样,每一个外包合作都开始于一个清晰完整的外包服务需求定义。只有在申办方和供应商双方都明确理解数据管理服务外包的内容及要求的前提下,外包活动才有成功达成的可能。数据管理外包服务的内容应以文件的形式定义,描述中尽可能做到清楚定义服务的范畴、服务的内容、完成服务所需要的背景资料、服务实施过程中使用的标准操作规程、服务完成后结果的交付、交付的时限、对结果是否达到预期要求的评定标准及评定团队、对过程管控的方式方法及评估指标、对参与项目的人员资质的要求、风险预期与应对策略、外包服务机构与申办方的日常项目沟通计划和外包服务费用预算等。

二、选择合适的供应商

通常申办方会依据定义好的数据管理服务外包的内容及要求,制定一套供应商筛选条件,搜集行业内具有完成该项工作资质与能力的供应商信息,对它们逐一进行初步筛选,并获得一个大小适度的供应商可选名单。在筛选的过程中,申办方有可能要求供应商就其资质及业务能力进行分享以增进了解,对有目的地筛选适用的供应商有很大的帮助。

在数据管理服务供应商与申办方正式进入临床试验项目合作内容洽谈之前,通常会被要求和申办方签署保密协议。这份保密协议是对双方的保护,使申办方的开发项目信息得以保护的同时,也使供应商的资质及项目预算信息得以保护。

三、申办方对服务供应商进行全面的资质评价

供应商会依据申办方的要求提供与合作内容相关的供应商服务标书(request for information,RFI),并在一定时限内以书面形式递交给申办方。所提供的信息包括供应商资质、组织架构、人员组成、专业特长、产能、质量标准、既往合作项目与记录、费用标价、合作流程要求、沟通计划和风险分析与管理计划等。这些信息将提供给申办方进行汇总分析。对目标合作的供应商/申办方通常会进行全面完整的尽职调查用以了解供应商在既往服务中的各项记录与表现。尽职调查可以通过书面文件审阅/实地考察和人员面谈等多种方式进行。同时供应商也可提供针对合作内容的工作计划,提议合作双方的分工与职责,了解申办方如何定义主要绩效指标,并协助申办方完成对供应商进行评估所需的全部活动。

在临床试验数据管理供应商资质评价中,还应特别关注数据管理流程、质量控制步骤、系统资质和服务器管控等。一个全流程的数据管理供应商应当对数据的采集、试验中的数据流转、数据保存、权限管控、敏感数据流程,以及数据存储都有具体流程和质量审核。

另外,如果申办方对数据标准有具体要求,供应商对数据标准的理解、执行以及质量控制都应当有详细的解读,尽量避免简单回答(如:是否具有此能力?有)。具体的流程文档、标准模板库,或者相应资质的人员应当被审阅或面谈。

四、申办方与服务供应商达成合作意向并签署合同

申办方需要对多个备选供应商进行综合分析与比较之后,依据统一的评估标准锁定少数最接近契合的供应商,制定合作意向书经双方同意后,进入合同签署阶段。

申办方内部此时会依照标准操作规程的规定与数据管理部门密切协作的其他部门进行沟通,以确保与供应商合作相关的所有部门知情并协同运作。例如法律事务部门、外包采购管理部门、财务部门,以及其他相关职能部门等。

申办方与数据管理服务供应商的合同通常分为两种类型:

1. 项目合作合同　针对某临床试验的合作内容制定的一次性数据管理服务合同。

2. 服务类型主合同及项目任务细则　对长期合作的数据管理服务供应商,申办方和供应商会签署基于服务类型的主合同,当申办方的某个临床研究需要该项服务时,依照该临床

试验的具体要求签署项目任务细则。一个服务类型主合同下可以附带签署若干个项目任务细则,每个项目任务细则之间可以没有关联,依据自身项目的进展需要独立制定。

项目合作合同、服务类型主合同,及附属于服务类型主合同的项目任务细则在申办方与数据管理服务供应商双方签署生效之后执行。

五、申办方监督与管理服务供应商的进展与产出

在服务合同签署生效之后,数据管理服务供应商开始工作,申办方会预先制定供应商管理决策流程,以确保当出现计划外情况时,申办方内部的应对流程及负责人员与职责分工。这些决策流程及对供应商管理的评估与管理细则都会定义在供应商管理计划中。尤其是面对可能的项目团队人员更迭时,要对人员变更通知、项目交接时限,以及可能需要的再度资质审核有事先约定。

在服务进展过程中,申办方与供应商需要定期地回顾所有发生的问题、相应决策,及解决办法和结果。这一点对项目的顺利进展至关重要。定期地回顾需要项目团队主要负责人、管理团队,以及质量保证人员参与,对项目的进展、变化,以及发现的问题做出讨论。必要时,进行原因分析和风险评估,对下一阶段的工作做出指导和计划。

六、合同变更管理

在服务进展过程中,有些重大变化需要进行合同的变更。依据合同内容和性质,变更可以发生在项目合作合同、服务类型主合同,或者附属于服务类型主合同的项目任务细则等。变更的内容可以是项目时限、项目范畴及内容、项目实施细则,以及项目费用等。申办方和供应商双方可在初始合同签订时对合同变更的范围或者数据级别做出预先约定。

变更的合同必须在双方重新签署之后才生效执行。

七、服务结束

当合同约定的服务结束,申办方与供应商会依据供应商管理计划的要求,总结报告服务过程中的重要事件及服务完成情况、完成所有合同结束时要求的所有步骤及文件。

在某些特殊情况下,合同有可能被提前终止,申办方与供应商会依据事先约定的提前终止条约结束服务,完成提前终止所需的技术步骤及财务结算。

八、二级外包

在某些情况下,申办方选择的供应商无法独立完成全部定义的数据管理服务内容,申办方可以选择与其他供应商直接合作,也可以允许已经选择的供应商在能力所及的情况下进行二级外包,并与供应商协商决定对二级外包的供应商进行相应的管理。

申办方及一级供应商同样需要按照合同约定对二级供应商的服务范围做出评估和资质审核。

第三节　临床试验中数据外包服务管理的关键内容

临床试验中数据外包服务管理的关键内容体现在所有记录文件中。依据申办方及供应商的标准操作规程,文件的数目、形式可以不同,但关键内容基本相同,包括但不仅限于如下

所列：

1. 服务范畴定义　此文件描述了申办方期望与供应商达成一致的服务项目内容及对项目结束时交付的服务产出的精确定义。

2. 供应商选择标准　此文件列举了为使项目如期交付，申办方对目标供应商的资质及达成任务所需条件的要求。

3. 供应商初筛列表　此文件列举了可供选择的供应商名称及必要的信息。

4. 保密协议　此文件为申办方及备选供应商在互相分享项目服务范畴及供应商服务计划之前，双方签署并保证互相遵守的保密协议。

5. 信息采集要求　申办方用这份文件列举要求供应商提供和开展项目相关的信息与文件。

6. 信息采集要求的回复　由供应商提供的回复文件，使申办方获得足够的供应商信息，并依据所获得的回复信息进一步对供应商进行适用性筛选。

7. 项目意向及实施方案　申办方要求供应商提供的一份重要文件，此文件详细提供了供应商依据申办方的服务范畴定义、规划项目的准备、启动、执行及收尾等各项工作的安排，包括人力资源与财务预算等。

8. 职责分工表　此文件逐项定义申办方及外包服务供应商团队各自的职责和分工列表。经双方同意后，各自按照职责分工表开展各项工作。

9. 主要绩效指标　此文件定义的主要绩效指标(key performance index，KPI)将直接应用于项目过程管控及风险预估。主要绩效指标通常关注项目的交付时间目标、财务预算与花销、人员资质与培训、人力资源使用效率、项目交付的质量、以量化指标定期追踪体现项目进展的健康状况。

10. 质量管理流程、指标及负责人　此文件或章节主要定义项目过程中的质量控制框架、主要指标及负责人。在 SOP 规定的质量控制环节之外，良好的数据管理工作过程应当有质量控制流程。建议由资深数据管理人员进行监督和管控。

11. 供应商进度管理工具　此文件为过程管控及项目收尾交付时用于供应商管理的实施工具。

12. 供应商评估标准列表　配合供应商评估工具使用，是双方预先设定并达成一致的过程管控基础，是对供应商绩效评估的依据。

13. 备选供应商名单　经筛选后符合申办方选择标准的有意向合作的供应商名单，通常保留 1~3 家备选供应商。

14. 供应商汇总评估工具　此文件用于在申办方评估供应商资质及合作适用情况时采用统一规范的评估项目与判断标准，对多个备选供应商进行一致的客观全面的分析，从而保证供应商选择的规范化。

15. 采购申请批准　申办方内部的执行文件，记录采纳供应商的理由，对供应商的评估结果等，经申办方内部审核批准后方可进展至合同签署流程。

16. 供应商沟通函　申办方与供应商之间的正式沟通的文件形式。

17. 项目委托确认函　此文件用于通知供应商关于申办方同意与供应商合作项目的决定。

18. 合作意向书　在签署正式合同之前，有时候申办方会首先出具合作意向书，依据意向书中确认的信息，双方协商决定开展的一系列准备工作。

19. 申办方内部沟通函　一项外包服务通常会涉及申办方多个职能部门的合作,此文件用于申办方内部跨部门地确认供应商选择的决定及相关细节。

20. 合同模板　申办方的标准操作规程中通常包含了此文件,用于起草标准化服务合同的具体内容。在某些情况下,合同模板也可由供应商提供,双方协商达成一致。

21. 服务预算批准确认文件　用于记录并确认申办方项目预算可支付供应商报价以支持项目预期的交付内容得以完成。

22. 服务合同/项目任务细则　申办方与供应商签署的服务协议文件,可以是单个项目服务合同,或是长期合作服务项目主合同及其附属的某项目任务细则。

23. 供应商监管决定流程　此文件定义了在外包服务供应商监管过程中,当申办方遇到各种不同事件时进行快速决策的指导原则。

24. 供应商监管计划书　此文件由申办方负责,通常在标准操作规程中会提供计划书模板,它定义了在服务准备、启动、执行、交付及结束的全流程中申办方对供应商实施监管的细则。包括监管负责团队、沟通计划、监管内容、监管活动的频率、监管进度报告、风险预警和发现问题及解决问题的方法等。

25. 供应商监管记录　这是一个实时记录文件,累计跟踪申办方在监管过程中所发现的所有问题、解决办法和结果。

26. 合同提前终止通知　如遇到合同因任何原因提前终止时,此文件用于申办方与服务供应商之间的正式沟通。

27. 合同变更　如遇到合同内容因任何原因需要变更时,申办方与服务供应商会协商修改合同内容,经双方再次签署后变更生效。

28. 变更通知　合同变更的沟通文件。

29. 供应商终止文件　记录供应商终止的信息,如时间、服务项目、服务内容、终止时间和合同执行情况等。

30. 服务结束函　申办方与供应商确认服务结束的书面确认文件。

31. 供应商二级外包申请　当需要签署二级外包以完成预期服务任务时,供应商向申办方提出二级外包申请的书面文件。

32. 二级外包确认函　申办方就供应商关于二级外包申请的回复文件,依据双方签署的服务合同,申办方可以依据实际情况同意供应商采纳二级外包,也可以拒绝其申请。

33. 二级外包内部沟通函　如果二级外包服务会涉及申办方多个职能部门的合作,此文件用于申办方内部跨部门地确认供应商选择二级外包的决定及相关细节。

第四节　临床试验中数据外包服务管理的相关人员及职责

在临床试验数据外包服务管理的过程中,多部门人员的协同运作对试验数据按时高质量的交付至关重要。申办方与供应商双方均应当有相应的专业及管理人员参与,包括:

1. 申办方采购人员/供应商的商务人员　他们是为试验项目引入外包服务供应商的专业人员。在供应商筛选的早期,双方工作人员即开始联系,讨论申办方的需求,以及供应商服务的特色。这个过程往往由申办方的供应商管理流程主导,包括完成必要的质询表格(RFI)、信息收集,及商务人员的会面与简介等。

2. 申办方项目管理及数据管理人员/供应商项目管理及数据管理部门管理人员　他们

是具体执行数据管理服务的供应商员工及负责项目监管的申办方员工。数据管理人员会在临床试验的数据管理流程、质量控制、人员/资源配置、系统选择、服务器管控及二级供应商选择上做出具体的讨论和选择。

3. 申办方和供应商管理人员　负责依据供应商管理计划在项目进展过程中执行监管的申办方员工，可以是专职的监管人员，也可以由申办方的数据管理人员兼任。

4. 申办方和供应商的质量保证负责人员　质量保证部门不仅需要保证在流程及公司层面上有质量保证体系，也可以讨论在具体项目或产品层面建立特定的质量保证计划。必要时，也可以在双方之间签订质量保证协议时，定义具体的主要质量指标，如数据录入错误率等。

5. 申办方和供应商的法务人员　申办方和供应商的法务人员需要对合同、协议及数据递交申报的主要环节进行审阅或批准。

不同专业的人员在外包服务过程中承担不同的职责，他们协同运作，共同完成服务合作项目。

第五节　外包服务常见问题及解决办法

在临床试验数据外包的各个阶段都有一些特定的要点及常见问题需要提前做好准备工作并预防问题的发生以保证项目顺利开展。

一、数据外包服务计划阶段

这一阶段的要点是明确地定义外包服务，并且对外包策略的性价比进行充分客观的考量。明确地定义外包服务是项目成功的基础，只有明确地定义外包服务的内容，才能保证准确地定位并选择最适用的供应商及其团队，进而确定最适用的合作方案。在外包策略的决定过程中，最大的难点就是如何平衡服务质量、服务速度、双方团队沟通协作契合度，及与服务价格之间的关系与相互作用。这是一个多因素动态平衡的多维度互动关系，需要将多种影响因素进行综合分析后依据项目的实际情况，在适当预估风险的情况下，做出最符合申办方实际外包服务要求和承受能力的外包策略。

二、供应商筛选评价阶段

制定并执行统一的供应商筛选项目及评价标准是这一阶段的要点。可以同时参考质量、效率，及价格相关的行业标准。同时备选多个供应商可以使申办方有更多的选择变通余地。在进行供应商资料收集、面试及访谈过程中，使用统一的评价工具模板可以帮助申办方团队按照同样的评价项目采集完整一致的供应商资质，既往经验、服务能力、服务风格、沟通技巧和价格情况等信息，并相应做出基于统一评价原则的比较。

某些特定情况下，某个供应商可能在总体上没有通过完整的资质评估，但某特定技术/方面是研究必需的。此时需要考虑是否可以协助，或者由该供应商主导，选择联合服务供应商。

三、合同签署阶段

在签署合同的过程中，尤其是双方初次合作的情况下，需要预留出相对充分的时间允许双方就合同中详细的法律条例逐一斟酌，充分协商后定稿。合同中应包括明确的服务项目定义、双方义务与责任、服务时限、评价服务交付是否合格的标准与方法、服务费用与付款细节，以及特殊法规要求等。合同同时还可以约定绩效激励与惩罚办法，参考或采纳行业标准，准确表述双方约定。一份完善的合同模板可以使这一阶段的进展更加有效率。

尽量避免在合同签署之前就开始项目的关键工作。

四、服务进展阶段

服务进展过程中的管理主要集中在时间/进度管理、质量管理、风险管理、财务管理、人员管理和沟通管理等方面。申办方可以使用预先准备的供应商管理计划指导过程管理的各项细节。进展过程中可以要求供应商定期总结汇报项目进展情况，制定机构化的报表汇总分析各方面的管理情况。

在外包服务项目启动阶段，大多数供应商会举办一个项目启动会。在这个启动会上，双方应该对接下来的沟通方式、问题解决途径、时间表和工作流程进行充分讨论并达成一致的行动计划。由于对流程的误解导致错误的决策，甚至是疏漏完全是可以避免的。双方应事先约定问题的解决人、决策人以及定期的会议等。

预先定义的主要绩效指标在项目进展过程中的监管会起到非常重要的作用。申办方与供应商达成一致后，要对这些主要绩效指标进行充分评估并定期审阅。主要绩效指标通常可以准确完整地反映项目整体的健康状况，包括时间/进度指标、质量指标、财务指标、团队效率指标、风险指标等，帮助供应商的服务团队及申办方的监管团队及时发现问题、报告问题，从而保证及时解决问题，并尽可能防患于未然。

建议在项目进展阶段定期召开监管会议。这个类型的会议建议独立于项目会议之外。监管会议的目的更多在于提出系统性的问题，回顾各方面的合作，为下一步工作制订新的策略和更正计划。监管会议不必过于频繁，可依据项目的长度调整。与会人员应该包括合作双方的项目管理人员和组织管理人员。充分的会前准备可以使会议变得非常有效，必要的准备工作包括项目进度更新报告、主要绩效指标及其动态变化和趋势、已发现的问题及预期有可能出现的风险、解决问题的方法和进展情况，及对可能出现的风险的应对措施等。

五、服务结束阶段

文件完善存档、物资留存与销毁、财务结算和合同结束等活动是服务结束阶段的重要任务。在这个阶段需要留意避免的是人员撤出时有未尽事宜被忽略，在服务活动正式结束后仍留有未彻底收尾的工作，有可能在未来造成无法追溯的遗留问题。所以申办方的监管工作也应持续到服务结束阶段，必要时组织项目结束会议，对项目首位工作及后续补充行动计划做一个完整的总结，并按需要跟进直至全部问题解决。

六、二级分包管理

当申办方同意供应商的二级分包申请后，首先需要确定的是清晰描述的二级分包需求及其服务内容的定义。申办方可以协助供应商选择并确保二级分包供应商的资质并通过一级外包对二级供应商进行充分的管理。申办方应要求供应商在定期的服务监管报告及会议中及时报告二级分包的进展情况及主要绩效指标分析。用相似的过程监管方法管理二级分包供应商的产出。

第六节　其他关注的问题

数据管理的外包服务多种多样,外包内容越多,形式就越复杂,监管程度就应该越严密。另外还有很多其他需要关注的问题,如特殊法规的要求、特殊外包内容和形式的特点、服务外包和系统工具外包的区别,以及外包团队的稳定性对项目进展与质量的影响等。

一、法规要求

我国的药政法规中有许多条例都与临床试验的数据管理直接相关。在这里特别提示《中华人民共和国人类遗传资源管理条例》并强调对其的依从性是因为所有涉及国际合作的临床试验样本采集都需要通过审批方可进行。当临床试验的申办方是外资公司,或者临床试验外包了涉及国际合作的中心实验室进行样本处理或检测工作时,无论样本是否需要出口国外,都需要按照法规的要求在临床试验开展前提交指定的一系列文件进行申报,经批准后方可进行样本的采集工作。

临床试验数据质量自查及核查是另一项创新药及仿制药在我国批准上市前的重要活动,申办方及研究机构是接受核查的主体,同时设置了国内中心实验室或药动学实验室的临床试验通常都会经历中心实验室和药动学实验室的现场核查,有些二级分包实验室同样会被要求进行现场核查。因此在临床试验准备及进展过程中,申办方选择高质量的实验室供应商,并在研究进展过程中严格监管,保证合规与数据质量成为在研究结束后顺利通过现场核查的重要保障。

二、外包中心实验室数据质量及样本测试

当临床试验需要外包中心实验室或药动学实验室时,申办方应对其进行全面系统的资质评估。一旦确定了合作,在执行检测之前,规范化建立目标检测的方法学就成为所有工作的基础。申办方在监管过程中除了要关注样本的转运、保存、检测、存储和销毁,以及检测的准确与报告的完整以外,还应该关注方法学的建立流程及其规范化操作,而这往往是比较容易被忽视的。这部分的监管应该同样明确定义在供应商监管计划中。样本在研究单位与中心实验室之间的转运接收,以及中心实验室与二级分包实验室之间的交接流程也是最容易出现纰漏的环节,需要格外留意标准操作规程的彻底执行及定期严格监管。

三、电子化系统的外包管理

近年来各种用途的电子化临床试验相关管理系统日趋成熟,成为临床试验不同种类数据及文件采集、存储和处理的主流工具。在此蓬勃发展的势头下,各种类型的电子化系统的供应商也有雨后春笋之势。选择成熟品牌的经典电子化系统,还是尝试新开发的电子化系统是数据管理人员常常讨论的话题。不论直接选择电子系统供应商,还是由外包服务团队推荐或二级分包,都建议项目团队参照供应商选择的流程完成一个完整客观的评估,并依据这个评估的结果制定合适的外包策略。

临床试验中常见的系统外包包括 EDC 系统、IVRS/IWRS、CTMS、电子化医学编码系统、电子化文档管理系统、ePRO 数据工具及数据库等,以下是一些在电子化数据库系统外包合作时可以考量的要点:

1. 功能　在使用了大多数市场上的成熟 IVRS/IWRS 产品后,我们往往会发现各个产品间功能的差异并不显著。这也是一个"同质化"的特点。因此,值得考察的是一些特殊的模块或功能,如对下游部门的支持,与其他系统的对接等。

2. 产品寿命/周期　每个产品都有自己的寿命,了解该系统或软件处于哪个周期或阶段可以帮助分析是否值得长期合作。尤其是同产品或同一个申办方的多个项目,延续性和可整合性是非常关键的考虑点。

3. 法规和数据规范的依从性　上面所列举的外包系统无论其前台界面负责哪种临床试验中的作用,都与其后台数据库不可分割。因此所有适用于 EDC 的法规要求都与它们相关,且可能还因为各自的特殊性而具备更多的要求。

4. 用户接受度/知名度　成熟、知名的产品常常是经过多年的使用,修复和更新而做到不断完善的。这样的产品在较长时间内可以稳定使用,但另一方面,也可能缺失了新产品的灵活性。EDC 系统建立的难易度对于一些申办方也是要考虑的。一些 EDC 系统采用图形界面化的组建功能,不需要专业技术知识,甚至于普通数据管理人员经过简单培训就可以很容易地建立起数据库,从而节省了很多人力。对不同的项目,也可考虑经过筛选有资质的轻量级新产品,以获得增值服务。

5. 服务器环境　服务器的位置对用户体验有较大的影响。另一个近来值得考虑的是使用云支持。在使用云服务的系统时,公有云或私有云的选择可能会对数据安全性产生影响。

6. 技术支持　良好的技术支持不但包括实时的服务台,对扩展功能的支持,以及已知系统缺陷的修复也是非常重要的。

7. 可扩展性　电子系统与临床试验的其他系统或产品,甚至研究机构的电子病历系统的互通性是非常值得考虑的未来发展方向之一。临床试验标准库的建立与扩展,为临床试验的标准化、医院研究者提高临床试验工作效率提供便利条件,也能更加便于控制总体预算。

8. 价格　许多供应商都有"团购价"或新兴市场优惠。额外的折扣是供应商常用的增加竞争力的商业手段。需要留意的是这些"折扣"是否是意味着服务或功能的"折扣",尽量避免在将来的使用过程中可能出现问题。然而值得提出的一点是,系统的用户友好性与使用者是密不可分的。以 EDC 为例,病例报告表的设计,程序设计人员的经验,试验进展阶段的更新和支持都可能影响到软件本身的使用。因此,申办方内部团队或供应商团队的资质、经验也需要进行考察。

9. 数据标准不再是一个陌生的概念。除了行业和临床研究机构的数据标准之外,组织或治疗领域都可以设立有效的数据标准。近来标准库,元数据库也渐渐进入广大申办方的视线。一个优良的组织标准库,可以为整个数据管理工作提供极大的性价比。不过,对数据标准、标准库的跟踪、更新和维护是一个持续的、高标准的工作。

10. 数据库的验证也是必需的步骤,无论这个数据库承载的是什么类型的数据、文档,或影像,每一个电子化数据库都需要在正式启用前确保通过了系统验证。

四、人员管理的复杂性

在数据服务外包的方式中,如果采纳了项目外包,申办方在监管过程中对执行项目的供应商团队的人员管理相对轻松,供应商会对其团队全面负责。而当申办方采用了人员外包的方式时,就需要和供应商一起制订完善的人员管理计划,双方一起合作共同完成人员管理的不同职责,比如申办方应关注外包人员的工作进展、绩效情况,以及工作量分配,同时还需要关注外包人员的文化融合度、技能评估、培训需求、稳定性和管理反馈等,综合情况需要定期与供应商沟通,由供应商配合申办方使用合适的行政激励手段在供应商的管理体系中准确、及时地反映外包人员在项目中的绩效水平与贡献。

需要再次提到的是,人员变更在项目,尤其是长期的临床试验项目中不能完全避免。对人员变更的预案、项目交接的要求,都建议事先明确地约定,必要时也可以在合同中约定。

(撰写:陈朝华 赵睿哲;审阅:孙华龙 沈 彤)

参 考 文 献

[1] 国家食品药品监督管理总局.药物临床试验质量管理规范(局令第 3 号).[2003-08-06].http://samr.cfda.gov.cn/WS01/CL0053/24473.html.

[2] ICH E6(R2)Good Clinical Practice(GCP).[1996-06-10].https://www.ich.org/fileadmin/Public_Web_Site/ICH_Products/Guidelines/Efficacy/E6/E6_R2__Step_4_2016_1109.pdf.

[3] SCDM.Good Clinical Data Management Practices(October 2013 Edition).[2019-10-05].https://scdm.org/publications/dcdmp/.

[4] 中华人民共和国人类遗传资源管理条例,中华人民共和国国务院令第 717 号.[2019-05-28].http://www.gov.cn/zhengce/content/2019-06/10/content_5398829.htm.

第二十二章

与数据监察委员会相关的数据管理

对于研发周期较长、风险较高、可能对受试者存在潜在安全性风险的临床试验,如果能在试验结束之前利用已经积累的临床试验数据进行中期分析,将能够提前发现并中止那些出现危及生命或导致不可逆的严重不良事件的临床试验,或在中期分析中已经能够确证干预有效性的试验,可以提前终止研究,缩短研究的时间,不仅能保护受试者的安全和利益,同时也能节约时间成本和资源。设立数据监察委员会(data monitoring committee,DMC),在试验期间审阅中期数据,已经成为许多临床试验的常规。

对于涉及 DMC 临床试验的数据管理,相比常规试验的数据管理在操作上和要求上具有一定的特殊性。本章将介绍与数据监察委员会相关的数据管理,包括 DMC 与数据管理的关系、设置 DMC 项目的数据管理特点、具体操作以及相应实例。

第一节 数据监察委员会简介及其与数据管理的关系

一、数据监察委员会简介

临床试验设计目的旨在评估一种干预措施(药物或器械)对疾病治疗的有效性和安全性,由于大规模的多中心临床试验往往有较多受试者参与,研究周期较长,如果能在试验结束之前利用已经积累的临床试验数据进行中期分析,对那些出现危及生命或导致不可逆的严重不良事件的临床试验尤为重要;或在中期分析中已经能够确证干预有效性的试验,可以提前终止研究。中期分析不仅能保护受试者的安全和利益,同时也能节约时间成本和资源。因此研究过程中的数据监察非常重要。

中期分析是指在试验数据收集完成之前进行的任何分析、总结或监查。有些中期分析会涉及数据揭盲,因此如果应用不恰当就有可能对后续临床试验产生无法评估的偏倚。能否选用科学合理的统计学方法、如何对中期分析结果保密、如何根据中期分析结果给予申办方恰当的建议以及如何与申办方沟通等,都需要予以考虑和事先定义。

为解决此类问题,无论以安全性监察为目的或是以有效性评价为目的的中期分析通常由与试验无任何利益关系的一组专业人员完成,即数据监察委员会(data monitoring committee,DMC),为强调 DMC 的独立性或者强调安全性监察,现常称其为独立数据监察委员会(independent data monitoring committee,iDMC)或数据与安全监察委员会(data and safety monitoring board/committee,DSMB/DSMC)。

并非所有的临床试验都要成立 DMC。我国《药物临床试验生物统计学指导原则》中指出,一个临床试验如果具备下列一种或多种特征,则需考虑成立 DMC:

(1)对安全性或有效性的累积数据进行中期分析,以决定是否提前终止试验。

(2)存在特殊安全问题的试验,如治疗方式有明显侵害性。

(3)试验药物可能存在严重毒性。

(4)纳入潜在的弱势人群进行研究,如儿童、孕妇、高龄者或其他特殊人群(疾病终末期患者或智力障碍的患者)。

(5)受试者有死亡风险或其他严重结局风险的研究。

(6)大规模、长期、多中心临床研究。

二、数据监察委员会的组成及操作流程

DMC 独立于临床研究团队而建立,一般包括临床医学、生物统计学、医学伦理学等多学科专家等组成,人数通常是奇数(3~7 名)。不同领域的相关专家可以解释试验中出现的不良事件、受益-风险问题和试验期间收集的外部数据分析等。因此,在 DMC 成员中至少有一位熟知临床试验统计方法和试验数据序贯分析的生物统计学家,该生物统计学家不仅应该有相关的统计理论基础,更应该有临床试验设计与分析的亲身经验。

除 DMC 委员外,DMC 还包括 DMC 工作支持小组,参与一些联络、支持工作。支持小组中包括一位独立于申办方之外的第三方独立统计师,与 DMC 委员中的统计师角色不同,往往由 DMC 主席委任对申办方的数据进行统计分析,必要时需要在 DMC 会议上向 DMC 委员介绍分析结果,独立统计师无决策投票权利。具体组成见图 22-1。

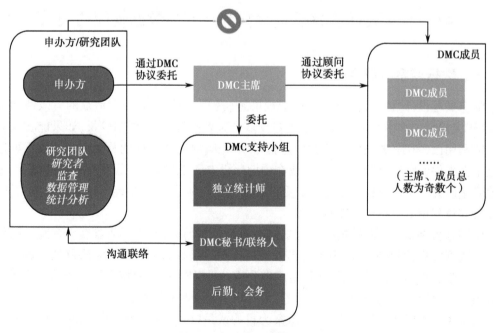

图 22-1 DMC 的基本组成

申办方/研究团队、DMC 支持小组、DMC 主席、成员各自处在独立运作的层面。研究团队通过协议委托形式指定 DMC 主席,主席通过顾问协议委托组建 DMC 委员会。DMC 支持

小组为 DMC 提供相应技术、后勤支持,并通过 DMC 秘书/联络人与申办方或研究团队进行沟通。一般 DMC 成员不直接与申办方或研究团队交流(公开会议除外)。

DMC 的工作流程通常以申办方确定了 DMC 主席后开始,首先由主席选择 DMC 成员并组建一个 DMC 支持小组,然后,召开第一次 DMC 启动会议,主要根据申办方提供的临床试验方案讨论本项目的 DMC 章程内容。后续 DMC 的工作形式主要是在章程的基础上,在临床试验进行的不同阶段以不同的目的召开会议。会议中通常会审阅独立统计师按照数据管理提交的相关数据出具的开放/闭门报告。最终 DMC 将根据讨论后的结果向申办方提供 DMC 建议书。具体流程见图 22-2。

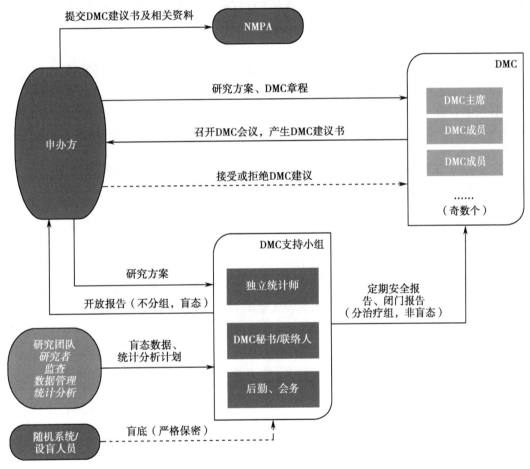

图 22-2　DMC 的工作流程

三、数据监察委员会与数据管理的关系

DMC 并不直接参与数据管理,其成员中通常也不含数据管理专家或数据管理人员。但 DMC 审阅的独立统计师出具的报告的相关数据均来自临床研究的数据管理团队。数据管理方与 DMC 独立统计师对接。

本质上,设置 DMC 的临床研究数据管理的内容和要求与其他临床研究并无区别,DMC 审阅的数据也均来自临床研究数据,只是根据 DMC 章程规定的时间,收集相应比例的样本信息,是选择研究收集的全部数据的子集。DMC 需要计划/非计划召开会议审阅相关数据

形成的报告。在设置 DMC 的研究中,数据管理所涉及的工作主要有:

1. 在试验进行中对 DMC 规定时点的相关样本数据进行核查清理。

2. 传输 DMC 相关数据至 DMC 支持小组或提供 DMC 数据获取/审阅途径,以满足 DMC 对相关数据的审阅需求。

但由于 DMC 的特殊性,对会议的召开有时限性要求以及 DMC 在研究过程中需获得非盲态数据。在常规数据管理获得真实、准确、完整和可靠的高质量数据的要求上,有以下特殊要求:

1. 为保证 DMC 会议如期按计划召开以及非计划紧急会议尽快召开,数据核查、清理以及数据传输具有时限性。必要时要求对数据库进行阶段性清理并部分锁定数据库。

2. 数据传输过程确保数据安全以及确保对 DMC 以外的人员保持盲态。

第二节 设置数据监察委员会项目的数据管理特点

研究中 DMC 的主要目的分为安全性监察和有效性监查,因主要目的不同,对所审阅数据的内容、要求、审阅频率也有很大区别,相应项目的数据管理也因此而不同。

一、以安全性监察为主要目的的数据监察委员会项目数据管理特点

若考虑安全性为目的的 DMC,一般需要对研究的整体安全性进行实时监查,其对于所审阅数据的要求需重点考虑及时性,避免因信息的延误而使受试者过久地暴露在未知风险中,在常规数据管理获得真实、准确、完整和可靠的高质量数据的要求上要确保数据的及时性。若研究为 PDC,则数据及时性很难保证,因为 PDC 涉及病例报告表(CRF)的传递、CRF 数据录入、疑问核查与解答等多重环节,不能及时显示临床试验过程中的安全性信息,影响 DMC 专家的审核。通常推荐符合临床试验规范的 EDC,若采用 EDC 系统,DMC 使用相关数据流程如图 22-3:

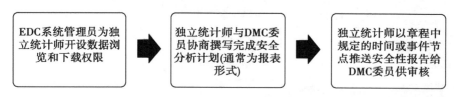

图 22-3 DMC 使用 EDC 系统数据的流程

由于 EDC 系统往往是针对临床试验本身而不是针对 DMC 单独开发,故需要由独立统计师(手中掌握项目盲底,是否揭盲则需根据章程相应规定)针对 DMC 委员提出的意见进行数据汇总整理后,按照章程中规定的时间(如每周、每月、每季度等)或事件(如发生 n 例严重出血事件、入组每 50 例等)节点将安全性分析报告以邮件通信或会议形式汇报给全部 DMC 委员。

此外,如有必要,DMC 专家需定期直接访问特定安全性数据,可在 EDC 系统根据 DMC 的需求设置相应数据的访问权限,或在 EDC 中单独设置 DMC 模块有针对性地陈列相应数据供 DMC 专家定期访问,所涉及的变量也主要与安全性有关。同时在浏览原始数据基础上可内嵌报表功能,以及针对安全性事件提供"预警"功能,比如某研究重点关注"出血事件",

则可单独对出现出血事件的受试者基本情况进行在线实时汇总,且对出现新的"出血事件"进行高亮显示以提示 DMC 委员此安全性问题。同时可内嵌盲底,根据不同权限和 DMC 章程显示不同数据。如研究团队(研究者、CRC、数据管理人员)只能查看未揭盲数据,而 DMC 委员则可直接看到揭盲后数据。

总之,通过电子数据采集手段,可保证对安全性数据监察的及时性。

二、以有效性监察为主要目的的数据监察委员会项目数据管理特点

若考虑有效性为目的的 DMC,对于数据传输需重点考虑准确性,因为对于中期分析结果,DMC 委员有权直接因为有效性而终止试验,若由于数据的不准确造成了 DMC 决策失误,则得不偿失。故对于以有效性为目的的数据管理设计,时间要求并不是非常苛刻,所以对于是否是 EDC 还是 PDC 均可以满足 DMC 要求。但中期分析涉及一次或多次中期锁定数据,PDC 在这种多次实施数据清理过程的情况下过于烦琐,所以在设计包括有效性监察为主要目的 DMC 的研究项目,仍以 EDC 数据管理作为首选。建议数据管理方在充分的真实性核查、逻辑核查、疑问解答等数据管理常规环节完成之后,提交截至某个日期的"锁定数据库",此时之前的数据则不可再行更改。对于数据锁定的要求与研究结束时数据锁定的要求一致。

第三节　设置数据监察委员会项目的数据管理具体操作

一、数据管理计划

由于项目中 DMC 的设计,设置 DMC 项目的数据管理在流程、时间点和内容上均和常规项目的数据管理有所不同。所以推荐数据管理方在制订研究的数据管理计划时对于 DMC 内容需要有相应体现。

DMC 启动会上,数据管理方可以与申办方及研究团队一起与 DMC 委员及 DMC 独立统计师做充分交流。在充分了解 DMC 章程与其所需审阅数据的需求后,可以在会后起草或更新数据管理计划中的 DMC 相关内容。

设置 DMC 项目的数据管理计划常规应包含但不限于与 DMC 相关的以下内容:
- DMC 相关数据管理的主要时间节点。
- DMC 所涉及的数据范围。
- DMC 数据交接传输流程。

二、数据监察委员会所涉及的中期数据

无论是以安全性监察为主要目的的 DMC 还是以有效性监察为主要目的的 DMC,由于 DMC 职责中包含确保试验的完整性和可信性,DMC 需要对临床试验实施质量有一定把控。DMC 一般会对试验实施过程中的数据进行评价、监察。可能涉及以下内容的数据:
- 总体及各中心受试者入组率,不合格、不依从、方案违背和脱落情况。
- 总体和各中心研究者对研究方案的依从情况。

具体审阅内容可由 DMC 章程规定。当发现试验实施可能危及受试者的安全或研究的

完整性时,DMC 需要向申办方提出建议。

以安全性为主要目的可能涉及的数据内容如下:

- 不良事件的相关内容。
- 合并用药的相关内容。
- 基线人口统计学资料、现病史、既往史。
- 实验室及其他相关辅助检查。
- 严重不良事件报告(建议由研究安全性管理/药物警戒团队第一时间提供)。

以有效性为主要目的可能涉及的数据内容如下:

- 盲底。
- 基线人口统计学资料。
- 主要疗效指标相关内容。
- 重要的次要疗效指标相关内容(可由 DMC 章程提前规定)。
- 重要的安全性指标相关内容(可由 DMC 章程提前规定)。
- 人群划分决议(针对现有完成主要疗效指标评估的受试者)。

三、数据传输与数据保密

不论治疗分组是否盲态,如果数据用于统计分析,独立统计师应独立于申办方和研究者(即与试验设计或实施无关),且与申办方或其他试验组织者没有经济或其他重要的关系,对中期比较数据以及盲底应妥善保存,以避免被申办方或研究团队不慎或不当接触。应当制定相应的规则以防止除 DMC 及进行中期分析的独立统计师之外的任何人(包括项目小组、研究者和申办方代表)接触到保密的中期数据。

总之,由于 DMC 的独立性原则,无论以何种形式(EDC/PDC)、何种目的(安全性、有效性)收集的揭盲数据,除 DMC 委员及其授权的独立统计师外,任何人均不可浏览。为保证数据保密,数据传输可遵守相应数据管理方数据传输的 SOP,采用权限控制、加密、证书等相应手段。若以邮件传输数据,建议数据做加密处理,且密码与数据分两封单独的邮件发送。

四、数据管理方与数据监察委员会的交流

DMC 的主要工作由 DMC 会议体现,DMC 会议分为两种形式:一部分为开放会议,另一部分为闭门会议。其中开放会议的核心是可以实现 DMC 与负责研究的小组与个人的相互交流。建议数据管理方参与所有的 DMC 的开放会议,尤其是 DMC 启动会,以充分了解 DMC 对于数据审阅的需求与问题反馈,并充分交流。由于数据管理方属于研究团队的一部分,不允许参加 DMC 任何形式的闭门会议。

除会议以外,数据管理方主要与 DMC 中支持小组的独立统计师进行交流,主要针对 DMC 数据审阅需求、数据传输、数据审阅涉及的相关问题进行沟通。

第四节　数据监察委员会数据管理实例介绍

一、以安全性监察为主要目的的数据监察委员会实例

试验目的:评价某药物治疗狼疮性肾炎的疗效和安全性。

试验设计:随机、开放、平行对照、多中心研究。

DMC 背景:由于研究药物为免疫抑制剂,既往类似药物可能会观察到使用者感染、肝损害风险增加,并且可能会出现粒细胞缺乏甚至死亡等严重不良反应。为保障受试者的安全和利益,研究设计中建立数据监察委员会定期审阅研究安全性事件。

安全性监察具体实施过程:

DMC 重点关注不良事件中的死亡事件、粒细胞缺乏事件、肝损害事件、感染事件。

DMC 审阅研究药物警戒人员及时发送的严重不良事件报告和申办方定期提供的不良事件清单,并组织月度通信讨论。

若试验过程中出现死亡事件、粒细胞缺乏事件、肝损害事件、感染事件或其他突发严重不良事件,DMC 认为有必要面见讨论时,DMC 则需召开紧急会议并形成决议,判断是否停止该试验。

DMC 将于 50%受试者完成入组召开例会,讨论该项目安全问题,累积安全性数据,确定、评估不良事件,并形成决议,判断是否停止该试验。

本研究中安全性监察分月度安全性监察和中期安全性评价。研究过程中的实时安全性监察对于数据的及时性有较高要求。一旦发生本研究 DMC 关注的死亡事件、粒细胞缺乏事件,或者肝损害事件、感染事件发生的频率过高,DMC 需要及时召开紧急会议。为保证各方交流、数据传输的及时性,需要各方人员形成以 DMC 支持小组为核心的联络网,保障严重不良事件第一时间反馈、不良事件定期及时反馈的机制。具体流程如表 22-1:

表 22-1　安全性监察流程及责任方举例

顺序	任务	责任方
1	当试验过程中,出现任何一例死亡、粒细胞缺乏、肝损伤、感染、严重不良事件,无论严重程度,均由中心研究者报告给研究药物安全警戒或申办方相关人员	中心研究者
2	申办方将事件报告给 DMC 支持小组;其中,关于严重不良事件,为保证及时性,由本研究 CRO 药物安全警戒相关人员在获得严重不良事件报告时第一时间报告 DMC 支持小组	申办方数据管理方/CRO 药物安全警戒
3	DMC 支持小组收到告知后,登录 EDC 系统核实其具体情况,汇总至其内部数据库	支持小组
4	DMC 支持小组每月将收到的不良事件清单组织成月度会议通信,通过邮件发给 DMC 全体委员	DMC 支持小组
5	DMC 通过邮件/电话形式征求其他委员意见,并决定是否召开电话/网络视频或者紧急会议	DMC 主席

该项目中,数据管理方每周向 DMC 支持小组发送由医学部门判定后的本周新录入的以及信息有更新的不良事件清单。此部分数据不要求数据完成清理锁定。在既定的中期 DMC 会议前(50%受试者完成入组),数据管理方需提交 DMC 审阅所涉及所有相关安全性指标清理、编码、锁定后的数据。

二、以有效性监察为主要目的的数据监察委员会实例

试验目的:评价某药物与常规联合用药相比治疗复发性急性早幼粒细胞白血病(APL)的有效性与安全性。

试验设计:随机、双盲、平行组、多中心临床试验。

DMC 背景:复发性急性早幼粒细胞白血病(APL)属于罕见病,该新药在国外对于复发APL 的治疗的有效性已有明确证据。研究计划入选 150 例受试者,每组各 75 例。同时考虑到研究药物疗效确定且受试者入组困难,计划在 50% 受试者完成主要疗效随访进行一次中期分析。以 Pocock 函数为 α 消耗函数,计算在 50% 信息时进行中期分析,名义检验水准 α′ 为 0.029。建议数据监察委员会于 50% 受试者完成主要疗效随访时审阅研究有效性数据,并给出是否因中期分析疗效理想提前终止试验的建议。

DMC 具体实施过程:

1. 研究启动。

2. DMC 成立,召开启动会,确认 DMC 章程。

3. DMC 独立统计师与研究统计师讨论制订 DMC 统计分析计划。

4. 研究达到 50% 受试者完成主要疗效随访的时点。

5. 锁定的数据库、盲底传输至 DMC 独立统计师。

6. DMC 独立统计师按统计分析计划完成中期分析报告。

7. DMC 召开中期会议,讨论中期分析结果并给出提前终止研究的建议。

8. 申办方采纳建议,停止入组受试者,待全部受试者完成随访后进入研究结题流程。

该 DMC 涉及的数据管理相关工作:

1. 研究启动,数据管理工作启动。

2. 参与 DMC 启动会,公开交流环节与 DMC 沟通本项目中期分析涉及的数据审阅范围以及要求。最终确认,本研究 DMC 需审阅在达到 50% 受试者完成主要疗效随访时,所有完成主要疗效指标随访的全部受试者数据,且要求数据锁定。

3. 与 DMC 独立统计师沟通数据要求、数据传输方式以及相应数据传输时限。

4. 根据 DMC 需求更新数据管理计划。

5. 研究达到 50% 受试者完成主要疗效随访的时点。

6. 对所有完成主要疗效指标随访的所有受试者的数据清理,锁定数据库。

7. 将数据传输至独立统计师。

(撰写:姚　晨;审阅:丁　力　夏结来)

参 考 文 献

[1] ARMITAGE P.Interim analysis in clinical trials.Statistics in Medicine,1991,10(6):925-937.

[2] DALLAS M J.Accounting for interim safety monitoring of an adverse event upon termination of a clinical trial.J Biopharm Stat,2008,18(4):631-638,439-445.

[3] WHITEHEAD J.Stopping clinical trials by design.Nature Reviews Drug Discovery,2004,3(11):973-977.

[4] ELLENBERG S S,FLEMING T R,DEMETS D L.Data monitoring committees in clinical trials:a practical perspective.Vol.6.2002:Wiley.

[5] 高灵灵,阎小妍,姚晨.临床试验数据监察委员会的操作规范和实践.中国新药杂志,2013(14):

1667-1672.

［6］国家食品药品监督管理总局.总局关于发布药物临床试验的生物统计学指导原则的通告(2016 年第 93 号).［2016-06-03］.http://samr.cfda.gov.cn/WS01/CL1434/154780.html.

［7］Food,U.S.,Drug and Administration（2001）Guidance for Clinical Trial Sponsors on the Establishment and Operation of Clinical Trial Data Monitoring Committees.MD:FDA.［2019-10-05］.http://www.fda.gov/RegulatoryInformation/Guidances/ucm127069.htm.

［8］AGENCY E M.Guideline on data monitoring committees.London:European Medicines Agency,2005.

第二十三章

临床试验数据管理中的项目管理

项目管理,是指项目经理在有限的资源约束下,运用系统的观点、方法和理论,对项目涉及的全部工作进行有效的管理,从项目的投资决策到项目结束的全过程进行计划、组织、指挥、协调、控制和评价,以实现项目的目标。

数据管理作为临床试验项目运营的一个重要环节,由数据管理相关职能部门按照项目的形式开展并完成。因此,数据管理工作本身也具有项目管理的特征。本章在简要介绍项目管理基本概念的基础上,重点介绍临床试验数据管理的核心目标、项目管理的内容、不同阶段项目管理的特点以及数据管理项目管理员的技能要求。

第一节　项目管理概述

项目是指为达成某个特定的目标,在一定的时间与预算之内,由一系列资源与人员组成的任务组合。项目管理则是为了满足或超越特定项目目标的需要和期许,运用知识、技能、工具和技术于项目活动中,并保证项目质量满足要求的管理活动。它涉及对已经建立完整特殊目标的项目进行资源的计划、组织、指导和监控,以使在目标时间内达到特定的目的和宗旨。在项目目标下还需要确定和协调项目中所涉干系人各自的需求和期望,从而在时间、成本、质量和任务范畴限制条件下共同努力保证项目的成功。通常,项目管理具有以下特性:

(1)临时性:有始终时间,项目团队是临时性的,需要市场机遇。

(2)前瞻性:时间长,成果不是临时的,符合市场质量和组织发展要求。

(3)目标性:有特定的目标,分阶段完成。

(4)不确定性:任何风险的存在和干扰会影响项目的成败。

(5)计划性:受外界因素影响,需要完善计划防止失败,需要团队分工和协作,避免利益冲突。

(6)科学性:通过图表、数学计算和其他技术工具来支持项目管理的计划和目标。

(7)生命性:项目成功使成果转化,项目生命构成产品生命的组成部分。

(8)艺术性:人际交流、组织因素、交流和协商、冲突解决等需要一定的技巧。

项目的三大要素是时间、成本与任务范畴,这些要素是保证项目质量的基础(图23-1)。根据不同的管理内容,项目管理划分为:任务范畴管理、时间管理、成本管理、质量管理、人力资源管理、沟通管理、风险管理、采购管理、集成管理、干系人管理等。临床试验本身包括数据管理过程,面临上市国家注册和适应证(决定项目范围)、面临资源消耗和销售预期(决定成本投入)、竞争对手研发进度(决定项目交付时限即进度)、资源管理水平和效率与能力

（决定质量）。四者呈现经典的铁三角关系。其中无论是时间、成本还是项目范畴都存在着不同程度的风险，这些风险有可能对项目质量产生影响。例如，当项目范畴增加时，时间与成本也要增加，否则将以牺牲质量为代价。

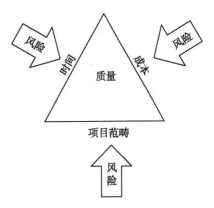

图 23-1　项目管理的三大要素

任何项目管理的实施都是建立在科学和严谨的项目计划之上的。在制订和实施数据管理的项目管理计划时，需要考虑到支持待完成具体任务范畴的途径和方法所需资源的协调和方向，诸如时间、人员和费用，以使最终交付产品和项目参数能通过管理目标并达到预期的质量要求。一般说来，项目计划涉及的参数可以用 5W 原则来概述，即：

（1）什么（what）——技术目标：数据项目经理和团队通过技术目标的审阅来回答要取得的目标所在。

（2）缘由（why）——工作分解结构，通过发展工作分解结构（WBS）来达到技术目标，也就是必须完成的任务清单。

（3）谁（who）——资源和可利用性计划，即需要解决谁来完成工作任务，负责每个工作内容的组织单位应当相应地融入 WBS 中。

（4）时间（when）——时间进度表，进一步定义任务范畴的流程走向，回答每个工作要素需要多长时间来完成，何时执行，什么资源和财产需要采用。

（5）多少（how much）——预算，所涉履行项目任务需要花费多少经费。

作为一名数据管理的项目经理，在制订和实施项目计划时，需要懂得平衡计划管理，特别是在资源紧缺的环境中，如何优化排序影响平衡的要素，即在制订项目计划时，不要过度承诺，不要使项目成员任务超出其所能承受的能力，在实施项目计划时，要学会再评估和平衡或调整。在整个数据管理的项目管理中，数据项目经理还需要保证所有数据管理文件的存档、交流和变更管理。

第二节　数据管理中项目管理的核心目标

临床试验的数据管理在临床试验中的作用重大，常常承担为整个临床试验周期把关数据质量的关键地位。良好的数据管理流程可能会缩短试验进度，并节约项目成本。临床试验数据管理工作的特殊性，也决定了数据管理的项目管理需要经常围绕"质量""成本""进度"来开展，数据管理项目的核心就是建立快速输出的流程，实现项目约定的质量，高效完成项目，并努力寻找一切可控制成本的策略方法。项目管理的方法应该是定性、定量相结合的综合集成方法，并尽可能地将定性认识上升到定量分析。

1. 质量　数据质量是临床研究的基础，也是药物能否成功上市的关键。如果临床试验数据的质量好，就可以造福患者人群；如果质量差，不仅会造成经济上的重大损失，而且会贻误病患的治疗。数据管理项目的质量管理必须贯穿于全方位、全过程和全体项目成员中。全方位是指包括试验数据项目的每一部分，每个子项目、子活动，每一件具体数据管理工作都要保证质量，才能确保整个数据管理的质量。全过程是指数据的整个生命周期都要遵循

ALCOA 原则来保证质量。全体项目成员指的是参加数据管理的每一个人,从项目管理到数据管理的每一个普通员工,都要对其所交付的数据管理的任务结果质量负责。

2. 资源成本　数据管理的资源成本包括实施试验项目所有的直接成本和间接成本的总和。直接成本与执行数据管理规程的人员数、数据库版权成本有关,间接成本主要涉及用于数据管理的设备损耗,系统使用或数据规程管理的管理成本等。项目管理者的工作就是通过科学地组织项目的开展,在保证质量的前提下,合理控制各项成本支出。值得指出的是,数据管理过程中的主要成本是有完全能力的执行者在劳动日全职投入试验项目的人力成本,即劳动力成本的支出。对大部分项目而言,定期审核实际需要与预计人员的匹配,并根据项目难易度,数据管理任务范畴随项目时间进程的变化,调整数据管理的成本需求是数据管理项目管理的重要目标之一。任何不顾项目质量目标、无谓强调提升进度,或提高效率的成本控制都是一种无意义的行为。

3. 时间进度　作为临床试验项目时间进度的重要组成部分,数据管理的时间需要与整体项目的时间要求保持一致。一旦项目的完工期限确定下来,数据管理的项目管理者的任务就是以此为目标,通过控制各项数据管理环节活动的进度,在保证质量的前提下,确保整个工程按期完成。在试验项目的准备阶段,数据管理环节涉及的关键时间进度与CRF 设计、数据管理文件(如数据管理计划 DMP)和数据库的建立有关,包括其中的数据库逻辑核查编程设置要求,而试验方案设计的复杂程度又直接影响这些环节完成所需的时间。任何数据管理人员的经验,或方案终稿的不确定性等都可能影响 CRF、DMP 和数据库完成时间和数据管理的质量。在试验项目实施阶段,数据审阅是数据管理环节的主要核心任务。随着受试者数据累积的增加,保质保量完成数据审阅成为确保数据管理时间进度的关键。同时,收集或输入数据库中的试验数据质量直接影响数据库审阅时间和所需数据管理人员人数。试验过程中方案变更或数据设计错误,都会导致数据库改变而造成非预期时间及人员需求增加。在试验项目结束阶段,数据库锁定成为数据管理的首要任务。锁库前的数据质量保证要求,如锁库清单质量控制,与安全性数据库的一致性核对等,以及锁库过程中的数据管理任务范畴,如医学编码,导出数据的各类 CDISC 标准列表等,都是项目整体时间进度的重要组成部分,并特别关系到试验项目完成药政申报的时间表。

第三节　数据管理中项目管理的核心内容

项目管理可分为十个知识领域。有效的项目管理应当关注每一个领域的质量要求,以确保项目目标的所有要求都被充分地满足:

一、项目任务范畴管理

项目任务范畴管理是为了实现项目的目标,对数据管理所要完成的工作范围进行管理和控制的过程和活动。项目任务范畴的管理也就是对项目应该包括什么和不应该包括什么进行相应的定义和控制,包括范围的界定、范围的规划、范围的调整等,也包括完成项目范围所涉及的所有过程;确定项目的需求、定义规划项目的范围、范围管理的实施、范围的变更控制管理以及范围核实等。在项目启动和准备阶段,数据项目经理就需要尽可能地将数据管理的主要工作任务细分为较小的、更易管理的部分,易于操作和管理。通过工作任务细分

（WBS）对项目范围进行正式认定,也提前预计今后的可能范围变更以及变更控制,这些数据管理任务包的目标都需要在数据管理计划中充分体现(参阅第六章)(图23-2)。

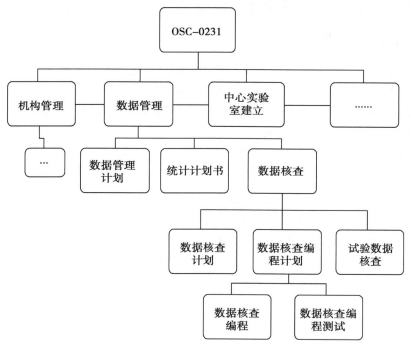

图23-2　临床试验任务范畴分解构架（WBS）示意图

一旦数据管理任务范畴分解构架确定,相应任务包的完成时间周期、资源配置、关键路径分析、数据管理任务预算也随之可以产生。此外,申办方也可以根据内部资源的现状,对是否需要外包数据管理任务包做出决策。

二、项目时间管理

项目的数据管理进度计划需要与整体项目时间规划相配合,项目经理需要对项目时间涉及的数据管理活动的开始和结束日期是否合理与项目团队做好协商和反复确认。临床试验数据管理的进度问题是项目生命周期中较为容易引起冲突的诸多环节之一。时间管理目的是在保证质量的前提下,能合理分配数据管理资源,使按时完成项目所涉数据管理工作,且发挥最佳工作效率成为可能。为了达到这些项目管理目标,数据项目经理需要按照项目整体时间要求,合理安排数据管理活动的项目时间进度,包括活动定义、活动排序、活动工期估算、安排进度表、进度控制等。

对于项目执行的时间进度,可以采用常见的甘特图作为时间管理工具,其可以通过日历形式列出各个数据管理项目活动及其相应的开始和结束日期,为反映项目进度信息提供一种标准格式。利用甘特图较关键的是确认任务完成的关键路径。从关键路径的分析可以确认和调整关键与非关键任务范畴的完成优序排列,进而可以保证项目完成的最短时间及其效率的实现。例如,数据管理项目中常见利用第一例受试者入组和最后的受试者完成试验作为关键路径来确定时间进度。在建立数据管理时间计划时,数据项目经理需要确保清晰、完整的时间表的可行性,以及整体项目时间的匹配性,并获得项目团队和所涉数据管理干系人员的认可。在项目进行过程中,数据项目经理需要确保相关数据管理人员能随时访问确认的时间表,便于相关干系人能了解各自的工作任务,以保质保量完成其本职工作。必要时,数据管理干系人也可以对时间表提出修改建议。

三、项目成本管理

成本管理是为了保证项目实际成本和费用不超过预算成本及其费用的管理过程,包括资源配置、成本、费用的预算以及实施费用的控制等工作。

数据管理项目的成本管理由以下过程组成。数据项目经理要在保证数据质量的前提下,力争在预算下完成数据管理项目。

资源计划过程——决定完成数据项目各项活动需要哪些资源(人、设备、材料),以及每种资源的需要量。

成本估计过程——估计完成数据项目各活动所需每种资源成本的近似值。

成本预算过程——把估计总成本分配到各具体工作中。

成本控制过程——控制数据管理实施中项目预算的改变。

数据项目经理需计划、监督、跟踪和记录数据管理过程中的费用和花费的时间,并定期将实际费用和可交付工作相对比。例如,对比已完成的数据管理工作的百分比与已花费费用的预算的百分比。

四、项目质量管理

项目的质量管理通常和试验质量管理一样,都遵循 PDCA 原则,其是为了确保项目达到客户所规定的质量要求所实施的一系列管理过程。

数据管理部门需按照 ALCOA+的原则,定期参与研究团队召开常规的项目管理会议。在这些会议中,数据项目经理需要就数据管理的质量规划、实际数据管理工作中的质量控制和质量保证跟踪现状做出汇报,并根据发现的数据管理风险问题展开讨论,以便找出根源,并根据项目管理计划做好应对措施,确保在后续的试验项目中改善和预防数据风险问题再发生。任何涉及试验质量和数据可信性的 SOP 偏离,都应引起质量保证人员的注意,并做好跟踪和记录,便于后续质量管理系统的完善。

表 23-1 演示了如何建立数据质量管理规划的案例。在这个案例中可以看出,在进行项目数据质量管理中,数据项目经理需要明确可能涉及的关键数据环节、所涉干系人、质量监控方法及其主要活动方式等,以确保数据质量能满足药政监管的需要。有关数据管理的质量管理体系具体要求可以进一步参阅本书第二十七章内容。

表 23-1　数据管理与质量控制计划案例

类别	方法	责任人	活动
数据输入	验证正确性 逻辑核查	数据输入员 (研究机构或申办方)	通过双输入检查明显错误,输入时校对和自动质疑
数据审阅	逻辑核查 报告列表	数据管理人员	进行验证核查,特例报告或列表,以鉴别数据错误
统计审阅	进行预例表审核	统计师或统计程序员	进行表格核查来鉴别数据错误

续表

类别	方法	责任人	活动
编码	编码工具	编码人员	根据 MedDRA 和药物词典编码医药史、不良反应事件、同期治疗/药物
医药审阅/医药监督	报告或列表	项目医生或安全监督官	审阅全研究项目受试者的累积数据,以监督数据安全性趋势和试验方案违规案例
源文件核查	手工核实	监查员	在研究机构检查 CRF 或 eCRF 数据与源数据的相符性
SAE 核对	比较工具	安全监督官/数据管理人员/监查员	比较临床数据库和安全性数据库之间的 SAE 数据档案,以确保信息报告一致

五、项目人力资源管理

为了保证所有数据项目干系人的能力和积极性都得到最有效的发挥和利用,数据项目经理需要规划和实施人力资源管理的系列管理措施,其包括组织规划、团队建设、人员选聘和项目班子建设等。组织计划资源可以看作临床试验战场上的"排兵布阵",就是根据数据管理任务包构架,分析并确定数据项目的资源配置,即数据管理团队人员的角色、职责和汇报关系(表 23-2)。在构建数据管理项目人员时,数据项目经理需要参考总体试验项目资源计划编制中的人力资源需求。在配置这些人员需求时,还可能会涉及人员工时的合理分配,系统资源的支持等。同时,还需要参考项目中各种汇报关系(又称为项目界面)。

表 23-2　数据管理资源配置分析案例

任务导向	使命	工作包	开始日期	完成日期
数据管理领域	根据试验方案,建立数据文件撰写/批准、数据库建立,以及数据管理模式的设定	CRF 设计	1/5/2009	2/1/2009
		数据采集系统设计	2/2/2009	4/1/2009
		数据库验证	4/1/2009	5/1/2009
		数据管理计划书	1/5/2009	3/1/2009
		数据分析编程	n/a	n/a

组织计划编制完成后,数据项目经理需明晰以下几方面任务:

角色和职责分配:项目角色和职责在项目管理中必须明确,否则容易造成同一项工作没人负责,最终影响目标的实现。为了使每项工作能够顺利进行,就必须将每项工作分配到具体的个人(或小组),明确不同的个人(或小组)在这项工作中的职责,而且每项工作只能有唯一的负责人(或小组)。同时由于角色和职责可能随时间而变化,在结果中也需要明确这层关系,可在不同层次上编制职责分配矩阵(RAM)。

人员配备管理计划:它主要描述项目组什么时候需要什么样的人力资源。由于在项目工作中人员的需求可能不是很连续或者不是很平衡,容易造成人力资源的浪费和成本的提高。在试验项目中,各试验阶段所需数据管理人员的角色和职责配置不尽相同,例如,在数据库建库阶段(set up),数据管理人员配置相对固定,完成时间受方案难易程度影响较大,但不会受受试者数目影响;在试验进行阶段(conduct),数据管理人员需要根据试验周期、试验受试者访视频率、受试者数目、项目难易程度等做出调整;在试验结束阶段(DBL),在纸质或电子 CRF 试验中,数据库锁定时所需人员不同,前者由于大部分数据清理工作都积压在这一阶段,增加数据管理人员力量较为常见,后者由于数据清理大多已经完成,其他数据管理的支持人员,如医学编码人员等,需要增加;在试验收尾阶段(DBL、CSR、递交),虽然大部分数据管理人员已经不再承担结束项目的管理工作,但还是需要安排人员做好及时文件归档等数据管理扫尾工作。

在目前竞争激烈的环境中,数据管理人员的流失也会严重影响项目的交付,也需要尽早地在研究的规划阶段就确定所有数据管理研究团队的成员、利益相关者和各自的候补人员。

六、项目沟通管理

项目管理的沟通,是指项目团队成员间,在信息产生、收集、传输、保存或处理过程中所需要采取或实施的系列措施,都得到充分相互交流和沟通,包括交流计划、信息传输和进度报告等的沟通。在数据管理项目的沟通体系中,数据项目经理位于体系的核心位置。一般情况下,所有的数据管理信息将先汇总到数据项目经理处,数据项目经理再根据信息的类别,向各个干系人或项目经理发送,包括存在或发现的问题等(图 23-3)。

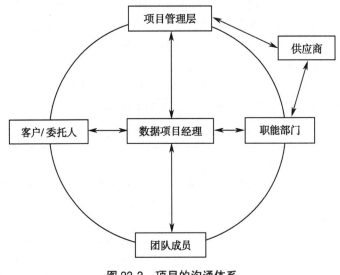

图 23-3　项目的沟通体系

临床试验数据管理的沟通主要包括:

(1)数据管理团队内部的沟通:数据项目经理与数据管理专员、数据库建库员等之间的沟通。

(2)数据项目经理与职能部门之间的沟通:包括与临床项目经理、医学专员、统计师、药物安全医生、外部数据供应商等的沟通。

(3)数据项目经理与申办方的沟通。

这些沟通内容包括数据项目进展过程所遇到的问题,若不能在项目组内部解决时,还会涉及问题升级的沟通机制,如与项目管理的高层人员、申办方项目经理进行沟通等。有关试验团队各角色及其分工合作职责在本书第五章中已有详细描述。

基于图 23-3 的沟通体系,数据管理的项目经理应当制订详细数据管理沟通计划,且需要遵循项目经理的总体项目沟通计划的交流机制和管理。沟通计划通常应该包括但不限于以下内容：

1. 沟通对象，即项目联系人(数据管理团队内部及项目各部门负责人)列表　详细列出各部门负责人、联系方式，加入项目的开始时间及结束时间，并时时保持更新。

2. 沟通内容　常规沟通内容，例如数据进展报告；紧急沟通内容，一般为严重影响时间节点达成的拖延、文件拖延或"数据问题"的拖延(不包括沟通升级计划的问题)。

3. 沟通频率　项目启动阶段，团队成立需要磨合，同时启动阶段时间紧任务重，应加强沟通频率；到项目执行阶段，项目趋于稳定，沟通频率可以适当降低；到项目结束阶段，沟通频率可能会再次增加。

4. 沟通升级机制　需列出当问题得不到有效解决，或在严重风险问题出现时，需要升级问题沟通的机制，包括什么问题升级至什么层面的管理人员；如何反馈和跟踪升级问题，直至问题解决等。

5. 沟通方式　可以考虑面对面、电话会议、网络会议、邮件等，根据事件的特点选择合适有效的沟通方式。按照 RACI 中的要求，如何知会所有干系人知悉，以及知悉途径或工具亦需要明确。例如，发送沟通邮件时，发送人员规则、抄送人员范围、邮件标题撰写规则等。

6. 沟通记录　当发生任何形式的沟通，如会议、电话、邮件等，所有沟通记录或文件都需要及时产生，并确保正确归档保存。

七、项目风险管理

项目风险管理包括风险甄别、风险分析、风险应对、风险监控、风险审核和风险报告等。在试验项目启动阶段，数据项目经理需要和项目团队一起选择出与试验方案相关的关键数据/流程，以便制定早期预警信号和应对策略，例如，风险缓释计划等。对于数据风险分析评估，需要从风险发生的概率、风险的影响度，以及风险可检测度三个方面进行。鉴于风险的动态属性，要根据试验项目生命周期对数据风险问题进行审核，并在必要时调整风险管理计划及其应对措施。任何临床试验风险都可以从两个层面予以监控：系统风险层面，如标准操作规程、计算机化系统、人员、供应商等；临床试验操作层面，如试验设计、试验药物、数据收集和记录、知情同意过程等。数据管理风险控制是保证试验结果质量和可信性的重要手段，包括数据管理应用的电子系统的验证合规性等。按照数据项目管理计划，定期产生数据管理风险报告对项目风险管理和交流至关重要。

八、项目采购管理

项目采购管理是为从项目实施组织之外获得所需资源或服务所采取的一系列管理措施，其包括采购计划、采购与征购、资源选择以及合同管理等项目工作。在进行数据外包采购管理时，首先需要对数据外包服务商的资质进行审核，一旦确定采购并签署服务合约，还需要在试验项目的数据管理实施过程中，监督外包服务商的服务质量，以满足购买方的服务品质要求。一般情况下，数据项目经理在选择外包服务商前，需要考察其专业技能、项目管理专长、治疗领域经验、人员服务能力，以及其他项目所需的关键特质，如是否易于交流和共事、质量体系建设情况、是否诚实和灵活、是否专注和是否有责任心等。许多外包服务失败是由于购买方和服务商间预期的差异，归因于缺乏项目计划和监督，如不能尽早和开放式交流、没有清晰的预期计划和标准要求、没有清晰的角色与职责描述等。在数据项目采购管理中，合宜的规划和跟踪若干关键步骤可以避免大多数失误。

九、项目集成管理

项目集成管理是指为确保项目各项工作能够有机地协调和配合而展开的综合性和全局性的项目管理工作和过程。它包括项目集成计划的制订、项目集成计划的实施、项目变动的总体控制等。

项目经理通常与多个部门和利益相关者互动，引导和调解他们之间的沟通和产出成果的能力显得很有必要。当数据管理项目经理承担管理外部供应商的职责时，他们也可能会参与到合同谈判中来，以使合同符合项目的需求，同时控制好时间、范围和预算。

十、项目干系人管理

项目干系人管理是指对项目干系人需要、希望和期望的识别，并通过沟通上的管理来满足其需要、解决其问题的过程。项目干系人管理将会赢得更多人的支持，从而能够确保项目取得成功。

第四节　数据管理不同阶段的项目管理要点

根据临床试验数据管理的特点，临床试验数据管理的项目管理可以分为计划、启动、执行、监控和结束五个阶段。所有阶段的项目质量管理都应当遵循 PDCA 要求。值得指出的是，有些数据管理活动可能会涉及不止一个阶段，相关数据管理活动在不同申办方处可能有不同的职责分工。下列各阶段涉及的数据项目管理程序或活动的具体描述及其要求可分别参考本书的相关章节，在此不再赘述。

一、数据管理的计划阶段

在计划阶段，主要目的是定义一个项目的范畴和性质，识别项目的主要目标和干系相关方。计划阶段对于任何项目的最终成功都非常重要。在计划阶段，数据项目经理要评价项目需求并决定怎样最好地满足这些需求。内容包括计划项目的时间表、建立项目的里程碑节点、识别所需的资源和人员、制定需要遵循的流程和需要完成的工作。

在研究的计划阶段，数据管理的首要工作是与负责临床试验的各个相关人员进行讨论，预估研究的工作、资源、时间方面的要求。这是数据管理人员澄清服务范围包括一些参数假设的机会。这个讨论的结果将有助于制订详细的数据管理计划，并最终在研究的生命周期里减少范围之外的用时或活动。确定数据管理对整体研究团队的贡献、工作范围以及工作目标。组成和确定研究的核心数据管理团队；指定数据管理人员和数据管理支持人员。根据公司的架构，数据管理核心团队应当包括 IT 支持人员、数据库编程人员及其他在研究的生命周期里为数据管理活动做出贡献的团队成员。这个核心的数据管理团队应在整项研究过程中进行定期会面。其他数据项目管理可能涉及的数据管理准备工作还包括但不限于：试验方案设计/审核、根据方案设计准备 CRF 设计/审核、EDC 建立、数据库建立/验证、数据管理计划撰写、数据核查计划撰写、数据传输计划撰写、统计分析计划撰写，或外包选择和管理等。有关所述各类数据管理任务流程及其要求可参阅本书相关章节。

二、数据管理的启动阶段

数据管理的启动阶段，是以数据管理介入临床研究的时间为起始时间。理想化的数据管理工作起始点为临床试验研究设计阶段,方案起草之时,或者是在临床开发策略开始之时。在数据管理外包的模式下,数据管理的进入,多是在方案初稿时。数据管理启动阶段的结束时间,一般认为是首例受试者第一次访视或者在数据管理系统正式上线的时候。

数据管理在启动阶段需要完成的任务,包括但不限于下列数据管理活动:

1. 审阅最终的研究方案或临床研发计划,包括研究的设计、预计研究的周期以及为达到一定统计效能而需要的受试者样本量。评价执行研究所需要的资源和培训(包括人员、硬件、软件和预算,如适用)。

2. 组建数据管理团队,与团队成员沟通,明确启动阶段的工作目标,对研究中数据管理的角色和职责清晰定位。职责通常采用一个 RACI 来记录,其中 R 表示谁负责(responsible),A 表示谁执行(accountable),C 表示咨询谁(consulted),I 表示告知谁(informed)。在一些公司里,角色和职责可以在 SOP 和作业指导中描述,而不应为一个特定的项目而重复。

3. 设立数据管理文件目录和文档体系,并需要和项目 TMF 计划和体系融合,包括文档的收集、存档、归档流程要求等。

4. 确认各研究中心都有技术资格(认证)。虽然 IT 员工会处理技术资格(认证)的很多细节,数据管理人员应当参与以确保某些特定的功能(比如,数据上传)按预期运作。这些确认工作包括确保为各研究机构准备好必要的硬件和软件供应。

5. 确定数据管理相关干系人,并明确他们每个人的角色和职责。向数据管理以外的利益相关者介绍项目、数据管理的特点,并安排与这些利益相关者的定期会议。梳理各工作任务间的制约关系、协调步骤,以期达成预期的时间点。

6. 选择参与到研究中来的供应商和服务提供商,包括对供应商资格认证和合同(比如,数据采集系统供应管理)的确认。

7. 与供应商确认研究中使用的授权工具的版本,比如医学编码词典;如果要使用 MedDRA 的话,申办方和 CRO 公司的编码数据都必须有一个有效的 MedDRA 授权证书。对于任何授权软件,都要严格遵循授权机构的工作惯例。有关医学编码管理的详细描述可参阅本书第十九章的内容。

8. 制定宏观的数据管理项目里程碑并把这些里程碑告知主要的项目经理,使其可以集成到项目时间表上去。更为详细的数据管理项目里程碑应当在执行阶段制定。

9. 通过阅读文档来核查研究方案前后的一致性,把不一致的地方告知项目经理或研究团队。需要注意的是,数据管理经理或人员是否需要参与试验准备和/或启动任务,需要根据所建立的 SOP 规定执行。例如,有些申办方可能规定只有当试验方案获得最终批准后,数据管理团队才能介入数据管理流程中。

10. 核查那些预先编好程序的评价指标报告和其他任何标准报告工具的内容、可用性和格式。把这些模板分享给研究团队来集成反馈,并确保满足终端用户的报告要求。识别和记录报告需要自定义的地方或新的评价指标及其要求,以利于数据库编程提前完成,这有助于编程的输出在研究执行阶段立即可用。

11. 根据先期的数据管理计划和完成的数据管理文件,制定 DMP、CRF、CRF 填写指南、数据库架构建立计划及其他必要的文档和报告,包括编写逻辑核查程序等。上述这些数据管理文件的管理要求都已在相关章节中有所阐述。

12. 制定一个详细的数据管理时间表,包括但不限于,可交付核心的成果列表,例如,

CRF、数据库建立、编程验证核查、测试验证核查、编程和测试列表、逻辑核查说明、产品数据库的发布、医学编码核查、数据库锁定以及中期或最终的质量核查。这个时间表要为大家所接受,存放在一个研究团队可以访问的地方。在对每一个成果的描述中,要定义所需的详细的数据管理子任务。这些可以引导部门内员工活动的详细子任务可能不需要与研究团队分享。

13. 建立一个详细的沟通计划来确保供应商、申办方和临床研究中心之间的沟通方式是清晰的,并记录存档的地方,包括但不限于计划和审阅外包数据技术参数,设定外包数据转移规程,创建/测试外包数据转移程序等。有关这些计划的要求可参阅本书相关章节。

14. 完成构建数据库的验证,保证试验项目时数据库可以立即投入运营使用。

15. 计划项目专属数据管理培训,如培训研究者、CRC/CRA 等临床操作人员。

16. 制订详细的风险管理计划,监督各项工作的进展及完成情况,评估任何原计划的偏离对数据管理以至整个临床试验的影响。

启动阶段最为关键的一些数据管理时间节点,包括首次伦理递交日期(按要求准备 CRF)、数据管理系统的上线日期(保证首例受试者首次访视的数据录入),需要数据管理人员从项目管理的角度把握时间进度。

三、数据管理的执行阶段

数据管理的执行阶段的开始时间点即是启动阶段的结束时间点,即首例受试者第一个访视开始时间点,本阶段的结束点为数据库锁定的日期。

随着项目管理活动由启动阶段过渡到执行阶段,将更加详细地定义很多宏观的计划工作。在执行阶段,数据管理的主要工作包括:数据录入与比对(适用于使用纸质 CRF 的项目)、数据核查和质疑管理、外部数据的传输与一致性核查、严重不良事件一致性核查、医学编码、数据管理进度评估、与中期分析相关的数据管理工作。

执行阶段的数据管理,是按照数据管理计划进行,其关键时间点是:数据库锁定时间,若研究设计有中期分析或其他重要分析(例如阶段性安全性分析),这些分析的时间点也为本阶段的关键时间点。

本阶段项目管理工作包括但不限于下列项目管理活动:

1. 选择一个日期召开内部启动会议,并确保所有的核心数据管理团队成员和支持人员都参加。确保已经向所有内外部人员提供了技术和程序方面的培训。当人员变更时,提供类似的培训和文档。

2. 确保对系统的访问(包括密码)已视情况被激活,并(如适用)确保所有硬件或设备都安装好。

3. 更新项目的临床数据管理(clinical data management,CDM)时间表。

4. 参加研究者会议或其他适宜的培训活动。重要的是要确保研究中心机构的人员和研究者接受足够的培训,理解数据管理对于研究的期望,包括恰当完成研究相关的文档。保留数据管理参与研究者会议的信息。

5. 对试验数据进行数据管理核查和清理。特别是对首批收到的试验数据要进行内部评价来确认其质量,便于确立试验数据的质量风险。此外,对于任何数据质疑,完成数据质疑流程。

6. 进行临床数据库质量评估,便于甄别和评估研究机构和总体试验项目的数据风险。

7. 按照 SOP 要求,严格执行质量控制措施(例如定期的多方数据审核),多方合作,保证数据质量:积极与研发团队沟通,保证数据的及时录入(或递交到数据管理部门)、外部数据得到及时传输、严重不良事件定期完成一致性核查、医学或统计监察发现的问题及时传达给临床运营团队等。

8. 定期准备和评估数据管理进展报告,按照既定的沟通方式向整个团队人员递交数据管理进展报告。必要时,还可能涉及外部数据库与临床数据库的整合管理。

四、数据管理的监控阶段

在数据管理的执行阶段,数据管理项目经理应启动监测和控制流程,包括但不限于下列活动:

1. 与主要干系人确认启动计划,继续与项目计划保持一致。

2. 有必要的话,进行研究中期供应商评价,包括确认以令人满意的方式遵守所有的供应商合同。评价通常应用的内部研究时间表和预定义的指标报告,并使用供应商合同作为对比的基础。

3. 根据事先确定好的时间表来召开核心数据管理团队会议,以及可能需要的临时会议。除了核心数据管理团队的会议以外,数据管理人员应当与其他职能小组一起参加项目团队会议。

4. 确认所有计划内的报告持续满足用户需求。对已核查的结果,在内容和格式上只允许少量变更。当有变更时,研究团队可能需要提出正当理由,因为任何进一步的修改或自定义都可能超出允许范围。

5. 仔细地监测研究报告和指标。

6. 评价数据管理团队的表现。

7. 需要的时候,定义、计划和执行培训以及重新培训,并向在研究进行中加入的新人员提供额外的培训。确保离开项目的人员返还了所有的研究材料,其获取研究材料的权限已被撤销,并已完成了相应的离职交接。

8. 监测资源的需求情况,评估实际需求与计划资源分配的差距,提交给上级管理层,并商定解决方案。

9. 收集研发团队对数据管理工作的反馈意见,提交"修订与完善"方案,并遵守变更控制流程完成更改。

10. 收集项目进展中出现的问题,按照既定的上报流程上报项目团队,管理并追踪各方对问题的回复意见,确保所有问题得到及时解决。

11. 确保数据管理团队成员是按照 SOP 规定/申办方要求执行每一项任务。

12. 组织对临床数据的盲态审核,并根据锁库清单,督促各部分及时完成各自工作,以确保锁库的顺利进行。

13. 需要的时候,使用风险管理计划作为指南,启动纠正措施。

五、数据管理的结束阶段

数据管理的结束阶段的时间点建议为数据库锁定后。本阶段的结束点为数据传输及文档归档完成时。

合理地执行数据管理项目管理的收尾阶段,对于确保研究的最终成果符合研究启动和计划阶段设定的期望十分重要。结束活动也要帮助将来的项目改善流程。

本阶段项目管理的主要工作包括但不限于：

1. 确认接收或传输完成所有的最终成果，并符合单位(公司)的质量体系所定义的可接受质量标准。

2. 确保对系统的访问(包括密码)都适当地加以限制，如适用确认所有硬件或设备的收回。

3. 为数据盲审会议提供技术支持，并为锁库后的揭盲做好充分准备。

4. 按照锁库 SOP 流程，遵循锁库前的文件审核批准程序，最终清理完成和审核确认数据，并完成锁定活动。

5. 完成数据库的递交，向所有内外部利益相关者传达和沟通数据库递交的信息。

6. 完成试验数据的相关医学编码工作。

7. 关闭所有相关的合同和采购。

8. 确认所有数据管理的法规提交需求都被满足，比如做好注释 CRF、空白 CRF 样稿等。

9. 存档数据库、CRF 和数据澄清表(DCF)。

10. 存档研究主文件中的数据管理部分。

11. 召集结束会议，这个会议应当包括经验总结。

12. 确认研究中心接收了电子 CRF 和 DCF 的副本。

13. 检查项目在数据管理流程上产生的所有文档，确保相关文档和数据进行了正确的存档。

14. 召开项目结束会，对项目的实施进行总结，分享成功经验、吸取教训，归档。

第五节　数据管理中项目管理的工具

项目管理工具(一般指软件)是为了使工作项目能够按照预定的成本、进度、质量顺利完成，而对人员(people)、产品(product)、过程(process)和项目(project)进行分析和管理的一类工具。

根据管理对象的不同，项目管理软件可分为进度管理、合同管理、风险管理等软件。根据提高管理效率，实现数据、信息共享等方面功能的层次不同，又可分为：①实现一个或多个项目管理手段，如进度管理、质量管理、合同管理、费用管理，或者它们的组合等的软件；②具备进度管理、费用管理、风险管理等方面的分析、预测以及预警功能的软件；③实现项目管理的网络化和虚拟化，实现基于 Web 的项目管理软件甚至企业级项目管理软件或者信息系统，企业级项目管理信息系统便于项目管理的协同工作，数据/信息的实时动态管理，支持与企业/项目管理有关的各类信息库对项目管理工作的在线支持。

要实现数据管理的项目化，需要一套符合项目化管理思想的管理工具，既可以进行有生命周期的数据管理，也可以管理常规事务，还可以将产品或客户建立为项目，甚至可对具体的员工进行项目化数据管理。

例如，Microsoft Project(或 MSP)是一个国际上享有盛誉的通用的项目管理工具软件，凝集了许多成熟的项目管理现代理论和方法，可以帮助项目管理者实现时间、资源、成本的计划、控制。

第六节 数据管理中项目管理所需的能力

一个成功的项目经理应当具备必要的技巧来帮助每一个参与到项目中的人。在数据管理的背景下,项目管理所需的能力应当有助于数据管理(和其他影响数据管理或被数据管理影响的部门)高效地工作。虽然项目经理所需的一些能力与数据管理人员相似,但是因为与项目管理的相互关联,可能要求其具备更高层次的技能。

一、专业知识技能

虽然项目管理本身就是一个独立的学科,但项目经理也应清晰了解项目所涉及的学科。要成为一名优秀的数据管理项目经理,首先必须要具备一个成功的数据管理人员所需的技术知识。另外,数据管理项目经理应对那些影响数据管理或被数据管理影响的部门和利益相关者有很好的理解。数据管理项目经理也应非常精通项目管理学科的原则和实践。

二、解决问题的能力

解决问题的能力对于一个数据管理人员的成功来说非常重要,对于数据管理项目经理则更为重要。很多在数据管理中遇到的问题与过去碰到的问题会有相似之处,也就是说SOP和过去的经验常常可以妥善地解决这些问题。但是,项目管理也常常会遇到特殊挑战,要求借助良好的解决问题策略来设计独特的解决方案。准确地评价一个潜在问题并规划一个成功解决方案的能力,对于一个成功的数据管理项目经理来说至关重要。

三、引导、沟通、调解和谈判的技巧

由于项目经理需要与多个部门和相关干系人互动,必须协调不同的角色和部门,因此他们需要具备有效的沟通、引导、调解和谈判的技巧,且要能够总结人们的讨论并做出合适的决策。掌握这些技巧的关键在于有效的沟通。针对内部团队,数据管理项目经理必须能够聆听研究团队成员的声音,理解他们的需求,并提议可行的方案来满足这些需求。离开良好的沟通技巧,数据管理项目经理便不能成功地管理最重要的项目组成部分,参与并达成项目目标。

四、领导力

领导力是任何管理和领导他人的人都需要具备的品质。领导力是一般数据管理人员所需的能力,对于承担项目管理角色和职责的那些数据管理人员来说其更为重要。数据管理人员不仅必须要为数据管理部门内部的人员提供领导力和指引,更要领导来自项目其他职能领域的人员。数据管理项目经理应当开展的一些特定领导职能包括:

数据管理项目经理应当建立一套团队合作的行为规范,帮助不同的人员和部门之间形成有效的沟通和团队协作。数据管理项目经理不应只具备高效的沟通技能,他们更应使用这些技能来促进在数据管理过程中研究团队的其他成员的有效合作、谈判和调解。

专业操守标准通常由一个单位(公司)的高级管理层来建立。数据管理项目经理应当明确遵守这些标准,作为榜样引导其他人做同样的事情。

针对团队和个人的培训是提高个人和整个团队技能的重要因素。数据管理项目经理可能要培训团队中的数据管理人员,然后由他们培训其他数据管理人员。

数据管理项目经理应当确立对团队绩效的期望,并持续地评价团队绩效,判断这些期望是否达到。评价工作表现可以识别那些团队未能达标的领域,接下来数据管理项目经理就可以提出纠正措施来改善这些领域。一支团队有多强,取决于其最短的那块木板。

五、组织会议的能力

会议是项目管理的一部分,需要为项目管理的五个阶段具体安排日常会议。每一次会议都应有一个预先确定的议程,并由会议主导者以外的人来做好会议记录。在理想的情况下,会议议程和记录应采用一个标准的预先设计的模板。要记录并保留与会者的信息,会议所有的文档都应合适地存档。

在会议中应讨论进度、即将到来的里程碑以及纠正措施(如需要)。如果顺利完成那些里程碑,则收集和整理这过程中的经验教训。这可以通过把经验总结作为项目时间表上里程碑的注释的方式来达成。对项目进行中期收集和整理经验教训有助于提早改善流程,完成下一个里程碑,并会使在项目结束时的最终经验总结更为可靠。

(撰写:邓亚中 付海军 魏朝晖;审阅:刘 川)

参 考 文 献

[1] TIERNEY L M,MCPHEE S J,PHAPADKIS M A.Medical diagnosis & treatment.39th ed.New York:McGraw-Hill,2000.

第二十四章

CDISC标准及其应用

临床试验数据标准化是提高临床试验数据质量的有效手段之一,是当今数据管理的发展趋势。数据标准化有利于数据的充分利用和数据汇总分析。本章将简要介绍 CDISC 标准及其在临床试验领域的作用,展望 CDISC 标准促进临床试验数据和临床医疗数据的互联互通。

第一节 CDISC 标准概述

一、CDISC 标准的概念

CDISC 标准是由国际非政府组织 CDISC 建立的用于临床研究数据及元数据的收集、交换、提交和归档的一系列标准。1999 年,美国食品药品管理局(FDA)发表了《行业指南:以电子文本格式提供监管递交——一般注意事项 》。从此,递交监管机构的临床试验数据逐渐由纸质转为电子格式。在此指南中,美国 FDA 明确表示所有递交临床数据应以 SAS Transport 格式递交,因而在递交数据的类型上有了统一标准。然而,对于数据本身并没有规定。各个申办方根据自己的经验和需要形成了自己的内部标准。同期,CDISC 在业界和美国 FDA 的支持下,依靠众多临床试验的各方专家组成的 CDISC 志愿者开发团队,着手建立并推广临床试验数据标准。自从 2000 年发布首个数据标准模型以来,CDISC 已制定了涵盖研究方案设计、数据采集、数据列表、统计分析、数据交换、递交申请和数据归档等环节的一系列标准,并得到全球多家监管机构(如美国 FDA、日本 PMDA、欧盟 EMA、中国 CFDA 和韩国 KFDA)的支持和认可(表 24-1)。CDISC 标准(英文版)可以从 CDISC 官网 (www.cdisc.org) 免费获取。CDISC 很多标准已经译成中文,可在 CDISC 中国网站 (www.cdiscchina.org) 下载。

表 24-1 CDISC 主要标准一览表 *

标准	描述
方案呈现模型(protocol)	是基于 BRIDG 模型来表述标准临床研究方案因素和关系的工具
临床数据获取协调标准(CDASH)	描述了基础数据采集域和 CRF 标准问题文字描述的变量、实施指南和最佳操作方案的融汇,提供规范标准
研究数据列表模型(SDTM)	SDTM 按照内容将数据归类为通用、研究设计数据、特殊用途、关系陈述等类型。通用类型又可分为干预类(如伴随用药)、事件类(如不良事件)和发现类(如实验室检查结果)

标准	描述
分析数据模型(ADaM)	描述了分析数据集及元数据的基本原则和标准。现行实施指南介绍了三种数据结构:受试者水平分析数据集(ADSL)、基本数据结构(BDS)、发生类数据结构(OCCDS)
实验室数据模型(LAB)	描述了实验室和申办方或者CRO关于临床实验室数据的获取与交换的内容标准说明细则
非临床数据交换标准(SEND)	描述了非临床研究数据的域和变量
XML技术（ODM、Define-XML与Dataset-XML）	操作数据模型(ODM)是基于XML概要描述了如何遵循监管要求获取、交换和归档临床数据和元数据。Define-XML是基于ODM的元数据标准,用于描述SDTM、SEND和ADaM等递交数据集的具体情况。Dataset-XML是基于ODM的一个XML Schema说明,用来描述研究数据集的XML格式
受控术语集(CT)	标准值列表,是与美国国立癌症研究院(NCI)企业词汇服务(EVS)合作研发和维护的。支持CDISC标准,如从数据采集到递交的SDTM、CDASH和ADaM
治疗领域数据标准(TA)	CDISC治疗领域数据标准旨在为目标治疗领域确定一套核心临床治疗领域的概念和研究终点,并转化成CDISC标准。以此来提高语义的理解,支持数据共享,便于全球注册递交。CDISC已经制定若干治疗领域标准,如阿尔茨海默病、哮喘、心血管病、慢性丙型肝炎、糖尿病、血脂异常、流行性感冒、多发性硬化、疼痛、帕金森病、多囊性肾病、Q-T研究、精神分裂症、结核病和病毒学等。并逐年增添一些新的治疗领域标准

注:* https://www.cdisc.org/standards。

二、CDISC标准应用的意义

以SDTM数据标准为例,CDISC将临床试验数据按照功能分成不同的通用观察类型(general observation class),如干预类、事件类和发现类等。每种类型可包括多个域(domain),如发现类数据包括实验室结果(LB)、生命体征(VS)等。对于在每个域中所采集的内容和格式都有明确的规定。这样具体的、经过多年反复验证的、稳定的数据标准至少有如下优势:

(1)提高数据质量和效率:有了数据标准,对于采集哪些数据,如何记录数据有了明确的指导,从而可以保证数据采集的完整性和记录的规范化。虽然在一开始建立标准时,需要有相当的人力培训和物力投入,但是标准一旦成立,就可以反复使用,提高效率。

(2)提高分析质量和效率:高质量的数据分析需要高质量的数据。标准的数据可以使数据分析的流程规范化、自动化。由于数据的标准化,现代软件就有可能将常规的分析项目流程化,多种分析报告可以同时产生。

(3)便于交流和比较:有了数据的标准化及分析流程化,可便于监管部门和业界、业界和业界之间的交流,以及研究项目之间的比较。另外,广泛使用的国际数据标准还有助于数据的全球共享。总之,标准化可以提高和保证数据和分析的质量和效率,大大加速数据的自查核查。在保证分析质量的前提下,提高药物审评的速度。

在美国,FDA 2014 年 2 月发布了标准化研究数据电子递交草案[包括《以电子格式递交数据指导原则》(FDA-2014-D-0085),《标准化研究数据电子递交指导原则》(FDA-2014-D-0097)和《研究数据技术遵从性指南》(FDA-2014-D-0092)三份文件],给出 3 个月期限供公众审阅,并于 2014 年 12 月 17 日正式发布这三份文档的正式版本。其中明确说明自 2016 年 12 月 17 日之后,美国 FDA 将强制要求符合电子递交的项目必须使用 CDISC 标准。

日本药品及医疗器械管理局(PMDA)2015 年 4 月 27 日正式发布《关于医药品批准申请时的电子数据递交的实务性事项的通知》,以及《研究数据技术遵从性指南》,明确提出 PMDA 将从 2020 年 3 月 31 日起,强制要求电子递交的药品申报必须使用 CDISC 标准。

欧洲药品管理局(EMA)在 2013 年发布的政策征求意见稿中对于原始数据明确要求未来使用 CDISC 标准。2014 年 10 月 2 日,EMA 发布正式临床试验数据的政策文件强调临床数据公开和可获取的重要性,要求分阶段实施。其中第一阶段要求临床研究报告(即 CSR)公开,自 2015 年 1 月开始生效。第二阶段要求临床试验受试者数据公开,该阶段政策将在不晚于 2016 年 6 月发布的修改稿中明确。

据 CDISC 网站资料显示,韩国食品药品管理局(KFDA)也表达了未来要求标准化数据递交的意向。

业内主流数据管理软件如 Medidata Rave、Oracle Inform 等,数据依从性检查软件如 OpenCDISC Validator(现 Pinnacle 21),以及数据分析软件如 JMP Clinical,都支持和使用 CDISC 标准,并作为其产品优势。美国 FDA 也成立了数据中心专门开发 JumpStart 工具用于加速审阅 CDISC 格式的研究数据。

随着诸多监管机构对 CDISC 标准数据递交强制要求以及业内主流软件对 CDISC 标准的支持和使用,CDISC 标准已经越来越得到业内的认可和广泛使用,成为了临床试验数据的"通用语言"。

第二节　CDISC 常用标准

一、临床数据获取协调标准

临床数据获取协调标准(CDASH)是整个 CDISC 标准技术路线图的一个重要组成部分,为临床研究各个治疗领域的数据采集提供一系列建议、规范,以及指导性原则。

CDASH 是 CDISC 的基础标准之一,衔接上游的方案设计标准以及下游的研究数据列表模型(SDTM)标准,是实现 CDISC SDTM 数据递交不可忽视的重要基础,为确保递交数据的可溯源性起着至关重要的作用。正如 CRF 设计在临床研究的地位,无论一个研究在设计和实施中花费了多少时间和精力,如果 CRF 设计没有正确解读方案的意图,而导致重要信息缺失,整个研究有可能功亏一篑,最终使得所有投入付诸东流。由此可见,CRF 设计在临床研究中的意义,也同样阐明了 CDASH 标准的重要性。

涉及临床研究的设计与管理,数据的采集、管理及分析的临床研究各个环节的人员,如研究者、监查员、研究助理、研究协调员、数据管理人员、数据及统计编程员、统计师、药物安全性专员、CRF 设计者及其他职能部门人员,他们担负着数据采集、清理、确保临床试验数据可靠性的职责,都需要用到 CDASH。

CDASH 标准为临床研究提供广义的临床数据获取协调标准,并不局限于纸质数据采集或者电子数据采集方式,也不对数据管理系统进行规定。用户需根据其临床研究所采用的数据采集方式以及数据管理系统对 CDASH 标准进行解读和应用,确定最佳的 CRF 设计方案。建议用户在进行 CRF 设计时参考 CDASH 标准中的"推荐的最佳实践"(best practice recommendation)章节,以避免由于一些要点的疏忽导致的后续返工及重新设计。

CDASH 标准第 1 版(1.0 和 1.1)中对 16 个较常用的域提供了数据采集指导,包括(e)CRF 设计考量、问题提问方式、数据库构建变量、选项设计,以及 CRF 填写指南等。在更新的 CDASH 标准(2.0 版本)中,添加了 9 个常用域,因此,共提供了 25 个域的数据采集指导。除了新添加域,2.0 版本的 CDASH 内容更为丰富,结构更加合理,与下游的 SDTM 标准相辅相成。除此之外,在新版本的 CDASH 标准中,每一个域都有 CRF 示例,为用户提供更多实际应用的案例。而各个域的元数据(metadata)的呈现由原先的 PDF 格式变成了电子化的格式(Excel),为用户自动化及标准化流程的构建提供了可能。另外,值得一提的是 CDASH model(模型),首次出现在新版本的 CDASH 标准中,以电子文档的格式为用户分解解读了在不同观测类(observation class)的变量命名的规则、"词根"变量、提问方式的固定结构,以及与 SDTM 的映射关系,为用户从更深层次理解 CDASH 的原则与精髓提供了极大的支持。

CDASH 标准并不是孤立存在及使用的,CDISC 标准的目的是建议用户在整个研究领域的所有环节都使用相应的 CDISC 标准,实现从研究设计到数据采集、管理、分析,及递交的整体流程的一体化和一致性。这将大大减少在各个环节进行数据交换及转化过程中极大的时间和精力的损耗,为临床研究节省大量的资源,从而达到"双赢"甚至"多赢"的目的。

二、实验室数据交换标准

CDISC LAB 工作组制定了用于在申办方或 CRO 和实验室数据模型(LAB),包括内容标准和交换格式标准。目前已经广泛用于中央实验室。LAB 数据标准也开始和 CDISC 其他标准(如 SDTM LB 域)进行映射和对接。详细内容参见 CDISC LAB 标准。

三、研究数据列表模型、符合研究数据列表模型的注释病例报告表和数据映射

(一) SDTM

研究数据列表模型(SDTM),是以标准格式展现研究数据。SDTM 最基本的概念是观测(observation)。一条观测对应数据集中的一行。由特定主题的一组观测组成域(domain)。比如,一条观测"受试者 101 在研究的第 6 天开始出现轻度恶心症状",转换成 AE 域(不良事件,adverse event)的一条观测(表 24-2)。

表 24-2　数据列表模型示例

USUBJID	AETERM	AESEV	AESTDY
101	恶心	轻度	6

表 24-2 中的这条观测,有 4 个变量(variable),这四个变量担任不同的角色:标识符(identifier)变量 USUBJID,受试者唯一标识符;主题(topic)变量 AETERM,不良事件报告词,指明该观测的主要目的;修饰语(qualifier)变量 AESEV,严重程度,用来进一步描述结果的说明性文字或数值,或观测的更多特征;时间(timing)变量 AESTDY,不良事件开始的研究日,

描述观测发生的时间。还有一类规则(rule)变量,只存在于试验设计模型里。

同一主题并且逻辑上相关的观测结果的集合组成域。受试者的观测结果会在一系列不同的域中采集。对于这么多的域,SDTM又按照其用途,归类为试验设计(trial design)、特殊用途(special purpose)、干预类(interventions)、事件类(events)和发现类(findings)。

干预类:获取受试者接受的研究性治疗或其他(伴有实际或者期望生理效果),可以是由研究方案规定的治疗(例如暴露)、研究期间的伴随治疗(例如用药)、或受试者自我服用的其他物质(如酒精、烟草或咖啡因)。常用域有CM(既往和同期用药)、EX(暴露)等。

事件类:获取研究方案计划的重要事件如随机化、研究完成情况及在试验期间或之前发生的独立于临床研究计划评估状况事件等(前者如不良事件,后者如疾病史)。常用域有AE(不良事件)、DS(实施情况)、MH(既往病史)等。

发现类:获取临床研究计划评估的观测结果如特定实验室检查、ECG检查或问卷中问题的回答结果等。常用域有EG(心电图)、LB(实验室检查)、QS(问卷调查)、VS(生命体征)等。

特殊用途:定义受试者水平的数据,与上面三类的域有所区别。常用域有DM(人口统计学)、CO(注释)、SE(受试者元素)、SV(受试者访视)等。

试验设计:定义了一个标准结构来表示计划的事件序列和治疗方案。它提供了一个标准方法,以定义受试者将要经历的治疗分组、计划访视和评估。常用域有TS(试验总结)、TA(试验组别)、TE(试验元素)、TV(试验访视)和TI(试验入选和排除)等。

SDTM的设计参考了关系型数据库的设计原则,又根据临床试验的特点,有机分成多个数据集。每个数据集都有一个主题,可以自我解释,数据集之间的关系又可以通过特殊用途和关联数据集进行关联。

在SDTM模型中,每一类都有规定其可以使用的变量列表。在SDTM IG(实施指南)中,预设了一些常用的域,每个域都有规定其推荐的变量列表,在列表中规定了每个变量的标签、变量类型、如何使用等情况。哪些变量必须使用,不能为空;哪些变量期望使用,但是如果没有采集的话,可以空着;哪些变量是可选变量,如果没有采集的话可以不用。

如果在IG中的域还不够用的话,申办方可以按照SDTM的规则自定义新的域来满足研究的需求。

因为SDTM这些域都有标准格式,所以按照这种标准格式来存放研究数据,会带来极大的方便:

(1)临床试验过程中的各类人员,如果熟悉了这种格式,会减轻熟悉各种格式带来的学习压力,节省时间。

(2)可以开发标准化的工具,来进行SDTM相关的生成、验证、评审的需求,美国FDA就有可视化的评审工具方便评审员评审。

(3)便于生成分析数据集。

(4)数据交换时有助于各方快速了解数据的内容。

在SDTM模型递交时,最少需要DM、EX和DS。

(二) 符合SDTM的注释病例报告表(SDTM aCRF)

符合SDTM的aCRF,在PDF格式的CRF上,以SDTM的变量名进行标注,方便评审员快速查找对应的数据在CRF上的位置,方便其理解临床试验的数据。这个PDF文件名称必须命名为"acrf. pdf"。

aCRF 需要参见 CDISC 发布的元数据递交指南(metadata submission guideline)。其中规定,标注的内容需要在 PDF 文件中搜索,手写后扫描的版本因为无法搜索而不可用。在 PDF 文件还应该对域建立书签索引,制作按照访视(VISIT)和按照域两种方式的书签。CRF 上采集,但最终没有在 SDTM 中递交的变量,需标注"不递交"("NOT SUBMITTED")。CRF 中的唯一页面需要详细标注,详细到每个 CRF 上采集的条目。重复的页面,可以标注"见前第××页标注"("SEE ANNOTATION ON PAGE ××")。域名标注和变量标注可以通过不同字体大小加以区别;同一个页面上的域,可以以不同颜色加以区别。

(三) 数据映射

数据映射(data mapping),是将原始数据映射至 SDTM 数据集,或者将 SDTM 数据集映射至 ADaM 分析数据集。

在原始数据映射至 SDTM 数据集时,一般原始数据因为数据库的限制,有一些变量是横向(horizontal)的,在映射时需要转置成纵向(vertical)标准结构,这个过程我们叫规范化(normalize)。

做数据映射时,需要设计一个映射说明文件(mapping specification),通常是 Excel 文件格式。SAS 编程人员根据该映射说明文件,通过 SAS 编程,实现数据的最终映射,转换到 SDTM 或者 ADaM。

表 24-3 列举了 RAW. VS 的文件结构(省略了一些变量,以便于展示)。表 24-4 给出了 RAW. VS 的映射说明。

表 24-3　RAW. VS 的文件结构

STUDYID	DOMAIN	USUBJID	SYSBP	DIABP	HEIGHT	WEIGHT	PULSE	VISITNUM	VISIT	VSDTC	VSDY
1001	VS	10011001	122	74	168	70	74	1	SCREEN	2003/4/15	−14

表 24-4　RAW. VS 的映射说明

变量	标签	类型	编码清单	核心类别	来源/衍生/说明
STUDYID	研究标识符	Char		Req	RAW. VS. STUDYID
DOMAIN	域名缩写	Char		Req	RAW. VS. DOMAIN
USUBJID	受试者唯一标识符	Char		Req	RAW. VS. USUBJID
VSSEQ	序号	Num		Req	衍生的:按 USUBJID VISITNUM VSTESTCD 排序,该受试者第 1 条记录为 1,之后的每条记录累加 1
VSTESTCD	生命体征检查简称	Char	VSTESTCD	Req	分配的:RAW. VS 的 SYSBP DIABP HEIGHT WEIGHT PULSE
VSTEST	生命体征检查名称	Char	VSTEST	Req	分配的
VSORRES	结果/发现-原始单位	Char		Exp	衍生的:从 RAW. VS 的 SYSBP DIABP HEIGHT WEIGHT PULSE 转置而来

变量	标签	类型	编码清单	核心类别	来源/衍生/说明
VSORRESU	结果/发现-原始单位	Char		Exp	分配的： SYSBP mmHg DIABP mmHg HEIGHT cm WEIGHT kg PULSE BEATS/MIN
VSSTRESC	字符型结果/发现-标准格式	Char		Exp	衍生的：VSORRES
VSSTRESN	数值型结果/发现-标准单位	Num		Exp	衍生的：input(VSORRES,? best.)
VSSTRESU	标准单位	Char		Exp	衍生的：VSORRESU
VISITNUM	访视编号	Num		Exp	RAW.VS.VISITNUM
VISIT	访视名称	Char		Perm	RAW.VS.VISIT
VSDTC	测量日期/时间	Char		Exp	RAW.VS.VSDTC
VSDY	生命体征的研究日	Num		Perm	RAW.VS.VSDY

表24-5列举了SDTM.VS的文件结构(省略了一些变量,以便于展示)。表24-6给出了ADaM.ADVS的映射说明。

表24-5　SDTM.VS 的文件结构

STUDYID	DOMAIN	USUBJID	VSSEQ	VSTESTCD	VSTEST	VSORRES	VSORRESU
1001	VS	10011001	1	SYSBP	收缩压	122	mmHg
1001	VS	10011001	2	DIABP	舒张压	74	mmHg
1001	VS	10011001	3	HEIGHT	身高	168	cm
1001	VS	10011001	4	WEIGHT	体重	70	kg
1001	VS	10011001	5	PULSE	脉率	74	BEATS/MIN

VSSEQ	VSSTRESC	VSSTRESN	VSSTRESU	VISITNUM	VISIT	VSDTC	VSDY
1	122	122	mmHg	1	SCREEN	2003/4/15	−14
2	74	74	mmHg	1	SCREEN	2003/4/15	−14
3	168	168	cm	1	SCREEN	2003/4/15	−14
4	70	70	kg	1	SCREEN	2003/4/15	−14
5	74	74	次/min	1	SCREEN	2003/4/15	−14

将SDTM数据集映射至ADaM分析数据集的Mapping Specs：和之前的SDTM.VS的映射表类似,只是添加了为可追溯性目的的三个变量SRCDOM,SRCVAR和SRCSEQ。

表 24-6 ADaM. ADVS 的映射说明

STUDYID	USUBJID	PARAMCD	PARAM	AVAL	AVISITN	AVISIT	SRCDOM	SRCVAR	SRCSEQ
1001	10011001	SYSBP	收缩压/mmHg	122	1	SCREEN	VS	VSSEQ	1
1001	10011001	DIABP	舒张压/mmHg	74	1	SCREEN	VS	VSSEQ	2
1001	10011001	HEIGHT	身高/cm	168	1	SCREEN	VS	VSSEQ	3
1001	10011001	WEIGHT	体重/kg	70	1	SCREEN	VS	VSSEQ	4
1001	10011001	PULSE	脉率/(次/min)	74	1	SCREEN	VS	VSSEQ	5

还有些商业工具可以提供在软件界面中直接进行映射,如 SAS ETL Studio,SAS Drug Studio,SAS Clinical Data Integration 等产品,XML4PHARMA SDTM-ETL,X-Clinical 的 Tabulator。

四、临床数据获取协调标准和研究数据列表模型的关系

SDTM 和 CDASH 显然是有关联的。SDTM 提供了数据递交的标准,而 CDASH 则在数据流的较早阶段,定义了一组基本的"强烈推荐和有条件推荐"的数据采集字段,这些字段预计将出现在大多数 CRF 上。CDASH 数据采集字段(或变量)有助于 SDTM 结构的映射。当数据在这两个标准之间完全相同时,SDTM IG 中的变量名称则会同时出现在 CDASH 域名表格中。当数据不完全一致或 SDTM IG 中不存在时,CDASH 对新变量的名称命名提供了推荐。对于这些新的变量,必要时已在"申办方补充信息"一栏中提供了 SDTM IG 的变量名称。

所有 SDTM IG 中的"必需"变量,要么是通过 CRF 数据采集而来的,要么是衍生的,或为从外部数据源获得的。

CDASH 推荐还包括了一些在 SDTM IG 中未定义的数据采集字段(例如:"是否出现任何不良事件?"或"是否使用了任何伴随药物?")。这些采集字段是用来辅助数据清理及确认没有意外丢失数据。为了便于这类字段的使用,CDASH 文档在"变量名称"一栏中提供了推荐的变量名称(例如:AEYN、CMYN),并用阴影标记,表示它们是 CDASH 推荐的数据采集变量名称,而不是 SDTM IG 中的变量名称。

五、统计分析数据标准

分析数据模型(ADaM)被用来支持临床研究数据统计分析与相关审评工作。通常递交给美国 FDA 的数据有四种类型。分析数据集及其元数据即是其中之一,另外三种分别是研究列表数据集及其元数据、受试者概览和数据清单。研究数据列表(SDTM)数据集目的是展现所有采集的临床数据,并不足以支持统计分析,达到临床试验检验科学假设的目的,而 ADaM 则弥补了这种不足。分析数据模型规定了分析数据集的数据结构及其元数据。ADaM 中,变量与记录,甚至整个数据集都可能是衍生的,以满足特定的科学和医学评价的目的。这些数据集的内容是由所研究的科学和医学目的驱动的,其核心原则是要求分析数据集能够确保提供关于统计分析及其背后科学与统计学原理无歧义的交流。ADaM 精心设计的构架,使得审阅者能够清晰地理解递交中的分析数据集中所有数据点的来源、衍生及基于分析数据集的分析结果。

与其他 CDISC 数据标准一样,标准化的分析数据集和元数据将带来很多好处,而并不以损害研究的科学性为代价。一致的结构,能从预期的位置找到关于分析决策的重要信息,从而促进统计结果的交流。如同 SDTM 一样,ADaM 也有助于促进数据在各申办方、研究机构、监管机构、合同研究组织(CROs)以及其他有关方面的交换;包括观察数据与衍生数据。

分析数据集结构的标准化,使得我们可以开发软件工具,更方便地访问、操作、查看分析数据集。最终,标准化提高了效率,因而对生成与应用分析数据集的每个人都大有裨益。

现行 ADaM 标准文档中介绍了三种 ADaM 标准数据结构:受试者水平分析数据集(ADSL)、基本数据结构(BDS)和发生情况分析数据结构(OCCDS)。

ADSL 数据集中,每个受试者只允许拥有一条记录,包含受试者水平人群标识、每个阶段计划与实际治疗信息、人口学特征信息、分层和亚组信息,以及重要的日期等。ADSL 除包含必要的常规变量外,还包括试验中其他用来描述受试者试验信息的重要变量。基于 CDISC 的临床试验数据申报中,即使没有其他可用分析数据提交,ADSL 和它相关的元数据也要求必须提供。

BDS 数据集中,每个受试者的每个分析参数,在每个分析时间点可包含一条或多条记录。分析时间点的有无取决于分析的需要。包括分析参数相关的变量,如分析参数(PARAM)、分析值(AVAL)、基线(BASE)、相对基线变化(CHG)等。BDS 数据结构支持参数和非参数分析,比如方差分析(ANOVA)、协方差分析(ANCOVA)、类别分析、Logistic 回归、CMH 检验、Wilcoxon 秩和检验、事件发生时间分析等。

OCCDS 数据集,用于发生类情况的分析,如计算有某记录或词的受试者频数,通常包括结构化层级的词典编码归类(如 MedDRA 的 LLT、PT、HLT、HLGT、SOC 水平等)。符合这种结构的数据例子,包括那些用于不良事件、伴随用药及病史的典型分析。

通常,发现类数据可以很好地纳入 BDS 结构,而事件类和干预类数据可以很好地纳入 OCCDS 结构,但也有例外:比如暴露数据,来自 SDTM 干预类结构,但一般用 BDS 结构,因为其分析不是简单的记录计数,尽管有时会用 OCCDS 结构的中间数据集来帮助衍生 BDS 中的综合参数。

构建良好的 ADaM 数据集需要遵循以下基本原则:

(1)分析数据集和相关的元数据,必须清楚地阐明用于支持临床研究统计分析的数据集的内容和来源。

(2)分析数据集和相关的元数据必须具备可追溯性,以助于理解分析值(分析结果或者分析变量)的来源,即分析值和它前身之间数据体系或关系。元数据也必须提供在什么时间分析值被推导或者输入的相应的标识。

(3)分析数据集必须在常用的软件工具上可以使用。

(4)分析数据集和相关的元数据,必须促进清楚无歧义的交流。理想的元数据应该是机器可读的。

(5)分析数据集的结构和内容,应该满足最少化的统计分析编程工作量。这样的数据集称为"可分析的"。

六、数据交换标准的操作数据模型

CDISC 针对临床试验数据开发了一组基于 XML 的数据交换标准(如 Define. XML、Data-

Set. XML、SDM. XML 和 CTR. XML),其核心模型便是操作数据模型(operational data model,ODM)。

ODM 是为临床试验数据交换和归档所设计的一个中立于供应商、独立于系统平台的格式。该模型包括临床试验数据,以及与其相关的元数据、管理数据、参考数据和稽查轨迹。所有在安装、操作、分析、递交过程需要在不同软件系统共享的信息,以及作为归档需要长期保存的信息(如临床数据、电子签名信息、稽查轨迹等)等,都可以包含在该模型中。

ODM 的设计遵循美国 FDA 发布的有关"临床研究用计算机化系统"的行业指南及法规。CDISC 开发的 ODM 标准 1.3 不仅是 ODM 的正式说明书,同时也可作为用户手册,为用户使用 ODM 模型进行临床数据传输和归档提供标准指导。

(一)ODM 数据交换

ODM 可支持各临床系统的整合,也可为如下数据的交换提供标准:

1. 元数据(描述试验数据的数据,如"性别"的变量命名及其所属域等元数据)。

2. 临床数据(如受试者"性别"等临床数据)。

3. 管理数据(如受试者所属研究中心、研究者等管理数据)。

4. 参考数据(如本地实验室正常值等参考数据)。

同时,ODM 与 CDISC 其他基础标准都是协调一致的,如用以支持元数据递交的 Define. XML,用以支持临床数据递交的 DataSet. XML。

(二)ODM 的实用案例

1. 自动搭建 EDC/CDM 系统。

2. 第三方数据公司(CRO、EDC 供应商)将数据传输给申办方。

3. 临床数据的归档。

4. 临床数据标准元数据的存储。

5. SDTM 和 ADaM 元数据的递交。

6. 作为 SAS XPT 递交格式的替换方案(美国 FDA 试点)。

7. 与电子健康数据的整合。

ODM 标准的价值,如同任何一个信息标准,它既提供了一套规范,也提供了一项全新的临床数据交换技术。对于一些临床数据管理系统的开发商来说,ODM 标准地为他们提供了系统开发的标准,使其有可能开发出符合监管要求的、可用于临床数据交换的临床数据管理系统,同时还能帮助该系统生成监管所要求的数据交换的 XML 文档。因此,ODM 依从性包括两个层面,一个是系统依从性,一个是文档依从性。详情均可见 CDISC 官网中 ODM 最新标准介绍。

(三)ODM 认证及证书

2006 年开始正式为供应商系统提供 ODM 依从性评估流程。

1. 目前全球已有 14 家机构/公司通过了至少一项功能的 ODM 系统依从性评估。

2. 该认证项目的目的是通过确保供应商提供高质量的 ODM 交付服务,从而鼓励申办方尽可能使用 ODM 标准。

(四)ODM 交换标准的最佳实践

1. 使用通过 ODM 认证的供应商。

2. 与传输类型、传输频率和传输验证达成一致。

3. 详述并验证所有 ODM 属性,需详述每一次传输的 ODM 版本号。

4. 每一次交换传输,都要就 FileOID & PriorFileOID 及其相应的文件命名规则达成一致。

5. 就管理数据和参考数据元素交换的频率达成一致。

6. 在临床数据采集之初,就尽量标准化元数据。

7. 在数据采集阶段就要测试临床数据传输频率。

(五)Define. XML 概述

ODM 标准的最广泛使用的实践案例之一就是 Define. XML,其用于描述试验的数据,如"性别"的变量命名及其所属域等元数据,以用于支持元数据的递交。

美国 FDA 要求所有临床试验的临床数据都要作为新药和生物制品监管审批流程的一部分。审评员都需要按照表 24-7 列出的元数据来知晓各自的递交内容。

表 24-7 FDA 要求提交的元数据

SDTM 递交	ADaM 递交
所包括的数据集	数据集的定义
数据集变量	变量的定义
受控术语	衍生
数据级别的元数据	数据级别的元数据
CRF 的可溯源	受控术语
	SDTM 的可溯源

而 Define. XML 就是申办方用于对数据集进行说明的一种 CDISC XML 技术标准,它可以:

1. 为 SEND、SDTM 和 ADaM 数据集提供机器可读的元数据。

2. 为 CDISC 数据集使用者提供内容解释。

3. 是基于 CDISC ODM 的标准化格式。

4. 是美国 FDA 所要求的数据递交标准。

如上所述,美国 FDA 已明确要求,2016 年 12 月 17 日开始的临床试验,除了 SDTM 和 ADaM 等临床试验数据集必须递交以外,Define. XML 作为临床试验数据的定义文件也是必须递交的资料之一。

第三节 CDISC 语义标准及其他标准

一、CDISC 语义标准

CDISC 语义标准包括 CDISC 受控术语(CT,由 NCI-EVS 技术支持)、CDISC 词汇表(glossary)以及生物医学研究整合域组(BRIDG)模型。这其中包括的一系列产品,为临床研究数据提供有关语境、内容以及语义的支持,同时对 CDISC 标准的应用也起到了促进的作用。其应用贯穿 CDISC 全流程,包括临床研究方案设计、病例报告表(CRF)设计、实验室数据采集、列表数据(SDTM)生成、统计分析数据衍生以及注册申请数据包的准备。

CDISC受控术语在CDISC定义的数据集中,目前CDISC的专业术语组联合美国国家癌症研究院(NCI)企业词汇服务(EVS)共同支持受控术语贯穿应用于CDISC的所有基础标准,包括SDTM、CDASH、ADaM、SEND以及CFAST治疗领域标准。在已经存在的专业受控术语集里,有不可拓展型受控术语,比如性别和副作用的轻重级别;还有可拓展型受控术语,比如生命体征里的体位和实验室的不同测试类别。随着临床试验标准化的进程发展,受控术语也在持续地开发拓展整合,每个季度即会在CDISC和NCI官网公布最新版本并且提供多种免费下载格式。

CDISC词汇表定义的术语广泛应用于临床研究中的首字母缩略词、缩写词和词首大写字母。词汇表通过选择并且定义属于临床研究中的术语,为临床研究者群体提供帮助。词汇表按照第一个单词的字母排序,并且因为基于电子化和网络,在某些特定词汇之前会以字母e起始。一些常见的词汇,比如:EC、MedDRA、药物基因组学(pharmacogenomics,PGX)等目前广泛应用于临床研究。

BRIDG模型是一个信息化的模型,旨在实现数据语义的互联互通性。模型构建的目的是为了映射数据传输过程中的语义标准,从而有效地实现不同信息系统和机构传输中的各项功能的精确有效结合。在基于大型医疗保健和生命科学的研究中,计算机化的语义互通性是非常重要的。

二、CDISC 其他标准

CDISC很早就开始考虑制定临床研究方案(protocol)标准。最早的想法就是将通用的研究方案模板(如ICH E6 GCP第6节研究方案结构)中关键和有意义的内容转换成数据库格式。进一步和其他几家制药行业组织共同针对临床研究制定了医学研究域分析模型BRIDG模型,可覆盖研究方案多数内容。目前CDISC这方面已有的标准有PRM 1.0版。另外最近还开发了一些应用工具,希望帮助推广。由于研究方案内容复杂,不易从底层标准化,目前CDISC PRM离实际使用还有不小距离。相反,TransCelerate Biopharma Inc.开发和维护的common protocol template(CPT)和美国NCI与美国FDA联合制定的protocol template受到更多关注和使用。有兴趣的读者可以访问相应网站了解更多信息。

除了上述介绍的主要标准,CDISC也制定了不少技术解决方案,如用于治疗领域特定数据的标准。CDISC还可以用于多个方面,以下章节逐步对CDISC标准的应用做简要介绍和案例分析。

第四节 CDISC标准在各领域中的应用

一、CDISC 标准在治疗领域中的应用

CDISC基础标准几乎可用于所有治疗领域,包括药物(西药和中药)、生物制品和医疗器械的临床试验和医学研究,尤其在基线数据和安全性评估数据方面。自2010年左右起,CDISC也逐步制定用于治疗领域和主要疾病疗效评估数据的国际标准。表24-8罗列了2012—2017年发布的治疗领域标准。新的治疗领域标准在持续制定中,同时原来的标准也会逐步更新和扩展。推荐读者查询CDISC网站以了解获得治疗领域数据标准制定最新进展。

表 24-8　CDISC 治疗领域标准一览表 *

治疗领域	版本	发布年份
tuberculosis（结核病）	1.0	2012
pain（疼痛）	1.0	2012
parkinson disease（帕金森病）	1.0	2012
virology（病毒学）	1.0	2012
polycystic kidney disease（多囊肾病）	1.0	2013
asthma（哮喘）	1.0	2013
Alzheimer's disease（阿尔茨海默病）	2.0	2013
multiple sclerosis（多发性硬化症）	1.0	2014
diabetes（糖尿病）	1.0	2014
cardiovascular（心血管）	1.0	2014
Q-T studies（Q-T 研究）	1.0	2014
influenza（流行性感冒）	1.0	2014
Hep C（慢性丙型肝炎）	1.0	2014
schizophrenia（精神分裂症）	1.0	2015
TAUG-dyslipidemia（血脂异常）	1.0	2015
traumatic brain injury（创伤性脑损伤）	1.0	2015
virology（病毒学）	2.0	2015
diabetes（糖尿病）	1.0	2015
COPD（慢性阻塞性肺疾病）	1.0	2015
tuberculosis（结核病）	2.0	2016
breast cancer（乳腺癌）	1.0	2015
diabetic kidney disease（糖尿病肾病）	1.0	2016
rheumatoid arthritis（风湿性关节炎）	1.0	2016
CV Imaging（心血管造影）	1.0	2016
major depressive disorder（严重抑郁症）	1.0	2016
general anxiety disorder（焦虑症）	1.0	2016
bi-polar disorder（双向情感紊乱）	1.0	2016
solid organ（kidney）transplant［实体组织（肾脏）移植］	1.0	2016
Ebola（埃博拉）	1.0	2016
pain（疼痛）	1.1	2016
malaria（疟疾）	1.0	2017
prostate cancer（前列腺癌）	1.0	2017

续表

治疗领域	版本	发布年份
duchenne muscular dystrophy（假肥大型肌营养不良症）	1.0	2017
vaccines（疫苗）	1.0	2017
schizophrenia（精神分裂症）	1.1	2017
virology（病毒学）	2.1	2017
influenza（流行性感冒）	1.1	2017

注：* 治疗领域标准最新信息可查阅 https://www.cdisc.org/standards/therapeutic-areas.

CDISC 治疗领域标准制定的目标包括两个方面：①确定目标治疗领域的核心临床概念和指标；②将这些概念和指标转换成 CDISC 标准，如 SDTM、CDASH、ADaM 等。关于 CDISC 如何制定治疗领域标准的详细介绍可参见 CDISC 网站。

从使用方面来讲，CDISC 治疗领域标准提供了该治疗领域如何使用 CDISC 标准的最佳实践，也逐步被美国 FDA 和日本 PMDA 认可和采纳，作为新药申报数据递交标准的一部分。

二、CDISC 标准在临床研究中的应用和案例

CDISC 标准已经在全球范围内广泛使用。表 24-9 通过列表的方式罗列在整个临床试验各个阶段和全流程中如何使用 CDISC 标准及其注意事项。

表 24-9 CDISC 标准应用案例

临床试验阶段	CDISC 标准应用	注意事项
公司层面规划	可建设全流程整合标准，包括 CDASH、SDTM、ADaM 内容标准、CT 语义标准、治疗领域标准以及交换格式标准 ODM 等	也可考虑 TCB 的 CPT，很好地整合了 CDISC 治疗领域标准 留意 CDISC 研究方案标准开发进度
研究药物临床开发规划阶段	制订整个研究药物开发所有临床研究的标准化计划，并在合适时间点和监管机构沟通，确保 NDA 申报时数据格式得到认可	考虑版本更新问题
研究设计和方案撰写	可考虑使用 CDISC SDM 标准	也可考虑 TCB 的 CPT 留意 CDISC 研究方案标准开发进度
EDC 选择	需考虑是否支持 CDISC ODM 标准导入和导出，支持 CDASH 标准的 CRF 库	如果有支持 SDTM mapping 工具更好
CRF 设计	使用 CDASH 标准，包括 CDISC CT 术语，设计 eCRF 使用相应 CDISC 治疗领域标准的 CDASH 标准元数据和参考其示例	如果 CDISC 还没有制定出相应域标准，可参考 CDASH 最佳实践定制 注意确保 CDASH 一致性要求
EDC 建库	同上	同上
统计分析	建议先 mapping 到 SDTM 数据集，便于数据合并，生成分析数据集和符合法规递交要求 统计分析数据集使用 ADaM 标准	注意 SDTM 和 ADaM 合规性要求，使用相应工具验证

续表

临床试验阶段	CDISC 标准应用	注意事项
实验室数据传输	使用 LAB 标准	在数据传输说明文件中明确标注使用的标准和版本
数据申报准备	使用 Define. XML 标准	确定使用版本,建议使用最新版本。目前是 2. 0 版本 注意相应监管机构的数据申报标准要求
数据存档	使用 ODM. XML 存档	包括在临床研究中心和申办方存档
数据交换	使用上述内容标准和格式标准	

三、CDISC 标准在医疗器械临床试验中的应用

医疗器械临床试验数据可以应用目前制定的多数 CDISC 标准。针对医疗器械临床试验特定数据,CDISC 也逐步制定相应标准,比如在 CDISC-医疗器械试验数据标准中增加了如下新域。详细内容可参见 CDISC-MD 标准(第 1 版)。

这些新域不仅可以用于医疗器械试验数据,也可以广泛用于使用到医疗器械的药物临床试验。如在抗阿尔茨海默病药物研发的试验中,要使用到影像学设备;对这些影像学设备的描述可以使用上述部分新域。在治疗领域数据标准文件中可以看到不少医疗器械试验新域得以使用。

特殊目的域
- 器械标识-DI
- 器械-受试者关系-DR

通用观测-干预类
- 器械暴露-DX

通用观测-事件类
- 器械事件-DE
- 器械追踪-DT

通用观测-发现类
- 器械使用-DU
- 器械性能-DO

CDISC 医疗器械标准工作组正在制定新版本的 CDISC MD 标准(第 2 版),预计会包含更多 SDTM 新域、CDASH 和 ADaM 的应用。

四、CDISC 标准在中医药临床试验中的应用

无论是现代医学还是中医药领域的临床试验,高效率的临床数据采集、传输、存储、共享和分析是基于统一、良好的数据标准。如前所述,CDISC 建立的一系列临床研究数据标准,可用于支持临床及临床前数据的电子获取、交换、递交和归档,并且为美国 FDA 和日本

PDMA 强制要求用于数据递交,在我国也成为药品监督管理部门推荐使用的数据标准。可见在中医药临床研究特别是中药新药临床试验中应用 CDISC 有着提高研究效率和满足实际需求的目的。CDISC 标准在中医药临床试验中的应用可从以下几个方面考虑:

(一) 研究方案与 CRF 设计

中医药临床试验的研究方案设计与其他领域临床试验一样,涉及的要素可包括研究目的、设计类型、筛选标准、试验干预及对照、结局评测、研究者访视和统计分析等。首先,在研究方案设计方面,CDISC 标准的方案呈现模型(protocol representation model,PRM)将可能为该试验在设计、伦理审查、注册、管理、报告和数据递交方面提供有价值的参考,减少遗漏,提高设计效率。其次,在 CRF 设计上提供良好参照标准。

1. 方案呈现模型 尽管方案呈现模型(PRM)并未考虑中医药临床特点,但在应用中可以结合试验内容报告的需要适当加以描述,诸如受试者筛选标准中的证候、试验干预或对照措施中涉及的中药或传统疗法等。由于 PRM 与 SDTM 有关联,实际上使用 PRM 报告研究方案也关联了 SDTM 的有关领域(domain)。当然,可以与方案一致并对中医药内容加以描述。但是,PRM 并非一个特定的方案设计模板,相反,当设计一个满足特定结构或研究类型的模板时,PRM 中的普通元素将能够或更易于不受限制地使用。

2. CRF 设计 CRF 设计是一个规范的、有文档记录的受控过程,每一步骤都应有相应的标准操作规程作为指导。它也不是一项孤立的工作,而是与方案设计和后续的数据库设计密切相关。中医药临床试验的 CRF 设计应用的 CDISC 标准主要有两个,其一是 CDASH 标准,CDASH 推荐的流程可用来规范中医药临床研究 CRF 设计;其二是受控术语(controlled terminology,CT),可以用于中医药临床试验中采集数据字段的选项列表。通过 CDISC 有关标准,可实现 CRF 设计的模块化、标准化,从而节省 CRF 设计时间,提高试验流程中数据处理与分析的效率,也进而促进数据有效再利用。

中药临床试验中,除了要采集 CDASH 不同领域数据外,还有一些颇具特色的内容需考虑,比如①中医诊断方面:证候,包括八纲辨证、脏腑辨证、六经辨证、气血津液辨证、三焦辨证、卫气营血辨证等;中医特殊症状体征,如潮热、盗汗等以及舌象、脉象等。②治疗方面:中药(名称、用法用量等)、针灸(穴位名称、针具、手法、留针时间等)以及推拿、拔罐、刮痧等其他传统疗法。③其他:诸如气候因素、二十四节气、生活环境等。在设计 CRF 时,常用的数据项(如人口统计学资料)可以参考 CDASH 标准,而其他中医特色可在机构内部制定数据采集模型标准。术语方面,虽然国际或国内有一些中医药标准可以参考,比如世界中医药学会联合会发布的《中医基本名词术语》、世界卫生组织西太平洋地区发布的《传统医学名词术语国际标准》、世界针灸学会联合会发布的《针灸命名标准》、国家标准《中医临床诊疗术语》等,但大部分没有进行规范化的编码,且其中多未被用于中医药临床数据的交换与共享。因此,中医行业仍应尽快就中医药临床数据采集模型以及控制术语达成一致共识,建立相应的数据标准。

在中医药临床试验中可以广泛使用 CDISC 受控术语,除了目前已经定义的受控术语,还可参考 MedDRA(中文版)、SNOMED-CT(中文版)、WHOART(中文版)等术语标准增加新的受控术语,但目前仍缺乏规范的、具有中医特色(诊断、治疗、环境等)的术语标准。在中医药临床试验中使用受控术语对 CRF 封闭式问题进行标准化设计,一方面可以保证数据规范填写、控制数据质量与数据一致性,另一方面也便于与其他研究进行比较和数据交换,增加数据的互操作性、整合和再利用。

另外,CDASH 标准只是就基础数据采集字段进行了规范化,CRF 设计应该根据中医药临床试验的治疗领域、类型、目的等增加特定的数据采集模型或专有的字段,这些增加的模型或字段最好也参考其他标准(如 CDISC 治疗领域标准)。

(二)临床数据管理

中医药临床试验的临床数据管理会因为使用 CDISC 标准而提高效率。首先,应用 CDASH 标准设计纸质 CRF 或 eCRF;其次,应用 SDTM 建立数据库(尤其是 eCRF,这是连贯的过程),从而可以使用标准化变量、受控术语,使标准化、结构化的 CRF、数据库可以再利用,提高了管理效率。中医药临床试验数据库设计应用 SDTM 标准时,可以尽量使用 SDTM 领域诸如 DM、CM、DS、AE 等多数领域,对于中医症状以及舌象、脉象目前可以采用 QS 域采集相关数据,待相关 TCM 治疗领域指南发布后,应根据指南推荐标准域采集数据,并采用现行的中医药名词术语集进行编码或作为添加的 CT 使用。以此种方式设计的数据库在中医药临床试验管理中体现出以下几个优点:

(1)中医药试验数据更易于采集、理解、交换、比较和分析。

(2)促进中医药术语标准化、规范化并易于理解和交流。

(3)提高中医药试验管理的效率和质量。

(三)统计分析与报告

已应用 CDASH、SDTM 标准的中医药试验数据进行统计分析,可以应用 ADaM 标准。基于 ADaM 的目的,中医药临床试验应用 ADaM 将使审评者或主要研究者更易于理解临床数据从采集、分析到结果报告的过程,可以为试验数据提供良好的可溯源性,也使中医药理论、临床特点、医学科学与统计学的交流更为清晰。从 CDASH、SDTM 到 ADaM,可使中医药临床试验数据在表述证候、传统疗法等更为规范化,从而促进中医药临床研究成果的国际交流。

五、CDISC 标准在其他领域中的应用

CDISC 标准也可应用于临床前动物实验,如 SEND 标准已广泛用于动物毒性试验。类似于临床试验数据要求 SDTM 标准递交格式递交,美国 FDA 要求动物毒性试验必须用 SEND 标准格式递交。

CDISC 标准还可以用于特殊食品临床试验、化妆品、一般消费品临床试验以及流行病学相关的临床试验。有兴趣的读者可参考相应文献了解更多这方面的信息。

第五节 CDISC 标准在临床试验和医疗数据互联互通方面的应用和展望

一、临床数据互联互通的基本概念

多年以来,临床研究组织者一直梦想能够直接使用存储在电子病历系统中的临床数据。而医院的一线研究者也希望能有一个解决方案不用再将临床研究数据录入两次。

2008 年,由 CDISC 组织、国际临床研究信息交换(CRIX)组织、辉瑞公司、布莱根妇女医院、美国联盟医疗体系以及哈佛大学医学院共同合作的 ASTER(ADE spontaneous triggered event reporting)探索性研究中,将药物的不良事件信息,通过 CDISC 标准以及 IHE 的 RFD(retrieve form for data capture)标准框架,从电子病历系统中直接下载,并直接提交给美国 FDA。在项目进行的 3 个月时间里,由 30 个门诊医生上报了 200 例不良事件,每

例不良事件的填报时间由过去的 34 分钟缩短为不足 1 分钟,其中有 20% 为严重不良事件,该研究取得了非常明显的效果。而信息系统间的互联互通以及数据互操作性正是实现此类功能的基础。

临床数据的互联互通大体可以分为 3 个层次。第一个层次是物理上联通,但是语义不通。第二个层次是有一个公用的标准,通过这个公用标准的"参照作用",系统之间的内容可以经过翻译相互识别。第三个层次是各个系统从构建开始即遵循统一的标准,相互之间不需要翻译即可以相互交流、汇总数据。目前的互联互通主要指第二个层次的互联互通。虽然不同临床数据信息系统之间,其基本的数据结构和内部标准一般是不同的,但是只要有一个共同认可的公共数据的语义和交换的标准模型,就可以进行系统间数据的转换、识别、交互、融合,也就是互联互通。

二、CDISC 标准在推进临床数据互联互通中的努力

CDISC 标准是以临床研究为主要目标的标准体系集,目前已可以支持临床研究全流程数据。除此之外,CDISC 很早也开始考虑如何将临床研究数据和其来源数据,即临床数据对接和互通。表 24-10 是 CDISC 在这方面的探索。

表 24-10　CDISC 在直接使用临床数据方面的探索

项目或成果	CDISC 标准应用
eSDI(电子源数据交换标准)	鼓励和制定直接使用电子源数据的规范。该规范为多个监管机构制定 eSource 指南提供指导和主要蓝本 该标准鼓励和具体描述了如何应用 CDISC 标准支持直接使用电子源数据,提高临床研究的效率和质量,同时又确保合规性
BRIDG 模型	由 CDISC 与 HL7,美国 FDA 以及 NCI 合作开发了一个支持全球临床研究的,平台无关的数据标准,通过对接临床研究数据标准和医疗健康数据标准,加强信息系统间的互操作性,使来源于多个临床信息系统的数据能够语义互通,使临床数据标准化录入一次即可多次使用,从而大大减轻医生开展临床研究的工作量。BRIDG 模型的 3.2 版本在 2015 年 5 月 24 日被 ISO 标准组织正式接纳为临床研究与医疗健康连接的国际标准。目前最新标准为 5.0 版本,不仅支持医学研究,而且拓展到生命科学研究
Healthcare Link 创新项目	开发和测试了多个直接使用临床数据的工具,如 RFD 等

从 2007 年开始,美国 FDA 依托 ClinicalTrials. gov 网站采集的数据,与 Duke 大学合作,启动了一项临床试验转化创新(clinical trials transformation initiative, CTTI)项目,致力于将 ClinicalTrials. gov 网站的临床试验注册数据以及临床试验结果数据进行分析利用。该项目建立了一个 AACT(aggregate analysis of clinical trials. gov)数据库,这个数据库定期更新,这些数据免费向包括美国以外的公众开放,目前提供经过整理的 Oracle 关系数据库格式、文本格式以及 SAS 格式的数据下载。美国 FDA 要求从 2017 年 1 月 18 日开始,符合条件的临床试验都必须在 Clinical Trials. gov 网站递交试验注册信息以及试验结果数据。递交的数据要求符合"试验注册和结果系统"的数据标准,该标准的大部分内容都可以被 CDISC 标准满足。在该标准修订中,也有很多专家提出使用 CDISC 标准作为"试验注册和结果数据系统"

的统一标准,该系统主管部门卫生与人类服务部(Department of Health and Human Services,HHS)表示,如果较多的研究者都使用这一标准,他们将为该标准做专用的数据接口。随着越来越多的制药公司使用 CDSIC 标准向美国 FDA 提交数据,CDISC 有望成为"试验注册和结果系统"事实上的数据标准。

目前临床研究和医疗健康系统之间的互联互通主要指与医院电子病历之间的互联互通。现阶段这类探索性研究很多,其中有典型示范意义的是欧洲的 EHR4CR(Electronic Health Records Systems for Clinical Research)项目。该项目由创新药物行动(Innovative Medicine Initiative,IMI)资助(2011—2015),总投资额为 1600 万欧元。其目标是"为将电子病历数据应用于临床研究,开发可重用、可扩展的方案、工具和服务"。目前有 34 个成员(包括 10 家制药企业以及 11 家医院),横跨德国、法国、英国、瑞士和波兰 5 个国家。EHR4CR 的公共信息模型是各接入医院之间数据互通的基础,该信息模型部分采用和借鉴了 CDISC/HL7 的 BRIDG 模型,形成"通用数据模板(common element templates,CETs)"和"通用数据元素(common data elements,CDEs)"两个基础模块。这两个基础模块是构成 EHR4CR 平台的公共信息模型(common information model,CIM)的基本元素,是可以由机器处理的标准化语义组件。由公共信息模型为各组成部分之间的语义互操作提供参照。

三、CDISC 标准在临床数据互联互通方面的展望

随着信息技术的发展和移动终端以及可穿戴设备的普及,"对人体各种生理指标进行持续的、伴随性的动态数据采集和处理"已经成为现实,这些数据对于疾病预防和慢病监测管理有着重要的意义。但是这些移动健康数据的特点是"数据来源更广,数据量更大,数据类型更多",因此对互联互通的需求更迫切。同时也会出现一些新的挑战,如除了传统的结构化文本数据外,还会有大量的电信号数据、语音数据、影像数据等。这些都需要 CDISC 标准体系做出创新性的发展。

四、CDSIC 标准在我国临床试验应用的展望

在我国,临床试验数据标准化及其应用尚处于起步阶段。目前国内 CDISC 的应用还局限于国际制药公司的多中心项目以及国际 CRO 公司,国内临床试验和本土制药公司以及 CRO 公司应用不多。国内学术界尤其是中医药行业对 CDISC 的研究很感兴趣,并建议制定一些符合中医药特点的数据标准。由于缺乏数据标准规范,国内同类研究的数据库之间也难以做到信息共享,这很大程度上影响了审评的效率。

在 2007 年,国家食品药品监督管理局(SFDA)发布的《药品注册管理办法》就提出了递交临床数据库的要求,2012 年 SFDA 药品审评中心(CDE)发布的《临床试验数据管理工作技术指南》中也提及了 CDISC 数据标准,但一直进展不快。然而自 2015 年 7 月中国 CFDA 开始数据自查以来,我国临床试验行业对于数据质量的关注日益加强。数据管理加快了与国际接轨的步伐,行业标准也势必提高。可以预计我国临床试验的数据管理将朝着规范化和标准化发展。目前药品监督管理部门也在加大审评提速的努力。高质量审评有赖于数据的标准化、透明化,并借助于可视化、交互式的数据审评工具。2016 年 6 月起 CFDA 发布系列指导原则和指南(如下摘要),明确推荐采用 CDISC 标准。监管部门可适时地提出我国对 CDISC 标准采用的具体计划和实施指南,推动中国临床试验数据标准化进程和提升药物审评效率。

（1）"为达到试验数据共享和信息互通目的,临床试验过程中数据的采集、分析、交换、提交等环节,可考虑采用统一的标准化格式,如 CDISC 临床数据交换标准体系。"——《药物临床试验的生物统计学指导原则》2016 年 6 月。

（2）"注释 CRF 电子化技术自动标注 CDASH……数据库设计依据 CDISC 和注释 CRF"——《药物临床试验数据管理与统计分析的计划和报告指导原则》2016 年 7 月。

（3）"为了提高临床试验数据质量以及统计分析的质量和效率,方便数据的交流与汇总分析,在新药上市注册申请时,建议采用 CDISC 标准递交原始数据库和分析数据库。"——《临床试验数据管理工作技术指南》2016 年 7 月。

（4）"国际公认的数据标准(如 CDISC) 也正在 EDC 中得以应用。"——《临床试验的电子数据采集技术指导原则》2016 年 7 月。

目前我国临床医疗数据也逐步电子化和标准化,而临床试验数据正是基于临床医疗过程中产生的数据。这两方面的标准化将为临床试验数据全流程标准化、临床试验数据和临床医疗数据互联互通提供良好契机。期待行业主管机构和业界共同推动,早日实现临床医疗数据在临床试验上充分的应用,从而助力中国医药研发领域的发展升级,进而提升在全球范围内的竞争力。

（撰写:张子豹　邓亚中　中国 CDISC 协调委员会;审阅:黄　钦）

参 考 文 献

[1] Clinical Data Interchange Standards Consortium.CDISC standards in the clinical research process.[2019-10-05].https://www.cdisc.org/standards.

[2] National Institutes of Health,Department of Health and Human Services.Clinical trials registration and results information submission.[2016-09-21].https://www.federalregister.gov/documents/2016/09/21/2016-22129/clinical-trials-registration-and-results-information-submission.

[3] 李庚,李晓彦,温泽淮.临床数据交换标准协会标准在中医药临床研究病例报告表设计中的应用.广州中医药大学学报,2014,31(1):138-141.

第二十五章

临床试验计算机化系统

　　历史上,计算机一直扮演着临床研究手工流程的辅助工具。随着信息技术的不断发展,计算机在临床研究中正在发挥着越来越大的作用,手工流程也逐渐被新型自动化计算机技术所取代,从而使得临床研究的计划、实施、结束、分析和报告等诸多方面的管理因计算机化系统而发生改变。全世界药品监管部门的监管重点仍然在临床研究受试者的安全、数据的质量和可信性上。因此,临床研究的规程监管不会因为计算机化系统的介入而发生改变,但需要顺应计算机技术的变革,确保计算机系统能符合其设计目的,成为真正意义上值得信赖、可靠和准确的临床研究数据管理工具。纵观药物临床研究数据采集管理过程的发展史,它历经了三个阶段。第一阶段是我们熟悉的传统纸笔模式。根据临床研究方案预先设计好 CRF,由临床研究机构填写 CRF 并签名确认,经 CRA 核查后交付数据管理人员,通过双份录入方式将数据转为电子形式,经由数据管理人员核查后最终锁定数据库。第二阶段是远程的 EDC 模式。该模式一般采用客户端-服务器(client-server,C/S)的架构,将 EDC 系统安装在客户端用于单纯的数据采集,而将数据库及 CDMS 安装在服务器上。在临床试验实施之前,需要在研究机构客户端计算机上逐一安装 EDC 并配置网络连接。从研究机构端直接采集数据后,将数据导入服务器端的 CDMS 进行数据逻辑核查(即保证数据有效性和完整性的验证规则)和流程管理。近年来,这种将 EDC、CDMS 分离的模式也产生许多问题。比如,试验启动之前需要对使用 EDC 的研究机构进行资质审核和系统供给,当系统升级或安装补丁时,需要在用户终端计算机逐一安装。独立购买 EDC、CDMS 的价格昂贵、维护成本过高。EDC、CDMS 数据库格式不兼容等。第三阶段则是基于 WEB 的电子数据采集模式,该模式采用浏览器-服务器(browser-server,B/S)的架构。该模式最大的特征是"零客户端",即客户端计算机零下载、零安装任何软件即可正常使用系统的全部功能。该模式在成功地实现数据采集的同时,完成对数据的"清理"过程,即将 EDC 和 CDMS 合二为一。将 EDC 和 CDM 两项技术融合在一起,在药物临床研究的数据采集管理领域带来根本性的变革,并正逐步代替传统纸笔模式。随着这一变革逐渐成为临床研究数据管理的主流,如何保证所有数据的采集和管理过程满足 GCP 的规范和标准已成为人们关注的焦点,它也是确保高质量临床研究成果的重要基础之一。本章拟就上述诸方面的关联性和规范化做出阐述,使读者对药物电子化临床数据管理的原理和最佳实践有所了解,并对确保药物临床研究数据质量所面临的挑战有充分的认知,为临床研究数据质量和可信性提供良好的保障。

第一节　电子化计算机系统的概念与优势

传统意义上的计算机系统只涉及硬件和软件配置。临床研究中应用的计算机系统不仅涉及硬件和软件,还需要考虑使用这些软硬件的操作人员资质及其培训,运营监管流程规范和环境的配套。这些包括所有配套的临床研究电子化系统被称为计算机化系统(computerized system,图25-1)。只有计算机化系统内涵都有了质量保证,才能使采集和管理的临床研究数据的可信性得以实现。

一、电子临床系统的优势

对于大多数临床研究数据管理系统而言,其应当符合一定的基本条件才能被视之为现代电子数据采集系统。首先,系统应当是具有直接电子数据采集功能的网络化计算机化系统,而这种数据的采集和输入可以由参与临床研究的临床研究机构人员完成。同时,这种基于网络安全传输的系统拥有专业的图像用户界面。在输入临床研究数据时,系统自动进行数据核查和验证。更重要的是系统必须已通过符合监管要求的验证,其具有的电子记录和电子签名规范也需要符合监管要求。图25-1演示了当前常见临床试验计算机化系统的应用。满足上述条件的临床研究计算机化系统,较传统纸质数据采集管理过程具有明显的优势,主要体现在以下几个方面:

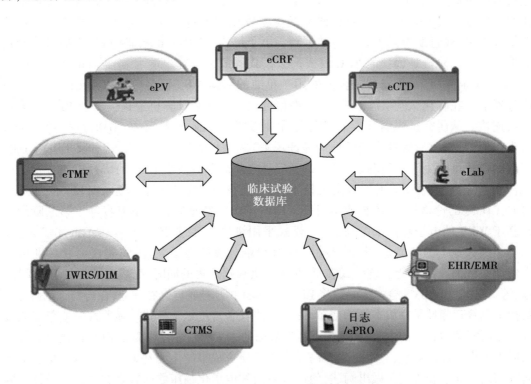

图 25-1　临床试验计算机化系统应用示意图

(一)可以在数据输入的同时自动完成核查并校正错误数据
包含逻辑核查功能的电子临床数据管理系统(ECDM)可以核查任何数据点是否符合试

验方案约定的数据要求。对于数据是否符合方案规定的范围以及企业内标准操作规程的要求,可以预先对相应的数据点设置数据逻辑核查规则,数据录入过程中发现超出逻辑核查规则限定的范围,系统将自动开启数据疑问并通知临床试验相应的参与人员解决数据疑问。比如,根据试验方案要求,入组受试者年龄经常在 18~65 岁,设计 eCRF 时可在年龄字段上设置一条限定年龄范围的逻辑核查,当年龄超出方案允许的范围时,系统自动向临床研究人员(临床研究协调员或主要研究者)开启一条数据疑问,并要求他们对该数据疑问进行答复。

(二)消除可能造成错误的源头

在临床研究的电子记录中,多一步骤的数据处理就意味着可能会增加数据错误的风险。如临床研究协调员(clinical research coordinator,CRC)直接输入图表数据到成电子记录,从而消除了纸质环境中双份录入的数据操作。消除再次转录到纸质 CRF 和重复数据双份录入环节有助于消除这两处可能造成错误的源头,同时其中所涉及的费用也会相应被降低。显然,任何减少数据手工誊写、转录的技术在临床试验中的应用都有助于数据质量的提高。

(三)增加新数据点录入的灵活性

对于一些难以预料但又反复出现的某种临床症状或现象,可以很容易地通过增加数据点或条目来管理。例如,临床试验安全性评价中,出现较多预先并未知晓的受试者"尿蛋白异常"症状。此时,只要在 eCRF 中动态增加"尿蛋白异常"数据条目,从而很容易地在临床研究中配置这一新的数据采集点。而纸质 CRF 因为其所涉及的所有数据条目都需预先打印在纸质表格中而无法做到动态增减。此外,EDC 系统还提供丰富的数据录入控件,可根据数据类型不同设置成文本框、下拉框、单选按钮、复选框、日期选择框等,对于不同数据格式(如图片、音频、视频)的数据也可作为 CRF 附件保存,便于随时分析。对于不同数据来源的数据可以直接读取或整合,如与 IVRS/IWRS 或中心实验室的系统进行整合。

(四)加强质量控制

在某些情况下,有些错误的数据可能满足逻辑核查的要求,但不符合数据库所要求的格式或范围。越早发现并修正这些数据错误,所造成的时间、人力、费用和数据质量的损失就越小。由于 EDC 拥有强大的数据逻辑核查的管理功能,它能有效地防止并减少数据错误的出现;此外,研究机构人员的数据输入和监查员的实时监督在同一平台中进行,通过多方的交流可以实时监查研究机构采集数据的质量,并及时纠正研究机构对项目试验数据的错误理解或非依从性现象。

(五)改善申办方数据标准的连贯性

手工书写不工整可能造成对所采集数据标准的加工错误,研究者对数据点要求解析的不同也可能导致对数据录入标准的不一致。eCRF 简化数据输入,使非计算机专业的临床研究人员也可以容易地做到标准化的数据采集和管理。任何数据标准或程序标准都有助于改善临床试验质量和后续类似试验项目标准的连贯性。申办方对数据标准的要求可以容易地贯彻在所有临床试验项目中,并不会因管理人员的更换而有所不同。

(六)改善申办方与研究者之间的交流和关系

监查员对数据系统可进行实时监督,并可直接与研究者在同一网络平台中更密切地交流,有助于双方信息的沟通和互动。在监查访问研究机构前,EDC 系统和监查员已完成大部分临床数据清理工作,并根据研究机构实时反馈的受试者招募数据,可以很容易地确定进行研究机构监查访问的时机。监查员在监查访问过程中,其精力将主要集中在原始文档核对和研究机构 GCP 行为的落实上。

（七）严格进行流程管理和相关文档的保存

电子临床系统在实施过程中，数据的获取、录入、签名、核查都需要遵循严格的 SOP。实施过程的每个步骤详细规定需要参与的人员、工作量和归档的材料，以及获取这些材料的步骤。电子临床系统在实施过程中可以对每一步重要操作进行备案和归档。

（八）符合药政监管部门的管理要求和发展趋势

全球药物监督管理一体化，特别是临床试验数据的共享是目前全球发展的共同愿望和趋势。CDISC 是目前已被全球药物监管部门普遍认同并采纳用于评价管理药物临床研究申请的工具。网络化的电子临床试验数据采集和管理系统正是 CDISC 所要求的数据管理体系的重要组成要素。此外，电子临床系统需具备稽查轨迹功能，即能自动记录和保留所有数据操作活动，是药监部门对电子临床系统的基本要求之一。

二、临床研究各方受益

由于电子临床试验的实施，传统临床试验的数据管理过程正在发生改变。这其中包括确保所涉各方都知晓自己在成功计划、实施、结束、分析和报告临床试验中其各自的角色和职责。电子临床试验技术的不断更新的最终目标在于实现全程电子化的临床试验环境，从而使参与临床试验项目数据活动的各个角色都能从中获益。在临床试验中涉及电子临床系统的各种角色主要包括：

（一）申办方

采用电子临床技术对临床试验申办方最直接的益处便是节省项目运营费用。大部分数据疑问由系统自动核查并完成质疑和解答。临床试验监查员在办公室便能远程完成对大部分数据的核查工作。由于到研究机构进行现场核查的主要任务由过去的数据核查和 SDV 转变为以源文件核实为主，这使得监查员到研究机构监查的次数和停留时间均大大减少。监查员在提高工作效能的同时也确保了数据的质量。部分功能强大的电子临床系统甚至集成监查员监查报告系统，可以从后台数据库直接读取相关受试者数据，协助监查员和申办方实时了解试验动态。此外，实时且快捷的信息反馈有利于基于"原始数据"的精确决策。根据临床试验参与者在试验过程中扮演的角色不同，申办方不同角色的人员获得授权后可随时和直观查看企业内所有/部分试验项目的进展情况，企业内或不同利益相关者可随时获取动态数据，并及时针对问题或分析确定解决方案，或实时总结和报告信息给上级管理部门，最大程度地保护各方利益和降低投资风险。

负责药物研究和开发的申办方对电子临床系统的选择和培训负有主要责任。电子数据采集（EDC）系统目前是应用于研究机构的主要数据采集工具。为了使 EDC 在临床研究中运用的质量得以保证，申办方需要做好质量监控的工作。常见的 EDC 系统 QC 程序涉及系统类别的选择和实施过程、项目的启动、系统服务商的选择、系统要求的分析、验证步骤的计划、系统的部署、系统的构建、系统的实施、应急措施、操作和维护，以及系统的备份、退役和存档等。经过遴选的合格研究机构人员在开始操作 EDC 系统之前，申办方必须完成对他们的上岗培训。所有培训证书和记录应当保存在临床研究的中心文件档案中。

申办方对于国际多中心试验项目的交流和协调手段得以改善。在试验进行过程中，基于风险的监查实践对于不同区域、不同研究机构、不同研究者的工作产能可以及时掌握，及时了解在试验过程中的常见问题和"瓶颈"问题，及时对各参与研究机构的试验数据质量和风险进行分析和解决，加快试验项目的修正并在全球范围实施，更广泛迅速地传达决策和实时问题解答。完善的电子临床系统兼备很好的培训功能，即集成电子教学和专家向导式功能,可有效提高培训效率、缩短项目启动时间并降低培训费用。

运行电子临床系统进入无纸化环境,代表申办方的监查员无须在大量的纸质 CRF 中逐一翻查数据。高效运行的应用程序有助于提高监查员日常工作效率。监查员在对数据的核查过程中若是发现问题可手动开启数据疑问实时监查,与研究机构人员在线交流。对于研究机构发出的疑问若无法解决,还可以将疑问转发给数据管理人员或其他人员,优化数据传递和核查。所有数据清理过程,以及数据疑问的生命周期核查的稽查轨迹功能有助于错误或不合理数据点修正过程的明朗化。全部临床试验团队人员同步参与对数据的访问可以更快获得疑问数据的解答,加快数据疑问表的回收速度。对于已完成 SDV 的数据,监查员需要及时"冻结"数据,防止临床机构人员对已完成 SDV 的数据进行编辑。

电子临床系统内置丰富的报表功能,可以帮助监查员实时查看受试者招募状态。更先进的电子临床系统甚至为监查员提供专用监查工具包。该工具包为用户提供在线和离线监查报告记录、批准工作流程以及交叉研究和跨研究状态报告能力,并支持与其他临床系统(如 CTMS)信息的整合交流。通过自动工作流程管理、电子签名、任务面板和电子邮件通知等自动程序,监查报告的批准和监查里程碑的确立可以更加及时地完成。研究项目经理可以实时阅读各种试验报告,有助于更好地了解监查状态,以及发现试验过程中存在的问题和风险等。

对于采用行业标准的电子临床系统,其系统数据可以自由地与其他系统交流。这使得试验过程的数据流程加快,显著缩短数据疑问的生命周期,以及最后一例受试者出组到数据库锁定的时间。试验结束后还可将数据集直接导入数据分析和药政报批系统,因而可以缩短申办方的报批时间,有利于尽快将产品推向市场获取投资回报。

(二)研究机构人员

研究机构人员包括 CRC 和研究者。研究者要确保其研究小组成员在实际操作电子化系统之前获得必要的培训和操作信息,以便他们能保质保量地履行所赋予的角色和责任。每位研究机构人员都应当明确自己在临床研究中所担负的责任,以及在电子化系统中的角色,并以文档的形式记录在案。任何对系统的培训、使用、监查和稽查的记录也应当存档保留。研究者本身需要清楚地意识到他/她在 EDC 中的电子签名所代表的伦理含义和法律责任。对于需要登录 EDC 系统的人员来说,经过培训后获得他们各自的登录账号和密码,并确保各人员之间不会分享或混用登录密码,是保证 EDC 系统操作符合药政规范的必要前提之一。当前流行的电子临床系统普遍采用"零客户端"系统,用户只需配备能接入互联网的计算机便可登录系统操作。操作界面非常直观易用,基本无须用户拥有IT 技术,只要具备临床试验经验的 CRC 经过几个小时的培训便可完全掌握数据的录入、修改以及开启、答复数据疑问。通过系统内置的标准报告模块,研究机构人员和申办方都可以随时同步查看所在研究机构受试者的筛选记录、随机化情况及入组信息。监查员可以同步查看研究机构端录入的数据,最大程度地减少实地监查次数,也减少研究机构接待监查员的时间。

系统从底层构架到软件开发必须全程遵从药政法规,研究者完全遵循电子临床系统提供的操作流程便是对药政法规良好依从性的体现。电子临床系统能协助研究者保障受试者安全,并提供完善的突发事件应急预案。例如,试验过程中对于异常数据或超出警示范围的各项检查数据自动向特定用户或用户群发出提醒。研究者可根据专业知识及时通知受试者进行复查或进行相关处理。根据系统的用户权限控制,可以明确研究机构人员的权责,如录入、编辑数据、电子签名、批操作、报表等。通过系统内置完善的报表系统,研究者可以便捷地管理试验进程和受试者知情同意。通过 eCRF 导出模块,可以方便地导出空白 eCRF 向伦理委员会审报,也可以导出带数据的 eCRF 用于归档和检索病例。

(三) 受试者

电子技术的发展使受试者直接参与临床试验的源数据采集成为可能。电子穿戴装置、电子日志或 ePRO 等与电子临床系统连接,实现研究机构或申办方对受试者的实时监督和交流。这种来自受试者的数据无须监查和数据管理而直接导入临床数据库,进而可以改善临床试验全过程安全性和有效性数据的管理,并有助于建立与受试者的长期有效的合作关系。

(四) 数据管理人员

数据管理人员在电子临床系统(如 EDC)运用中的作用尤其重要。由于电子临床系统对试验数据具有远程监督的功能,使得数据管理程序由传统的简单数据输入和被动数据核查过程变为中心化数据监督的过程。在这个中心化的主动过程中,大多数出现的试验数据质量问题,如缺失数据、差异数据、数据逸值或试验方案偏离等,都应当可通过电子临床系统本身的逻辑核查功能及时地被发现。通过对电子临床系统中实时数据的统计分析可以发现现场监查不易发现的数据趋势,监督研究机构实施临床试验项目的绩效,为以风险为依据的数据质量和真实性监查方法的建立打下基础。

采用 EDC 系统,CRC 在研究机构根据源文档记录录入数据,而监查员又完成 SDV,因此无须数据双份录入的步骤,降低数据录入的工作量和出错风险。在试验实施过程中,大部分数据问题都通过系统质疑功能解决,大大降低待清理数据的百分率。由于各种角色同步参与对数据问题的解决和清理过程,可更快获得疑问数据的解答。CRC 一旦完成数据录入,数据管理人员便可参与对数据的审核工作。数据管理人员可以更早接触研究机构的数据,也可以更早识别问题数据。所有数据疑问清理后,数据管理人员便可逐一锁定数据,加速试验项目结束阶段数据库的锁定。

在临床试验实施过程中,已将其他系统的数据有效地整合到 EDC 系统中,数据管理人员无须在试验结束后对多种数据来源的数据再次进行格式转化和整合操作,可大大提高工作效率。当项目进展到一定程度,数据管理人员可以将部分数据库导出并移交给数据分析人员进行中期分析,以便在盲态下发现试验过程的普遍问题,并为科学决策提供依据。

(五) 药政监管人员

对已经保存在数据库的任何数据进行操作,系统都将忠实地记录数据的修改痕迹,如修改前的数据、修改原因、修改后的数据、修改人员、修改时间等。必要时,还可针对某些数据点生成稽查轨迹的报告,有利于药政监管人员对每个数据点进行稽查。

全新的监管手段有助于实时监控多中心的临床项目、优化监管流程、提高监管效率。药政监管人员获得相应的授权便可远程同步监查,减少实地考察次数,直接降低费用和时间成本。可在线与临床专家、数据管理专家、药物安全专家、生物统计专家实时沟通、交换意见,真正做到多方协作监管,实现监管进度透明化。

(六) 伦理委员会

伦理委员会对保护临床研究中受试者的权益和安全负有监督职责。因此,伦理委员会应当有权利确认临床研究中所用的电子临床系统是经过验证的,并接受过严格的 UAT 程序。若涉及在 EDC 中收集有关疗效有效性等级度量评价(ePRO)数据时,相关 ePRO 表格需要在使用前打印成书面文件递交给伦理委员会,并在获得伦理委员会的批准后方可采用。

任何申办方、研究机构和伦理委员会有关电子化系统的文件和记录都应当无条件地接受药政部门稽查人员的监查。

第二节　电子临床系统应具备的技术特点和基本功能要素

一、电子临床系统的特点

从功能上看,现代的电子临床系统已不仅仅停留在数据采集阶段,它已经延伸或兼备数据管理、报告、分析的功能。因而,应用于临床试验中的电子临床系统需具备的特点包括:

(一) 电子临床系统的便捷化

除了计算机化系统功能性软件和相应的硬件设施外,还提供相应人员培训、设备运行管理(如标准操作规范,维护和退役等)、系统运用环境,如变更管理和安全保障、后台数据存储要求和管理、不同系统间的数据交换监管及其程序等。整个系统的验证和管理涉及整个临床试验生命周期,包括 EDC 系统的生命周期和电子记录的生命周期。早期的电子数据采集(EDC)系统和临床数据管理系统(ECDM)是各自独立的两个系统,负责数据采集的团队除了需要独立设计 eCRF 和设置逻辑核查,还需要编写将数据导出到数据管理系统的相关程序。而数据管理团队在接收数据采集系统导出的数据后,需要对数据进行全面的核查,包括数据有效性、完整性及逻辑性,并将核查最终结果反馈给数据采集系统。现代电子临床系统则是基于网络技术的 EDC-ECDM 整合系统,即在一个独立平台同时完成数据采集和数据管理的全部功能。终端用户不需要任何设置或安装任何软件、插件,只需一台接入互联网的计算机便可完成数据采集和管理的全部功能。数据输入系统后即刻进行数据核查,便于数据录入人员(CRC 或研究者)实时更正或答复数据质疑。

(二) 与各种临床试验系统间的兼容性

临床研究中需要收集很多病例报告表以外的数据。这些数据可以通过第三方供应商以电子化数据的形式传输到电子临床系统。这种方式可以提供快速的结果,避免因从不同研究地点收集数据而产生录入错误。在设计外部数据整合计划时需要定义数据传输所需的数据点及相对应变量,并确定完整的变量列表。变量列表应包括对每一个变量类型的定义,如数值型、字符型、日期型等。同时需要对特殊字符和绝对值进行明确定义和处理。

传输协议应约定传输的方法和频率,并且应对数据传输失败的情况如何进行重新传输有明确的规定。临床研究首先考虑尽可能获取第一手原始资料,避免数据在多次转录过程中出现偏移或丢失。但在一个完整的临床试验周期,通常需要许多电子系统协同工作,如试验开展之前的财务预算系统、电子临床试验方案设计系统,试验开展过程中的 IVRS/IWRS、CTMS,试验结束后的电子文档管理系统、电子报批系统等。确保数据能在不同系统间高效、无障碍流动的首要条件是数据标准格式和各种系统间具有良好的兼容性,这样可极大地提高系统间信息传递的便捷性,从而降低成本。

(三) 图形化的用户操作界面

几乎全部的临床数据直接来源于研究机构。系统设计的操作界面越直观简单、易学易用,对研究机构终端用户的要求便越低。一方面,这样的系统设计可以降低研究机构用户接受培训的时间,并可提高软件操作的依从性。另一方面,申办方可以拓宽研究机构的选择面。

(四) eCRF 标准

电子临床系统(如 EDC)的基本功能之一是能生成符合临床试验方案的电子临床病例报告表,即需具备能满足临床试验方案要求的试验数据记录功能,并符合 CDISC 标准。在试验方案修正或动态临床试验流程存在需求时,CRF 记录表格或试验组别记录需要做出相应的增减。电子临床系统 eCRF 能动态配置、灵活增减 eCRF 中的数据项。当录入的受试者数据满足一定的逻辑条件时,数据库系统会根据相应的触发机制在相同或不同页面内自动产生相关提示和数据质疑,供研究者回答或录入数据。例如,当受试者为育龄期女性时,采集妊娠信息的表格会从 eCRF 中自动生成,供研究者录入数据,而男性或非育龄期女性受试者则 eCRF 不会有妊娠检测表格的出现。调整性临床试验对剂量组别的动态分配记录也可以通过 eCRF 构建的动态功能来实现。

(五) 网络化独立平台

基于 WEB 的平台便于更快启动临床试验项目,当系统升级或安装补丁程序只需在服务器上安装一次,而无须到每个研究机构逐个安装。因而大大降低运行成本,也为临床试验的正常运行赢得更多宝贵的时间。此外,还可以随时随地获取最新的数据,数据获取和数据报告的数据源均采用相同的数据库,有利于保障报告数据的"时效性",便于为决策提供更可靠的数据。

(六) 离线和在线数据管理并存

既可以在线数据采集和管理临床数据,也可以在数据导入中心数据库前,离线进行数据采集和管理等操作是现代 EDC 系统的另一大特点。考虑到临床试验各研究机构软硬件、网络配置的差异,申办方在筛选研究机构时,可能出于各种原因(如临床试验技术、治疗领域、发病情况、患者分布等)无法过多考虑研究机构的网络情况。在此情况下,提供相同功能的离线版本的电子临床系统显得尤为重要。

(七) 保密性和安全性保障

一方面是数据中心的安全性,包括数据中心的资质条件、数据中心配套设施的要求(如备份方法、性能监控、冗余、不间断电源、冷却系统、消防系统、安全监控体系、紧急/灾难性支持服务等)、连贯性计划和系统访问流程;另一方面是数据安全性,包括用户帐号的安全、登录及每次会话对信息的保护、数据访问权限的限制性、电子签名的实施细节、网络安全等。

二、电子临床系统的基本要求

电子临床系统之所以可以取代纸质临床系统在于其可以大大改善临床试验的质量和数据可靠性,所有涉及临床试验过程的人员都由此获益。此外,电子临床研究要求临床试验所采取的技术、流程、标准和监管环境也需要随之优化改变。为了达到这些目的,电子临床系统需要满足质量优化流程和符合监管标准等基本要求。

(一) 质量源于电子临床系统

1. 逻辑核查　临床研究中数据录入错误在所难免,而这些错误最好在输入之际就能被及时发现并纠正。传统的纸质临床试验流程中,手工双输入步骤更增加了数据转录错误的概率。临床研究数据错误在临床研究过程中被发现得越晚,需要修正和预防花费的时间和资源就越多,质量受损代价也越大。电子临床系统(如 EDC)最大的优势就在于其逻辑核查功能能够在数据输入系统时,对数据进行自动核查。一旦发现错误就立即提出数据质疑,要求输入者予以核实并修正。例如,数据值的范围、逻辑关系等。自动核查的条目可根据不同临床方案的要求在数据核查计划中制定。在监查员进行研究机构现场监查之前,高质量的逻辑核查功能可以解决90%左右的基本数据不一致和逻辑错误等问题。结合系统外的逻辑核查手段(如通过 SAS 程序来检查数据),不仅避免了错误数据的积重难返,也保证了数据格式和后期数据库管理的质量。

2. 电子记录的保存　任何在电子临床系统中的电子记录亦都具有生命周期,所以系统需要能够具备识别电子记录的内容、使用目的、适用监管标准、命名规则、记录格式和元数据标准的功能。在存储电子记录时,系统需要能较为便利地追溯出存储的位置,并能标示出存储的结构标准和要求。对于临床试验电子记录而言,系统设计更需要遵循记录接触的监管要求,确保满足隐私性、保密等级、安全性和权限监控的要求。同时,也需要考虑电子记录的管理、备份、索取、销毁、灾难恢复和延续商务应该采取的措施。

3. 数据稽查轨迹　电子临床系统的另一个重要功能是稽查轨迹功能。电子临床系统能自动记录和保存输入数据的日期、时间和操作数据者的信息。一旦数据保存后,系统不允许任何操作者对保存的数据进行删除。一旦数据输入或需要修改,自动稽查轨迹功能即对系统操作者的登录日期和时间,通过哪台计算机登录,操作内容,数据的初始值,产生日期和时间,数据的修改值,修改日期和时间,修改原因等做出记录。轨迹记录不容许从系统中被删除或修改。

4. 系统智能化　电子临床系统对研究机构带来的益处首先就是减少了数据采集步骤。传统的纸质临床试验环境中,研究机构不得不反复多次将受试者人口学、病史、用药史、体格检查和不良事件等记录在各种纸质医疗文档中。数据错误和不一致性对临床试验结果的可靠性有着重要的影响。电子临床系统智能化功能可以使得数据在各种医疗系统中实现自动交换,如 IVRS/CTMS/EDC/ePV 之间的数据信息互动,进而大大简化了研究机构数据流的环境。此外,电子临床系统(如 CTMS)可以在受试者信息进入临床试验数据库时,对受试者访视状态(包括访视日期、访视次数跟踪、数据质疑和未填数据等)、试验方案执行版本和依从性、知情同意状态、招募进展、试验进程里程碑事件等试验信息和流程进行管理。其他智能化案例还有系统直接抓取医疗设备(如心电图等)采集的数据导入电子临床系统中,自动产生和递交伦理委员会要求的各种报告,如严重不良事件报告等。提高研究机构工作效率,保证高质量数据流程,通过电子临床系统采集和管理数据源显然对医药产品质量和可靠性有积极意义。

5. 系统更改控制和版本控制　开发者应当建立更改控制操作规范,其目的是避免未授权的系统变更。所有变更必须经过批准和/或授权后才能执行。更新理由或目的、更新内容轨迹、更新方式必须包括在更新文档中,并由相关负责人授权。版本控制也应包括在标准操作规范中,其目的是避免随意的系统升级,或升级中的数据迁移的质量和真实性不会受到影响,从而确保正在运行的临床试验项目能够顺利完成。EDC 系统版本对应唯一的版本号,版本号可用数字或字母表示。系统升级也要有与系统开发类似的步骤,如有升级计划。升级计划包括目的、范围、测试方式和结果/结论、生效日期等。一旦出现电子临床系统的版本升级,或由于临床试验方案的修正而需要运行中的相应系统及其系统文件（如 eCRF 版本）做出变更,电子临床系统服务商和/或系统运营管理者必须确保保存在原系统中的临床试验数据和记录,在被迁移或转录到新的版本系统中时数据的完整性和准确性。

（二）优化临床试验流程管理

1. 便利化 eCRF 构建　设计 eCRF 输入界面时,可以尽量统一同类 CRF 表格的模板设计,以提高其重复利用度。当电子临床系统可支持多语言功能时,数据管理人员应确定首选语言。如在一个项目中需要多种语言支持,设计时应避免习语、谚语等引起歧义的语言。翻译后的非首选语言应请第三方回译成首选语言进行检测,以确保翻译质量。同时,申办方可以考虑为研究者提供相应的打印版和电子版用户手册和培训资料。

电子临床系统中衍生变量设计可以为研究者录入数据提供便利,并确保数据的准确性。例如,转换不同单位进制(磅转换成千克,英尺转换成厘米)。在进行 CRF 设计时,数据管理人员应充分考虑衍生变量的设计。

电子临床系统(如 EDC)的数据存储格式需要符合药物审评要求的数据标准化规范。这就要求在构建电子临床系统的数据库时必须把数据输入和导出格式配置为符合药物审评要求的数据集格式(如 CDISC)标准。此外,eCRF 数据采集和清理完毕后,电子临床系统除了具有数据域软锁定的功能外,还应当能够能实现数据库硬锁定功能。

2. 源文件核查确认 源文件核查确认是确保临床数据真实完整性的必要措施之一。源数据确认过程中,监查员可借助电子临床系统的数据质疑功能远程审核数据质量,监督试验进程,并完成对疑问或错误数据的质疑。为此,监查员在研究机构现场监查的大部分时间和精力可以集中在源文件数据准确性和一致性的核对上。对于已经完成源数据确认的数据域,源文件核查确认功能能够允许监查员对其进行标注或软锁定。任何授权研究机构人员对标注或软锁定的数据做出的任何形式的修正,电子临床系统都能对修正数据域自动解除其标注或软锁定,并同时知会监查员,以便监查员对此类修正数据域重新进行源文件核查确认。

3. 数据质疑管理 电子临床系统(如 EDC)需要配置临床试验数据质疑产生、质疑发布、质疑关闭功能模块。监查员和数据管理人员等经过授权后都可以通过质疑管理模块将确认的数据质疑发布给研究机构;研究机构对有质疑的数据进行实时确认、解释或更正;监查员或数据管理人员根据被质疑数据的答复状况,实时决定是否关闭该数据质疑或将答复质疑不符要求的数据再质疑。这种数据质疑管理可以与临床试验实施同步进行,而无须像纸质临床试验那样只有在临床试验后期数据被数据管理人员输入数据系统后才开始进行。同时,数据质疑及其答疑绩效可以被申办方实时监控。这种数据质疑记录痕迹应当保存在数据稽查轨迹中。

(三)监管要求的依从性

1. 电子签名 电子临床系统应配置电子签名功能,其适用于要求电子签名的所有电子记录,也就是按照药监规范产生、修正、维护、存档、复原、传递或存档的任何形式的电子表格。这一规范不适用于借助电子手段来传递的原本就是纸质的文件。按照电子签名监管条例的要求,可以接受的签名形式包括:

(1)数码签名:采用识别代码(如数字和字母组合)组合而成的电子签名。

(2)生物特征签名:与个人可识别的生理特征或特殊"可重复行为"相关联的电子签名。例如,虹膜或指纹等。

(3)手写签名:属于传统的签名,无法通过计算机键盘和鼠标来完成。但可以通过触摸式荧屏或具备接受笔写签名的平板电脑来完成。

电子签名的监管要求使得药政机构可以把电子记录、电子签名和运用于电子记录的手写签名视为可信赖的、可靠的和等同于在纸上的签名。电子签名者需要预先被授权并接受相应的电子签名培训。被授权电子签名的用户采用电子签名的法律效应等同于其书面手写签名的法律效应。在实现电子签名的过程中,用电子签名来替代手写签名的目的就是要把这种电子签名与电子记录本身相关联。在临床试验纸质病例记录报告中,纸张的物理特性将签名墨迹本身与被签名的纸上的数据永久地保留在一起。运用电子签名时,也应当采取相同的关联将二者连在一起,使得电子签名与纸签名一样拥有相同的可接受度。为了做到这一点,通常需要在运用电子签名于临床试验项目的 EDC 系统前,拟定一份书面研究者声明,表明研究者视电子签名等同于自己的手写签名,电子签名的密码不会与他人共享,并对电子签名的行为负有与手写签名相同的法律责任。临床试验过程中对电子记录的电子签名表明研究者已经审阅过电子系统中的临床数据,以及接受 EDC 的数据系统记录,并对数据的真实性负责。这种形式的声明与临床试验纸质病例记录报告常用的声明形式和法律效力等同。

2. 电子临床系统培训　任何电子临床系统在完成构建后和投入使用前,都需要根据使用者角色进行系统及临床试验项目操作模拟运行环境的培训,以便用户能够在实际系统运行环境进行 eCRF 构建、数据输入或导出前,对系统的流程和体系要求有所了解和掌握。这种培训环境的设立对保障系统构建和数据操作管理的准确性,以及降低错误率十分必要。此外,在实施临床试验项目过程中,系统服务商或临床试验项目管理者应当向用户提供试验项目的具体系统使用指南,以便用户能够掌握和熟知相关临床试验项目数据记录和管理的要求和流程。所有培训需要经过考核合格后才能被准许激活用户账号。这些培训记录及其培训证书必须存档备查。

3. 隐私性和安全性　按照国际医疗信息安全与隐私保护,即保护患者个人医学记录隐私性的标准实践的要求,电子临床系统的保密和安全性措施应当包括:

(1)EDC 系统服务商和管理者应当对临床试验用户使用和存储在其系统的数据安全和保密负有法律责任,以及为每个 EDC 服务对象单位(如药厂)提供独立的,不受其他用户使用干扰的用户项目体系和界面。

(2)EDC 系统服务商虽然拥有系统的管理权限,但对用户保存在其系统中的数据不应当拥有可以接触数据的权限,并对任何形式的用户数据接触有监控措施。

(3)EDC 系统应当对用户试图登录的行为有次数限制,并监督和记录未经授权的登录企图和行为。

(4)如果用户登录 EDC 系统后在预设的时间段内在系统中不作为的话,EDC 系统应当具备自动超时关闭或退出系统界面的功能。

(5)对于第一次登录的用户来说,EDC 系统应当要求其及时更换由 EDC 服务商预设的密码,使之成为只有用户本人知道的独特登录密码。

(6)用户主动退出系统时,系统应自动清除客户端缓存数据(如 cookie),并结束用户的当前会话(session)。

(7)一旦用户退出临床试验项目和报告登录密码丢失或被盗,EDC 系统服务台应当立即终止原账号的有效性和更换新的账号信息供用户使用。

(8)EDC 系统应当对任何形式数据转录或下载行为留有痕迹记录。任何下载到外载媒介(如移动软/硬盘设备)的临床试验数据应当要求建立数据加密的用户内部授权管理流程。

(9)系统服务器及其数据库必须采用异地备份,以确保系统运行的连续性和数据的安全性。在主机系统出现失灵或灾难事件时,备份数据的维护及其数据恢复记录是评估原数据库可复原的程度或数据丢失程度的重要依据。当计算机化系统出现变更情形时,如软件升级、安全维护或安装运营程序补丁、设备或部件的更换或更新等,备份数据与系统变更后的数据的监控管理可以确证数据的质量和真实完整性没有受到影响。当变更超出原先系统设计的运营标准和设定限度时还需要完成新的验证程序。此外,任何形式的备份数据库都应当要求与主数据库一样,配置有加密措施,以防备份数据一旦出现丢失或归档错误时,不会被无关人员接触或泄密,并确保数据的灾难恢复。

电子临床系统服务商或用户需要制定相应的规范和措施,以便在电子临床系统因为某种无法抗拒的因素短暂或无法使用时,能够补救或临时记录数据,并确保在灾难和紧急情况解决后,数据能及时整合或输入已运行的电子临床系统中。

4. 系统运营和权限控制 遵循全球电子记录的监管标准,电子临床系统应当能够通过网络环境实现远程操作和管理。最理想的网络运用管理是用户无须或尽量少的在用户端需下载相关电子临床系统的应用程序软件。电子临床系统应配置用户及权限管理模块,其功能应包括用户管理、角色管理和权限管理。因此,电子临床系统的使用必须严格控制在经授权的用户群,每个用户必须只有唯一的用户名和密码,密码在系统内部必须以加密(如 MD5加密)方式存储。也可以用动态口令卡、USB-KEY 数字证书、生物学标记(如指纹)等更高级别的安全措施来替代密码。系统用户对其登录信息的保密性和排他人使用性负责,即不允许使用他人的登录信息在电子临床系统中进行任何形式的操作,只允许使用自己的用户账号和密码去完成被授权的输入、编辑和签名任务。此外,系统应当允许用户在使用系统过程中随时变换自己的登录密码。电子临床系统也应当要求用户在预定的间隔期后及时更换他们的登录密码。

在临床试验电子记录系统中,应该首先建立电子临床系统登录人员授权程序和等级设置规范。每位登录电子临床系统的用户都有特定的登录账号和密码,他们进入 EDC 电子记录系统后可以接触的受试者信息应当根据其角色的定义予以限制。对于第一次登录的用户来说,他/她应当及时地更换由系统服务商预设的密码,使之变成只有自己才知道的独特密码。电子临床系统的登录密码应当定期更换。一旦密码遗失或被盗,相关人员应当及时通知电子记录系统的管理人员,以便终止相应的账号权力。此外,任何要求使用电子临床系统的用户(如研究机构试验项目成员)还必须在签发用户账号和密码前完成相关培训。当需要增加新的登录者或现有用户离开项目团队或不再承担试验项目任务时,项目管理人员应当及时通知监查员或电子临床系统技术服务台,以便增加或关闭相关账户。

5. 系统验证 任何用于临床试验中的计算机化系统都必须接受和通过验证,并保存验证证明备查。采用任何没有经过验证的电子临床系统来采集、清理、审阅、分析、管理、报告和存档临床试验数据和数据文件都是无效的,其递交的试验数据结果亦不会被药政部门所接受。除了计算机化系统在投入运行前需要完成验证规程外,在临床试验进行过程中保证系统始终处于验证状态同样也是必须遵循的药监要求之一。有关如何完成验证和维护验证状态可以参阅本书第二十六章的描述。

6. 系统的标准操作规范 无论是电子临床系统的服务供应商和用户都应当建立管理系统服务、运营和维护的 SOP,并在实际使用和管理中遵循这些 SOP。需要建立的 SOP 领域包括但不限于:

(1)系统建立/装置。

(2)系统操作手册。

(3)验证和功能测试。

(4)数据采集和处理。

(5)系统运营维护。

（6）系统安全性措施。

（7）系统或数据修正控制。

（8）数据备份，恢复和应急计划。

（9）替代记录方法。

（10）计算机用户培训。

（11）申办方、临床研究机构和相关组织的角色和职责。

（12）电子临床系统服务商管理。

所有执行或实施这些 SOP 的记录需要存档备查。

第三节　电子临床系统的软硬件要求

应用软件的分类直接关系到对其的管理要求和规程。表 25-1 简要总结了应用软件的分类及其管理要点。大多数电子临床系统的软件都属于配置化应用程序，其开发都是建立在用户需求的基础之上的。因此，应用软件的用户需求计划书（URS）应当在系统开发之前予以提出，其中包括用户对系统的整体架构、运行环境、底层数据结构要求、功能模块要求和遵循监管标准等。开发人员根据 URS 完成相应的技术参数说明文件，对如何通过计算机化技术实现用户提出的功能和技术做出详尽的规划。在系统开发过程中，开发人员需要严格按照计划和技术参数文件执行。开发过程中应建立系统开发生命周期（SDLC）文件及其审批程序，系统的开发（包括验证的规程）需要由 SOP 来保证其合规性和质量。任何修改或补充、开发日志、测试记录、验证计划和记录、系统发布文件等都需要有案备查。系统的底层数据库必须建立在正版的数据库系统版本上。系统本身的验证必须在系统投入运行前完成，包括系统升级或任何模块的改变。承担系统验证人员的角色和职责在标准操作规范中需要有所规范。验证文件的完备性是检验系统能否按照用户需求达到设计功能的要求，并按照预设的程序正常运行的主要手段。

表 25-1　应用软件分类及其管理要点

类别	型态	例证	主要管理方式
附属软件	● 分层软件（取决于构建的应用目的） ● 用于管理运营环境的软件	● 操作系统 ● 数据库程序 ● 编程语言 ● 统计运用 ● 网络监督工具 ● 分析仪器记录工具 ● 日历工具	● 版本控制 ● 核实装配正确，以保证运行质量 ● 构建质量控制和验证 ● 运行维护规程
非配置化软件	可以输入和存储运行时间参数，但软件不能配置来满足商务流程	● 基于固件的应用程序 ● 检测设备软件 ● 计算器	● 版本控制，装配核实 ● 基于风险的方法进行评估 ● 简化全生命周期管理 ● 需要对用户需求说明进行设计 ● 基于风险的检测流程来检查满足用户需求 ● 运行维护规程，用于设计目的

续表

类别	型态	例证	主要管理方式
配置化软件	较为复杂的用户可以配置的软件,以满足用户商务流程的特殊需求。软件代码不可改变	● LIMS ● 数据采集系统 ● ERP ● CTMS ● EDMS ● ADR 报告 ● 电子数据表	● 生命周期方法 ● 依据风险的方法评价供应商 ● 显示供应商有适宜的 QMS ● 一些只有供应商保留的生命周期文件(如用户需求说明) ● 记录版本,核实装配正确 ● 依据风险的测试来显示设计目的在运用流程中实现 ● 建立维护合规规程,适于拟定用途 ● 管理数据的规程
定制式软件	客户定制的软件和代码以适于商务流程	● 各种形态,如: – 内外部开发的 IT 应用程序 – 内外部开发的流程监控程序 – 定制固件 – 电子计算表(宏)	– 与配置软件相同,加上: – 更严格的供应商评价 – 全生命周期文件的拥有(FS、DS、构架测试等) – 设计和源代码审验

　　硬件的类别通常有两种,即标准硬件部件和客户构建硬件部件。大多数合规供应商提供的硬件属于前者,其配有的标准硬件文件包括生产商信息、版本号、型号、系列号、预先装配的硬件清单等。装配和组件连接都已经过严格的验证。客户构建的硬件部件除了需要标准硬件部件的要求外,客户自制的硬件组分应当具有设计说明(DS)和提供接受测试。如果有供应商负责完成的话,还需要对供应商进行依据风险的资质稽查,与其他硬件部件的内部连接也需要有装配评价验证。无论哪种硬件部件在实际运用中都应当接受配置管理和变更控制管理。此外,采用电子临床系统的客户需考量其终端计算机硬件条件是否能满足系统的环境运行要求,如操作系统、数据库管理系统、浏览器、中央处理器(CPU)速率、网络或系统负载配置及其响应速度、硬盘与内存大小、多媒体数据支持功能配置需求(图像、视频、声音)等。硬件监控管理规程应通过 SOP 的建立来保证合规和质量。

　　计算机系统的服务已经从 20 世纪 80 年代的主机时代发展成当今的网络计算时代,并正在向云计算时代迈进。因此,随着药政监管要求的提高和确保数据质量,应用软件和数据存储作为一体化服务提供给用户的服务,即软件即服务(SaaS)的电子临床系统服务理念已普遍被国际 GCP 规范所接受和采用。这种 SaaS 有助于评估电子临床系统的适用性和稳健性,用户无须顾忌任何特殊要求而只需拥有登录网络功能的计算机系统和软件系统,保证无时间和地点限制的一键式服务,完成应用程序、基础结构开发、测试和配置,电子临床系统的安全性和保密性的专业化程度大幅度提高,并真正达到数据真实性的标准。这种服务模式的推广将有利于作为电子临床系统数据服务器运行环境摆脱过去的"单机作坊"式简单管理,转变成自动化和规模化的专业服务管理,并且已成为计算化系统验证步骤的组成部分。

随着当前药政监管环境日趋严格,这种软件即服务方法在提高 EDC 开发者的开发和运行效率的同时,也保证了用户、监管者和其他利益相关者的关键需求和利益。这种服务使电子临床系统在线随时可用,同时结合用户经验实现高效、低成本,并随着时间的推移允许迭代开发。在这种环境下,数据中心需要关注的要点包括:

(1)技术保障:电子临床系统服务商应提供全天候的系统技术支持,以确保临床试验的顺利进行。

(2)物件保障:必须采取必要的环境保护措施来捍卫 EDC 系统的资源和敏感信息不会受到威胁、蓄意破坏、自然和人为灾难或事故损坏等。环境保护不仅包括 EDC 及其数据存储设备本身,还涉及放置这些设备的空间周边、空间布局、应急措施方案、监管设备放置和使用的 SOP、交流、能源供应和任何人员的接触和进入监控等。EDC 系统服务器和数据库必须安装在安全的环境里,比如专用机房或专业的数据中心。这种安全环境的定义可以分为:

1)最低要求:将系统设备锁在外人无法随便接触或进入的密闭空间中。任何进入和接触系统空间的行为都有案可查,并装备预防电力过高或过低,或静电干扰等的电力保护设施。

2)良好要求:将系统设备被放置在有人员职守监控的密闭环境中,只有经过授权的人员才能接触和进入系统设备的放置空间。放置空间应当配有适宜的环境监控设施。

3)最佳要求:系统设备放置在有人员 24 小时职守监控的全封闭环境中,只有经过授权的人员才能进入和接触系统设备放置空间。放置空间应当配有适宜的环境监控设施。此外,还应当建立人员进入登记、录像监控和报警设施等监控措施。

(3)网络保障:网络系统的服务措施是为了保证当临床试验数据进入 EDC 系统后,在项目的整个生命周期,数据都能安全地存放在数据库中。因此,数据的输入体系应当有一些基本的保护措施,如数据中心主机系统防火墙管理双向数据流通、监控网络登录、防病毒、反垃圾邮件和反木马软件等。这些措施对于保障数据的真实性和保密性至关重要。此外,通过安全链路层(SSL)的加密系统进入 EDC 系统应当成为必不可少的要求之一。在无线网络系统日益普及的时代,采用无线网络模块保护(WPA 和 WPA2)措施对于保护试验数据的保密性和安全性是必需的。

一旦数据进入电子临床系统后,其服务商提供的内部防火墙应当能发挥作用,阻止未经授权人员的系统接触和登录,并通过授权和使用轨迹记录来保障数据的真实性。除此之外,还应安装入侵侦测系统,以便进一步监控内网系统的完整性。所有这些网络措施的可靠性应当通过 SOP 的监控记录、验证测试的结果报告和运营中的监控管理来加以实现。

一些国际信息化服务基本要求和验证体系可以成为评价电子临床系统 SaaS 服务质量的参考标准,如 ISO 27002、美国联邦信息安全法案(FISMA)、美国联邦信息处理标准(FIPS 140-2)、数据安全接口标准证书(PCI DSS)、健康保险携带和责任法案(HIPPA)等。有关 SaaS 验证评价流程,电子临床系统服务管理者应当至少每三年进行一次再评估,以确保服务质量标准的延续性和可靠性。

第四节　电子临床系统的风险管理

电子临床系统的风险管理是对新的电子临床系统进行风险评估和监控的系统工程。它对于保证临床试验的数据质量和真实性十分重要。如果申办方或研究机构已有质量监管系统的风险管理规程,应当定期进行审视和管理。如果还没有建立在质量管理体系基础之上的风险管理规程,则应当按照ICH的要求(ICH Q9)完善风险管理规程。质量风险管理的目的在于:

(1)增强电子化系统运用的科学原理,有利于支持药物公司的商务过程。

(2)理解电子化系统与患者的安全性保护、药物质量和数据真实性的关系。

(3)满足监管事务和用户的要求。

(4)评估项目服务目标、合同、时间表、过程监管措施的表现和对项目完成的影响。

(5)确定问题所在和危害,以便做好CAPA计划。

(6)确认风险可以管理和容忍的程度,以便采取相应的对策。

图25-2简要演示了电子化系统的质量风险管理的基本步骤。

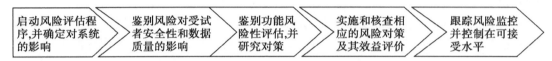

图 25-2 电子临床系统风险管理程序示意图

从图中可看出,风险管理的基本过程包括风险严重性的评估、出现风险的可能性分析、实际风险的监测、风险的防御和矫正等方面。最初的风险评估应当根据试验方案要求、对风险评估的理解、用户的要求、药政要求和已知的与患者安全性密切相关的功能性作用的评估来启动。任何形式的过去风险评估和经验可以作为参考依据,并不需要重复进行。

电子化临床试验风险评估的方法和预防或降低风险的措施依试验方案的要求差异而不同,以监查为目的的风险分析应当考虑待收集的数据类别及收集这些数据所涉及的相关临床试验程序活动,以及可能的受试者安全性风险及其保护等。鉴别风险及其防范措施还应考虑如下:

(1)错误出现的可能性。

(2)这些错误对受试者保护和数据真实性的影响程度。

(3)这些错误可检测的程度。

具体的风险管理计划应当在临床试验监查计划书中有所体现。风险评估的结果应当作为未来决策和相关系统建立标准的参考策略。如果风险评估的结论是潜在的、可控的或在可接受的范围内,则无须采取进一步矫正措施,但监控并使其保持在可接受范围是必要的。是否需要对某项功能或程序做出这种详尽的定量风险评估步骤应当是申办方和药政规范的要求,要根据临床试验数据的质量和完整性的影响水平作定夺。一旦发现潜在的风险可能影响患者的安全性、试验数据的质量和真实性,其管理的对策包括但不限于:

(1)程序设计的修正。

(2)系统设计的修正。

(3)外部程序的介入启动。

(4)增加程序或过程的细节。

(5)增加细节或设计审核次数和等级。

（6）增强验证活动的程度和严格性。

无论采取何种方法或措施，管理风险的总目标就是将风险控制在可接受的范围内。值得注意的是，虽然质量管理体系可以减少和更好地控制风险，但并不能保证防止试验数据造假的出现。所以，所有涉及临床试验的各责任方都必须对虚假数据的监测和报告保持高度警觉。

第五节　电子临床系统数据质量和可信性的基本要求

临床研究中的数据可信性简单地说就是临床数据的真实完整性。它涉及临床研究的诸多方面，从数据收集开始，到数据的输入、转移、存储、恢复、报告、申报和存档。临床数据的本质就是受试者信息。所以，数据可信性基本与研究者对试验药物的有效性和安全性做出完整性和准确性的诊断有关。定量数据的案例包括目视体征检查、等级量表的症状评价、定性数据有不良反应事件的报告等。临床源数据就是由这些定量和定性的数据组成的，并可以由某些专业服务公司（如中心实验室）、研究者、医生和研究助理等将这些数据存储在临床研究数据库中。按照 ICH 指南，数据可信性的重要性体现在：

（1）源数据可以经得起重建来评价研究过程，其对于确定研究药物的有效性和安全性结果十分关键。

（2）只有确保源数据的质量才能确立电子源数据和源文件的可信性、质量和完整性。

（3）所有临床研究信息都应当以适当的方式被记录、处理和存储，以便对它们做出准确的报告、解析和核查。

（4）研究者要确保递交给申办方的临床研究数据的可溯源、准确、完整、清晰和实时。

（5）当电子化系统用于取代纸质记录系统时数据质量不会因此而丧失。

由此可见，在临床研究各个阶段，只有在每个运用系统中对数据的可信性都加以关注和维护，特别是当数据从一个系统或平台转到其他系统或平台时，才不会影响数据的可信性。所以，为了确保数据的可信性，临床研究中的电子临床系统和程序必须严格设计，加强测试、验证和监督管理。只有这样，所采集的临床研究数据才能真实可靠。

进一步说，数据质量和可信性虽然有着密切的联系，但在概念上它们之间又是相互独立的。如果数据从采集到完成的全过程存在着瑕疵的话，数据质量也无法得到保障。从另一方面而言，每一个数据点的质量保障与整个临床研究的数据可信性又息息相关。如果从数据输入阶段开始，数据质量就存在问题的话，纵然拥有能保障数据可信性的良好设计和严格验证的程序，也无法保证最后数据的高质量。所以，设计精良的病例报告表是保证临床研究数据质量的关键。电子临床系统（如 EDC）逻辑核查功能、监查员审核输入数据与临床试验方案要求的一致性，以及与源文件的一致性和完整性是确保数据质量的重要环节。表 25-2 总结了各种数据质量和可信性的关系，以及相互之间对临床数据质量的影响。除了数据采集和存储，以及计算机系统之间的数据转移之外，数据可信性还涉及某些临床研究程序中并不与数据采集系统有关的因素。例如，尽管电子临床系统的设计和管理过程高度严谨和可靠，但如果受试者没有签署知情同意书的话，相关的临床研究数据就不能加以利用。这样也失去了数据可信性的基础。因此，所有临床系统、程序和文件都必须准确和可靠，这样才能保障临床研究数据的质量和真实完整性。

表 25-2　数据质量和可信性的关联性

可信性	质量	数据真实完整性	修正措施
高	高	理想状态和结果,是所有临床研究的期望目标	严格监控管理程序,加强培训,预防系统和数据错误的出现
高	低	不可靠的数据是由于输入错误造成的	培训和强化数据采集管理;通过监查数据的一致性来防范系统错误的出现
低	高	有不可靠的数据,如引用不正确源文件信息,以及非正规的数据来源等	确保数据采集的责任和试验方案要求的落实,培训和强化数据采集管理,加强数据一致性和可信性监查
低	低	有不可靠的数据,如数据系统控制不严导致数据源错误出现	确保人员对什么是数据采集要求和为什么要有这些要求的理解,培训和强化数据采集责任和试验方案要求,加强数据一致性和可信性监查,建立鉴别和减少随机错误的程序

　　显然,数据质量和可信性是临床研究整个过程中每个参与方职责的综合效应,包括准备充分的电子临床系统的运用。只有认真把握临床研究过程的每一个细节,才能使临床研究数据质量和可信性得以体现。除此之外,在电子临床研究中,采用数据交换和存储标准化(CDISC)的电子临床系统,包括数据采集、交换、管理和报告的 EDC/ECDM 系统,以及研究结果申报系统等,才能实现真正意义上的网络一体化程序,从而从根本上降低劳动成本和提高临床研究的工作效率和数据质量。

第六节　电子临床系统生命周期及其管理

　　电子临床系统的生命周期包括其本身的开发生命周期和在临床试验项目中的应用生命周期。这两种生命周期都是由项目启动、系统开发、运营维护和退役管理四个阶段所组成,虽然在表现形式和管理规程上有着不同,但在满足监管要求和各自的预设使用目的方面却是一致的。理解系统生命周期有助于建立电子临床系统从设立概念开始,经过开发、发布、实施,直至退役的全过程所涉活动和行为的质量管理体系。

一、电子临床系统开发生命周期

　　电子临床系统的开发生命周期涉及一个计算机系统开发和维护的过程(图 25-3)。在所有的阶段中,支持完成各个阶段的辅助规程涉及风险管理、设计审批、变更和配置管理、验证管理和文档管理。

(一)项目启动

　　需要建立项目相关计划,诸如将要开发的计算机化系统的用户对象、所需资源规模(即时间、人员和质量范畴)、潜在风险的评估和获得主管部门的批准等。在需求调研环节,需要提出用户需求说明(URS),具体描述用户所要开发的系统的实际用途,以及详尽列出系统要求、适用的标准和实施方案。这个计划书可以随着项目的进行而不断被审阅和更新。

(二)系统开发

　　在这个阶段涉及的环节包括:

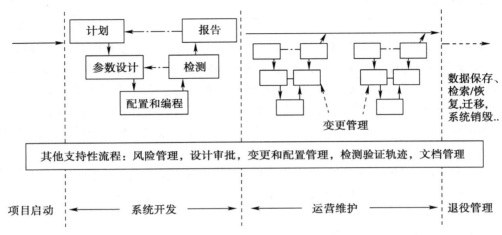

图 25-3 电子临床系统生命周期阶段和流程示意图

1. 技术参数细则计划 这个计划需要具体描述用户所要开发的系统的实际用途是什么，以及详尽列出系统的用途和实施方案。这些细则的描述可以为下一阶段的测试计划和系统验证程序做好准备，以便确保未来开发完成的系统的确是在执行预设的使用目的和功能。所做的计划需要涵盖开发系统所需的所有活动，包括各个相关角色、流程和时间表。其中开发活动可以根据系统对临床试验受试者的安全性，产品质量和数据可信性（即风险评估角度），系统复杂性和新颖性（即系统组成的构架和类别）等来权重。清楚而全面地理解用户需求是建立完善计划的关键。在这个阶段要求系统的编程人员能很好地理解用户需求，说明各项实际用途和配置要求。

2. 单元功能编程配置 这是系统实际开发阶段，需要考虑的最重要因素是应采用什么标准、辅助软件或运用程序来实施系统构建所需要的编程。功能技术参数的作用使得系统的开发、检测和维护变得高效便捷。所需参数指标的数量和程度取决于拟建系统的类别和用途。相应的配置和编程代码程度也与拟建系统的类别有关。按照技术参数细则描述，建立编程代码标准，以及软件开发编程配置监控要求都需要在可监控和可重复的流程中完成。任何代码编程都应当遵循良好编程规范标准完成，代码的审阅严格程度需根据其涉及的系统功能部分的风险程度决定。

3. 单元功能检测管理 功能检测的目的是要确认参数指标已经达标。检测过程应当通过测试计划书的方式完成，确认各个用户需求功能和设计组成能准确无误地配合运行。检测过程取决于拟建系统的类别、开发方法和系统使用目的，并可能涉及审阅和检测多重步骤。这个阶段的测试类别包括：

（1）安装确认（IQ）检测：核实电子系统的装配正确无误或符合设计细则要求。这类核实活动是通过检查、检测和其他步骤来实现的，其目的是校正软件和硬件的功能和配置。

（2）运行确认（OQ）检测：核实电子化系统按照运行细则要求功能正常，即运行程序按照预设或配置的要求在运行的环境中运行正常。这类核实活动是通过对比功能细则的设想对系统进行测试，以显示在整个运营范围内支持某种商务过程的功能能正确地实现。

检测计算机化系统是验证活动的基础。只有通过严格的检测才能发现系统开发过程中的缺陷，并能够及时对错误加以改正。检测过程取决于拟建系统的风险、复杂性和新颖性。检测的方法可以采取正常实例（阳性）、无效实例（阴性）、重复程序、效应结果、容量/载量、回归程序和结构测试等来进行。

4. 总体调配和验证 这个环节的主要任务是将构建的系统各单位功能模块连接装配成一体,并在实际运营环境中检测整体系统是否能按照预设的用户用途完成使命。系统实际运行前的风险评估和管理程序可以与系统用户认可测试程序同步进行。最佳的用户接受检测技术是在实际运行前模拟实际临床试验环境,对系统进行全面功能测试。这个阶段的检测主要包括性能确认(PQ)检测,即核实电子化系统能否可靠地满足用户对数据输入和导出水平的要求,并达到可接受程度。所有测试文件都应当存档保留。一旦获得总体验证合格证书,系统应当在监控和文档管理流程中投入运营。系统验证合规报告应当总结在系统开发过程中所进行的所有活动,任何与计划相违背的偏差,任何未解决的和修正的措施,并说明系统是否适用于拟定的使用目的。在完成总体调配的同时,需要建立系统用户使用手册,并提供用户使用培训。

(三) 运营和维护

这个阶段应建立标准操作规程,并对用户使用进行培训。当电子临床系统投入运营时,需要维护系统在使用过程中始终处于验证状态。这是保证系统及其产生的数据可靠性的必要基础。特别涉及系统升级或补丁时,做好变更规程管理尤其重要。要做到这些,需要对系统定期审核和评价、运营和绩效数据评估和系统故障根源分析等。在实施相关支持性工作前都应当确保支持性协议、维护计划和 SOP 的准备就绪。这个阶段的绩效监督取决于计算机化系统的属性。一旦出现问题,随时进行绩效评估,也可以通过监督工具和技术来执行。图 25-4 演示了系统运营过程中有关维护验证状态的主要活动事件。如果涉及一个电子临床系统与其他电子临床系统之间的数据交换或传输时,需首先对系统间的数据交换进行验证。只有通过传输验证后才能在临床试验过程中接受或允许不同系统间的数据交换或传输。此外,这个阶段还应定期检查备份数据的完整性和准确性,以及备份恢复能力。

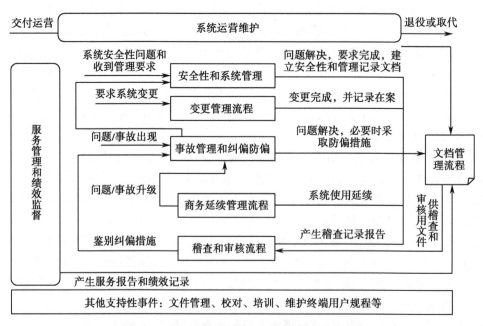

图 25-4 系统运营维护阶段主要监管活动示意图

变更管理是维护系统和流程合规状态的关键行为,其可以根据相应变化属性、风险和复杂性程度来决定管理流程,包括文件记录和检测的程度。有些变更事件,如硬件的取代或常规修理任务,只需受到相应的修理或系统维护流程的监控。在变更管理中,根据定期审核和评估,运营和绩效数据分析,需要确立变更或系统改善过程中商务延续流程。在运营维护阶段的所有变更,无论其与软件、硬件、构架或系统使用有关与否,都需要经过正式的变更监控流程管理。这个流程应当确保拟定的变更受到适宜的审核,以评价其变更实施的影响和风险。同时,变更流程在实施之前应当经过授权、记录、测试和批准规程。

商务延续管理计划(BCP)涉及建立软件、数据和数据文件记录的备份规程、做好日常维护和定期确保系统及其数据的安全保密状态,以便在变更、灾难或紧急情况下这些软件、数据和数据文件记录能被及时恢复。相关灾难恢复流程应当受到定期检测,确保恢复流程的可行性。这种检测结果需要记录在案。

(四)退役管理

系统退役涉及解除系统运用程序的过程。其中的系统的下线或解体,以及数据的迁移、删除、归档和永久保存的要求,通报相关用户及其管理,和系统关闭都必须遵循严格的标准操作规程(SOP)来执行。系统的下线意味着运营系统的停转,如用户账户的失活、系统界面的失灵等。此时没有任何数据可以被允许输入系统或修改。特殊的登录权限可以仅限于数据的报告或浏览等。系统的解体意味着退役系统的关闭。此时所有系统功能和数据都将永久性无法恢复。在关闭退役系统前,数据迁移或归档需要按照预定的标准操作规程完成。系统中的数据和数据文件不应当在未经授权的情况下被允许销毁或删除,除非这些数据和数据文件的保存期限已按约定到期。当旧的电子临床系统被新的电子临床系统取代时,如系统升级,会涉及系统中电子数据记录的迁移。此时任何形式的电子数据记录的迁移都需要确保准确、完全和经得起核对。

二、电子临床系统项目应用的生命周期

由电子临床系统开发服务商提供的计算机化临床系统通常都是已经通过验证规程的系统。系统开发服务商本应建立并能提供所需的所有验证文件给拟采用其系统的客户。对服务商的稽查有助于确认这些电子临床系统的生命周期遵循了什么标准,每一开发阶段完成了什么文档记录,以及还存在着什么不足。如果存在着不足,用户有责任鉴别其对临床研究应用的影响和如何予以弥补或校正。用户对电子临床系统的管理需要提供标准操作规程,确保系统应用的质量和数据可信性。因此,对于临床试验中应用电子临床系统的用户来说,需要经历的阶段包括:

(一)项目启动

这个阶段主要是用户根据临床试验方案的要求来决定是否需要采用和采用何种电子临床系统,并对可能涉及的人员及其职责、目标结果、流程、费用、时间表、质量和风险做出明确要求。如果涉及市售系统的话,对服务商的稽查将有助于确保系统服务商的资质和系统验证的合规性。这个阶段的重要的监管文件项目计划需要存档备查。

(二)系统构建

用户在这个阶段需要根据试验方案的要求构建相关试验所需系统,如 eCRF 或 ePRO 的构建,并在准备投入实际项目运营前完成构建系统的用户接受测试(UAT)。UAT 可以确保系统准备上线运行前,能模拟实际项目数据采集环境,发现系统构建可能存在的缺陷、故障或运用问题,以满足系统对数据质量和真实完整性的要求。在系统投入运行前,还要完成相应的 eCRF 完成指南、用户手册和相关培训。当 eCRF、逻辑核查和数据库的设计开发完毕,

数据管理人员需确认所有设计开发步骤成功并通过用户测试,确认所有设计文档和测试文档最终签字、存档,EDC 构建即告完成。任何申办方、研究机构和伦理委员会有关电子临床系统的文件和记录都应当作为临床试验的主文档内容予以保存,并无条件地接受监管稽查或药政检查。

（三）运营维护

用户在这个阶段需要保证运行的系统能够按照试验方案的要求完成临床试验的数据采集、管理、统计和分析。这个阶段系统必须按照预定的标准操作规程(SOP)予以管理和维护。在这个阶段的系统可靠性和系统产生的数据质量和真实性都必须按照 GCP 和临床试验方案的要求维护,以把风险控制在最小的可接收范围内。如果涉及由于试验方案修改而需要修正 eCRF,或任何系统或运营环境的更新,都应当按照变更管理的规程进行。用户需要采取变更管理的流程完成相关系统的修正。特别是涉及数据迁移的情形时,需要在数据迁移前进行相关验证,以确保迁移数据的准确性和完整性。

（四）下线管理

临床试验阶段的下线管理涉及临床试验关闭阶段电子临床系统的数据库锁定规程、将数据导出系统以进行统计分析管理、系统权限的消除管理、电子记录的存档和向研究机构提供其相应受试者 eCRF 复制文件的规程等。

对于单次使用的独立电子系统来说,如临床试验项目专属分析程序(SAS),"构建和接受测试"与"运营维护"阶段可能较短或混杂在一起。一旦分析计划草案被完成,最终的分析编程方案及其验证方法和结果都需要以书面的形式按照系统开发生命周期及其验证程序要求存档保留。

第七节　电子临床系统的应用管理

在众多的电子临床系统中,EDC 系统正逐步成为临床试验数据管理工具的中心(图 25-5)。从数据管理的角度,建立中心 EDC 技术十分重要。虽然临床试验的角色和职责涉及不同的技术领域,但建立在电子技术上的依据风险的临床监查规程中,数据管理人员似乎越来越起着保证临床试验质量和数据可信性的关键作用。

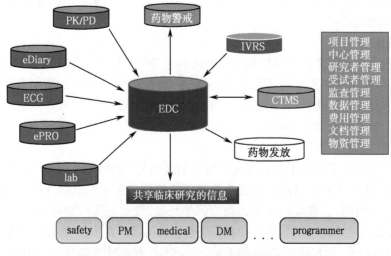

图 25-5　以 EDC 为中心的电子临床系统一体化

一、临床试验准备阶段

在运用电子临床系统前,必须健全 EDC 管理的 SOP。一旦临床试验方案完成后,首先应当确立 EDC 研究团队中各类角色(如数据管理人员、临床监查员、研究者、研究助理、系统管理员等)的职责分工,及其 EDC 系统中的访问权限。数据管理团队负责确立选用何种 EDC 系统服务商或平台是首先需要考虑的事宜。除了需要对 EDC 系统的验证可靠性和基本功能进行考察外,还需要注意如下几个方面:EDC 系统用户界面的友善性;研究项目的启动流程,包括时间和期望目标;硬件要求和相关费用;系统配置的限制和需要客户定制程序的工作量;升级的选择和限制;建立标准库和报告的能力;数据导出格式选择;EDC 系统的用户管理及其用户培训;与其他系统和实验室数据整合的能力(如果需要的话);所要求的 EDC 合规性和功能,如逻辑核查、稽查轨迹、电子签名等;结束时数据存档格式和流程。

准备阶段的主要任务是在临床试验方案确定后,进行 eCRF 的构建,逻辑核查条目的确立,以及系统投入使用前的 UAT。这些都需要按照 SOP 的规程去完成。如果涉及 EDC 服务外包,还需要关注服务商务的稳定性、提供技术和服务支持能力(如咨询服务台的配套能力)、变更控制管理规程、灾难恢复和应急计划、服务水平协议(SLA)的细节、系统运营及其数据质量的监督规程和交流计划等。当向研究机构提供 EDC 时,需要提供 EDC 用户指南和培训,并关注研究机构的技术支持能力,如网络连接和网速、计算机化系统的准备、人员培训、文档管理的 SOP 的准备等。如果涉及受试者对电子临床系统的使用(如 ePRO),需要考虑受试者群体接受和成功操作系统的能力。其他对临床试验项目启动时间表有影响的管理因素还包括试验项目 CRF 设计、eCRF 构建的复杂性、注释 CRF 的能力、逻辑核查的参数要求水平、系统 UAT 周期和相关文件的准备等。

二、临床试验实施阶段

在临床试验进行过程中,保证应用中的电子临床系统始终处于验证状态是数据管理人员的首要任务之一(见图 25-4)。通过系统采集、核查、审核和管理数据质量及其可信性是临床试验团队的共同责任。管理和监督系统账户和权限对于试验过程中维护系统和数据的安全与保密性十分重要。在临床试验进行的过程中,可能因多种原因对电子临床系统进行变更。常见的修改原因包括试验方案修订导致 eCRF 或逻辑核查的变化,eCRF 或逻辑核查的设计缺陷,EDC 系统升级等。这种情况下,需要及时做好系统的变更、调整和培训,并记录在案。对于 eCRF 或逻辑核查的变更,应该先在测试环境下进行用户测试。测试通过后再移入生产环境,以确保试验数据在变更前后没有变化。

研究机构人员需按照 GCP 和研究方案要求来收集受试者数据,同时依据申办方制定的填写指南准确、及时、完整、规范地填写病例报告表。研究机构数据输入和数据质疑的管理需要遵循 ALCOA 原则的要求,任何数据质量的问题应当及时通过项目经理/监查员与研究机构进行交流,并予以纠正和防范再发生。对于数据质量的监督可以通过系统自动报告的试验方案违背率、数据核查正确率、数据质疑率、数据答疑完成率等若干预设标准予以评价。无论采用纸质 CRF 或 eCRF,数据审核方法、管理及其要求不应有很大的区别。然而,电子临床系统使数据管理人员就审核数据活动而言,比纸质 CRF 流程在更快更好监督数据质量方面有更大的优势和益处。纸质 CRF 需要首先输入数据进入数据管理系统,再由逻辑检测编程来审核数据的质量,而电子临床系统可以直接采用列表和报告完成数据审核过程。电子系统也使得监查员进行远程数据审核并实时提出数据质疑成为可能。因此,依据风险的临床监查规程在电子临床系统中已成为重要的管理试验质量和数据可信性的工具。

　　数据管理人员和监查人员应及时监测与审查电子临床系统中的安全性数据,特别是不良事件和同期用药的数据。当同期用药的适应证为不良事件或病史时,数据管理人员应确认其合理相关性。如果同期用药所对应的不良事件或病史没有相应记录,或者时间顺序不符合逻辑,数据管理人员将发出人工质疑。反之,如果不良事件或病史的处理措施为使用了同期用药,而相应的同期用药记录不存在或时间顺序不符合逻辑时,数据管理人员也将发出人工质疑。当研究者输入了新的严重不良事件时,电子临床系统应自动发出邮件,通知相关监测人员对严重不良事件进行跟踪和审查。

　　针对临床研究中收集的文字类数据[即研究者自由填写的文字,简称逐字术语(verbatim term),如不良事件、伴随用药、病史、禁忌证和适应证等],按照标准词典或术语集进行分类,将其转化成词典术语代码的工作称为医学编码。医学编码可以通过编码软件自动编码或用人工编码两种形式来完成。目前大多数的电子临床系统不具备医学编码功能,医学编码往往在系统外完成。编码人员可以在系统中对无法编码的逐词术语向研究者发问质疑,研究者收到质疑后,可以对所记录的文字类数据进行说明或修改,并答复质疑。编码人员根据质疑回复对该术语进行编码,并将质疑关闭。

　　如果试验过程中涉及外部数据导入,则需要预先建立数据迁移协议,并保证相关数据迁移的 UAT 必须符合试验方案的要求才能实施数据迁移。此外,定期检查系统支持服务质量也是保证电子临床系统运行质量的重要手段之一。

三、临床试验结束阶段

　　电子临床系统关闭规程的合规性至关重要,因为如果数据在最后的审核、验证、转移和存档中不符合监管要求则会使之前所做的所有质量保证努力都无效,并存在着递交给新药审批的试验结果无法获得接受的风险。无论是基于纸质 CRF 的临床试验还是基于 EDC 系统的临床试验,数据库锁定都是临床研究中的一个重要环节,在管理流程上并无本质区别。数据库锁定前,必须完成既定的数据库锁定清单中要求的所有任务(参见本书第二十章　数据库锁定及后续工作),同时要最终核实研究者的电子签名。

　　在电子临床系统中,需要注意及时冻结或控制临床试验结束后的用户登录权限。通常情况下,临床试验结束后,申办方需要在数据库关闭并完成数据分析后,将所有临床试验的数据保存在特定的主媒介中,以供永久保存用。研究机构的受试者数据也需要分别转刻在预选的媒介中,并及时送交给相应的研究机构作永久保存用。在临床试验数据库锁定后,需要完成 eCRF 的归档,研究机构归档 eCRF 的接收和签名,包括原始病历、源文件的归档。归档文件应包括整个试验过程中收集到的所有受试者的数据,及其稽查轨迹,以确保自数据库创建后在 EDC 系统中发生的所有数据的录入和修改都有保存和记录,以便稽查时数据的重建。与电子临床系统有关的归档文件主要包含(但不限于)以下内容:提交统计人员的清洁数据库;eCRF 构建的全套内容,包含 eCRF 表单设置、逻辑检测设置、衍生变量等;空白的 eCRF 和注释 eCRF(PDF 格式);每个受试者一份清洁的 eCRF 文档或含操作轨迹 eCRF (PDF 格式);数据疑问的产生、回复与解决的整个过程;系统用户历史列表,记录整个项目实施期间用户的创建及权限分配;事先规定的系统报表也应在系统关闭前下载,如某些疑问列表和稽查轨迹列表等。

由于归档 eCRF 中通常会包括多种不同格式的数据信息,因此归档文件也最可能采用多种文件格式,并确保归档的文件在保存中不能进行编辑。临床试验完成后,特别是在电子临床系统下线后,应确保研究数据的可再现性。研究者需保留电子临床系统的阅读权限直到研究机构接收到所有与归档 eCRF 相关的文件。

在电子临床系统关闭后如果涉及试验数据稽查时,对于需要登录系统的情形,需要预先建立重新登录权限和操作管理的流程。同时,临床试验结束并关闭电子临床系统后,如监管机构进行现场检查,应向检查人员提供所要求的归档文件,以重现研究数据管理过程。此外,如果涉及临床试验中研究机构租赁或借用计算机硬件的情况,临床试验结束后需要按照监管的要求及时退还这些硬件系统。

第八节　电子临床系统的用户接受测试

在完成试验系统(如 eCRF)构建并准备投入运营前,数据管理人员有责任进行系统的 UAT,包括数据库、逻辑核查和外部数据整合测试,并确保所有测试结果都符合预设要求。这种 UAT 应对试验项目所有的 eCRF、在线帮助文本以及逻辑核查均逐一测试,以保证系统功能的准确和有效;应测试各研究机构的网络浏览器以及与主机连接的效能;应检测 EDC 录入的数据是否准确保存并传送到申办方的数据库,以及能准确导出数据结果;应验证与 EDC 数据交换过程的可靠性。UAT 流程通常包括的步骤有准备测试计划书、输入测试数据、执行测试、签署、确认及归档测试结果。测试计划书的内容主要包括检测范畴、完成测试的人员角色和职责、测试脚本、每个测试目标的测试计划细则等。常见的 UAT 包括:

(一) 数据库测试

准确合理地建立数据库是确保临床数据完整性和有效性的基础条件之一。数据管理人员应当在测试数据库之前制订系统测试计划,测试系统功能是否与前期设计及说明书一致。测试内容包括:浏览及录入页面设计,各个访视顺序、访视中的录入表格顺序及每个数据点的顺序;不同用户浏览权限的准确性等。

(二) 逻辑核查测试

数据管理人员还需要测试质疑的逻辑功能,看其是否能够按照预先设计准确执行质疑提示的触发和关闭。测试时需考虑尽可能多的逻辑情况,用正确和非正确的数据反复测试触发功能。同时要测试质疑信息的文字与预先制定的设计说明文档是否一致。

(三) 外源数据与 EDC 系统整合测试

数据管理人员还需要测试外源数据与电子临床系统(如 EDC)整合的正确性,包括医学编码系统、IVRS/IWRS、ePRO、中心实验室数据等。数据管理人员需依据传输协议要求,测试外源数据能否正确完整地导入电子临床系统。任何一种影响外源数据及电子临床数据的关键变量的改变都可能导致数据整合失败,因此,任何外部数据库或电子临床数据库结构改变后,都应重新进行测试。

每一步测试内容及结果需要测试人员签字确认并存档。对每一次程序修改,测试人员都要对更改部分以及与更改内容相关的数据点重新确认、测试、签字及存档。全部测试结束后,相关负责人员需要签字确认核查总结报告并存档。有关 UAT 的具体步骤和要求可参阅本书"计算机化系统的验证"章节。

尽管国内在临床研究的技术手段和药政规范管理方面已取得了长足的进步,但在如何进一步提高临床研究的数据科学性、可靠性和高质量方面仍存在着巨大的挑战。改善电子临床研究数据管理的环境和实践有利于鼓励国际医药工业社会对中国药物研究数据结果的接纳和认同。同样,电子临床研究数据管理体系的建立有助于中国临床研究人员与其他国家同行的更好交流。相信经过临床药学领域人员的不懈努力,电子化数据管理理念的建立和规范实践必将促进临床研究水平更上一层楼。

（撰写:刘　川　颜崇超　胥　煜;审阅:于　浩）

参 考 文 献

[1] US FDA,Guidance for Industry,"Computerized Systems Used in Clinical Investigations,"[2007-05-10]. https://www.fda.gov/regulatory-information/search-fda-guidance-documents/computerized-systems-used-clinical-investigations.

[2] 国家食品药品监督管理总局.临床试验的电子数据采集技术指导原则.[2016-07-27]. http://www.nmpa.gov.cn/WS04/CL2138/300194.html.

第二十六章

计算机化系统的验证

每一次信息技术的发展都会给各行业带来革命性的变化,临床试验领域也不例外。自 20 世纪 50 年代,计算机便被用于处理临床试验数据;20 世纪 80 年代,个人电脑的普及极大地促进了电子临床系统直接应用于临床试验领域的数据采集和处理;20 世纪 90 年代中期互联网技术的发明,彻底改变了临床试验的方式与方法。例如,临床数据由纸质 CRF 填写后,再录入到早期单机版的数据管理系统,之后发展到基于网络的多中心 EDC 系统;随机化也从最早的信封发放发展到基于电话的应答处理,直至目前的基于网络或基于移动通信(如手机或 IPAD)的随机方法。

今天,信息化技术的应用对临床试验的过程管理、文档管理以及临床数据的采集、管理、报告与分析等都产生了积极的影响。信息技术的运用已经彻底改变了临床试验的过程与方法,并极大地提高了临床试验的效率与质量。但如何能确保临床试验中使用的计算机化系统能够满足业务的需要以及监管的需要,一直是制药企业、监管机构以及系统供应商关注的重点。

CFDA 药品数据管理规范(2018 年版,征求意见稿)中针对应用于临床试验的电子系统的规范管理提出了明确的要求。本章所阐述的计算机化系统验证原则及其规程管理适用于运用于临床试验中的含有和管理数据的计算机化系统,无论是自行开发供内部使用的,还是外包第三方服务商提供的系统,特别是计算机化系统的数据将用于临床试验的各个阶段或申请上市药物阶段,包括临床试验过程中数据生成、采集、记录、识别、传输、分析、维护、存储、归档或恢复的任何计算机信息管理系统,或受到 GxP 监管的计算机化系统。

第一节　计算机化系统概述

临床试验涉及临床研究机构、研究者、伦理委员会、医学部、监查部、质量部、统计部、数据管理部等部门的人员,临床试验所使用的计算机化系统类别主要包括 CTMS、临床试验受试者管理系统、EDC 系统、CDMS、随机化与药物供应管理(randomization and trial supply management,RTSM)系统、ePRO 系统、药物警戒(pharmacovigilance,PV)、临床试验主文档(trial master file,TMF)管理系统,以及电子通用技术文档(electronic common technique documentation,eCTD)系统等。从 GCP 的角度来看,临床试验主要关注的要素是数据、过程及其文档。数据贯穿于临床试验的各个阶段,它是临床试验结果统计分析的基础,而临床试验过程管理涉及从临床试验准备到临床结果报告完成的临床试验全生命周期过程,主要是确保临床试验的运营过程符合法规的要求,受试者管理满足伦理标准,以及试验设计与文件是基于科学而建立的;临床试验的文档则是记录临床试验过程的数据链证据的书面文件,以便重塑临床试验的过程,满足监管机构的核查要求。

临床试验计算机化系统指的是在临床试验项目中使用的一套由硬件、软件、操作程序、运营环境和经过培训的操作人员组成的系统,其运用于临床试验的各个环节,其中包括临床试验的项目管理,临床试验数据的收集、整理、分析和报告等。

必须指出的是任何用于临床试验的电子系统首先必须通过严格的系统验证。所谓计算机化系统的验证是指为建立并记录一套计算机化系统从设计到退役,或者转换至其他系统的全生命周期均能够符合特定要求的文件化证据(documented evidence),以提供一个确保生产出的产品始终达到预定的标准和质量要求的高水准保证体系,并用验证的结果证明该系统可始终满足其设计的各种要求。具体来说,文件化的证据是证明系统的开发、实施、操作以及维护都是可控的,并贯穿于系统开发和应用的全生命周期过程,包括系统下线过程。基于计算机化的系统验证方案应当基于系统的预计用途、系统对受试者保护和临床试验结果可靠性的潜在影响等因素的风险评估而制定。

第二节 验证的目的

验证的目的是对计算机化系统的用户需求及其设计规格、安装、运行性能的正确性,以及对生产的适用性进行测试和确认,以证实该计算机化系统达到设计要求和技术指标的规定。通过对计算机化系统的验证,证明在系统开发和应用的全过程中,如系统的开发、实施、操作、维护以至下线,其质量保证体系不仅已经建立,而且运营合规,并始终处于可控制状态下。

一、验证的法规要求

2016 年版 ICH GCP(R2)与我国药品监督管理部门 2020 年发布的《药物临床试验质量管理规范》对用于临床试验的计算机化系统的验证都有明确的要求。FDA 还曾多次在不同的工作指南中对计算机化系统的验证做出明确要求。临床试验中,电子临床系统的任何缺陷或者不正确运行都将直接影响临床研究的质量、药物的安全性或有效性,甚至影响受试者的安全。因此,应用于临床试验项目中的电子临床系统需要进行完整和全面的系统验证,应采取适当验证措施包括但不限于操作人员培训、系统验证、变更控制、备份,以及系统环境维护等,以保证数据的完整性、系统的安全性,以及业务的可持续性。这种验证状态在系统投入运行中仍需继续维护和管理。

计算机化系统的验证过程是整个业务流程中的基本组成部分,同时,在临床试验质量管理中,系统验证在确保研究数据的可信性(integrity)上也起到了积极的作用。

计算机化系统验证是风险管理的要求,也是药政部门的要求。FDA/EMA/CFDA 的指导文件,ICH Q8、Q9 和 Q10 对基于风险的管理方法也作了相关规定和要求,系统验证也是 ISO 9001 的质量要求的一部分。在美国,不能通过 FDA 监管部门系统验证可能导致药政检查严重问题记录和警告。因而,国家监管部门不仅要求使用电子临床系统的申办方需要进行计算机化系统验证,而且还需要按照正确的方式完成计算机化系统验证,并维护验证状态。偷工减料的计算机化系统验证也许可以暂时省时省钱,但长远来看不仅在系统应用产生的结果上有不被药政部门接受的风险,而且在要求进一步进行正确验证步骤的时间和花费上都会造成更大的问题。

二、验证是行业的标准规范

计算机化系统的验证是保证数据的安全性和完整性的需要,也可避免因系统或系统运营过程的问题而导致的可能结果错误。

国际制药工程协会(ISPE)是全球制药行业者的交流平台,它提供涵盖制药领域如药品、医疗器械的生产等与健康管理有关的实用信息。从系统验证的角度来看,ISPE 的重要文件"基于风险遵从 GxP 规范的计算机化系统验证(GAMP 5)"是制药行业中的自动化生产的标准规范(good auto manufacturing practice, GAMP),已经成为行业的验证标准,并指导制药行业的计算机化系统验证。此外,药物信息协会(DIA)也发表了 PEACH book 以规范药物研发过程中使用的计算机化系统的验证与使用。

三、验证是标准业务规范

充分的验证管理将从源头上保证计算机化系统的功能和性能,一方面可降低系统重新设计、开发和重新测试的成本,另一方面,参与计算机验证的项目团队,通过对系统性能的深入了解,可使得相关业务的开展更为合理、有效。对于系统及业务过程的全面了解,有助于验证团队集中精力致力于重要的功能、重要的阶段或重要的步骤的验证工作。良好的用户需求需明确提出用户对于系统的要求,这是系统开发与验证的基础。

不同系统使用的验证方法不尽相同,即使同一个软件,不同的系统供应商/用户也会有不同的用户群、不同的使用方法以及不同的操作流程。为了确保系统始终处于已验证状态,需要对系统作定期审查与变更控制,以确保验证是一个持续的过程。但是,验证又不是一个简单的重复过程,也有其标准业务规范。

从业务上来说,良好的验证可以节省用户的业务开支。验证可使计算机化系统风险降低,从而控制和减少由此可能造成的业务损失,并且系统的合规使用大大地降低资源成本,使得劳动功效明显上升。最重要是作为产品质量风险管理中的一项重要内容,验证是监管机构的要求。不遵循和实施电子临床系统验证要求和规程,整个业务的开展将面临很大的风险。

自行开发的计算机化系统验证在医药界极为重要的原因有两个方面:

1. 系统的计算机化系统验证有助于防止投入生产环境后出现软件造成的可靠性和合规性的问题。

2. 国际 GxP 规范要求必须进行计算机化系统验证。各国药政部门都依据这一标准,要求医药企业进行计算机化系统的验证。

第三节 验证的策略

验证的过程是遵循药政部门或行业(如 FDA、欧盟、ICH、GAMP 等)规范,并在国家验证规范政策/SOP 指导下,对计算机化系统,按照事先制订的验证计划的基础上完成的。任何验证规范策略和 SOP 都需明确规定验证所要采用的方法、人员的分工与责任、验证的步骤,以及每一个步骤所需产生的文件。临床计算机化系统的验证策略需遵守以下几个原则:

(1)明确系统验证的责任人是系统用户,而不是开发商。

（2）验证应当切实可行，且利于业务的开展。

（3）新的系统在使用之前，要进行前瞻性的验证，经相应审核、获得批准后方可上线正式使用。

（4）系统开发要遵守软件开发的基本方法，如传统的基于系统全生命周期的软件开发等。

（5）验证过程要包括系统的整个生命周期，直到该系统下线，而不是仅仅止于新系统进入生产环境。

一、验证的目标与范围

验证计划中应当明确定义验证的目标与范围，并阐述验证的目标、验证原则。验证应满足降低业务风险的需要，并基于系统的分类来决定验证的广度与深度。

二、验证方法

计算机化系统的验证方法应基于行业的标准，使用基于风险的计算机化系统评估方法，并以此作为制定验证的指导原则或标准操作规范，指导验证工作。验证的 V 模型以用户需求作为系统开发的起点，也是系统验证的起点（图 26-1）。

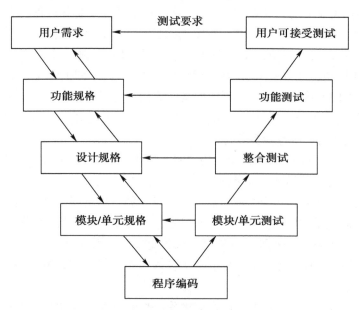

图 26-1　计算机化系统验证的 V 模型

V 模型中的过程从左到右，描述了软件开发的基本过程和测试行为。V 模型的价值在于它非常明确地表明不同类型的软件在测试过程中的不同要求，并且清楚地描述了测试阶段和开发过程中各阶段的对应关系。

三、责任

验证计划中，应明确规定所有与验证相关人员的责任。参与验证的人员应当具有验证的资质，并获得系统验证的相关培训，验证应当按照业已建立的标准流程（如 SOP）进行，验证过程应有相应的质量控制与质量保证。

四、人员

验证计划中应规定参与验证的人员的工作经验、培训学时,以及受教育经历,以满足其能胜任在验证中所担任的角色。培训需要记录。验证人员的角色要有明确的规定(如岗位描述等)。

五、验证文件

验证过程一般使用系统的全生命周期(SLC)的方法,验证文件中对于系统功能的实现要有充分的证据来支持,满足用户需求,同时满足用户对于计算机化系统的期待,确保系统符合特定的业务流程与工作内容,并确保系统数据的安全可控。

验证计划应当规定验证过程中对验证文件的要求,如版本控制、文件状态(初版、修订版或审批版)等(表 26-1)。

表 26-1　验证的主要工作以及可交付的验证文件

验证文件	描述
验证计划	按照验证政策/SOP,制订验证计划 验证计划书的准备
用户需求	提供用户对系统的需求文件
功能规格	概述系统的功能规范
风险评估	对系统支持的业务流程和系统功能各环节所存在的风险及其危害做出评估
设计确认	确认系统、设备的设计满足最初设计的要求,并提供相关文件的记录
追踪矩阵	在系统验证中,跟踪矩阵是将系统的设计要求与安装确认相联系,将功能需求与运行确认相联系,将用户需求与性能确认相联系。通过这种联系,确保所有的用户需求都得以确认与满足
安装确认	提供可记录的核查,表明设备/系统的安装已经符合开发商的要求 软件可能会安装于不同的环境,如测试环境、验证环境和生产环境。它们均用于不同的目的。安装确认包括安装要求的核实、设备的技术指标的核查和安装过程的核查。安装确认应确保系统符合其设计与开发的要求
运行确认	提供证据证明在系统的运行范围内,系统按照预先批准的规格要求运行,并对每一个功能要求做具体的测试,包括单元测试和集成测试
性能确认	提供可记录的核查,确认系统在规定的运行环境中运行时,在特定的人员操作、系统流程下的全部生产工艺活动中所发挥的执行和控制等性能,均可满足事先确定的性能规格要求
验证总结报告	对验证过程的总结,特别要有对于验证结果的结论,并说明系统是否处于验证状态
验证状态的维护	定期审查与变更控制
用户培训计划	基于系统用户的角色而定制的人员培训,包括培训的材料、方式以及培训记录等
账户管理计划	制定有关用户账户管理的方法、要求与流程
业务持续计划	特别是制定在非正常环境下,业务如何确保可持续地开展

验证文件	描述
灾难恢复计划	当灾难发生后,如何尽快恢复业务以及系统/数据的恢复
系统维护计划	系统的日常维护、紧急状况的处理等
系统下线	系统下线的过程,数据的保存、迁移与归档等

六、验证过程的管理

验证过程应当遵守项目管理的基本原则与方法,并贯穿于系统开发和应用的全过程。验证策略应当强调如何确保在系统使用前达到验证状态,以及在系统变更时确保始终维护其处于验证状态。

七、系统下线

验证政策应当明确系统下线时需要采取的措施,特别是历史数据的存档以及数据的检索、获取与管理。

八、系统验证的质量管理

验证计划中应当描述整个验证工作中的人员责任、质量控制以及质量保证的过程与方法,确保验证符合 SOP 规定的流程以及验证质量的要求。

第四节　验证的标准操作规范

验证工作必须遵守既定的 SOP,使得系统的开发、测试、实施、操作、维护以及下线等在功能上和性能上都能满足申办方的质量要求、药政部门的规范要求及其相应的法规要求,验证操作规范的建立应重点涵盖以下方面:验证文档的管理与要求;软件的开发与测试;系统的安装与调试;UAT;人员培训;系统的安全性;系统的使用与维护;用户支持;系统问题(bug)的管理与追踪;系统的备份与恢复;业务持续计划;变更管理;定期审查;系统下线;存档与再现(retrieval);稽查与审查等。

系统开发商和相关用户对系统验证的 SOP 应当明确描述验证过程中每一工作范围、具体任务、人员责任以及工作流程,同时规定验证过程中所产生的验证文件的格式、内容、版本控制、签署以及发布等均按照既定的标准操作规程进行。SOP 在正式使用前,相关人员必须获得相应的培训。

第五节　系统验证前需要考虑的问题

如下所述,系统验证前应根据系统的使用范围与业务风险、用户的验证政策,以及验证的 SOP 来确定验证的过程与方法。

一、计算机系统的用途、组成与架构

一般说来,任何涉及药物的数据与 GxP 有关,就必须通过验证。基于这个原则,临床试验的 CDM 系统、EDC 系统、PV 系统、GMP 相关系统、药政申报系统等,在使用前都必须得到

验证,也就是说没有经过验证的临床试验电子系统不得进入生产环境的运营使用。

二、系统的库存信息

通过编制系统库存表清单,对系统的重要性逐一做出评估。库存清单中有各系统对产品质量潜在影响的重要性分类,因而可以此对系统的重要性予以甄别。清单列表可以是电子化格式,也可以是数据库的表单。通常库存表信息均包括以下内容:系统名称和版本号;系统类型;系统所有者;系统用途,例如,数据管理或采集软件等;系统重要性,例如,影响产品质量、遵守法规与支持的业务等;验证状态(未验证、已验证等);验证执行日期(实际日期或计划日期);软件开发类别(例如,市售软件,或用户自主开发软件);软件类别;GAMP 软件分类;是否满足 21 CFR Part 11 的要求,如符合电子记录和签名;下一次验证或审核的时间等。

三、风险分析

基于风险的验证方法是通过对系统功能的确认,将风险分析(也叫风险评估)与系统架构评估(软件/硬件的分类)相结合,对系统功能上的重要性进行评估。验证工作开始前首先是通过分析该系统的信息(如验证状态、软件类别和系统类型等)来确定其重要性,同时还会考虑到与系统有关的所有其他因素,如安全性、环境、产品质量和财务收支等。系统的重要性评估取决于系统对产品质量的影响,及其验证状态对业务的影响。评估的结果应体现在验证计划中,以明确验证的深度和范围。

风险分析是基于风险的分析方法。风险对计算机系统功能的损害取决于风险的严重程度、风险发生的可能性以及发现风险的能力。风险分析的目的是规避风险、防范风险,只有实施标准操作规范才有可能发现风险,并降低风险发生的可能性与严重性,使得风险的损害被控制在可接受的范围内。因此,风险评估是验证中非常重要的工作(图 26-2)。

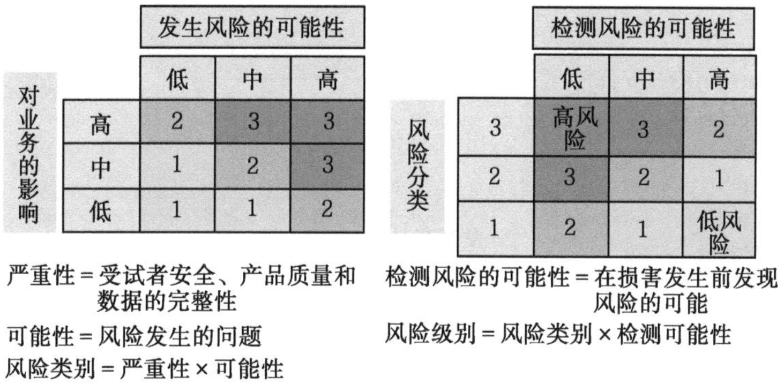

图 26-2　风险评估与风险分类

风险分析还包括对现有系统中与生命周期模型不适应的地方进行差距分析,以确定风险的大小与监测方法。系统一旦获得了验证,就必须根据系统的生命周期方法,保持其验证状态,如实施定期审查与变更控制等。

四、开发商的评估

系统开发商的工作近年来已受到高度的重视,这是"质量源于设计"理念的具体体现。对开发商的评估源于对系统质量的要求。由于系统的使用者是系统使用结果的最终责任人,所以,对开发商的评估是系统使用者的质量保证的重要环节。对系统开发商的评估,从很大程度上也可以影响系统用户对系统使用的信心,并影响系统验证的程度和范围。虽然对开发商的评估不是风险评估的内容,但却是项目管理中风险管理的一项重要内容。

合规的系统开发商的全生命周期文件在某种程度上可以作为用户的验证文件来引用。

第六节 获得验证状态

所谓验证就是要"建立文件化的证据来确保系统程序会恒定地产生符合预设性能规范和质量属性的产品"(FDA,1987)。一个设计合理的经过验证的系统在其投入运行前要求正确地对系统涉及的每一个步骤、流程和变更的结果做出评估,以提供高度的质量保证。所以,计算机化系统的验证有助于确保医药研发领域采用软件应用程序获得的数据和结果的可靠性和真实性。无论哪一种程序,包括计算机系统在内,都要求显示系统符合产品质量,安全性和可追溯性的 GxP 原则,并符合质量要求和相关法规的要求与标准。严格的、完善的计算机化系统验证对于改善质量保证,减少其他验证费用和时间,改善GxP 合规性都有着保证作用,也有助于临床试验中受试者安全性和有效性得到保障。

从另一个角度来看,计算机化系统的验证有利于通过有序和恒定的检查计划与步骤来确保在整个运营周期过程中,即用于药物研发及其相关服务的生成、采集、处理、存储或传输数据的计算机化系统能始终展现其可靠性和完整性。最佳的方法就是发展并维持一整套标准和规程,使在监管环境下使用的所有计算机化系统能符合国际标准和药政部门制定的计算机化系统验证要求而在验证状态下有效地运营并维护。对于不同来源的系统,验证的过程与要求也不相同。例如,市场购买的系统,可以最大程度地使用开发商的文件。图 26-3演示了计算机化系统验证要求的一般流程。

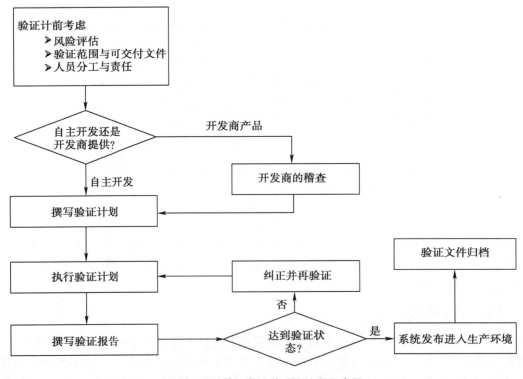

图 26-3 计算机化系统验证流程示意图

一、验证阶段

从验证的角度看,验证过程是有许多项目管理的工作组成。因此,这些工作文件构成了验证是否成功的最直接证据。图 26-4 简述了计算机系统生命周期中各阶段验证的主要工作内容。

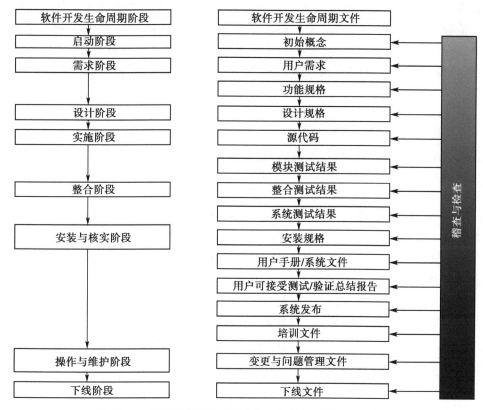

图 26-4　各类计算机化系统验证各阶段的主要工作示意图

(一)用户和功能需求说明书

用户和功能需求说明书,应当精确和完整地反映所要求的系统功能和表明完成后的系统必须要达到的目的和用途。每个用户和每一个功能要求都应当用一个独特的识别号来标定。这个编号会用作为验证测试的追踪目标。文件中列出的要求应当尽可能地精准和可测试,并可用于连接每一项要求和用户接受测试脚本的追踪矩阵。此文件的主要内容有:

1. 背景　描述驱动系统运用的商业目的和需求,以及一般监管要求,如系统的理想输出结果、硬件/软件及其其他界面或接口的概述性描述。

2. 系统的目的和范畴　给出系统用途的业务原因及其所支持的业务功能等。

3. 业务流程　运用流程图配置文本描述来说明系统运用的业务流程。

4. 详尽的用户和功能要求　可以包括一般业务流程要求(如数据从产生到存档的全过程)、数据输入要求(如数据输入源和数据源检验核实)、基础设置要求(如网络和其他设置组成的要求)、硬件和软件要求(如客户和服务器)、性能要求(如可用性、可靠性和应答性等)、合规性要求(如符合 GxP 规范等)、安全性要求(如满足物质安全和网络安全的要求,包括信息共享、授权等级、功能菜单、用户组别等)、稽查轨迹要求、数据存档/备份/检索/恢复要求等。

(二) 系统配置技术参数

按照行业标准,系统配置技术参数(system configuration specification,SCS)应当准确和完整地解释依据用户要求设计软件的细则,即描述系统要做什么和怎样做,包括软、硬件的配置等。这份文件还需明确系统该如何配置来支持用户和功能要求文件(URS)所提出的功能要求,并提供用可追踪编号标示的每一个相关匹配功能要求的配置细则。文件的描述应当尽可能详尽,以便分析师和工程师能理解系统运用的技术操作与性能参数要求,以及从基本软件的全新安装的要求出发完成系统的配置编程。此文件的主要内容有:

1. 系统概述　描述主要软件和硬件要素要求,及其相关周边设备。

2. 系统说明　即硬件和软件配置的图表说明、系统模块组成的描述、系统界面或接口的说明、出错处理和数据检查方法的说明、系统配置定义(如各种用于建立系统和完成配置来满足系统要求的配置设置)、数据库定义、各类报告/范本或其他定制文件的说明等。

(三) 安装确认/运行确认(IQ/OQ)测试方案,测试脚本和测试报告

安装确认(installation qualification,IQ)是确认电子系统的单元装配正确无误或符合设计细则要求。这类核实活动是通过检查、检测和其他步骤来实现的,其目的是校正软件和硬件的功能和配置。运行确认(operational qualification,OQ)是执行系统的单个组件或者整个系统的功能测试,比较系统的功能是否与功能规格中的要求相一致。运行确认主要是通过单纯的功能测试,考察系统设施的基本运行功能,及其可重复性、耐用性和可靠性。运行确认通常需要一定的通过次数,以及验证计划中规定的检测方法和可接受水平来证明。计算机软件的运行确认主要是核实其功能是否符合设计时的功能规格。

IQ/OQ测试方案应当概述确保系统组成安装和正确运行所要采取的步骤。此方案要规定查证系统所要求的硬件和软件已按照系统配置技术参数的要求正确装配的规程。方案中的测试脚本可以作为附件列出,以检验硬件和软件的最低要求和各种状况的配置要求是否已经达到,如投入运行或QA要求等。此文件的主要内容有:

1. 目的　确定此文件所设系统的名称,以及系统所用者和部门的名称。

2. 范畴　描述环境范围,如测试或运行状况,以及系统及其相关系统所涵盖或不涵盖的状况。

3. 责任　说明按照测试方案和相关文件所规定的活动所设人员及其职责。

4. 硬件和软件组成　列出组成系统的每一个硬件和软件组分,包括版本和修正号等。

5. 运行和物质要求　指出所要求的任何物质环境条件。

6. 安装确认核实规程　列表核实每一个组成如何被安装。

7. 运行确认核实规程　列表核实每一个组成的相应运行如何被核查。

8. SOP和手册核查　列出所引用的相关SOP和手册的核查要求。

9. 接受标准　需要说明每一个脚本或整个测试方案中采用的可接受标准,以判断测试运行是否成功。

10. 测试报告 IQ/OQ 测试报告要对测试的结果做出总结,对测试中发现的问题作风险评估,并决定是否需要进入下一个阶段/测试等,而安装确认和运行确认报告则是对系统的运行与性能作全面的总结。所有计划的活动,成功结果或失败以及与执行结果或计划的偏离情况需要予以总结,并解释和解决任何出现的偏离现象。测试总结是可选择的。所有测试活动的结果可以在验证总结报告中予以总结,而无须在每一个测试阶段予以分别总结。

(四)性能确认、测试计划、测试脚本和测试总结

性能确认(performance qualification,PQ)是系统验证测试的最后一步。它是系统在规定的运行条件下运行时,按照事先编写并被批准的书面说明,对其执行的工作能否实现进行确认,即根据系统进行的生产活动,证明系统设施对功能、操作条件、人员和作业环境的耐用性和可靠性。计算机软件的性能确认是对系统功能的总体测试,是对其在实际临床试验条件下运行时的性能表现进行确认,以核实系统对于用户需求的满足程度。

性能确认测试计划书要概括系统开发商需完成的测试活动范畴。此文件内容与用户接受测试方案相似,也可以是用户接受测试计划(user acceptance plan,UAP)的一部分。然而,测试脚本应当确保软件功能能够达到可接受的状态,并达到软件开发商的设计要求,即完成的系统满足系统设计和功能要求。所进行的测试应当能反映系统设计和功能要求,并能反过来应验用户要求。测试脚本或测试清单是系统能通过适当测试达到可接受状态的凭证。测试结果需要在综合测试总结报告中予以总结。测试报告及其测试活动结果可以在验证总结报告中予以给出,而无须在每一个测试阶段分别给出。

(五)测试总结报告

测试总结报告是对各个测试计划的总结,而性能确认报告则是对系统的运行与性能作全面的总结。对测试中发现的问题作风险评估目的是决定系统下一步的工作(测试或再验证)方向。一旦通过 PQ 测试,系统在完成验证报告总结后,即可发布并进入生产环境。

图 26-5 演示了系统测试的步骤与各阶段的测试报告及测试总结报告的关系。

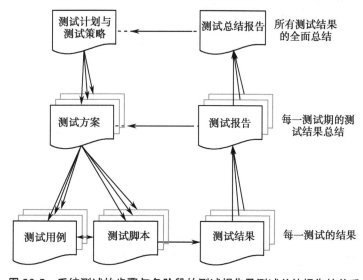

图 26-5 系统测试的步骤与各阶段的测试报告及测试总结报告的关系

（六）UAT 方案和总结

用户接受测试,也叫用户验收测试,它是系统开发生命周期方法论的一个阶段。进行 UAT 的系统产品理论上来说,必须已经由开发商全部开发、测试或验证完毕,代码状态处于冻结状态,所有测试出来的缺陷(bug)都已经被妥善处理,重大的缺陷都被改正和解决,并再次验证通过。所以,UAT 方案是建立在用户需求、功能规格和业务流程对系统在实际临床试验方案环境中的功能执行状况的测试。其测试内容是在临床试验方案条件下,模拟临床试验病例报告数据采集和预期结果的测试。测试中实际获得的观测结果可以与预期结果进行比较,以判断系统的性能是否满足用户的需求。UAT 测试可以根据系统的用户特定功能或者系统性能的类别进行分组,建立 UAT 测试用例组。各组之间在一定程度上相互独立,但它们都是组成系统的基本单位,必须按照特定的顺序(如业务的流程)分别进行测试。这个测试程序确定系统产品是否能够满足合同或用户规定需求。UAT 测试的级别(如测试的范围与测试的程度)将基于风险分析中确定的风险等级,即依据风险评估的结果来确定。UAT 的主要步骤:

1. 建立 UAT 方案计划。

2. UAT 测试的对象的培训。

3. 测试用例的发放。

4. 测试策略与方法的制定。

5. 确定测试地点与测试时间。

6. 测试环境的搭建和保障,包括网络、系统、硬软件,以及一些用例工具等。

7. 组织执行测试记录测试结果。

8. 审核、分析测试提交的问题。

9. 评估系统能否被用户所接受。

10. 给出 UAT 评估报告。

UAT 接受测试文件需要能显示系统测试结果满足用户需求和所有系统执行功能要求所应采取的步骤。其应当包括核实系统按照用户和功能要求(URS)说明书运行所要求的活动,以及核实终端用户功能要求已经达到的活动。这份文件应当包括建立检验终端用户功能使用场景所必需的所有测试脚本概述。实际测试脚本可以作为附录列在测试方案中(表 26-2)。测试脚本的撰写应当按照标准用户运行场景撰写,并依据建立的标准 SOP 要求完成测试。

表 26-2　UAT 测试脚本范本

测试脚本 ID	测试脚本描述			日期
步骤	输入	预期输出	实际输出	成功/失败+结果
测试脚本批注		签名	签名日期	

UAT 方案内容包括:

1. **系统介绍**　对系统的一般描述,包括使用目的、所有者和功能等。

2. 系统描述　测试环境的确切和详尽描述,包括硬件、软件和任何其他界面或接口。

3. 范畴　任何测试系统、环境和/或测试规程的假设前提和限制。

4. 责任　所设计划批准、测试和最终验证批准的人员列表。

5. 测试执行规程　说明执行测试活动的计划。

6. 追踪矩阵　明确可独特地识别每一位用户和功能要求,以及可交叉比对所测每一项功能要求的测试脚本。

7. 验证风险评估　风险对系统的影响、风险事件概率、风险类别、检出概率和优先顺序应当包括在风险评估规程中,其可以结合追踪矩阵来进行,但必须参照用户或功能要求来进行分析。

8. 接受标准　视为可接受的测试活动的结果和测试活动所要求的条件必须予以规定。

9. 例外情况决议规程　用于解决差异和错误的方法应当加以说明,包括需有适宜批准程序的异常或偏差记录表等。

10. 批准文件　执行和批准测试活动所产生的文件清单,包括总结报告。

11. 总结　报告所有计划活动的总结,及其成功或失败,以及出现的偏离预期结果或计划的情形。当出现偏差时,需提出令人信服的解释或解决偏差的方法。测试总结是可选择的。

(1)可追踪矩阵:是将用户需求、功能规范、设计要求、风险评估以及测试用例联系起来的一个验证文件,它是计算机系统稽查的必需文件,包括设计阶段和试验阶段的验证。可追踪矩阵可以证明在验证过程中所实施的解决方法都已得到满足。可追踪矩阵的样式见表26-3。

表 26-3　可追踪矩阵

用户需求	设计		测试用例
	功能规格	设计规格	
UR1.1.1	FS2.4.1	DS2.5	T1.1
UR1.1.2	FS2.4.5	DS2.4	T1.2
UR1.2.1	FS3.1	DS1.1	T2.3.1
UR1.2.2	FS3.2	DS1.2	T8.1
UR1.2.3	FS3.3	DS3.3	T8.2

编写可追踪矩阵时应该注意以下几点:

1)可追踪矩阵的起点是用户需求,所以,用户需求的准确性决定验证的工作量,用户需求要避免重复、相互矛盾等。

2)对用户需求进行编号,并在可追踪矩阵中填写用户需求的编号以及简单的描述。

3)可追踪矩阵中的其他各栏也以各自的编号填入,可追踪矩阵表要简洁、清晰。

4)对 GxP 的影响和对业务的影响这两栏,可以根据系统的实际情况取舍。

5)验证过程中,可追踪矩阵也会不停地更新,如当功能规格等发布和测试时,相应的内容要填写进可追踪矩阵。

6)可追踪矩阵完成之后,各种相关文件会有更新,或者文件的编号(如测试用例的编号)有改变,所以,建议编写更新后的文件名、文件编号以及修订编号的一览表。

(2)验证总结报告:验证总结报告应当描述在系统开发、测试、合格检验、用户接受活动全过程中所采用的质量原则及按照这些原则所开展的活动,并列出相关支持性文件作为参考。最终的验证总结报告必须论述验证计划和文件中规定的所有计划步骤,并需对主验证计划执行中出现的活动、偏离和结果予以说明。这一报告基本上是对执行主验证计划所出现的验证活动的总结,包括 IQ/OQ 测试结果和用户接受测试方案及其结论的总结等。验证总结报告应当确认所要求的规程和文件已经经过审阅、批准,并付诸实施,以确保系统在整个运行过程中始终处于验证状态。验证总结报告的批准表明系统在投入使用的过程中所得的成果是可接受的。

针对上述文件和系统本身的验证需要通过主验证计划(master validation plan,MVP)文件的管理和实施来完成(表26-4)。MVP 是一份描述如何完成验证系统的行为活动、程序和职责的重要工作文件。这份文件应当明确拟采取的确保已开发的计算机系统符合应用软件工程原则标准的检验方法,以及在系统的实施过程中满足相关监管要求的检验方法。MVP 的审阅、批准规程和系统投入使用的监管批准程序应当归属公司质量保证部门执行和监督。

表 26-4 计算机系统主验证计划内容要点

序号	主条目	内容要点
1	系统概述:提供系统的背景、目的和计划用途	1)系统描述:对系统进行高度概述,包括其使用目的和所处位置。 2)软件和硬件组成:包括执行系统功能所需的基础设置。 3)范畴:详述项目的范畴,包括任何除外条款和假设前提;明确将被验证的系统界定,用于验证的方法(参照的 SOP)和拟进行的测试范围和类别。 4)定义:包括所有术语解释和缩写语列表(如涉及)。 5)人员及其职责:列出验证团队人员及其职责,包括用户、信息系统和质量代表,每位人员所要求的资质等。 6)最低质量保证要求:描述在本计划活动中各类所设人员的角色及其职责,以及要产生的文件类别和名称等。 7)交付的文件:列出验证项目要完成的文件,以及各种文件撰写、审阅和批准的人员角色和职责
2	开发途径:描述系统的开发和验证全过程	1)要求:提供细节描述,如系统用途、用户、监管和功能要求等。 2)开发商评价或产品选择:提供产品选择或应用软件服务商选择的基本信息细节。 3)开发商稽查:评价软件提供服务商或产品开发商代码的结构完整性,确认系统设计、编程规范和全过程文档符合公司和监管要求。 4)设计和实施:提供用于开发系统设计细节的方法描述,以支持其符合要求。 5)单元和整合测试:描述所采用的检测系统设计要素的单元和整合测试的规程。 6)系统配置文件:描述确保系统按照功能和用户要求执行功能的系统所需的配置设置(可以把设计和配置文件合二为一)

序号	主条目	内容要点
3	接受测试和实施：按照所要求的测试脚本进行下列验证测试。一般测试执行规程和记录偏差的文件应当包括在每一项测试文件中	1）安装确认（IQ）和运行确认（OQ）：IQ/OQ 核实应当按照 IQ/OQ 测试方案进行，所产生的文件应当证明系统硬件和软件组成已经被适宜地装配并配置，且按照系统设计和配置技术参数执行其功能，测试方案应当包括附录或参考文献中的测试脚本。 2）用户接受测试：通过测试文件证明用户证实了系统按照所拟定的运营生产环境执行其功能。用户接受测试方案应当由经过培训的系统用户来执行，并按照系统使用监管 SOP 的规范操作。 3）投入使用发布：描述用于投入使用的系统发布程序（回顾性验证不要求此项内容）
4	使用要求：用于描述系统使用和维护要求	1）支持和维护：列出 SOP、灾难恢复计划和数据存档计划，以及任何系统投入使用发布前必须准备就绪的维护协议文件等。 2）用户培训：明确在系统开放给用户使用前应当完成的用户培训要求和程序。 3）用户手册：描述在系统发布前应当准备就绪的用户使用文件
5	验证总结报告	总结按照验证计划规定的验证活动的执行情况，记录在开发、测试和合格使用阶段中采用的确保质量原则的活动，包括支持文件记录的参考记录或文献等

此外，以上验证报告还应当对验证计划中出现的对原验证计划的任何变更做出说明。验证报告中对系统验证通过的结论表明认可系统投入运行已得到批准。最后，值得指出的是，验证工作必须在独立的验证环境中进行，以免破坏实际系统运营或生产环境的使用。药物临床试验中，没有经过验证的系统不得进入生产环境的使用。

二、不同类型系统的验证过程

验证策略或验证的 SOP 应当明确系统验证的过程。不同来源的系统（如自行开发的系统、开发商的产品）可使用不同的验证过程，自行开发的系统必须满足系统验证的所有要求，而开发商的产品或者是第三方定制的系统，验证工作可以由开发商或第三方负责或使用开发商的部分验证文件。无论是用户自行开发的系统，还是开发商提供的系统，验证工作必须在系统使用前得到验证。系统验证的责任人是系统用户。

（一）自行开发系统的验证

无论何种方法建立的计算机系统，计算机软件验证必须显示该系统按照其性能规格如约运行，其结论是通过正式的文件证据得出，监管者无须根据人们的言语来对此做出判断。任何计算机化系统的验证的最终目的就是要在实现并保持系统规程的合规性的同时，还能确保系统高效和功能可靠。医药领域中，计算机系统和自动化设备广泛地应用于药物研发、实验室检测和分析、产品质量检查、药物生产和方法监控、环境监控、药物包装和标签、产品发放追踪、文件监控、数据管理和分析等许多方面。自动化系统运营可能涉及各种系统的广泛使用，如编程逻辑和数码功能控制器、统计分析的监控、监测控制和数据采集等。此外，软件工具也常常用于计算机系统软件的设计、建造和测试中。其他商业软件应用程序，如 SAS 统计分析编程、数据库和流程图绘制等，也可能采用一些工具系统。所有影响、监测或控制药物安全性、质量、有效性或纯度的计算机设备、系统、应用程序、工具和包埋系统,都会不同程度地受到《药品生产质量管理规范》《实验室质量管理规范》和《临床试验质量管理规范》,以及其他相关法规的合规管理,因此有软件验证的必要性。

完成正确的自行开发系统验证工作的典型步骤包括:

(1)识别计算机验证所要遵守的标准与规范。

(2)识别所要验证的系统(由库存表中获得)。

(3)指定验证的关键人员(项目经理、验证经理等)。

(4)建立用户需求。

(5)制定验证策略:①风险分析;②系统组成、分类;③开发商评估。

(6)制订验证计划。

(7)系统规格的审查与批准。

(8)建立测试策略。

(9)测试。

(10)验证报告和系统发布。

(11)运行期间的系统维护,定期审查与变更控制。

(12)系统下线。

(二)开发商系统的验证

在临床试验中如果需要采用商业系统的话,用户必须明确开发人员或系统供应商的角色,以及他们所负责的交付文档、授权的文件、时间和变更控制等,以确保系统能达到规定的质量标准。

开发商/供应商的工作可以帮助验证团队确定验证的范围和程度。所以,用户要加强对开发商/供应商的稽查,并要求他们提供的设计规格和功能规格必须满足用户的需求。开发商应当负责其系统开发与验证的一系列文件,并接受用户或其委托的专业人员的稽查。用户与供应商之间各自应承担的责任要在合同中有明确的规定。

对于开发商提供的系统,在特定的法律协议规定下,用户应当可以获得开发商交于第三方保存的源代码及其文件,但这必须在一些特定的条件下,如开发商破产等。

开发商可以承担的验证工作取决于对开发商稽查的结果。稽查是为了增加系统用户的信心,其开发商的验证文件可作为用户验证文件的一部分,满足用户的验证要求。如果开发商的文件不足以满足验证的要求,而又无法纠正,则用户不应在临床试验中采用其系统。

如果用户采用开发商或第三方服务商提供的计算机系统,用户可以使用的开发商的验证文件包括:软件开发人员的管理;软件开发的系统开发生命周期(system development life cycle,SDLC)及其文件;代码/编码/程序的标准;文档管理;系统设置管理;用户手册;系统发表说明;用户支持;系统升级管理。

此外,使用开发商软件进行临床试验时,用户在前瞻性验证中的责任包括:系统的安装;系统工作的环境;UAT;用户培训;业务持续计划;生产环境中,系统变更控制的流程;系统故障的报告。

(三)运行中系统的验证

一旦计算机化系统验证完成并投入运行,验证状态必须得到维护。这要求通过质量管理体系中的相关维护体系和 SOP 的建立来实现。以下方面需要建立相应的规程来维护系统验证状态:系统的使用;安全性;备份和还原;灾难恢复;延续业务计划;应急计划;防范和纠正措施;变更控制(包括配置管理);稽查轨迹;培训;周期评价;存档;系统退役。

系统的安全性需要至少从登录授权监控的三个方面加以考虑,即网络或局域网监控、系统或运用程序的操作监控和个人电脑的使用监控。

系统投入运行后的验证维护及其运用变更必须按照公司制定的 SOP 及其规程要求来执行。当系统不再使用而准备退役时,需要在系统退役报告中详列退役系统所应当采取的措施。此报告至少应包含的内容有:从退役系统过渡到新系统的数据转换要求、在什么情况下可以使用或访问退役系统,以及系统下线退役的计划日期。

(四)回顾性验证

对于那些未经验证但当前在使用的系统,如果系统继续使用的话,使用者可使用回顾性验证方法,对系统进行验证,以便及时发现系统存在的风险。

对于那些无法提供完整有效的验证证据的系统,如果系统继续使用的话,使用者也可使用回顾性验证方法,对相关验证文件进行评估,以发现验证过程和文件存在的缺陷。如果补充系统文件,则应建立系统测试的计划与记录。在系统升级时,通过对业已发现的缺陷,按照风险评估的原则,开展测试与验证工作。

回顾性验证作为权宜之策,其验证计划与新系统的验证计划相同,并得到相关审查与批准。当系统满足验证要求时,系统可以继续使用,并保存其验证状态,直到系统下线。在当前新版 GCP 的要求下,应当避免使用回顾性验证方法,做到在系统上线前达到验证状态。

第七节　验证状态的维护

已验证的系统在使用过程中,会受到各种已知或未知因素的威胁,因此,为减少这些风险,相应的安全与维护的措施或流程应当建立,例如系统的安全性、操作管理、业务持续计划、变更控制、定期审查、系统下线等。这些措施或流程应当处于用户的直接管理之下,如果他们是由系统开发商或者由第三方负责,相应的服务级别协议(SLA)则应当明确规定其内容、时限与范围。

一、安全性管理

为保护系统的软件、硬件以及数据,避免丢失、破坏或非授权的访问,应执行以下的程序:

(1)定义授权用户的权限与责任。

(2)密码的命名规则与要求。

(3)密码的定期更改。

(4)电子签名的管理。

(5)系统用户必须获得相应的培训,并记录在案。

(6)用户的权限管理与定期审查。

(7)数据的电子化传输的安全性。

（8）系统数据的定期备份与安全保存。

（9）操作管理。

（10）系统的日常使用必须满足相关操作要求。

（11）所有的系统用户应当得到与之系统权限相对应的培训。

（12）系统的使用与维护。

（13）用户支持与系统的问题（bug）管理，以便用户反映的系统问题得以及时的报告，其系统问题也可以得以及时的研究与纠正。

验证文件也需要妥善保存与归档，并确保文件免受各种自然或非自然因素的影响。

二、业务持续计划

业务持续计划以及灾难恢复计划都是确保在系统及其数据受到破坏时所遭受的损失最小，当数据恢复后，其数据的完整性得以维护。例如，当某个系统文件被意外删除后，其最近一个备份文件可以及时替代。另一个极端的例子是系统机房遭遇火灾、水灾等灾难性事故后，其异地备份的数据依然可以及时获取。因此，以下的流程应当重视：硬件或软件更换的最低技术指标要求，以及时间窗口要求；替代系统的实施；再验证的步骤，以达到所需的使用标准；数据恢复的步骤与流程，以达到数据的及时恢复等。

上述流程应当定期测试，相关人员应及时了解流程的变化，流程文件应可及时获取。

三、变更管理的类型

变更控制也是维持系统处于正确工作状态的一个重要步骤，目的是防止不必要的变更，确保所有的变更都得到识别、授权、核实，以达到系统提供的服务不受到不必要的干扰以及资源的有效利用。常见的变更主要包括技术维护、计划变更与紧急变更。

（一）技术维护

技术维护中的任何改变都不应改变在系统验证过程中建立的对系统的要求，不会影响数据的完整性、一致性和质量，也不会影响系统的性能或稳定性。常见的技术维护的例子主要有：更换硬件（如磁盘驱动器和打印机等）、重建数据库索引、表空间的增加，以及其他例行维护的操作等。

技术维护应当遵守机构 IT 部门的 SOP。技术维护一般不属于系统验证中的变更控制的范畴。

（二）计划变更

对已验证系统的维护，计划变更应该是最常见的、最主要的形式。在这种计划变更操作中，应当对影响系统已验证状态的各个方面逐一进行描述。

计划变更主要用于缺陷（bug）的修补：如安装修补程序、安装额外的硬件或软件、版本的全面升级、修改应用程序配置，或系统使用的变化。

（三）紧急变更

紧急变更是非计划中的系统变更。紧急变更仅用于对系统的影响做快速评估后，以实施对系统不良行为的快速纠正，其目的是使系统尽早进入可运行状态。

四、变更控制的流程

变更的过程要遵守内部管理的流程，并在不同阶段实施审批与评估等。变更控制的管理流程见图 26-6。

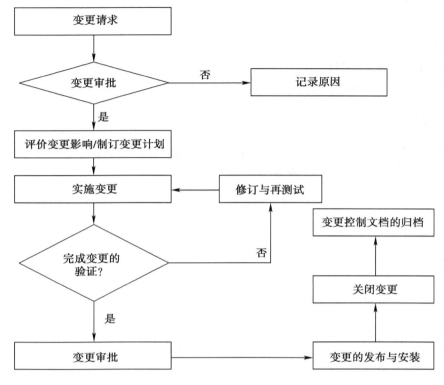

图 26-6　变更控制的管理流程图

（一）变更的启动

原则上,任何系统用户都可以启动变更。在请求系统变更时,请求者需要提交变更控制申请表。同时,QA 人员或者验证管理人员启动对该变更请求重要性的评估工作。

（二）变更的审批

QA 人员对变更的理由做出评估,并比较实施变更的好处和风险。一般来说,所有涉及用户需求的更改,或需要建立新的验证计划的变更,变更的请求均将获准。获准后,原验证团队的人员将继续进行系统的变更控制中规定的系统验证工作。

（三）变更计划

变更请求被批准后,负责变更的团队(多为原验证团队)需为此次变更做一份详细的验证计划。依据变更的性质,对变更实施风险评估,并确定验证的范围和程度。在验证计划中,还需对验证过程中涉及的可交付的文件做一个全面的评估,以确定哪些文件需要更新。

（四）变更的实施

根据变更计划,验证团队在系统的验证环境内,对系统实施变更以及验证计划中所要求的所有工作。如果这个变更成功,且通过了验证中的所有核查和审批,新的版本可以进入生产环境,验证团队将进一步对生产环境实施相同的变更。

（五）变更控制总结

变更完成后,需要完成变更控制总结表,同时提交所有本次变更可交付的结果,其中包括它们的文档版本号以及发布或执行的日期等。

（六）变更控制关闭

变更控制的关闭主要是提交一系列的变更文件,并以 QA 人员签署变更控制关闭表（close-out）为标志。

（七）变更控制文件归档

变更结束后,所有的变更控制文件均需归档。

五、定期审查

定期审查是指在规定时间内,对已验证系统的性能、表现和变更历史等作全面的审查,其目的是了解系统是否仍处于已验证状态。

系统在生产环境的运行期间,可能会发生很多影响系统验证状态的事件,其中主要有以下几种:

（1）系统本身发生了变化。

（2）用户使用中发生了错误。

（3）系统功能的偏差。

（4）可能发生的系统安全事件,如网络病毒等。

当这些情形发生的时候,应启动变更控制的程序,以便及时处理并解决系统面临的各种问题。而定期审查则是对审查期间的这些工作做出回顾总结。定期审查的时间间隔在验证总结报告中应有明确的规定,一般是一年一次。

定期审查是维护系统的已验证状态的关键步骤,其中涉及验证管理人员和 QA 人员。定期审查由验证管理人员根据验证总结报告的定义而发起,主要工作由验证经理和 QA 人员负责。定期审查工作的结果是生成定期审查报告。在这份报告中,主要是对系统及其验证信息作基本的确认,如系统识别号、系统所有人、项目经理、验证经理等。

确认这些信息的主要目的就是利用这个机会,核实所有验证相关人员依然在位。当涉及验证人员变动时,定期审查便提供了补充或更换相关人员的机会。此外,定期审查也要对系统进入生产环境后的系统变化与系统表现逐一进行评估。其中主要包括:

（1）系统硬件有无变化或更新。

（2）系统软件有无变化、升级或更新。

（3）系统的程序有无变化。

（4）系统的使用流程是否有变化。

（5）系统的安全性有无缺陷。

（6）系统有无"被动"关机,系统的恢复或备份是否正常。

（7）是否实施系统修正程序。

（8）归档程序是否正常。

（9）系统有无重大的事件或重大的缺陷,如在正常使用期间的系统瘫痪,或其他重要的问题,使得系统的工作无法完成。

此外,在审查期间还需对变更控制的历史等做一总结,其中包括一共进行了多少次的变更控制,有多少次是主动变更的,多少次是紧急变更的,这些变更控制是否都需要进行系统的再验证,以及再验证的日期等。最重要的是,依据本次定期审查的结果,以定期审查报告的形式,对系统是否依然处于验证状态作一次确认。

第八节 系统下线

系统下线,有时也称为系统退役或系统报废,指的是计算机系统停止继续提供服务的过程,但要保证系统中建立的或处理的数据要按照官方的要求和内部的规程可以重新获取与使用。

任何遵守 GxP 的系统都附有其系统下线的计划,同时规定下线的过程。例如,如何启动系统下线,是通过变更控制,还是发布正式的通知;当系统完成了所规定的工作后如何完成下线的过程等。

下线计划中规定的工作内容应当基于对下线系统的风险评估(该评估需要有完整的记录)并满足监管法规的要求。系统下线计划必须说明下线系统的数据是否需要保留。如果需要保留,要说明保留的策略,是迁移还是归档。下线计划是一个书面的文件,需要机构内所有该系统用户部门的批准,并遵守机构下线政策中规定的批准程序。

第九节 验证质量的管理

计算机化系统验证的质量管理涉及人员、系统、工具以及技术,其目的就是确保系统达到验证状态,其主要活动包括 QC 与 QA。

一、质量控制

质量控制是验证过程各阶段中所进行的一系列日常工作,这些工作能够发现验证工作中的问题,如软件、硬件、人员,以及流程,以保证验证工作的质量。验证过程中常见的 QC 工作主要有:定期检查用户的问题记录表、定期检查用户的权限、检查与批准工作流程,以及检查与批准系统的使用等。

二、质量保证

质量保证是由质量管理部门按照监管机构的要求、本机构既定的可接受的质量标准以及验证的 SOP,对验证工作进行稽查的过程,它提供对于验证质量的独立评价,并对未达到标准的工作采取纠正与预防措施。

稽查主要关注系统如何达到验证状态(如系统的开发与实施过程)以及如何维护其验证状态。稽查应针对所有计算机系统,如内部开发的,市场购买的,以及 CRO 或临床试验单位使用的系统。

(一)机构内稽查

主要针对本机构自主开发的系统,确保系统的开发过程按照机构的 SOP 进行,其系统的验证符合监管的要求与业界的规范。

(二)对外部稽查

对外部机构(如软件的开发商或 CRO)的稽查应当在草签服务合同或草签购买软件协议之前。外部机构的 SOP 及其验证文件必须在严格的版本控制之下。稽查人员应确保外部机构的质量管理体系达到业界的标准(如人员的培训与文档的管理)。稽查中发现的任何问题都应当做相应的风险评估。外部机构的财务稳定性也是重要的稽查内容,以保证系统与维护在合同期内的稳定性。

1. CRO 稽查 在与 CRO 签署业务合同时,申办方必须明确对 CRO 的要求。如果 CRO 的计算机系统涉及业务合同的具体工作,对 CRO 的稽查应当关注以下几点,如明确 CRO 所要提供服务的具体内容,以及使用的 SOP,评估使用 CRO 计算机系统可能面临的风险,提供避险的措施与方案,以及安排稽查的日程与计划。

稽查的主要内容包括:CRO 的 SOP 遵守以及执行记录的文件,CRO 的质量管理系统,CRO 提供服务的计算机化系统的验证状态与验证文件,服务协议中系统的维护与仪器的标定,撰写稽查报告,阐述发现的问题,后续检查整改工作以及安排后续稽查,以及进行合同期内的定期稽查等。

2. 开发商稽查 对系统开发商的稽查,应关注系统的关键内容,如系统的安装、操作环境、用户培训、软件的开发过程,核查验证文件并评估系统的可能风险,如系统的设计规格、测试计划、测试结果、测试报告以及批准文件等。

在安排稽查的日程与计划时,注意稽查的主要内容,如软件开发标准规范、软件开发质量管理系统、软件验证的文件、软件发布的政策、软件错误(bug)信息的记录与处理、开发商人员的培训记录、开发商提供的系统培训、源程序编码(在需要时)、系统的维护、系统升级的变更控制,以及技术支持和最近接受稽查的稽查报告等。

稽查结束后,要撰写稽查报告、阐述系统的验证状态,并指出发现的问题、稽查发现问题的后续检查与整改工作以及安排后续稽查。合同期内的定期稽查还可确认系统验证状态是否得到了维护。

3. 研究现场的稽查 临床试验现场所使用的用于临床数据收集的计算机系统必须得到验证。当研究机构收集的临床试验数据提供给申办方时,研究机构可视为服务提供方。其提供的设备也同样必须验证。

当申办方提供计算机系统用于研究机构的临床试验时,对于研究机构的稽查主要包括:系统的安全性、系统用户的培训、系统的正确使用、系统的维护、系统数据的备份等。

研究机构提供的设备(如 24 小时 Holter 检测仪)用于临床试验的数据收集时,对于该设备的稽查应尽早进行,如评估仪器设备的文件有效性,以识别可能的风险、检查仪器设备的质量系统、检查仪器设备的验证状态(软件、硬件等)。在研究进行期间的现场稽查,除了上述的仪器设备的评估外,还应关注仪器设备的维护、标定以及服务合同的持续性、仪器设备质量系统的持续维护,以及仪器设备验证状态的维护程序与措施等。

总之,临床试验计算机化系统的验证就是提供文件记录的过程,以证明计算机系统在其整个系统生命周期中,均处于受控状态下,且正确而始终如一地执行其设计功能的要求。根据监管要求的系统验证过程始于用户需求,并延续至系统的使用和维护,直至最终退役,完成系统的全生命周期过程,确保每个信息技术的应用程序都能达到其预期的功能与目标。临床试验中的计算机化系统的验证是监管机构的要求、GCP 的要求、行业的标准规范的要求以及标准业务规范的要求,以满足相关产品达到预设的质量、安全以及可溯源的要求。

验证的责任人应按照其验证标准操作规程确定相关责任人,并按照验证计划的要求执行验证工作。验证过程中的特定工作可以外包,但是系统验证的最终责任人始终是业务流程的所有者。验证过程产生的各种验证文件应按照版本控制的原则加以管理。验证过程的质量也需要经 QC 与 QA 加以维护。验证还应包括系统上线后的维护与运行管理等。

(撰写:颜崇超;审阅:陈 峰 刘 川)

参 考 文 献

［1］ICH.Good Clinical Practice（Revised 2）2016.

［2］国家食品药品监督管理总局.总局办公厅公开征求《药物临床试验质量管理规范（修订稿）》的意见.
［2016-12-02］.http://samr.cfda.gov.cn/WS01/CL0778/166981.html.

［3］国家食品药品监督管理总局.总局关于发布临床试验的电子数据采集技术指导原则的通告（2016 年第
114 号）.［2016-07-29］.http://samr.cfda.gov.cn/WS01/CL0087/160963.html.

［4］FDA.Guidance for Industry-Computerized Systems Used in Clinical Investigations.［2007-05-01］.https://www.
fda.gov/media/70970/download.

［5］FDA.General Principles of Software Validation 2002.

［6］FDA.Electronic Records；Electronic Signatures-Part 11，Scope and Application 2003.

［7］DIA.Computerized Systems in Clinical Research 2011.

［8］ISPE.A Risk-Based Approach to Compliant GxP Computerized Systems GAMP 5.

［9］ACDM.Computer system Validation in Clinical Research，A Practical Guide 1997.

［10］CDMC.临床试验中计算机化系统的验证.药学学报,2015,50(11):1380-1387.

［11］颜崇超.医药临床研究中的数据管理.北京:科学出版社;2011.

［12］颜崇超,宓现强,庄永龙.临床研究使用一体化信息技术的探讨.药学学报,2015,50(11):1393-1395.

第二十七章

临床试验数据质量管理体系

本章主要介绍按照国际标准化组织(ISO)质量管理体系要求,如何构建临床试验数据质量管理体系和质量评估体系,旨在介绍临床试验数据质量管理体系的构建、实施、评估和维护的具体实施规程,着重描述临床试验数据管理质量评估体系及具体应用,保证临床试验数据质量的客观性与可靠性,为临床试验结论提供科学依据。

第一节　质量管理体系简介

任何组织都需要管理,以提高和保证质量为目标所开展的指挥和控制组织的协调的活动称为质量管理(quality management),包括制定质量方针、目标以及质量策划、质量控制、质量保证和质量改进等系列活动。要实现质量管理的方针目标,有效地开展各项质量管理活动,必须建立相应的管理体系(management system)。所谓管理体系是指"建立方针和目标并实现这些目标的体系",而质量管理体系(quality management system,QMS)是指在质量方面指挥和控制组织的管理体系。质量管理体系是使组织内部有效开展质量管理活动的基础,也是企业有计划、有步骤提高质量水平的根本保证。

一、ISO 9000 质量管理体系简介

针对质量管理体系的要求,国际标准化组织的质量管理和质量保证技术委员会于 1987 年 3 月发布了 ISO 9000 系列标准,以适用于不同类型、产品、规模与性质的组织。该类标准由若干相互关联或补充的单个标准组成,并分别于 1994、2000、2008、2015 年不断扩充完善,2015 年 9 月作为国际标准正式发布。其核心标准见表 27-1。

表 27-1　ISO 9000:2015 核心标准

编号	名称
ISO 9000:2015	质量管理体系:基础与术语
ISO 9001:2015	质量管理体系:要求
ISO 9004:2009	组织持续成功管理
ISO 19011:2011	管理审核指南

ISO 9000:2015 版标准体现了质量管理大师的理念,以 Edward Deming(1900—1993)、Joseph M. Juran(1904—2008)、Armand V. Feigenbaum(1920—)等管理学家的质量理念和管理

思想为基础,注入了新的内涵,强调"顾客满意,持续改进"的要求。需要注意的是,ISO 9000:2015 版标准不是产品的技术标准,而是针对组织的管理结构、人员、技术能力、各项规章制度、技术文件和内部监督机制等一系列体现组织保证产品及服务质量的管理措施的一套标准,从以下四个方面规范质量管理:

(1)组织:明确规定为保证产品质量而必须建立的管理机构及职责权限。

(2)程序:产品生产必须制定规章制度、技术标准、质量手册、质量体系操作检查程序,并使之文件化。

(3)过程:质量控制是对生产的全部过程加以控制,生产的全部过程涵盖从市场调研、确定产品、设计产品、采购原材料、生产、检验、包装和储运等。并要求过程具有标识性、监督性和可追溯性。

(4)总结:不断总结、评价、改进和完善所建质量管理体系。

这里的"组织"指的是企业或公司,"产品"指的是临床试验数据。

二、质量管理体系基本要求

ISO 9000:2015 核心标准中 ISO 9001:2015《质量管理体系:要求》是建立质量管理体系的标准。除前言和引言外,ISO 9001:2015 标准条文共 10 章:范围,规范性引用文件,术语和定义,组织的背景环境,领导作用,策划,支持,运行,绩效评价,持续改进。

ISO 9001:2015 标准规定的质量管理体系要求除了产品质量保证之外,旨在增强顾客满意度。该标准既适合内部管理使用,也适用于合同或认证。

质量管理体系是一个系统,因此,所建立的质量管理体系必须具有系统的基本属性和典型特征,即:集合性(collectivity)、关联性(relevance)、目的性(teleonomy)和适应性(environmental suitability)。

(1)集合性。质量管理体系作为一个大系统或过程,是由管理责任、资源管理、产品实现以及测量、分析和改进等若干子系统或子过程组成的,每个子系统或子过程又可细分为更小的子系统或子过程。

(2)关联性。组成系统的大系统或过程的各子系统或过程是相互关联、相互制约、相互作用的。为此,需要对产品质量的全过程及其所有质量活动进行系统分析、设计,并实施有效的控制。

(3)目的性。质量管理体系的运行应该是全面有效的,既能满足组织内部的质量管理要求,又能满足组织与顾客的合同要求,还能满足第二方、第三方认证和注册要求。目的是实现质量方针和质量目标,最终达到顾客要求,使顾客或相关方面(如监管机构)均满意。

(4)适应性。由于药品研发市场竞争日趋激烈,组织的总体战略、员工素质、管理模式都可能发生变化,因此,质量管理体系必须能够适应外部和内部环境的变化,及时做出调整,以使质量管理体系持续有效。

为了满足 ISO 质量管理体系的基本要求,建立和完善实施质量管理体系有以下几个步骤:

(1)质量管理体系策划与设计。

(2)质量管理体系文件编制。

(3)质量管理体系运行维护。

（4）质量管理体系评价。

（5）质量管理体系持续改进。

第二节　临床试验数据质量管理架构

一、临床试验数据质量管理体系的组成

采用质量管理体系是组织的一项战略性决策，能够帮助其提高整体绩效，为推动可持续发展奠定良好基础。参照 ISO 质量管理体系，药物临床试验的数据管理也需要相应的质量管理体系。临床试验数据质量管理适用于从数据的产生、处理、分析、提交，以及数据的传输、保存和归档的每一个阶段，以保证临床试验数据的正确性和可靠性。质量体系应统一地应用到参与临床试验的各个部门各个环节中去，数据管理虽仅仅是临床研究过程中的一个流程环节，但是通过数据管理，可以明确各个流程环节对数据质量的影响。数据管理部门可以通过规定试验研究机构的数据收集，临床监查员的原始数据核查，统计师的分析等环节，以及各个环节中数据管理部门和其他部门的接口点操作来规范流程进程，以及流程间的相互作用。同时这些接口点的流程应通过标准操作规程来规定。该体系主要由以下几个部分组成：

（1）识别和定义临床试验数据管理执行的所有操作规定要求和必要的过程。目的就是确定临床试验数据流程中部门或组织的责任。

（2）标准操作规程（SOP）。数据管理部门和其他的相应部门必须要有 SOP 来描述他们的作业和流程。所有的数据管理人员都必须理解和遵循这些 SOP。通常，所有员工在进入项目前，都必须学习并通过相应的 SOP 考核。

（3）职位描述。准确完整地描述每一个职位，包括职责、任务和任职条件等的要求。职位描述作为候选人选拔、培训、绩效评估以及晋升的依据。参与临床试验的每个人都应该有一个准确的职位描述来界定他们经常执行的工作。

（4）培训体系。无论是 ISO 标准和美国食品药品管理局（FDA）法规要求，任何个人都需要有相关工作的培训证明。对任何一项参与的工作过程，都应提供培训及相应的记录。组织通常会针对每个职位和所需技能建立一套培训课程清单，所有职位描述的任务应该与标准操作规程相对应，并在培训课程清单中充分体现。

（5）管理监督。即使质量体系有完整的文件记录工作流程、工作任务和培训，数据管理的工作仍需要考核团队和员工的工作绩效。一部分考核可以由合适的人员来进行，但是更高层面的管理监督不应该仅仅包含个体的绩效，应更多关注临床试验状况及进展情况的报告，以及 QC 活动汇总情况报告，甚至是管理层也有监督责任，以确保质量管理体系持续改进。

（6）流程控制。流程控制是指在工作流程中持续产生特定结果的能力。管理层负责设计和维护流程控制，产生一致的结果。对于数据管理，数据质量的可评价结果可能包括接受数据库的错误率，数据的实时性，在数据库编程最小的错误和里程碑事件的最后期限等。流程控制不仅仅是设立单独的措施和控制每个过程，更应由组织的质量目标来确定，并在各个特定的流程中有具体细节来帮助及早发现问题，改善流程。

完善的质量管理体系是整个组织覆盖了临床研究全过程的质量体系。尽管单一的数据

管理部门可以独自达到一个很高的质量标准和绩效,但它只能实现局部优化,因此临床试验数据质量管理体系的建立还应与组织目标紧密地结合起来。

二、临床试验数据质量管理体系的构建

质量体系的构建应确保组织部门内、各部门之间的一致性。质量保证部门(如果存在的话)应该在建立部门内或部门间体系时,为确保达成适当一致发挥积极的领导作用。

组织的质量体系是自上而下地构建的,一旦建立了上层的体系,需要逐级建立各业务板块以及各部门的体系,包括标准操作规程、培训和流程控制等。

虽然部门可以自由定义质量体系组成部分的程度,但每个部门都应将以下六个关键因素作为质量体系的重要组成部分,它们是:过程识别和定义、流程制定、职位描述、培训、管理监督、流程控制。

标准操作规程的制定非常重要,它是数据管理人员工作的行为规范和准则,明确规定各项工作由哪个部门、团队或个人做,怎样做,使用何种方法做,在何种环境条件下做等;在制定的程序中,必须说明在一个试验数据处理的每一个阶段,确保数据可靠和正确处理的方法。特定的工具和定量技术对于在数据操作中确保试验数据符合每一个时间点的数据质量级别是必要的。程序的监测、审查、取样以及错误率的计算,是评价数据的质量、评估数据质量对研究结论的潜在影响的基本条件。在组织的质量文件中都应该囊括这些工具和技术。

三、临床试验数据质量管理体系文档

(一) 质量策略/方针

质量策略是质量体系中最高的一级,由最高管理层制定,质量策略充分证明一个组织有关临床试验数据质量的全面的意图和方向。质量策略必须详细制定各个级别组织的质量体系,例如质量指南和质量计划。

对于临床试验,获得高质量的真实数据是临床试验数据管理的目的。临床试验数据质量应符合 ALCOA+原则(见本书第三章):

虽然以组织整体的质量方针为总体指导是最好的做法,但是目前情况,组织的质量策略不一定存在,数据管理应该依靠具体的文件(如数据管理计划、标准操作规程、试验特殊程序和方案)建立数据管理部门内的质量标准。同时,由于高品质的临床试验数据永远不会只依赖数据管理部门遵循质量标准,所以数据管理部门也要协调各部门提升整个临床试验的数据质量方针和标准。

(二) 质量目标

依据质量方针制定质量目标,并监督临床试验数据管理质量目标的完成情况,必要时变更质量目标,以适应质量管理体系的要求和公司的实际情况。各职能部门根据数据管理的质量方针和质量目标制订部门的质量目标和实施计划,并定期评审,必要时修订。常见的临床试验数据管理质量目标可以参照质量评估指标来制定,如:

(1)数据库改版率。

(2)数据库上线及时率。

(3)数据抽样检查错误率。

(4)数据库锁定后的解锁次数及数据勘误。

（5）数据管理文档缺失率。

（三）质量手册和计划

质量手册是关于一个组织的质量管理系统的文件。组织必须有成文的质量手册来规定关于数据质量、资源和相关的工作。一个质量手册应当包含 SOP 的描述，且涵盖培训、管理监督、职位描述以及流程控制。

数据质量手册和质量管理计划一定要足够灵活，以解决各种研究中的不同问题。对于一个高度标准化的组织来说，质量体系文件包括试验水平或项目的一部分信息，这些系统文件可能是质量指南、核查程序和 SOP。在这种情况下，这个计划必须提及这些质量体系文件，并详细说明这些文件是如何确保每个试验的数据质量的。质量管理计划可以当作为每一个试验量身定做，或为这个组织全部或部分负责的任何试验总的制定。一个组织的质量管理计划或者手册也应当有版本控制及变更控制。

（四）标准操作规程

SOP 是数据质量手册或指南中的主要部分。SOP 的建立应能覆盖临床试验数据管理的所有过程，但更重要的是对 SOP 的遵守。SOP 是为达到统一，完成某一特定职责而制定的详细书面说明。制定 SOP 的意义在于尽可能控制各种主、客观因素对临床试验结果的影响，尽可能降低临床试验的误差或偏差，并确保研究数据的真实可靠，以提高临床试验结果的质量。对于数据管理部门，一般来说，临床试验数据管理的 SOP 应该包括以下内容：

- 数据管理计划
- CRF 设计
- CRF 填写指南
- 数据库的建立与设计
- 逻辑核查的建立
- CRF 追踪
- 数据录入
- 数据核查与清理
- 外部电子数据的管理
- 医学编码
- SAE 一致性核查
- 数据库的质量控制
- 数据库的锁定与解锁
- 数据的保存与归档
- 数据的安全性
- CRO 的选择与管理
- 人员培训等

每一个 SOP 的版本中都应该标明生效的日期。尽管不需要在每个试验中进行档案处理，SOP 应该根据文件记载的组织程序进行档案整理以及能够用于审查一个结束了很多年的研究。根据计划，SOP 违背应根据所违背的 SOP 进行同样级别的评价和审批。

SOP 制定很难一步到位，需要在实践中不断地完善和发展。数据管理单位的标准化程度也决定了在 SOP 中提出的细节的水平。例如,具有标准病例报告表(CRF)模版、数据库结构、数据核查程序,可能会需要更详细的 SOP,越是标准化以及更加详细的 SOP,对于数据管理计划等试验文档的书写的要求就越低。

(五)试验特定程序

数据管理计划应当包含试验中特定的要求。由于样本量、访视计划、所收集数据的类型、数据量以及数据收集的方法不同,每一项临床研究都会有自己独特的数据处理的要求。数据管理部门必须清楚地记录特定试验的程序和流程,以确保通过源文件到分析数据库的结果是可以被重现的。试验特定程序可以包括在数据管理计划、数据处理规则或者数据质量管理计划中。除了 SOP 外,这些文档能够提供更加详尽的数据管理和数据质量的细节,也可以满足今后可能面临的稽查要求。

(六)质量记录文档

质量记录是质量责任追溯的依据,应真实和详尽。填写质量记录的内容要求真实和完整;填写质量记录的字迹要求清晰,不得随意更改;保管质量记录要求归档清晰,责任到人,一般以清单方式存档。

(七)监测

监视和测量主要针对临床试验数据管理的实现过程。各项目组成员应在项目实现过程中对服务项目进行监视。各业务部门质量控制人员应对各自正在实施过程中的服务项目进行监视。质量保证部门应对服务项目实现过程进行抽样并实施全过程监视,同时做好监视记录。以上过程用于证实与项目服务要求和管理体系的匹配性,以及持续改进临床试验数据管理体系的有效性。

四、临床试验数据质量管理体系的运行维护

一旦建立了临床试验数据管理体系,我们应该鼓励前瞻性的质量系统维护。质量管理体系的维护主要是质量控制、流程控制以及审查修订。

(一)临床试验数据管理中的质量控制

根据 ICH E6 的定义,临床试验数据管理中的质量控制(QC)是保证系统内所采取的操作技术和活动的质量,以查证与临床试验有关的活动都符合质量要求。在整个试验过程中,临床研究的每一步都应被设计达到数据质量所要求的标准。

ICH E6 中陈述了 QC 应当用于数据处理的每一步,从而确保数据的可靠性和操作的正确性。在数据被转录、传输、更新或是存储于新的媒介中的每一个操作步骤都应当有质量控制的步骤与之对应。当数据的质量没有达到预定标准时,就应该采取纠正措施。

临床试验数据的质量控制适用于数据处理的每一个方面,如临床研究机构、数据监察、计算机化系统生命周期过程和数据的处理过程。

1. 临床研究机构和质量控制　所有临床研究人员应具有资质并受到培训,且需制定质量控制程序,例如:

(1)安全性:临床研究人员受到培训,且遵照权限管理程序。

(2)设备:临床研究人员遵照程序确保设备和数据的安全并适当存储。

(3)数据保密性:确保遵照程序保护受试者隐私性。

(4)质量审核:临床研究人员对数据进行内部审核。

（5）存储和归档：确保数据和文件存储归档。

2. 监查和质量控制　临床数据监察是质量控制中最常考虑的环节，包括：

（1）CRF 数据审核。

（2）电子数据完整性：确认电子数据是充分、完整和准确的。

（3）程序化的数据核查：确认方案依从性、受试者安全性。

（4）可溯源性。

（5）原始数据审核：确认原始文件完整以发现未报告数据（如不良事件）。

（6）计算机系统的适当使用：确认工作人员受到培训，且能正常使用计算机系统完成分配的任务。

3. 计算机化系统的生命周期过程和质量控制　如使用计算机化系统，须让其满足试验和工作人员的需求。在系统生命周期的每一步都需执行质量控制，以确保所有要求都被记录、测试和满足。例如：

（1）要求：确保系统的运行和维持涵盖了所有用户以及技术的、商业的和监管部门的要求。

（2）系统验证过程：确保系统遵循确定的程序进行验证，且记录完整准确。

（3）变更控制：系统的生命周期过程中所有的变更都需评估和测试。

4. 数据处理过程和质量控制　通常从 CRF 的质量开始控制，考虑的因素包括：设计恰当、遵从方案、数据收集环境和培训等。质量控制核查举例：

（1）数据录入系统。

（2）数据有效范围核查。

（3）逻辑核查。

（4）安全性核查。

在数据管理中，数据管理人员的两个不同工作性质决定了两种质量控制方式：过程质量控制和实时在线质量控制。

对于设计工作的质量控制，如 CRF 设计、数据库的设计以及逻辑核查的建立等，一般多采用过程质量控制的方法。过程质量控制提供产品的生产过程中的每一个阶段质量状况，以保证每一阶段的质量都是可靠的。例如，逻辑核查的质量控制就是通过录入不同的测试数据来检查该逻辑核查的计算机程序能否正确地捕捉到问题数据。如果不能，则该逻辑核查需要修改并再次测试，直到正确为止。当逻辑核查可以捕捉到问题数据后，该检验就可以进入生产环境。

临床试验进行阶段的质量控制，一般多采用实时在线质量控制。实时在线质量控制是通过计算某一时间点数据的错误率来评估数据的质量。例如，实时在线质量控制报告显示有 3 位受试者已经按计划完成了整个试验，但这些受试者的某一访视的实验室检查数据仍未录入。因此，要求数据管理人员及时发现这些实验室数据并适时启动质疑机制。

错误的预防、发现和监察过程应当在组织机构的流程中加以描述，并作为 QC 过程的证据存档。为了最大限度地预防错误，QC 行动要在程序早期可行的时间点实行，同时应该能评价流程及量化数据质量评价。

（二）临床试验数据管理中的流程控制

一旦质量体系建立，所有过程都到位，人员应按质量体系要求工作，必须遵守规程，使其生效。管理层必须监督及控制流程,保证流程按计划执行,质量体系被严格遵守。例如,如果超过时限,即使是准备非常充分的步骤也是不好的,因为延时导致了合规性降低。数据管理部门带领各部门进行流程控制有助于确保工作流程和质量维持在适当水平不变。

程序的控制包括数据定期抽样检查,还包括在检测结果提示一个失控的程序或持续的低质量时能够在程序中采取正确的纠正措施。与设计错误的瀑布效应比较,处理错误仅仅对下游数据的质量有附加的影响。然而,在错误数据点通过的每一个操纵点上,我们必须重新工作以改正这些错误。在受控状态下进行的程序不仅仅符合了 ICH E6 5.1.3 的要求,还会减少重复工作、数据清除和检查的花费。

(三)临床试验数据的审查和修订

临床试验数据管理的要求在日益提高,电子化程度也越来越高,数据管理人员和数据的质量管理体系也必须能够适应变化。当质量管理体系创建后,它应该被定期审查。审查可以使用事先规定好的方法进行质量体系组成部分的审查。无论以哪种方式,如果需要对原有的质量体系组成部分修改,这些修改必须经过审查和批准。一旦修改完毕,所有相关人员应该对新的质量系统要求进行再培训,以确保他们正确实施质量体系。

五、临床试验数据质量管理体系的评估

有关临床试验数据质量管理体系的评估可参见本章第三节和第四节中的详细描述。

六、临床试验数据质量管理体系的审核及改进

(一)稽查

针对于临床试验研究,稽查(audit)一词在 ICH E6 中被定义为"对试验相关活动及文件进行的系统和独立的检查,以确定被评估试验的相关活动是否被执行和试验数据是否按照试验方案、SOP、GCP 及现行管理法规被记录、分析和准确报告"。

若要进行数据管理稽查,一个人要同时具备稽查方法、数据管理功能、计算机基础编程,以及行业规范的知识。培训和经验是使个人具备评估数据管理程序依从性的资格。同时,一个稽查员应经过充分的训练以及具备足够的经验,以便于彻底准确地评估数据管理过程对于 GCP 的依从性。数据管理的稽查功能应该经常执行,以确保数据管理程序和 QC 程序有效地生成可靠和可重复的数据,以便进行分析和常规的评估。

数据质量管理体系的稽查包括以下几个水平:

1. 书面的数据管理过程应当满足监管要求。必须明确在临床数据管理过程中的每一个步骤和关键点,包括指南的应用、数据录入惯例、从研究机构获得的数据的清理等。书面过程应足够详细,使得临床数据库能够通过源数据重现,以满足质量体系对监管要求的依从性。

2. 数据管理遵守质量政策的文档应存在,包括能够证明执行了制定的数据管理过程的客观证据。如数据核查计划、有签名和日期的检查清单、试验单位签名的数据清理的声明,或者是在稽查过程中的 CDM 人员的面谈记录等。

3. 应有说明用于分析以及提交审核的数据质量的证据。为此,需要采取必要的步骤来获取客观证据,即①用错误率指标定量分析临床数据质量;②需要获取证据表明数据处理过

程是在可控环境下进行的;③必须由数据管理以外的其他专业人员对错误率进行分析,以解释数据对临床试验结论的影响。

(二)纠正和预防措施

根本原因的分析以及纠正和预防措施(CAPA)是质量系统的基础,CAPA是质量持续改善的核心。纠正措施是指针对已存在的不符合或不期望的现象,消除其根本原因所采取的措施,防止重复出现。预防措施是指针对潜在的不符合或潜在不期望的现象所采取的措施,消除其原因,防止其发生。

深刻了解数据管理系统和数据管理工作过程有利于建立有效的CAPA系统,从而加强质量管理体系,保证数据管理所有过程的产出都符合临床试验的目的,以及确保受试者安全以及数据的完整性。衡量CAPA系统内的某个系统或某个过程是否符合试验目的,需要全面了解数据管理相关的投入、产出、控制和资源等。对一个临床试验质量管理体系的有效性和效果进行评估,包括定义相关的评价措施以及反馈。

(三)风险评估

想得到完全干净、无差错的数据库,需要足够的时间和充足的资源。非关键性的偶然输错的数据或者未能建立逻辑核查的数据可能对统计分析得出的结论影响不大。大多数研究要求数据质量应能够满足得出与无差错数据相同的结论。因此,应临床试验数据管理中采用依据风险的质量保证(QA)方法。QA的一个目标就是依据风险标准去识别和评估系统典型的错误。在临床试验过程中,有些系统性错误只能从设计源头予以控制。如果在试验过程中发现系统性错误,所造成的的损害或影响可能无法通过事后CAPA措施予以纠正和防范。由于在大多数试验中,数据量都非常大,因此评估每个数据点的系统性错误会是一个非常艰巨的任务。依据风险的方法可以用来识别数据的类别(例如,不良事件、有效性数据、安全性数据等)。在每个试验中这些数据都是最高的风险等级,需要彻底保证数据准确。

第三节 临床试验的数据管理质量评估体系

早在2008年的一项调查显示,大约87%的公司需要数据管理的考核指标来了解他们的绩效如何。可仅仅19%的公司收集、分析,并和他们合作的CRO有效地使用过考核指标。有近1/3的公司表示他们收集过并审核过考核指标,但从未和CRO公司讨论如何利用并采取措施。其中16%的公司显示他们收集过考核指标,但从来没有定期地分析过。

调查显示,对于临床试验数据管理,如何去定义、收集、利用这些绩效指标是很复杂的,而且费时费力。近年来,随着电子化技术和数据整合能力的加强,各个公司都在尝试应用数据管理手段,早期发现数据管理中的一些质量风险趋势,并进行量化的考核。

质量评估系统包括组织的结构、职责、程序、流程和实施质量管理必需的资源。这些方面都已被国际标准化组织(ISO)进行了标准化,并已应用于包括临床试验行业在内的广泛领域。质量评估体系需要具备灵活性的基础设施,从而对不同的临床试验提供可控和稳定的方法指导。FDA也已经在医疗器械管理中采用质量评估体系。

临床试验参与方应根据适用的标准操作规程、操作系统、人员分工及技术范畴等特点,制定一套完整可行的临床试验数据质量管理综合指标体系,定期对开展的临床试验项目进行质量评价。所选用的评价指标应涵盖临床试验进展的各个阶段,并可以体现符合 GCP 要求的规范化临床试验操作和 ALCOA+数据质量原则,对数据的标准化采集、处理、审核、质疑及转化溯源等关键步骤的质量控制进行有效的衡量和准确的分析,还可以选取某些关键步骤的指标作为综合评价的主要指标,预设权重,借用平衡记分表的方式建立可操作的评分机制,设定综合达标要求的长期跟踪管理。

临床试验中所收集的数据的错误必须尽可能少,使其能支持该临床试验得出的结论。通过发现临床试验数据在转录、转移和处理中的错误,对数据质量进行定量,并评估其对临床试验结果正确性的影响是必要的。

最早在医药研发领域致力于质量评估指标研究的是指标优胜协会(Metric Champion Consortium,MCC)。MCC 成立于 2006 年,目前有 75 个会员,它通过所有会员单位分享临床试验过程中的质量评估指标来开发行业公认的一些标准的质量评估指标。目前医药研发领域采用比较多的是从质量、时间周期、及时性、效率四个方面来整体评价临床试验的绩效。其中,对于临床试验数据管理的绩效,也同样考虑这四个维度,详见表27-2。

表 27-2　临床试验数据管理的质量评估指标的维度

维度	描述	绩效指标举例
质量	数据管理过程的结果(数据质量)符合法规和 GCP 的要求（ALCOA+）	每页 CRF 的质疑数
时间周期	完成某个数据管理任务的时间,在数据管理过程中尽可能快地完成所有活动	从受试者完成访视到受试者访视数据录入 EDC 系统
及时性	具体数据管理项目的重要事件是否按时完成	数据库锁定超过预期日期天数
效率	完成某项数据管理任务所需要的资源	每小时审核的 CRF 页数

在数据质量的考核方面,国际通用的做法是以 ALCOA+原则作为评估数据质量的要求,列举不同目的的评价指标,如体现数据完整性、准确性、及时性、可溯源性等方面的指标。

自 MCC 发布质量评估指标以来,各个公司在此基础上发展了一些内部控制的质量评估指标,供内部项目管理和流程改善使用(表27-3)。由于不同公司的评价侧重点不同,对于各个质量评估指标的应用情况也不完全一致。

表 27-3　临床试验数据管理过程中的部分质量评估指标范例

	数据管理开始阶段	数据管理进行阶段	数据管理结束阶段
质量	EDC UAT 发现的错误率 EDC 上线后非方案修改次数 数据标准的采用率	数据未及时录入率 数据录入错误 质疑率 无效质疑率 编码错误率	质量控制发现的数据错误 数据库锁定后 DBL 的数据勘误

	数据管理开始阶段	数据管理进行阶段	数据管理结束阶段
时间周期	CRF 设计时间 数据库设计时间	访视结束到数据录入周期 数据审核周期 质疑解答周期 医学编码周期	末位受试者末次访视（LPLV）-DBL 周期 DBL-表图列表（TFL）周期
及时性	EDC 上线的时间超出天数	超出约定 DBL 天数	超出约定 TFL 天数
效率	每 CRF 数据审核时间 每个疑问解答的时间	每小时录入 CRF 页数 每小时审核 CRF 页数	每个 TFL 编程的时间

从数据管理的流程来划分,每个质量评估指标可以归纳为前置性指标和滞后性指标。前置性指标的作用是通过检测指标,早期发现项目执行过程中的偏差,进行及时的纠错行为,属于纠错性指标。如数据管理过程当中发现 CRF 数据未及时录入率高,通过 CRA 督促研究者或者 CRC 及时录入。滞后性指标是在项目完成或者具体数据管理任务完成后,总结具体任务的完成情况,如数据库锁库的时间延迟,对于今后如何避免类似情况发生提出参考意见,属于预防性指标。在临床试验数据管理过程中,通过前置性指标,使得数据管理人员或者项目管理员尽可能早期地发现问题;在项目结束后,通过滞后性指标,对数据管理的流程进行总结、改进、完善。

也有公司开始应用其他的一些绩效指标来考核数据管理工作的财务表现情况。这些指标包括:每一个受试者的成本、每 CRF 页面的成本,甚至详细到每清理一个数据点的成本。还有服务水平指标和客户满意度,如对客户技术问题的询问及时应答和解决,净推荐值（net promotion score,NPS）即客户愿意继续推荐数据管理服务的分值,数据系统的成长性等。由于这些绩效指标需要很多的手工记录和定性的分析,目前应用不广泛。

申办方或数据管理机构应根据适用的标准操作规程、计算机操作系统、人员分工及技术范畴等特点,制定一套完整可行的临床试验数据质量管理综合指标体系,定期对开展的临床试验项目进行质量评价。所选用的评价指标应涵盖临床试验进展的各个阶段,并可以体现符合 GCP 要求的规范化临床试验操作和 ALCOA+数据质量原则,对数据的标准化采集、处理、审核、质疑及转化溯源等关键步骤的质量控制进行有效的衡量和准确的分析。还可以选取某些关键步骤的指标作为综合评价的主要指标,预设权重,借用平衡记分表的方式建立可操作的评分机制,设定综合达标要求的长期跟踪管理。

建立完整可行的综合指标体系、全面管理临床试验数据质量,不仅可以帮助申办方或数据管理机构达到全面、系统、可持续管理单个临床试验数据质量的目的,同时也可以为综合评价多个项目之间、不同申办机构之间,以及不同数据管理机构之间的临床试验数据质量对比奠定基础,提供重要而且客观的实际依据,使建立行业通用的质量标准成为可能,并助力推动整个行业共同快速进步。

评估数据质量的指标可以包括:录入和报告数据的时间;监查员或稽查员确认有问题的观测的数量,或纠正的数量;解决质疑问题所需的时间;CRF 审核所需时间;数据错误的数量。

错误的数据是指不能代表数据的真值。数据错误的来源或原因可以包括临床研究机构的抄写错误、数据处理错误、不明确的问题产生无意的错误,或要求的时间窗外进行的数据采集等。错误的根本原因包括理解错误、操作错误、管理不当、疏忽和欺骗等。

发现错误的主要方法有源文件核查、逻辑核查、数据核实、汇总统计、CRF 与数据库核对等。评估数据质量最常用的方法是计算错误数据的发生率,即错误率:

$$错误率 = 发现的错误数/所检查的数据项总和$$

例如:对于 CRF 中关键指标的核查,将对数据库进行 100% 的复查,与 CRF 及疑问表进行核对,发现的所有错误将被更正。对于非关键指标的核查,如果总病例数大于 100 例,将随机抽取 10% 的病例进行复查;如果小于 100 例,则抽取例数为总病例数的平方根进行复查。将数据库与 CRF 及疑问表进行核对,可接受的错误率为:数值变量不超过 0.2%;文本变量不超过 0.5%。如错误率超过此标准,将进行 100% 核对。关键指标、非关键指标的界定,由研究者、申办方以及统计人员共同讨论决定。

根据临床试验的不同阶段,数据质量和数据管理质量评估指标举例如下:

一、临床试验启动阶段

在临床试验启动阶段,应按照质量源于设计的原则,首先确定临床试验数据质量和数据管理质量的评估指标,这些指标应当围绕总体数据标准,与试验结果关系密切的数据采集工具要求,电子临床系统合规性等关键数据和流程方面。相关的指标实例可参见表 27-4 和表27-5。

表 27-4　数据质量评估指标

编号	指标	定义	目的	评价结果	建议标准及达标要求
1	数据标准的采用	在病例报告表设计中是否采纳了数据标准	体现数据采集的标准化程度	是/否	力求为"是",并采用行业通用的 CDISC 标准。但基于目前行业内的实际操作情况,也可以采用符合监管部门审批要求的申办方特定的数据标准或结合使用
2	数据标准采用度	使用数据标准的模块数占病例报告表模块总数的百分比	体现单个临床试验项目执行数据标准的程度	实际百分比	力求 100%。实际百分比越高表示临床数据获取协调标准化程度越好,但因 CDISC 也在不断完善发展中,某些治疗领域的疗效指标尚不能全部涵盖,因此应依据实际情况尽量采纳标准化设计
3	通过数据库用户接受测试(UAT)	在数据库启用前完成了数据库用户接受测试(UAT)并有完整的测试内容、判断标准,及测试记录和结果	体现数据库启用前经预先测试保证其可执行,可操作	是/否	达标要求为"是",并保存完整的记录。未经用户接受测试(UAT)的数据库不能在生产环境启用
4	通过数据库的质量控制	数据库设计检验是否符合预先定义的质量控制内容	体现数据库设计的质量	是/否	达标要求为"是",并保存完整的记录

表 27-5　数据管理质量评估指标

编号	指标	定义	目的	评价结果	建议标准及达标要求
1	病例报告表设计的及时性	病例报告表是/否在第一位受试者入选前获准启用	体现病例报告表设计及启用的及时性	是/否	达标要求为"是"，并保存完整的记录文件
2	数据库设计的及时性	数据库是/否在第一位受试者入选前获准启用	体现数据库设计及启用的及时性	是/否	达标要求为"是"，并保存完整的记录文件
3	数据库运行环境的稳定性	数据库运行环境（如：网络/服务器/停机时间等）及安全备份配置是/否经测试合格并保留记录	体现数据库运行环境的保障及安全	是/否	达标要求为"是"，并保存完整的记录文件
4	电子病例报告表（数据库）培训	数据库使用者名单对应授权用户开启之前的培训记录的百分比	体现所有用户在授权使用数据库工具前获得系统培训	实际百分比	达标要求为100%，并保存完整的记录文件
5	用户权限管理准确率	1）正确授权用户数目/实际授权用户数目 2）在规定时间内取消授权的用户/实际取消授权用户总数	体现所有用户在授权使用的时间段内按照角色定义获得正确的相应权限数据库账户并在任务完成后及时取消权限	实际百分比	达标要求均为100%

二、临床试验进行阶段

在临床试验进行阶段，应采用依据风险的数据管理方法，以 ALCOA+原则为基础对数据的质量和真实完整性，数据采集工具的稳定性，数据管理流程的科学性和合规性等方面实时监督，评价和处理可能存在的数据质量风险。相关评估指标实例可参见表 27-6 至表 27-11。

表 27-6　数据采集工具的稳定性

编号	指标	定义	目的	评价结果	建议标准及达标要求
1	病例报告表修正版	患者入组后，非研究方案修改导致的病例报告表修正版	体现受试者入组前病例报告表设计的质量	实际次数	达标要求为 0 次，实际次数越低表示病例报告表设计越准确
2	数据库的改版	数据库批准启用后，非研究方案或病例报告表修改导致的数据库结构、逻辑检查及计算程序的修改	体现受试者入组前数据库设计的质量	实际次数	力求为 0 次，包括数据库结构，逻辑检查及计算程序，实际次数越低表示数据库设计越准确

表 27-7　数据的完整性

编号	指标	定义	目的	评价结果	建议标准及达标要求
1	受试者信息及时录入率	已开始录入数据的受试者数目/实际入组的受试者数目	体现入组的受试者数据及时进入数据库的比例	实际百分比	力求接近100%，根据数据管理计划确定的数据录入时间窗，及时录入数据库。可以分研究中心、国家和试验整体分别计算
2	研究数据及时录入率	已经录入的数据点数量/所有发生并预期录入的数据点总数	体现预期数据及时进入数据库的比例	实际百分比	力求接近100%，根据数据管理计划确定的数据录入时间窗，及时录入数据库。可以分研究中心、国家和试验整体分别计算
3	未及时录入数据的数量	所有已经发生、预期录入但尚未录入的数据点总数	体现未及时录入数据的数量和具体内容	实际数目	力求接近"0"，根据数据管理计划确定的数据录入时间窗，及时录入数据库。一般对整个试验进行统计，并列出未及时录入的数据点名称。直接显示未及时录入的数据，方便检查

表 27-8　数据质疑管理

编号	指标	定义	目的	评价结果	建议标准及达标要求
1	数据审核QC错误率	选取一定范围的数据（例如20%）进行第三方QC，记录所有在常规数据审核过程中未发现的数据错误，计算QC发现的错误数据点数量/所有QC的数据点数量	体现常规数据审核的质量，并且也可以体现数据整体质量	实际百分比	达标要求为"数值变量不一致应小于0.2%；文本变量不一致应小于0.5%；关键数据（研究方案确定的重要数据）可以要求0错误率"。如果错误率超出允许范围，或发现某些严重错误，可以扩大质量控制样本量直至100%QC
2	外部数据验证错误率	针对IXRS、中心实验室、严重不良事件等外部数据，计算外部数据与数据库数据不匹配的数据点数量/验证中对比的所有数据点数量	体现外部数据和数据库对比的匹配程度	实际百分比	达标要求为"0"，一般可以分别通过修改研究中心录入错误或外部数据源错误解决不一致的数据点，可分别统计并作为数据质量分析的依据

续表

编号	指标	定义	目的	评价结果	建议标准及达标要求
3	质疑率	所有质疑的数量/所有发生的固定数据点总数	体现研究中心试验数据采集的质量,并且可以体现数据整体质量	实际百分比	该指标过高或过低均提示数据管理质量可能存在问题。研究单位可以利用该指标关注在同样的数据管理操作环境下质疑率特别高的或特别低的临床试验。也可以分研究中心、国家和试验整体,或特定数据点,特定病例报告表,特定访视分别计算

表 27-9　数据管理工作的合规性

编号	指标	定义	目的	评价结果	建议标准及达标要求
1	数据管理文档的完整性	在试验进展阶段的相关文件是否已经完备	体现数据管理在临床试验进展阶段 GCP 依从性	是/否	达标要求为"是",并保存完整的记录文件。可参照 GCP 规定的 TMF 要求,例如研究方案、eCRF、CRF 填写指南、数据审核指南、SAE 一致性核查计划、研究方案偏离、更新记录等
2	数据审核报告的完整性	在试验进展阶段的所有用于数据审核的列表及说明	体现完整的人工数据审核的过程和记录	是/否	达标要求为"是",并保存完整的记录文件
3	文档、软件等的更新记录	对所有相关的文档、软件(数据库、医学编码、编码词典等)的更新要求有具体记录	体现试验进展中的文件和软件等流程和工具的更改,及其对数据质量的影响	是/否	达标要求为"是",并保存完整的记录文件
4	参与人员的简历和更新记录	对所有参加试验的相关人员保留一定格式的简历,并定期更新	体现所有参与临床试验人员的职责和资质	是/否	达标要求为"是",并保存完整的记录文件
5	对应数据点的 SDV(原始文件核查)记录	如果要求 100% SDV,数据库中收录的数据应有对应的 SDV 记录	体现数据库数据与源数据经过核对并一致	是/否	达标要求为"是",并保存完整的记录文件。如预先定义选择性 SDV,应同时记录样本选取的要求和完成情况

编号	指标	定义	目的	评价结果	建议标准及达标要求
6	SDV、审核和冻结（指除去修改权限）的比例	选取一定范围的数据（例如20%），用已经标记完成SDV、审核、冻结的数据点数量/所有已录入数据库的数据点数量	体现数据管理工作进行的状态以及完成的比例	实际百分比	试验进展过程中，可以根据具体试验进度设置相应的指标，力求接近100%以保证实时性

表27-10　数据管理工作的准确性

编号	指标	定义	目的	评价结果	建议标准及达标要求
1	数据录入错误率（仅用于纸质病例报告表）	第一次录入后，在平行审核或与第二遍录入对比中发现录入错误的数据点数量/QC的所有数据点数量	体现数据录入的质量	实际百分比	达标要求为"数值变量不一致应小于0.2%；文本变量不一致应小于0.5%；关键数据（研究方案确定的重要数据）可以要求0错误率"。如果错误率超出允许范围，或发现某些严重错误，可以扩大样本量直至100%QC
2	医学编码错误率	随机抽取不少于100条人工编码数据（整个临床试验少于100条时，需全部核查），进行QC，计算编码错误的术语数量/QC的所有编码术语数量	体现数据编码的质量	实际百分比	达标要求为小于5%，对于关键数据（研究方案确定的重要数据，例如SAE）可以要求0错误率。如果错误率超出允许范围，或发现某些严重错误，可以扩大样本量直至100%QC
3	无须数据修改的质疑比例	所有质疑答复中，无须数据修改的质疑数量/所有质疑的总数	某种意义上体现质疑的质量	实际百分比	应该发出的质疑是必须发出的，无论最终数据是否被修改。不能简单依据实际百分比来单方面判断数据管理的准确性，但这个指标是对比在相同的数据管理环境下，不同数据管理人员的操作差异
4	无效或错误的质疑比例	所有发出的质疑中，无效（不应出现）或错误（内容有误）的质疑总数	体现数据管理的质量	实际百分比	实际百分比越低，质疑的有效率越高

续表

编号	指标	定义	目的	评价结果	建议标准及达标要求
5	质疑再次发出比例	因初次回复不满意而导致再次发出相同质疑的例次数/所有质疑的总数	体现质疑的质量,同时体现研究中心对质疑回答的质量	实际百分比	实际百分比越低,质疑的效率越高。可以分研究中心、国家和试验整体分别计算

表 27-11　数据管理工作的及时性

编号	指标	定义	目的	评价结果	建议标准及达标要求
1	数据库启用到第一位受试者初次访视(FPFV)的周期	数据库启用日期减去 FPFV 的日期	体现研究中心的准备情况和 CRA 的协调	实际间隔天数	达标要求为"数据库启用必须在第一位受试者初次访视之前"。实际间隔越接近说明研究中心准备得越及时,效率越高
2	最后一位受试者末次访视(LPLV)到数据库数据锁定的周期	数据库数据清理完成的日期减去 LPLV 的日期	体现数据管理工作的效率,临床管理团队的协调能力以及研究中心的配合程度	实际间隔时间	根据具体试验的复杂程度,可以规定一般可行的周期,例如 EDC 临床试验 3~4 周,纸质病例报告表临床试验可使用最后一页病例报告表收回的周期:5~6 周。实际间隔越短,说明数据管理效率越高
3	数据录入周期	每一个访视数据的实际录入日期减去访视发生的日期	体现数据录入的效率和数据的实时性	实际周期	根据具体试验情况,实际周期越短,说明数据录入效率越高,实时性越好。建议 EDC 项目须在访视之后一周内完成数据录入。可以分研究中心、国家和试验整体分别计算
4	数据人工审核周期	每一个数据点人工质疑发出的日期减去该数据录入完成的日期,取平均数	体现数据管理工作的效率	实际周期	实际周期越短,说明效率越高。数据管理的人工审核周期会依据具体试验情况预先定义,建议 4 周内发出人工审核产生的数据质疑
5	质疑解决周期	每一个质疑发出的日期减去该质疑关闭的日期,取平均数	体现数据管理工作的效率	实际周期	实际周期越短,说明效率越高。建议解决数据质疑的目标周期为 2 周。可以分研究中心、国家和试验整体分别计算

续表

编号	指标	定义	目的	评价结果	建议标准及达标要求
6	研究中心回复质疑的时间	每一个质疑发出的日期减去该质疑答复的日期,取平均数	体现研究中心回答质疑的效率	实际周期	根据具体试验情况,实际周期越短,说明数据答疑效率越高,实时性越好。与数据录入周期要求相似,建议一周内完成答疑。可以分研究中心、国家和试验整体分别计算
7	从质疑答复到质疑关闭所需的时间	每一个质疑答复的日期减去该质疑关闭的日期,取平均数	体现数据管理工作的效率	实际周期	根据具体试验情况,实际周期越短,说明数据答疑效率越高,实时性越好。建议24~48小时内完成对数据变更或回复进行必要的处理
8	医学编码周期	每一个数据开始人工医学编码的日期减去该术语录入的日期,取平均数	体现医学编码团队处理医学编码术语的效率	实际周期	根据具体试验情况,实际周期越短,说明数据管理效率越高,实时性越好。建议人工编码在数据录入的1周内启动有效处理

三、临床试验结束阶段

在临床试验结束阶段,质量保证原则和技术检查方法是评估试验数据及其规程管理的基础,这直接影响着试验药物统计分析结果的可接受性和药物有效性与安全性的可信性。从某种意义上来说,只要试验中能遵循 ALCOA+原则行事,并且数据管理过程涉及的任何人员都能切实做好质量控制,数据结束阶段的数据质量和可信性检查结果应当可以满足药政规范的要求。相关试验结束阶段的数据质量和可信性评估指标的实例可参见表 27-12 至表 27-17。

表 27-12　数据的真实性

编号	指标	定义	目的	评价结果	建议标准及达标要求
1	源文件核查(source document verification, SDV)	数据库锁定前经原始文件核查的数据点占所有数据点的百分比	证实数据库采集的数据能如实体现原始文件内容	实际百分比	实际百分比越接近100%表示核查范围越完整,真实性越有保障。要求达到100%
2	主要研究者签字确认	数据库锁定经主要研究者签字确认的受试者病例报告表数目与所有受试者数目的百分比	体现GCP的依从性,临床试验收录的受试者数据必须经主要研究者审阅认可	实际百分比	达标要求为100%

表 27-13　数据的完整性

编号	指标	定义	目的	评价结果	建议标准及达标要求
1	完整的受试人群	数据库收录的受试者数目与签署知情同意书受试者数目的百分比	体现受试人群的完整性	实际百分比	达标要求为 100%，有些临床试验不收集筛选失败的患者需另外计算
2	完整的病例报告表	收录的病例报告表数目与受试者实际发生的研究活动产生的数据数目的百分比	体现实际发生的研究数据的完整性	实际百分比	达标要求为 100%。也可以使用方案规定的访视数目或病例报告表页数进行计算
3	完整的经处理的数据库数据	在数据库锁定时，待处理的数据质疑的数目，未经编码的名词数目，未确认的缺失数据数目	体现所有数据管理活动已全部完成	实际数目	达标要求为各项均为 0
4	完整的经认可的外部数据	在数据库锁定时，全部最终版本的外部数据已收到	体现实际发生的研究数据的完整性	实际百分比	达标要求为 100%

表 27-14　数据的一致性

编号	指标	定义	目的	评价结果	建议标准及达标要求
1	临床试验管理系统的统合比对	在数据库锁定时，所有记录受试者信息的各种临床试验管理系统是否信息一致，如 CTMS、IVRS、临床试验数据库等，均保持入选受试者数目、访视次数及项目、受试者结束状态等信息一致	体现受试者信息在所有数据载体中的一致性	实际百分比	达标要求为各系统均为 100%一致
2	临床试验数据库和安全性信息数据库的比对	在数据库锁定前，依据比对原则保持所有报告并记录的严重不良事件数目及信息一致	体现所有严重不良事件信息在研究数据库及安全性数据库中的一致性	实际百分比	达标要求为 100%一致，包括严重不良事件的例数，及每一例事件的主要描述及重要内容

表 27-15　经转录数据的准确性（纸质病例报告表）

指标	定义	目的	评价结果	建议标准及达标要求
经转录数据的准确性（纸质病例报告表）	经质量控制比对纸质病例报告表内容和数据库内容，变量不一致的比例	体现数据自纸质病例报告表转录至数据库的准确性	实际百分比	达标要求为"对数据库数据进行100%质量控制，比对纸质病例报告表数据内容和数据库内容，数值变量不一致应小于 0.2%；文本变量不一致应小于 0.5%"

表 27-16　数据的可溯源性

指标	定义	目的	评价结果	建议标准及达标要求
数据稽查轨迹记录（audit trail）	是否具备完整的数据库系统生成的数据稽查轨迹记录	体现 GCP 依从性，数据稽查轨迹实时记录体现所有变更的发生情况	是/否	达标要求为"是"，并保存完整的记录文件

表 27-17　数据的可重现性

指标	定义	目的	评价结果	建议标准及达标要求
数据库备份	是否具备临床试验进展过程中的定期数据库备份及结束后的完整的数据库备份及存档	体现 GCP 依从性，保证所有临床试验数据的可重现	是/否	达标要求为"是"，并保存完整的记录文件

四、其他反映整体质量情况的指标

除了上述临床试验启动、进行和结束阶段需要关注和检查的数据质量要点外，还有其他一些数据质量指标可用于评估整体数据管理质量情况。这些指标也应当与预设的所有数据质量指标一起体现在数据总结报告中。其他相关数据质量保证指标实例可参见表 27-18。

表 27-18　其他反映整体质量情况的指标

编号	指标	定义	目的	评价结果	建议标准及达标要求
1	数据库锁定之后的解锁	因发现数据质量问题而导致的数据库解锁的次数	体现对报告及审批产生直接影响的数据质量问题	实际次数	建议标准为"0"次。如果发生解锁，应记录申请解锁方、解锁原因、解锁批准方、数据修改方、发生质量问题的数据、解锁时间、修改结果和重新锁定时间并保存完整的记录文件

编号	指标	定义	目的	评价结果	建议标准及达标要求
2	研究报告中的数据勘误	数据库锁定之后,因发现数据问题而必须在研究报告中添加的数据勘误	体现对报告及审批产生直接影响的数据质量问题	实际条目	建议标准为"0"
3	稽查发现及记录	如果经历稽查,记录发现的问题、问题的严重程度、改正预防措施及结果	体现稽查中发现的数据质量相关问题及结果	实际条目	目标为稽查中没有发现重要(major)数据管理问题。如果有稽查发现,应完整记录数据管理问题,改正预防措施及解决时限和结果等
4	药政检查发现及记录	如果经历检查,记录发现的问题、问题的严重程度、改正预防措施及结果	体现检查中发现的数据质量相关问题及结果	实际条目	目标为检查中没有发现重要(major)数据管理问题。如果有检查发现,应完整记录数据管理问题,改正预防措施及解决时限和结果等
5	数据管理相关的临床试验文档	保持所有文档的完整性、准确性、一致性,以及及时性	体现GCP依从性,保存完整的临床试验数据管理文档	是/否	达标要求为"是",并保存完整的记录文件

第四节　质量评估指标的应用举例

在具体的数据质疑管理操作中,我们通常依据试验设计的复杂程度、不同治疗领域,以及临床研究的具体分期等因素来选取一个或多个质量评估指标来保障和评估数据质疑管理的绩效。

一、考核指标的创建

创建质量评估指标通常可以分为定义、监测、改善、重新定义这几个步骤。创建一个好的质量评估指标是数据质量得以保障或评估的前提,一个准确、合理的质量评估指标可以很好地衡量工作的好坏。

建立质量评估指标的前提是这个质量评估指标的数据应该能容易获得,能准确评价。通过目前的EDC系统和其他系统,我们可以获得质疑发出和解决的具体的时间,从而获得质疑解决周期的定义,并提前约定警戒范围(表27-19)。

表 27-19　质疑解决时间周期的定义

项目	内容
研究类型	EDC
指标类型	时间周期
指标名称	质疑管理时间周期

项目	内容
范畴	质量控制/试验执行阶段
责任人	第一责任人:数据管理人员;第二责任人:研究者;第三责任人:监查员
研究阶段	试验执行
定义	在 EDC 试验中,从质疑发出至完全解决后关闭之间的实际天数
公式/举例	公式: $X-Y$=实际天数 X=质疑完全关闭日期 Y=质疑发出日期 举例:质疑发出日期 = 13 Oct 2009,质疑完全关闭日期= 23 Oct 2009 [23 Oct-13 Oct] = 10 天
原因分析	● 研究者对方案不熟悉 ● 研究者对 CRF 不熟悉 ● 研究者、CRC 数据录入不认真、不及时 ● 质疑语言不清晰 ● 质疑回答不明确 ● 技术问题(如账户锁定、延迟等)
指标	前置性指标
报告方法	研究 / 治疗领域 / 项目组合
考核单位	实际日期
汇报频率	试验执行中,定期(如周报、月报)
目标	EDC 项目 5 天
预警	绿:≤5 天;黄:6~15 天;红:>15 天
意义	时间周期的缩短更有效率,也说明数据的质量较高

质疑管理的其他方面的质量评估指标也可以从质疑解答周期、疑问清理超出规定天数以及效率指标每小时审核 CRF 页数等若干方面予以评估(表 27-20)。

表 27-20　质疑管理的质量评估指标

	质量评估指标	定义	参考范围	意义
质量	质疑率	在一定时间内,所发出的质疑量。这个可以按照每 CRF 页面平均数表示,或者占总数据的百分比	20%	体现研究中心试验数据采集的质量,并且可以体现数据整体质量。该指标过高或过低均提示数据管理质量可能存在问题
时间周期	质疑解答周期	在质疑发出后至质疑完全解决所需时间,按照实际天数表示	2 周	实际周期越短,说明效率越高。建议解决数据质疑的目标周期为 2 周。可以分研究中心、国家和试验整体分别计算

续表

	质量评估指标	定义	参考范围	意义
及时性	疑问清理超出规定天数	未解决质疑存在时间：在质疑发出后，超出预计解决时间的天数	3 天	防止数据清理的延误，并及时预警
效率	每小时审核 CRF 页数	数据管理人员在每个数据审核（解决质疑）的时间	25 页	体现数据审核的效率，协助项目经理根据项目复杂程度调整资源

所有的这些指标都可以应用 EDC 系统对质疑发出、质疑解决、质疑汇总数量自动产生总结列表。对于数据管理效率的指标，则可以通过公司工时系统中汇报时间和实际的疑问整理时间来获得。

质量评估指标并不是要制定完成后一成不变，而是要根据执行和数据分析的结果来改进相关工作流程或者质量评估指标，如发现指标制定过高或过低，责任人、目标、预警标准不清等，最后综合各种情况，有必要的话需重新定义以完善质量评估指标。

二、考核指标的应用

质量评估指标初步定义完成后，通过数据整合形成质量评估指标数据库和状态报告，可以在项目实施过程中量化地监测质量评估指标的变化。

每一个绩效指标，还应该制定触发补救措施的界限，如超过 5% 的质疑解决偏离预计时间标准（2 周）。

最常用的方法是交通灯标记法：

1. 绿灯。运行良好，不需要采取措施。

2. 黄灯。处在警戒线状态，需要严格监测其状态，评估是否需要及时采取措施或升级。

3. 红灯。结果较差，需要立即采取相应措施，分析问题出在哪，进行补救或改进。

在分析具体的每个质量评估指标时，不仅要对结果进行评估，而且要针对具体项目的每个质量评估指标所评价的结果，都要有明确的升级、补救计划，如结果评定处在黄灯区，需进行进一步归因分析后，由具体项目负责人决定是否需要升级。

对于数据质疑，常见的是数据状态报告（clinical data action report）或者质疑报告（query report）。应用绩效指标的质疑状态报告至少会包括但不限于：

1. 所有质疑数量（包括关闭或开放的）。

2. 质疑量分类　已解决、已回答但未关闭、所有开放的质疑数量。

3. 质疑率。

4. 滞后的质疑。

如表 27-21 所示，要分别列出不同的角色发出的质疑的数量，这样我们就能对数据质量有一个清晰的了解，比如系统自动发出的质疑过多，那可能就是在研究中心，研究者或临床协调员的数据填写不好，或者是对如何填写数据有误解或不清楚的地方，这样的话那我们就需要分析所有系统自动发出质疑的类型，查看哪一类，或者排在前几类的质疑，对研究者、监查员和临床协调员进行重点培训、答疑等。

表 27-21　质疑管理报告举例

日期	中心编号	未解决质疑数量	≤7 天	>7 天	>14 天	>21 天	>28 天	最大延期天数	CRA
××/××/××	01	26		6	13	5	2	59	×××
××/××/××	02	79	19	19	3	11	27	53	×××

此外,质疑报告还可以包括:

1. 过去一个月/两周/一周内所有质疑数量。

2. 未解决质疑存在天数。

3. 数据管理部门解决质疑的速度。

如表 27-22 所示,在数据审核管理上,通过不同时期质疑量的对比或趋势,以及在规定的不同时间点上未解决质疑数量及类型,再结合 CRF 页面录入的速度和数据质疑解决速度等因素进行分析管理,可以及时纠正或预防一些常见的质疑,从而减少数据管理人员的不必要或重复的工作量,进而可以更专注于有问题的数据,最终促进数据质量的提高。

表 27-22　质疑管理报告举例

中心编号	总记录页数	未提交页面	未提交百分比/%	需核查页数	质疑总数	未回复质疑数	未回复质疑百分比/%	已关闭质疑数	已关闭质疑百分比/%	已回复质疑数	已回复质疑百分比/%
01	561	41	7.31	520	157	21	13.38	131	83.44	5	3.18
02	2 102	22	1.05	2 080	367	56	15.26	288	78.47	23	6.27

除质疑状态报告外,借助应用质量评估指标,项目团队还可以通过 CRF 页面缺失状态报告(missing page report)、数据执行状态报告(data action report)等,很清晰地了解 CRF 页面录入状态、审核状态、验证状态、冻结或锁定状态,以及团队的效率是否匹配,从而及时有效地采取相应的行动来保障和评估数据管理的整体表现。

三、考核指标对数据管理工作的意义

质量评估指标的应用,可使数据管理部门在以下几个方面受益:

1. 确保项目顺利进行　通过前置性的指标早期发现数据的趋势,以及存在的风险,调整项目进度和人员安排,或者提供必要的培训,尤其是在早期 CRF 或者质疑大量的积累,以及数据管理人员的人手不够时,及时使用 CRF 状态报告和质疑状态报告中的预警指标来进行清理。

2. 促进数据管理流程的改善　通过对质量指标的管理,旨在对数据管理流程进行持续的改进。例如,对数据管理过程中的一些限速却非必需的步骤进行改善,包括 CRF 审核的流程、eCRF 设计的流程等。

3. 促进制定行业标准 数据管理行业的绩效标准需要行业内量化指标的共享来建立，并建立起相应的质量和效率标准。目前在行业内比较公认的指标如 EDC 项目中,在受试者访视完成后 7 天内完成数据录入。

4. 促进更加有效的沟通 通过一些绩效指标的管理可以促进申办方和 CRO 之间、数据管理部门和内部客户之间的沟通,了解各自的期望。也可以通过单位成本法(如每个 CRF 页面的成本)和服务水平合同来进行服务项目费用的控制。

四、应用数据管理考核指标的注意事项

质量评估指标同样需要在实践过程中不断改进与完善。在绩效管理中已积累成功经验的管理者认为,质量评估指标体系必须在实施中经历若干年后才能真正完善起来,尤其是管理者的绩效管理能力和技术才能培养起来,相应的考核文化和氛围才能成熟。在开始制定和应用数据管理质量评估指标时,需要遵循以下原则:

1. 可行性原则 质量评估能借助一定的手段来实现,在工作中具备较强的可操作性。在临床试验信息日益一体化的今天,药企和 CRO 公司通过各种电子数据的整合,如 EDC、CTMS 系统、IWRS 和受试者入组信息,自动获取所需要的关键质量评估指标来进行评估。而不是大量额外的手工记录和大量的意义不大的指标。

2. 科学性原则 评价指标应体现临床试验数据管理和统计分析方法的客观性和科学性。对于有些无法进行数据管理评价的指标,或者责任人不是很清楚的指标应尽量避免。

3. 全面性原则 快速制定 CRF 或者设计 EDC 可能是好事,潜在的影响是后续 CRF 修改或者数据库变更而带来的更高的质量隐患和时间成本。应对数据管理全流程、各个维度进行评价,同时坚持定性指标与定量指标相结合原则。对难以用定量化指标评价的,如 CDISC 标准的应用,可以用简单的定性分析做出综合评价。

4. 针对流程改进,而不是员工 数据管理的质量评估指标是对数据管理整体或数据管理部门而言的,可以作为项目、流程改善和更好合作的基础,而不是作为员工奖惩的依据,并且也应避免数据管理人员单纯为了追求指标而花费太多精力。

(撰写:邓亚中 胥 煜 李见明;审阅:陈 峰)

参 考 文 献

[1] 国家食品药品监督管理总局.药物临床试验质量管理规范(局令第 3 号).[2003-08-06].http://samr.cfda.gov.cn/WS01/CL0053/24473.html.

[2] MORRISON B W.Monitoring the quality of conduct of clinical trials:a survey of current practices.Clin Trials,2011,8(3):342-349.

[3] 刘扬,李国信.药物临床试验质量控制及相关因素调查分析.中国临床研究,2015,28(5):664-666,672.

[4] LÓPEZ-SENDÓN J,GONZÁLEZ-JUANATEY J R,PINTO F,et al.Quality markers in cardiology.Main markers to measure quality of results (outcomes)and quality measures related to better results in clinical practice (performance metrics).INCARDIO (Indicadores de Calidad en Unidades Asistenciales del Área del Corazón):A SEC/SECTCV consensus position paper.Revista Espanola De Cardiologia (English ed.),2015,68(11):976-995.

［5］闫永波,李野.我国药物临床试验法规与相关国际法规的对比研究.中国新药杂志,2011,20(17):1612-1614.

［6］黄傲,孙瑞华,王雨萌,等.临床试验数据质量问题与改进措施.中日友好医院学报,2015,29(4):224-227.

［7］马风才,谷炜.质量管理.3版.北京:机械工业出版社,2017.

数据管理计划实例

数据管理计划（DMP）

方案名称：　　　######人体生物等效性试验

方案编号：　　　AAA0000

版 本 号：　　　V3.0

版本日期：　　　2016-09-29

申办单位：　　　××制药有限公司

数据管理单位：　　××医药科技有限公司

修正及审批

版本历史

（数据管理计划在更新、修正、补充时需更换版本号，更改的过程需记录在下表中，通过审批的计划应是最终版本）

版本号	撰写人	审批人	页码	内容	版本日期
V1.0	张叁	陆以	不适用	不适用	2016-5-16
V1.1	张叁	陆以	10	逻辑核查文件修正	2016-07-19
V2.0	张叁	王吾	4	CRF 和数据库修正	2016-08-08

撰写人

签名：_____　　　　　　日期：_____

审批

数据管理负责人

签名：_____　　　　　　日期：_____

申办单位：××制药有限公司

签名：_____　　　　　　日期：_____

目　录

缩　略　语

AE	adverse event	不良事件
CRA	clinical research associate	临床监查员
CRC	clinical research coordinator	临床研究协调员
CRF	case report form	病例报告表
DM	data manager	数据管理人员
DMR	data management report	数据管理报告
DVP	data validation plan	数据核查计划
eCRF	electronic case report form	电子病例报告表
EDC	electronic data capture	电子数据采集
eTMF	electronic trial master file	临床试验电子文档管理
GCP	good clinical practice	《临床试验质量管理规范》
GCDMP	good clinical data management practice	《临床数据质量管理规范》
ICH	International Council for Harmonisation of Technical Requirements for Pharmaceuticals for Human Use	国际人用药物注册技术要求协调会
PI	principal investigator	主要研究者
QC	quality control	质量控制
SA	system administrator	系统管理员
SAE	serious adverse event	严重不良事件
SOP	standard operating procedure	标准操作规程
TDM	trial data manager	项目数据管理员
UAT	user acceptance testing	用户接受测试

数据管理标准、规范

1.《临床试验质量管理规范》

2.《临床试验数据管理工作技术指南》

3.《药物临床试验数据管理和统计分析的计划和报告指导原则》

4.《临床试验的电子数据采集技术指导原则》

5. ICH-GCP

6. GCDMP

支持性文件

临床试验数据管理 SOP 清单：

SOP DM002.03 数据管理计划

SOP DM003.03 数据库设计和测试

SOP DM005.03 CRF 人工核查

SOP DM007.03 数据质疑的产生及追踪

SOP DM008.03 核查程序建立及审阅

SOP DM009.03 外部数据处理

SOP DM012.03 数据库关闭

……

1. 临床试验简介

(1)研究题目：######人体生物等效性试验

(2)主要研究目的：研究健康志愿者单剂量口服××制药有限公司研制的######后的血药浓度经时过程，估算相应的药动学参数，并以 BJ 制药有限公司生产的######为标准参比制剂，进行生物等效性评价。

(3)次要研究目的：观察受试制剂######和参比制剂在健康受试者中的安全性。

(4)试验设计：本研究试验为在 30 名健康成年受试者中进行的随机、开放、四周期、双交叉、空腹/餐后生物等效性试验。约一周的筛选期，受试者从入住到出组共 27 天，共 4 周期，每周期间清洗期为 7 天。

(5)给药方案：第一周期将 30 例受试者等分为两组，第一组受试者空腹口服受试制剂######10mg，第二组受试者空腹口服参比制剂######10mg，7 天后交叉给药进行第二周期研究。

第三周期第一组受试者进食高脂餐后，口服受试制剂######10mg，第二组受试者进食高脂餐后，口服参比制剂######10mg，7 天后交叉给药进行第四周期研究。

(6)随机方法：采用区组随机方法，让每位受试者随机地按 T-R-T-R 或 R-T-R-T 顺序服用受试制剂及参比制剂。每两周期间清洗期为 7 天，计划给药时间段为 7：00—9：00，实际给药时间以临床原始记录为准。

2. 数据管理目的　制订本管理计划的目的是规范######人体生物等效性试验数据管理的具体程序，规范数据管理过程，保证数据的一致性、真实性、实时性、完整性和准确性。

3. 相关人员及职责　参与数据管理的相关人员组成及其职责，包括但不限于以下人员，具体职责如下或执行相关 SOP。

人员	数量	所属机构	职责	备注
研究者	2人	AA医院	(1)解决质疑。 (2)PI签字。 (3)……	PI与次要研究者各1人
研究者授权的CRC	1人	AA医院	(1)按原始资料准确、及时、完整录入。 (2)……	根据CRF填写指南准确、及时、完整、规范地填写eCRF
临床监查员	1人	××医药	(1)原始数据核实。 (2)督促研究者解决质疑。 (3)……	无
数据经理	1人	××医药	(1)安排、主持与数据管理有关的会议,协调一切与数据管理有关的部门及工作。 (2)负责本项目数据管理工作的人员任务安排、具体分工、项目进度,对项目整体质量进行控制。 (3)CRF设计。 (4)撰写数据管理计划。 (5)撰写数据核查计划。 (6)……	无
建库员	2人	××医药	(1)设计电子病例报告表及CRF填写指南。 (2)建立数据库,完成测试。 (3)……	无
数据库编程员	2人	××医药	(1)数据抽取及格式转换。 (2)逻辑核查程序编写及DCF输出。 (3)数据映射。 (4)数据管理所需表格及清单程序编写。 (5)外部数据比较程序编写。 (6)数据主次要变量QC输出程序编写。 (7)不良事件、用药等根据词典编码程序编写。 (8)……	无
数据管理人员	2人	××医药	(1)进行数据清理工作,包括发布质疑,不良事件及严重不良事件的核对,外部数据的核查以及导入等。 (2)关闭所有质疑,根据质疑结果更新数据库。 (3)锁库。 (4)数据库本地备份。 (5)……	无
医学编码员	1人	××医药	(1)MedDRA编码。 (2)药物WHO DD编码。 (3)……	无

人员	数量	所属机构	职责	备注
外部数据管理员	1人	××医药	(1)外部数据的接收与核查。 (2)数据提供商的管理。 (3)……	无
数据 QA 专员	1人	××医药	(1)对项目数据管理工作进行内部稽查,保证数据管理工作质量。 (2)……	无
统计师	1人	××医药	(1)CRF 设计、CRF 审核。 (2)试验数据的统计核查。 (3)……	无
医学核查	1人	××医药	(1)CRF 设计审核。 (2)试验数据的医学核查。 (3)……	无
Ⅰ期试验专员	1人	××医药	(1)按照Ⅰ期项目特点对项目进行质量控制。 (2)对项目组数据管理员提供技术支持。 (3)药动学数据审核。 (4)审核单位的外部数据。 (5)……	无
……	……	……	……	……
申办方	1人	××制药	项目稽查	无

4. 数据管理流程

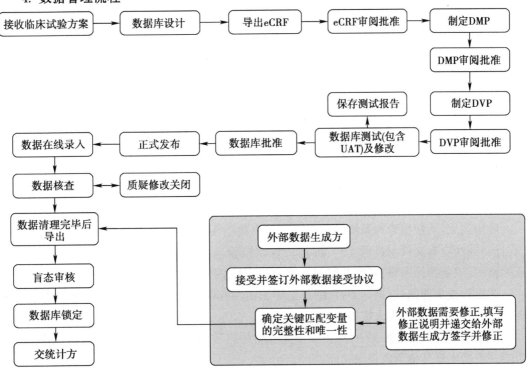

5. 数据流程

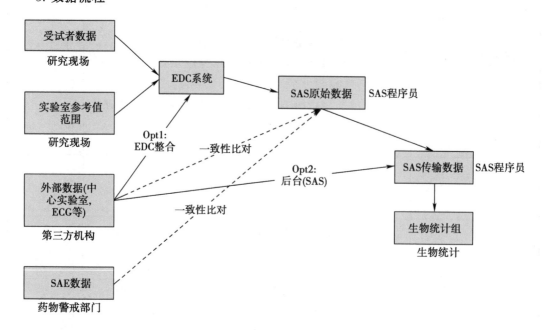

6. 数据采集/管理系统和工具

（1）数据收集系统：本项目使用 eCRF，通过 EDC 系统收集数据。

（2）EDC 系统：××临床试验电子管理系统 V2.0。

（3）CRF 填写说明：制定本项目数据采集用 eCRF 的填写说明，并经审批后应用。

7. 注释 CRF

注释 CRF 由 EDC 系统直接导出，文件格式为 PDF 格式。页面排版、显示和 eCRF 一致，在所有变量后显示变量名称、变量类型、变量编码等。

8. 数据库设计及测试

（1）数据库设计：数据库说明文件由 excel 格式进行编写。数据库说明文件中应至少包括：变量所属数据集；变量名和标签；变量类型；变量格式与长度；变量编码赋值；访视编码；其他描述。

制定详细的 DVP 且相关负责人员审核签署完成后，逻辑核查的建立应根据批准后的 DVP 进行编写。

（2）数据库测试：数据库测试包括录入、导出、逻辑核查功能、权限的测试。

录入测试：未参与设计 CRF 的数据管理人员利用测试用的模拟数据对数据库进行测试，并由数据管理负责人签署确认。

导出测试：从数据管理系统的数据库中导出数据 SAS 文件，应保证数据导出前后的一致性，且一致性应有文件与过程支持，因此一致性检验应至少包括：行数；字段数；关键的时间数据格式；主要指标字段；可能的编码数据字段；导出变量的具体值。

逻辑核查功能测试：根据 DVP 编写正确和错误的模拟数据对数据库逻辑核查功能进行测试，并由数据管理负责人签署确认。

权限测试：在 EDC 系统中，角色权限分配给用户后，确保用户可以实现权限范围内所有功能并不能实现其他角色权限功能。

9. 数据安全管理

(1) 系统验证:本次项目使用的××数据管理系统经过验证。

(2) 数据管理系统的权限管理:对于不同的系统使用者授予不同的权限,采取适当的方法来监控以防止未获得授权的人进行操作。数据权限如下:

人员	职责	权限
CRC	录入	本中心数据的录入、回复质疑
CRA	原始数据核查	所负责的中心数据的核查,发送质疑及关闭本人的质疑
DM	数据管理	项目所有数据逻辑核查,发送质疑,关闭质疑
MC	医学编码	项目所有医学编码,发送质疑,关闭本人的质疑
site_inv	录入、核查	本中心数据录入,回复质疑
site_PI	录入、核查	本中心数据录入,回复质疑,签字
sponsor	查看数据	所有数据只读
medical	核查	项目所有数据的医学审核,发送质疑,关闭本人的质疑
SA	权限管理	本项目所有用户的权限管理
TDM	数据管理	锁定,冻结数据
QA	QA	项目数据的核查,所有数据只读
ST	统计核查	项目数据的核查,所有数据只读
SM(Ⅰ期试验专员)	技术支持	项目数据的核查,所有数据只读

(3) 数据备份

1) 系统默认备份:每日固定时间(10:30)在××服务器中备份数据库。

2) 手动备份:如必要时,在 EDC 系统中手动点击备份,数据库文件保存在××服务器中,再由指定数据管理员每周五在本公司服务器中备份数据库。

3) ××服务器备份数据方式为 3 个服务器同时后台备份。

10. CRF 数据录入过程

研究者或 CRC 在系统中登录授权的用户名,新增受试者后进行数据录入保存并提交。

EDC 数据收集系统的数据录入:经培训后的研究者或研究者授权的 CRC 进行录入和修正。

11. 临床数据的核查与质疑管理

(1) 临床数据的核查:数据核查内容包括逻辑核查、数据值范围核查、时间窗核查、临床数据及外部数据一致性核查、方案依从性核查、随机化核查等。

(2) 质疑管理:质疑的发布和解决均在 EDC 系统中完成。质疑的发布者、数量、类型、频率、答疑的时长均在 EDC 系统中进行记录。

12. 医学编码

	编码工具	编码字典
不良事件等医学术语	central coding tool	MedDRA
合并用药等药物名称	central coding tool	WHODrug
其他	……	……

13. SAE 一致性核查

(1)严重不良事件记录报告系统

1)临床数据库的系统名称和版本。

2)SAE 报告(如有):本项目无药物警戒库,因此不进行药物警戒核查。

(2)严重不良事件的一致性核查流程:执行相关 SOP。

14. 外部数据　以下明确定义了需要传输的外部数据,传输的流程严格执行 SOP/传输协议。

外部数据内容	来源
血药浓度检测	#####药动学中心

15. 数据质量保证及评估

(1)数据质控:保证人员、权限和设备均有相关 SOP,并严格遵照执行,在此基础上通过试验监查和计算机系统程序如范围核查、逻辑核查等保证数据质量。

(2)稽查:本项目稽查一次,按公司 SOP 执行。

(3)数据质量评价:数据质量评价将在数据库锁定前进行,评估的内容至少包括:录入数据的时间;由质控过程发现的问题的数量;或纠正的数量;解决质疑所需的时间;eCRF 审阅的时间。

16. 盲态审核

(1)参与人员:申办方、主要研究者、统计分析人员、数据管理人员、监查员代表等。

(2)审核内容:对所有数据质疑、脱落和方案偏离的病例、合并用药和不良事件的发生情况以及分析数据集的划分等进行最终确认。

17. 数据库的锁定与解锁

(1)数据库锁定程序:执行相关 SOP 的数据库锁定清单。

1)方案所列所有数据已经收到并准确地录入数据库。

2)外部数据(盲态数据除外)接收并存储至 eTMF 系统或本公司服务器专用文件夹中。

3)所有数据质疑已经解答并进入数据库。

4)已经完成临床数据库和 SAE 报告的一致性核查。

5)已完成数据的逻辑性和一致性验证结果审查。

6)已完成方案的依从性核查。

7)已完成最终的明显错误或异常的审查。

8）已完成数据质量核查与评估。

9）更新并保存了所有试验相关文档。

（2）锁定数据库的解锁与再锁定：当数据库锁定后发现数据错误时，如果不是对安全性/有效性分析有重要影响的数据错误，应在统计分析报告和临床报告文档中进行解释说明。如必须对数据库解锁时，要清晰地定义更改哪些数据错误、更改原因以及更改日期，由××制药有限公司负责人、主要研究者、统计单位负责人、数据管理单位负责人共同审批通过。修改后数据库的再次锁定应遵循与数据库首次锁定一样的通知/批准过程。

18. **数据库导出及传输**　数据库导出和传输的文件格式、内容、提交程序需符合国家法规和监管部门要求。

根据统计单位或药品监管部门的要求，由数据管理系统导出相应格式的数据文件，写出具体格式。此文件应可被统计单位或药品监管部门所使用的统计软件读取。内容包括数据文件中包含的变量命名信息、变量值编码，单独提供的变量命名说明文件。

19. **数据和数据管理文件的归档**　按法规要求存档，执行参见 SOP 或描述存档流程。

数据核查计划实例

注:该模板仅供参考,具体应用应该根据项目特点增减调整。

数据核查计划（DVP）
申办方项目编号：　　　　　　　　临床项目编号：
申办方名称：

签名：

文件作者：
以下签名显示您已对该文件的清晰性、完整性和一致性进行了审查并同意它的发布。

签名：　　　　　　　　　　　　　　日期：

印刷名：　　　　　　　　　　　　　项目角色：　　CDM

CDM 审稿人：
以下签名显示您已针对方案审阅了该文件,保证适当的检查已包含在 DVP 中,并且同意它的发布。

签名：　　　　　　　　　　　　　　日期：

印刷名：　　　　　　　　　　　　　项目角色：　　LCDM

1. 修订记录(change record)

DVP 版本号	生效日期	唯一代码	新/修订/停用	变更理由	请求者(申办方/公司内)	作者
1.0	2018/07/18					

2. 动态 CRF 页面的核查(dynamics)

编号	名称	条件	动作
EG_02	如果"12 导联心电图"选择 2 已查,激活"检查日期""检查结果"	(* -> 12-导联心电图-> 12-导联心电图 = 已查)	激活字段 from * -> 12-导联心电图->检查日期
EG_02	如果"12 导联心电图"选择 2 已查,激活"检查日期""检查结果"	(* -> 12-导联心电图-> 12-导联心电图 = 已查)	激活字段 from * -> 12-导联心电图->检查结果
HCG_02	如果"妊娠检查"选择 2 已查,激活"检查日期""检查结果"	(* ->妊娠检查(育龄期女性)->妊娠检查(育龄期女性)= 已查)	激活字段 from * ->妊娠检查(育龄期女性)->检查日期
HCG_02	如果"妊娠检查"选择 2 已查,激活"检查日期""检查结果"	(* ->妊娠检查(育龄期女性)->妊娠检查(育龄期女性)= 已查)	激活字段 from * ->妊娠检查(育龄期女性)->检查结果

3. 派生数据（derivation）

☐ not applicable

生效	失效	版本#	检查编码	访视	CRF	输入条目	相关字段	计算字段	逻辑	输出格式例如:xx.x	测试举例	期望结果	实际整体输出（P/F）
2018/7/18		1.0	DM-AGE-001	筛选期（第-28天~第0天）	DM	BRTHDTC	DSSTDAT	AGE	AGE=DSSTDAT BRTHDTC	2.0	BRTHDTC 为 2016-03-01,DSSTDAT 为 2017-03-01 时	年龄为 1 岁	
2018/7/18		1.0	DM-AGE-001	筛选期（第-28天~第0天）	DM	BRTHDTC	DSSTDAT	AGE	AGE=DSSTDAT BRTHDTC	2.0	BRTHDTC 为 2016-03-01,DSSTDAT 为 2017-02-28 时	年龄为 0 岁	
2018/7/18		1.0	DM-AGE-001	筛选期（第-28天~第0天）	DM	BRTHDTC	DSSTDAT	AGE	AGE=DSSTDAT BRTHDTC	2.0	BRTHDTC 为 2016-03-01,DSSTDAT 为 2017-03-02 时	年龄为 1 岁	

4. 各域核查条目汇总（check summary）

域/CRF页名	域/CRF标签	#核查条目数
知情同意	ICF	1
访视日期	VISIT	19
人口学特征	DM	7
既往病史	MH	10
个人史	PH	4
身高体重	WH	8

续表

域/CRF页名	域/CRF标签	#核查条目数
生命体征	VS	16
体格检查	PE	11
血常规	LBR	13
血生化	LBC	24
尿常规	LBU	9
凝血功能	BCF	8
尿妊娠检查	HCG	7
心电图检查	EG	13
入选/排除标准	IE	26
入组状况	IERES	7
受试者特征	SC	5
随机化	RA	2
用药状况	EX	26
药物分发与回收记录	DA	9
药动学参数	PK	26
不良事件	AE	27
合并用药	CM	16
研究总结	CSS	5
总计	total	299

5. 知情同意（ICF）

生效	失效	版本#	方案违背检查	字段编辑检查	检查编码	表单名称	对象条目	所在访视	逻辑文本	质疑文本	人工检查？Y
2018/7/18		1.0			ICF-DSSTDAT-001	知情同意	签署知情同意书日期 DSSTDAT	筛选期（第-28天~第0天）	DSSTDAT 必须填写	数据缺失，请提供数据	

6. 访视日期（VISIT）

生效	失效	版本#	方案违背检查	字段编辑检查	检查编码	表单名称	对象条目	所在访视	逻辑文本	质疑文本	人工检查？Y
2018/7/18		1.0			VISIT-VISDAT-001	访视日期	访视日期 VISDAT	所有访视	VISDAT 必须填写	数据缺失，请提供数据	
2018/7/18		1.0			VISIT-VISDAT-002	访视日期	访视日期 VISDAT	筛选期（第-28天~第0天）	VISDAT[筛选期（第-28天~第0天）]≥DSSTDAT	访视日期早于签署知情同意书日期，请检查数据	
2018/7/18		1.0			VISIT-VISDAT-003	访视日期	访视日期 VISDAT	筛选期（第-28天~第0天）	1天≤EXSTDAT（第一周期1~7天）[不包括时分]-VISDAT[筛选期（第-28天~第0天）]≤28天	筛选期（第-28天~第0天）访视日期不在首次给药前1~28天内，请检查数据	
2018/7/18		1.0			VISIT-VISDAT-004	访视日期	访视日期 VISDAT	第1周期第1~7天	VISDAT(筛选期)<VISDAT≤EXSTDAT（第一周期1~7天）	访视日期在给药日期之后或筛选日期之前，请检查数据	

续表

生效	失效	版本#	方案违背检查	字段编辑检查	检查编码	表单名称	对象条目	所在访视	逻辑文本	质疑文本	人工检查？Y
2018/7/18		1.0			VISIT-VISDAT-005	访视日期	访视日期 VISDAT	第 1 周期第 8 天±2 天	5 天 ≤ VISDAT-VISDAT（第一周期 1～7 天）≤9 天	访视日期不在第 1 周期第 1 天访视日期 5～9 天内，请检查数据	
2018/7/18		1.0			VISIT-VISDAT-006	访视日期	访视日期 VISDAT	第 1 周期第 11 天±1 天	9 天 ≤ VISDAT-VISDAT（第一周期 1～7 天）≤ 11 天	访视日期不在第 1 周期第 1 天访视日期后 9～11 天请检查数据	
2018/7/18		1.0			VISIT-VISDAT-007	访视日期	访视日期 VISDAT	第 1 周期第 15 天±2 天	12 天 ≤ VISDAT-VISDAT（第一周期 1～7 天）≤ 16 天	访视日期不在第 1 周期第 1 天访视日期后 12～16 天，请检查数据	
2018/7/18		1.0			VISIT-VISDAT-008	访视日期	访视日期 VISDAT	第 1 周期第 18 天±1 天	16 天 ≤ VISDAT-VISDAT（第一周期 1～7 天）≤ 18 天	访视日期不在第 1 周期第 1 天访视日期后 16～18 天，请检查数据	
2018/7/18		1.0			VISIT-VISDAT-009	访视日期	访视日期 VISDAT	第 2 周期第 1 天±2 天	19 天 ≤ VISDAT-VISDAT（第一周期 1～7 天）≤ 23 天	访视日期不在第 1 周期第 1 天访视日期后 19～23 天，请检查数据	

续表

生效	失效	版本#	方案违背检查	字段编辑检查	检查编码	表单名称	对象条目	所在访视	逻辑文本	质疑文本	人工检查？Y
2018/7/18		1.0			VISIT-VISDAT-010	访视日期	访视日期 VISDAT	第 2 周期第 8 天±2 天	5 天 ≤ VISDAT-VISDAT（第 2 周期第 1 天）≤9 天	访视日期不在第 2 周期第 1 天访视日期后 5～9 天，请检查数据	
2018/7/18		1.0			VISIT-VISDAT-011	访视日期	访视日期 VISDAT	第 2 周期第 15 天±2 天	12 天 ≤ VISDAT-VISDAT（第 2 周期第 1 天）≤16 天	访视日期不在第 2 周期第 1 天访视日期后 12～16 天，请检查数据	
2018/7/18		1.0			VISIT-VISDAT-012	访视日期	访视日期 VISDAT	第 3 周期第 1 天±2 天	19 天 ≤ VISDAT-VISDAT（第 2 周期第 1 天）≤23 天	访视日期不在第 2 周期第 1 天访视日期后 19～23 天，请检查数据	
2018/7/18		1.0			VISIT-VISDAT-013	访视日期	访视日期 VISDAT	第 3 周期第 8 天±2 天	5 天 ≤ VISDAT-VISDAT（第 3 周期第 1 天）≤9 天	访视日期不在第 3 周期第 1 天访视日期后 5～9 天，请检查数据	
2018/7/18		1.0			VISIT-VISDAT-014	访视日期	访视日期 VISDAT	第 3 周期第 15 天±2 天	12 天 ≤ VISDAT-VISDAT（第 3 周期第 1 天）≤16 天	访视日期不在第 3 周期第 1 天访视日期后 12～16 天，请检查数据	

续表

生效	失效	版本#	方案违背检查	字段编辑检查	检查编码	表单名称	对象条目	所在访视	逻辑文本	质疑文本	人工检查? Y
2018/7/18		1.0			VISIT-VISDAT-015	访视日期	访视日期 VISDAT	第 n 周期第 1 天±2 天	19 天 ≤ VISDAT-VISDAT（第 n-1 周期第 1 天）≤23 天	访视日期不在上一周期第 1 天后访视日期 19～23 天，请检查数据	Y
2018/7/18		1.0			VISIT-VISDAT-016	访视日期	访视日期 VISDAT	第 n 周期第 8 天±2 天	5 天 ≤ VISDAT-VISDAT（第 n 周期第 1 天）≤9 天	访视日期不在本周期第 1 天访视日期后 5～9 天，请检查数据	Y
2018/7/18		1.0			VISIT-VISDAT-017	访视日期	访视日期 VISDAT	第 n 周期第 15 天±2 天	12 天 ≤ VISDAT-VISDAT（第 n 周期第 1 天）≤16 天	访视日期不在本周期第 1 天访视日期后 12～16 天，请检查数据	Y
2018/7/18		1.0			VISIT-VISDAT-018	访视日期	访视日期 VISDAT	治疗结束（末剂给药后第 30 天±7 天）	VISDAT 应在末剂给药后 22～36 天进行	#根据实际情况撰写质疑文本#	Y
2018/7/18		1.0			VISIT-VISDAT-019	访视日期	访视日期 VISDAT	随访；计划外访视	VISDAT>DSSTDAT	访视日期不在知情同意日期之后，请检查数据	Y

7. 人口学特征（DM）

生效	失效	版本#	方案违背检查	字段编辑检查	检查编码	表单名称	对象条目	所在访视	逻辑文本	质疑文本	人工检查？Y
2018/7/18		1.0			DM-BIRTHDAT-001	人口学资料	出生日期 BIRTHDAT	筛选期（第-28天~第0天）	BIRTHDAT 必须填写	数据缺失，请提供数据	
2018/7/18		1.0			DM-AGE-001	人口学资料	年龄 AGE	筛选期（第-28天~第0天）	BIRTHDAT 不为空，DSSTDAT 不为空，AGE≥18	年龄小于方案要求的入组年龄（18岁），请检查	
2018/7/18		1.0			DM-SEX-001	人口学资料	性别 SEX	筛选期（第-28天~第0天）	必须填写 SEX	数据缺失，请提供数据	
2018/7/18		1.0			DM-ETHNIC-001	人口学资料	民族 ETHNIC	筛选期（第-28天~第0天）	必须填写 ETHNIC	数据缺失，请提供数据	
2018/7/18		1.0			DM-ETHNIC-002	人口学资料	民族 ETHNIC	筛选期（第-28天~第0天）	ETHNIC＝其他时，请检查填写的民族名称是否无误或是否与选项重复	#根据实际情况撰写质疑文本#	Y
2018/7/18		1.0			DM-RACE-001	人口学资料	种族 RACE	筛选期（第-28天~第0天）	必须填写 RACE	数据缺失，请提供数据	
2018/7/18		1.0			DM-RACE-002	人口学资料	种族 RACE	筛选期（第-28天~第0天）	RACE＝其他时，请检查填写的种族名称是否无误或是否与选项重复	#根据实际情况撰写质疑文本#	Y

8. 既往病史（MH）

生效	失效	版本#	方案违背检查	字段编辑检查	检查编码	表单名称	对象条目	所在访视	逻辑文本	质疑文本	人工检查？Y
2018/7/18		1.0			MH-MHYN-001	既往病史	受试者是否有既往病史？MHYN	筛选期（第一28天～第0天）	MHYN 必须填写	数据缺失，请提供数据	
2018/7/18		1.0			MH-MHYN-002	既往病史	受试者是否有除肿瘤外的其他重要疾病史？MHYN	筛选期（第一28天～第0天）	MHYN＝否，MHTERM，MHSTDAT 和 MHON 必须为空	"受试者是否有既往病史？"选择"否"，本表单其他数据应为空，请检查	
2018/7/18		1.0			MH-MHCAT-001	既往病史	疾病名称 MHCAT	筛选期（第一28天～第0天）	MHYN＝是，MHCAT 必须填写	疾病名称为空，请提供数据	
2018/7/18		1.0			MH-MHSTDAT-001	既往病史	诊断日期 MHSTDAT	筛选期（第一28天～第0天）	MHYN＝是，MHSTDAT 必须填写	诊断日期为空，请提供数据	
2018/7/18		1.0			MH-MHSTDAT-002	既往病史	诊断日期 MHSTDAT	筛选期（第一28天～第0天）	MHSTDAT＜EXSTDAT【不包括时分】（第一周期 1～7 天）	诊断日期晚于首次给药日期，请检查	
2018/7/18		1.0			MH-MHONGO-001	既往病史	目前是否存在？MHONGO	筛选期（第一28天～第0天）	MHYN＝是，MHONGO 必须填写	"目前是否存在？"为空，请提供数据	
2018/7/18		1.0			MH-MHENDAT-001	既往病史	结束日期 MHENDAT	筛选期（第一28天～第0天）	MHONGO＝否，MHENDAT 必须填写	"目前是否存在？"选择"否"，结束日期为空，请检查	

续表

生效	失效	版本#	方案违背检查	字段编辑检查	检查编码	表单名称	对象条目	所在访视	逻辑文本	质疑文本	人工检查? Y
2018/7/18		1.0			MH-MHENDAT-002	既往病史	结束日期 MHENDAT	筛选期(第-28天~第0天)	MHONGO=是, MHENDAT 必须为空	"目前是否存在?"选择"是",结束日期却不为空,请检查	
2018/7/18		1.0			MH-MHENDAT-003	既往病史	结束日期 MHENDAT	筛选期(第-28天~第0天)	MHENDAT≥MHSTDAT	结束日期早于诊断日期,请检查	
2018/7/18		1.0			MH-MHCUREYN-001	既往病史	是否接受过手术治疗或目前仍在使用药物治疗? MHCUREYN	筛选期(第-28天~第0天)	MHYN=是, MHCUREYN 必须填写	"是否接受过手术治疗或目前仍在使用药物治疗?"缺失,请检查	

9. 个人史(PH)

生效	失效	版本#	方案违背检查	字段编辑检查	检查编码	表单名称	对象条目	所在访视	逻辑文本	质疑文本	人工检查? Y
2018/7/18		1.0			PH-PHALLYN-001	个人史	受试者是否有任何过敏史? PHALLYN	筛选期(第-28天~第0天)	PHALLYN 必须填写	数据缺失,请提供数据	
2018/7/18		1.0			PH-PHSMYN-001	个人史	受试者是否有吸烟史? PHSMYN	筛选期(第-28天~第0天)	PHSMYN 必须填写	数据缺失,请提供数据	

续表

生效	失效	版本#	方案违背检查	字段编辑检查	检查编码	表单名称	对象条目	所在访视	逻辑文本	质疑文本	人工检查? Y
2018/7/18		1.0			PH-PHDRYN-001	个人史	受试者当前或既往是否有酗酒史? PHDRYN	筛选期(第一天~第0天)	PHDRYN 必须填写	数据缺失，请提供数据	
2018/7/18		1.0			PH-PHDRUYN-001	个人史	受试者是否有药物滥用史? PHDRUYN	筛选期(第一天~第0天)	PHDRUYN 必须填写	数据缺失，请提供数据	

10. 身高体重（WH）

生效	失效	版本#	方案违背检查	字段编辑检查	检查编码	表单名称	对象条目	所在访视	逻辑文本	质疑文本	人工检查? Y
2018/7/18		1.0			WH-WHPERF-001	身高体重	是否进行身高体重检查? WHPERF	筛选期(第一天~第0天)	WHPERF 必须填写	数据缺失，请提供数据	
2018/7/18		1.0			WH-WHPERF-002	身高体重	是否进行身高体重检查? WHPERF	筛选期(第一天~第0天)	WHPERF = 否, WHDAT, HEIGHT 和 WEIGHT1 须为空	"是否进行身高体重检查?"选择"否"，本表单其他数据应为空，请检查	
2018/7/18		1.0			WH-WHDAT-001	身高体重	检查日期 WHDAT	筛选期(第一天~第0天)	WHPERF = 是, WHDAT 须填写	检查日期为空，请提供数据	

续表

生效	失效	版本#	方案违背检查	字段编辑检查	检查编码	表单名称	对象条目	所在访视	逻辑文本	质疑文本	人工检查？Y
2018/7/18		1.0			WH-WHDAT-002	身高体重	检查日期 WHDAT	筛选期（第 -28 天 ~ 第 0 天）	VISDAT［筛选期（第 -28 天 ~ 第 0 天）］≤ WHDAT < EXSTDAT（第一周期 1 ~ 7 天）[不包括时分]	检查日期不在筛选期内，请检查	
2018/7/18		1.0			WH-HEIGHT-001	身高体重	身高 HEIGHT	筛选期（第 -28 天 ~ 第 0 天）	WHPERF = 是，HEIGHT 必须填写	身高为空，请提供数据	
2018/7/18		1.0			WH-HEIGHT-002	身高体重	身高 HEIGHT	筛选期（第 -28 天 ~ 第 0 天）	HEIGHT 不为空时，130cm ≤ HEIGHT ≤ 230cm	身高不在正常范围内，请检查	
2018/7/18		1.0			WH-WEIGHT1-001	身高体重	体重 WEIGHT1	筛选期（第 -28 天 ~ 第 0 天）	WHPERF = 是，WEIGHT1 必须填写	体重为空，请提供数据	
2018/7/18		1.0			WH-WEIGHT1-002	身高体重	体重 WEIGHT1	筛选期（第 -28 天 ~ 第 0 天）	WEIGHT1 不为空时，40 ≤ WEIGHT1 ≤ 100	体重不在正常范围内，请检查	

11. 生命体征（VS）

生效	失效	版本#	方案违背检查	字段编辑检查	检查编码	表单名称	对象条目	所在访视	逻辑文本	质疑文本	人工检查? Y
2018/7/18		1.0			VS-VSPERF-001	生命体征	是否进行生命体征检查? VSPERF	筛选期（第-28天～第0天）,治疗结束（末剂给药后第30天±7天）,计划外访视	VSPERF 必须填写	数据缺失,请提供数据	
2018/7/18		1.0			VS-VSPERF-002	生命体征	是否进行生命体征检查? VSPERF	筛选期（第-28天～第0天）,治疗结束（末剂给药后第30天±7天）,计划外访视	VSPERF = 否时, VSDAT, TEMP, SBP, DBP, HR 和 RR 必须为空	"是否进行生命体征检查?"选择"否",本表单其他数据应为空,请检查	
2018/7/18		1.0			VS-VSDAT-001	生命体征	检查日期 VSDAT	筛选期（第-28天～第0天）,治疗结束（末剂给药后第30天±7天）,计划外访视	VSPERF=是时, VSDAT 必须填写	检查日期为空,请提供数据	

续表

生效	失效	方案违背检查	字段编辑检查	检查编码	表单名称	对象条目	所在访视	逻辑文本	质疑文本	人工检查？Y
2018/7/18				VS-VSDAT-002	生命体征	检查日期 VSDAT	筛选期（第-28天~第0天）	VSDAT<EXSTDAT（第一周期1~7天）【不包括时分】	检查日期不在首次给药前，请检查	
2018/7/18				VS-VSDAT-003	生命体征	检查日期 VSDAT	筛选期（第-28天~第0天）、治疗结束（末剂给药后第30天±7天）、计划外访视	VSDAT≥VISDAT	检查日期早于访视日期，请检查	
2018/7/18				VS-VSDAT-004	生命体征	检查日期 VSDAT	治疗结束（末剂给药后第30天±7天）	VSDAT应在末次饮用药后22~36天进行	#根据实际情况撰写质疑文本#	Y
2018/7/18				VS-TEMP-001	生命体征	体温 TEMP	筛选期（第-28天~第0天）、治疗结束（末剂给药后第30天±7天）、计划外访视	VSPERF＝是时，TEMP必须填写	体温为空，请提供数据	

续表

生效	失效	版本 #	方案违背检查	字段编辑检查	检查编码	表单名称	对象条目	所在访视	逻辑文本	质疑文本	人工检查？Y
2018/7/18		1.0			VS-TEMP-002	生命体征	体温 TEMP	筛选期（第−28 天～第 0 天），治疗结束（末剂给药后第 30 天±7 天），计划外访视	TEMP 不为空时，36.1℃ ≤ TEMP≤37.2℃	体温小于 36.1℃ 或大于 37.2℃，请检查	
2018/7/18		1.0			VS-SBP-001	生命体征	收缩压 SBP	筛选期（第−28 天～第 0 天），治疗结束（末剂给药后第 30 天±7 天），计划外访视	VSPERF＝是，SBP 必须填写	收缩压为空，请提供数据	
2018/7/18		1.0			VS-SBP-002	生命体征	收缩压 SBP	筛选期（第−28 天～第 0 天），治疗结束（末剂给药后第 30 天±7 天），计划外访视	SBP 不为空时，90mmHg ≤ SBP≤140mmHg	收缩压在 90 ～ 140mmHg 范围之外，请检查数据	

续表

生效	失效	版本 #	方案违背检查	字段编辑检查	检查编码	表单名称	对象条目	所在访视	逻辑文本	质疑文本	人工检查? Y
2018/7/18		1.0			VS-DBP-001	生命体征	舒张压 DBP	筛选期(第−28天~第0天),治疗结束(末剂给药后第30天±7天),计划外访视	VSPERF＝是,DBP 必须填写	舒张压为空,请提供数据	
2018/7/18		1.0			VS-DBP-002	生命体征	舒张压 DBP	筛选期(第−28天~第0天),治疗结束(末剂给药后第30天±7天),计划外访视	DBP 不为空时,60mmHg≤DBP≤90mmHg	舒张压在 60 ~ 90mmHg 范围之外,请检查数据	
2018/7/18		1.0			VS-HR-001	生命体征	心率 HR	筛选期(第−28天~第0天),治疗结束(末剂给药后第30天±7天),计划外访视	VSPERF＝是,HR 必须填写	心率为空,请提供数据	

续表

生效	失效	版本#	方案违背检查	字段编辑检查	检查编码	表单名称	对象条目	所在访视	逻辑文本	质疑文本	人工检查？Y
2018/7/18		1.0			VS-HR-002	生命体征	心率 HR	筛选期（第－28天～第0天）、治疗结束（末剂给药后第30天±7天）、计划外访视	HR 不为空时，60≤HR≤100	心率在 60～100 次范围之外，请检查数据	
2018/7/18		1.0			VS-RR-001	生命体征	呼吸频率 RR	筛选期（第－28天～第0天）、治疗结束（末剂给药后第30天±7天）、计划外访视	VSPERF＝是，RR 必须填写	呼吸频率为空，请提供数据	
2018/7/18		1.0			VS-RR-002	生命体征	呼吸率 RR	筛选期（第－28天～第0天）、治疗结束（末剂给药后第30天±7天）、计划外访视	RR 不为空时,16≤RR≤20	呼吸频率在 16～20 次范围之外，请检查数据	

12. 体格检查（PE）

生效	失效	版本#	方案违背检查	字段编辑检查	检查编码	表单名称	对象条目	所在访视	逻辑文本	质疑文本	人工检查？Y
2018/7/18		1.0			PE-PEPERF-001	体格检查	是否进行体格检查? PEPERF	筛选期(第-28天~第0天)，第1周期第1~7天，第2、3、4…n周期第1天±2天，治疗结束(末剂给药后第30天±7天)，计划外访视	PEPERF 必须填写	数据缺失，请提供数据	
2018/7/18		1.0			PE-PEPERF-002	体格检查	是否进行体格检查? PEPERF	筛选期(第-28天~第0天)，第1周期第1~7天，第2、3、4…n周期第1天±2天，治疗结束(末剂给药后第30天±7天)，计划外访视	PEPERF = 否，PERES 和 PEDAT 必须为空	"是否进行体格检查?"选择"否"，本表单其他数据应为空，请检查	

续表

生效	失效	版本#	方案违背检查	字段编辑检查	检查编码	表单名称	对象条目	所在访视	逻辑文本	质疑文本	人工检查？Y
2018/7/18		1.0			PE-PEDAT-001	体格检查	检查日期 PEDAT	筛选期（第−28天~第0天），第1周期第1~7天，第2、3、4…n周期第1天±2天，治疗结束（末剂给药后第30天±7天），计划外访视	PEPERF＝是，PEDAT必须填写	检查日期为空，请提供数据	
2018/7/18		1.0			PE-PEDAT-002	体格检查	检查日期 PEDAT	筛选期（第−28天~第0天）	PEDAT<EXSTDAT（第一周期1~7天）【不包括时时分】	检查日期不在首次给药前，请检查	
2018/7/18		1.0			PE-PEDAT-004	体格检查	检查日期 PEDAT	筛选期（第−28天~第0天），第1周期第1~7天，第2、3、4…n周期第1天±2天，治疗结束（末剂给药后第30天±7天），计划外访视	PEDAT≥VISDAT	检查日期早于访视日期，请检查	

493

续表

生效	失效	版本#	方案违背检查	字段编辑检查	检查编码	表单名称	对象条目	所在访视	逻辑文本	质疑文本	人工检查？Y
2018/7/18		1.0			PE-PEDAT-005	体格检查	检查日期 PEDAT	第 2,3,4···n 周期第 1 天 ±2 天	PEDAT 应在上一周期用药后 19~23 天进行	#根据实际情况撰写质疑文本#	Y
2018/7/18		1.0			PE-PEDAT-006	体格检查	检查日期 PEDAT	治疗结束（末剂给药后第 30 天± 7 天）	PEDAT 应在末次用药后 22~36 天进行	#根据实际情况撰写质疑文本#	Y
2018/7/18		1.0			PE-PERES-001	体格检查	是否有异常的检查结果？PERES	筛选期（第一 28 天 ~ 第 0 天），第 1 周期第 1 ~ 7 天，第 2,3,4···n 周期第 1 天 ±2 天，治疗结束（末剂给药后第 30 天± 7 天），计划外访视	PEPERF＝是，PERES 必须填写	"是否有异常的检查结果？"为空，请提供数据	

续表

生效	失效	版本 #	方案违背检查	字段编辑检查	检查编码	表单名称	对象条目	所在访视	逻辑文本	质疑文本	人工检查? Y
2018/7/18		1.0			PE-PERES-002	体格检查	是否有异常的检查结果? PERES	筛选期(第-28天~第0天)、第1周期第1~7天、第2、3、4…n周期第1天±2天,治疗结束(末剂给药后第30天±7天)、计划外访视	PERES = 否, PETEST 和 PEDESC 必须为空	"是否有异常的检查结果?"选择"否",以下数据应为空,请检查	
2018/7/18		1.0			PE-PETEST-001	体格检查	部位 PETEST	筛选期(第-28天~第0天)、第1周期第1~7天、第2、3、4…n周期第1天±2天,治疗结束(末剂给药后第30天±7天)、计划外访视	PERES = 是, PETEST 必须填写	部位为空,请提供数据	

续表

生效	失效	版本 #	方案违背检查	字段编辑检查	检查编码	表单名称	对象条目	所在访视	逻辑文本	质疑文本	人工检查? Y
2018/7/18		1.0			PE-PEDESC-001	体格检查	异常情况描述 PEDESC	筛选期(第−28天~第0天)、第1周期第1~7天,第2、3、4···n周期第1天±2天,治疗结束(末剂给药后第30天±7天)、计划外访视	PERES=是,PEDESC 必须填写	异常情况描述为空,请提供数据	

13. 血常规(LBR)

生效	失效	版本 #	方案违背检查	字段编辑检查	检查编码	表单名称	对象条目	所在访视	逻辑文本	质疑文本	人工检查? Y
2018/7/18		1.0			LBR-LBRPERF-001	血常规	是否进行血常规检查? LBRPERF	所有访视	LBRPERF 必须填写	数据缺失,请提供数据	
2018/7/18		1.0			LBR-LBRPERF-001	血常规	是否进行血常规检查? LBRPERF	所有访视	LBRPERF=否,表单中其他字段应为空	"是否进行血常规检查?"选择"否",本表单中其他数据应为空,请检查	

续表

生效	失效	版本#	方案违背检查	字段编辑检查	检查编码	表单名称	对象条目	所在访视	逻辑文本	质疑文本	人工检查？Y
2018/7/18		1.0			LBR-LBDAT-001	血常规	采集日期 LBDAT	所有访视	LBRPERF＝是，LBDAT 必须填写	采集日期为空，请提供数据	
2018/7/18		1.0			LBR-LBDAT-002	血常规	采集日期 LBDAT	筛选期	1≤EXSTDAT（第一周期 1~7天）[不包括时分]-LBDAT≤28	采集日期不在筛选期内，请检查	
2018/7/18		1.0			LBR-LBDAT-003	血常规	采集日期 LBDAT	所有访视	LBDAT≥VISDAT	采集日期早于访视日期，请检查	
2018/7/18		1.0			LBR-WBC-001	血常规	白细胞计数（WBC）WBC	所有访视	LBRPERF＝是，WBC 必须填写	白细胞计数为空，请提供数据	
2018/7/18		1.0			LBR-LYMPH-001	血常规	淋巴细胞数（LYMPH#）LYMPH	所有访视	LBRPERF＝是，LYMPH 必须填写	淋巴细胞数为空，请提供数据	
2018/7/18		1.0			LBR-NEUT-001	血常规	中性粒细胞数（NEUT#）NEUT	所有访视	LBRPERF＝是，NEUT 必须填写	中性粒细胞计数为空，请提供数据	
2018/7/18		1.0			LBR-RBC-001	血常规	红细胞计数（RBC）RBC	所有访视	LBRPERF＝是，RBC 必须填写	红细胞计数为空，请提供数据	
2018/7/18		1.0			LBR-HGB-001	血常规	血红蛋白（HGB）HGB	所有访视	LBRPERF＝是，HGB 必须填写	血红蛋白为空，请提供数据	

续表

生效	失效	版本#	方案违背检查	字段编辑检查	检查编码	表单名称	对象条目	所在访视	逻辑文本	质疑文本	人工检查？Y
2018/7/18		1.0			LBR-PLT-001	血常规	血小板计数（PLT）PLT	所有访视	LBRPERF=是，PLT必须填写	血小板计数为空，请提供数据	
2018/7/18		1.0			LBR-RET-001	血常规	网织红细胞计数（Ret.C）RET	所有访视	LBRPERF=是，RET必须填写	网织红细胞计数为空，请提供数据	
2018/7/18		1.0			LBR-LBCS-001	血常规	临床意义判定 LBCS	所有访视	当选择"异常有意义"时，需交叉检查 MH&AE 表单	#根据实际情况撰写质疑文本#	Y

14. 血生化（LBC）

生效	失效	版本#	方案违背检查	字段编辑检查	检查编码	表单名称	对象条目	所在访视	逻辑文本	质疑文本	人工检查？Y
2018/7/18		1.0			LBC-LBCPERF-001	血生化	是否进行血生化检查？LBCPERF	所有访视	LBCPERF 必须填写	数据缺失，请提供数据	
2018/7/18		1.0			LBC-LBCPERF-002	血生化	是否进行血生化检查？LBCPERF	所有访视	LBCPERF=否，表单中其他字段应为空	"是否进行血生化检查？"选择"否"，本表单其他数据应为空，请检查	
2018/7/18		1.0			LBC-LBCDAT-001	血生化	采集日期 LBCDAT	所有访视	LBCPERF=是，LBCDAT必须填写	采集日期为空，请提供数据	

续表

生效	失效	版本 #	方案违背检查	字段编辑检查	检查编码	表单名称	对象条目	所在访视	逻辑文本	质疑文本	人工检查? Y
2018/7/18		1.0			LBC-LBCDAT-002	血常规	采集日期 LBCDAT	筛选期	1≤EXSTDAT（第一周期1~7天）【不包括时分】-LBCDAT≤28	采集日期不在筛选期内，请检查	
2018/7/18		1.0			LBC-LBCDAT-003	血生化	采集日期 LBCDAT	所有访视	LBCDAT【不包括时分】≥VISDAT	采集日期早于访视日期，请检查	
2018/7/18		1.0			LBC-TBIL-001	血生化	总胆红素（TBIL）TBIL	所有访视	LBCPERF=是，TBIL 必须填写	总胆红素为空，请提供数据	
2018/7/18		1.0			LBC-ALP-001	血生化	碱性磷酸酶（ALP）ALP	所有访视	LBCPERF=是，ALP 必须填写	碱性磷酸酶为空，请提供数据	
2018/7/18		1.0			LBC-GPT-001	血生化	谷丙转氨酶（GPT）GPT	所有访视	LBCPERF=是，GPT 必须填写	谷丙转氨酶为空，请提供数据	
2018/7/18		1.0			LBC-GOT-001	血生化	谷草转氨酶（GOT）GOT	所有访视	LBCPERF=是，GOT 必须填写	谷草转氨酶为空，请提供数据	
2018/7/18		1.0			LBC-LDH-001	血生化	乳酸脱氢酶（LDH）LDH	所有访视	LBCPERF=是，LDH 必须填写	乳酸脱氢酶为空，请提供数据	
2018/7/18		1.0			LBC-TP-001	血生化	总蛋白（TP）TP	所有访视	LBCPERF=是，TP 必须填写	总蛋白为空，请提供数据	

续表

生效	失效	版本#	方案违背检查	字段编辑检查	检查编码	表单名称	对象条目	所在访视	逻辑文本	质疑文本	人工检查？Y
2018/7/18		1.0			LBC-ALB-001	血生化	白蛋白（ALB）ALB	所有访视	LBCPERF＝是，ALB 必须填写	白蛋白为空，请提供数据	
2018/7/18		1.0			LBC-BUN-001	血生化	尿素氮（BUN）BUN	所有访视	LBCPERF＝是，BUN 必须填写	尿素氮为空，请提供数据	
2018/7/18		1.0			LBC-CR-001	血生化	肌酐（Cr）CR	所有访视	LBCPERF＝是，CR 必须填写	肌酐为空，请提供数据	
2018/7/18		1.0			LBC-UREA-001	血生化	尿酸（UA）UREA	所有访视	LBCPERF＝是，UREA 必须填写	尿酸为空，请提供数据	
2018/7/18		1.0			LBC-GLU-001	血生化	葡萄糖（GLU）GLU	所有访视	LBCPERF＝是，GLU 必须填写	葡萄糖为空，请提供数据	
2018/7/18		1.0			LBC-CA-001	血生化	钙（Ca）CA	所有访视	LBCPERF＝是，CA 必须填写	钙为空，请提供数据	
2018/7/18		1.0			LBC-P-001	血生化	磷（P）P	所有访视	LBCPERF＝是，P 必须填写	磷为空，请提供数据	
2018/7/18		1.0			LBC-MG-001	血生化	镁（Mg）MG	所有访视	LBCPERF＝是，MG 必须填写	镁为空，请提供数据	
2018/7/18		1.0			LBC-K-001	血生化	钾（K）K	所有访视	LBCPERF＝是，K 必须填写	钾为空，请提供数据	
2018/7/18		1.0			LBC-LBCNA-001	血生化	钠（Na）LBCNA	所有访视	LBCPERF＝是，LBCNA 必须填写	钠为空，请提供数据	
2018/7/18		1.0			LBC-CL-001	血生化	氯（Cl）CL	所有访视	LBCPERF＝是，CL 必须填写	氯为空，请提供数据	

续表

生效	失效	版本#	方案违背检查	字段编辑检查	检查编码	表单名称	对象条目	所在访视	逻辑文本	质疑文本	人工检查? Y
2018/7/18		1.0			LBC-CCR-001	血生化	肌酐清除率 CCR	所有访视	LBCPERF＝是，CCR 必须填写	肌酐清除率为空，请提供数据。	
2018/7/18		1.0			LBC-LBCS-001	血生化	临床意义判定 LBCS	所有访视	当选择"异常有意义"时，需交叉检查 MH&AE 表单	#根据实际情况撰写质疑文本#	Y

15. 尿常规（LBU）

生效	失效	版本#	方案违背检查	字段编辑检查	检查编码	表单名称	对象条目	所在访视	逻辑文本	质疑文本	人工检查? Y
2018/7/18		1.0			LBU-LBUPERF-001	尿常规	是否进行尿常规检查? LBUPERF	筛选期(第−28天～第0天)，第1周期第1～7天，第1周期第8/15天，第2,3,4…n周期第1天±2天，治疗结束(末剂给药后第30天±7天)，计划外访视	LBUPERF 必须填写	数据缺失，请提供数据	
2018/7/18		1.0			LBU-LBUPERF-002	尿常规	是否进行尿常规检查? LBUPERF	筛选期(第−28天～第0天)，第1周期第1～7天，第1周期第8/15天，第2,3,4…n周期第1天±2天，治疗结束(末剂给药后第30天±7天)，计划外访视	LBUPERF＝否，表单中其他字段应为空	"是否进行尿常规检查?"选择"否"，本表单其他数据应为空，请检查	

续表

生效	失效	版本#	方案违背检查	字段编辑检查	检查编码	表单名称	对象条目	所在访视	逻辑文本	质疑文本	人工检查? Y
2018/7/18		1.0			LBU-LBUDAT-001	尿常规	采集日期 LBUDAT	筛选期(第-28天~第0天),第1周期第1~7天,第1周期第8/15天,第1周期第2,3,4…n周期第1天±2天,治疗结束(末剂给药后第30天±7天),计划外访视	LBUPERF = 是,LBUDAT 必须填写	采集日期为空,请提供数据	
2018/7/18		1.0			LBU-LBUDAT-002	尿常规	采集日期 LBUDAT	筛选期	1≤EXSTDAT(第一周期1~7天)[不包括时分]-LBUDAT≤28	采集日期不在筛选期内,请检查	
2018/7/18		1.0			LBU-LBUDAT-003	尿常规	采集日期 LBUDAT	筛选期(第-28天~第0天),第1周期第1~7天,第1周期第8/15天,第1周期第2,3,4…n周期第1天±2天,治疗结束(末剂给药后第30天±7天),计划外访视	LBUDAT[不包括时分]≥VISDAT	采集日期早于访视日期,请检查	
2018/7/18		1.0			LBU-LEU-001	尿常规	检查结果 LEU	筛选期(第-28天~第0天),第1周期第1~7天,第1周期第8/15天,第1周期第2,3,4…n周期第1天±2天,治疗结束(末剂给药后第30天±7天),计划外访视	LBUPERF = 是且SG≠未查且目不为空时,LEU 必须填写	检查结果为空,请提供数据	

续表

生效	失效	版本#	方案违背检查	字段编辑检查	检查编码	表单名称	对象条目	所在访视	逻辑文本	质疑文本	人工检查？Y
2018/7/18		1.0			LBU-BLD-001	尿常规	单位 BLD	筛选期(第−28 天~第 0 天),第 1 周期第 1~7 天,第 1 周期第 8/15 天,第 2、3、4…n 周期第 1 天±2 天,治疗结束(末剂给药后第 30 天±7 天),计划外访视	检查结果为定性,BLD 必须为空;检查结果为定量,则 BLD 必须填写	#根据实际情况撰写质疑文本#	Y
2018/7/18		1.0			LBU-SG-001	尿常规	临床意义判定 SG	筛选期(第−28 天~第 0 天),第 1 周期第 1~7 天,第 1 周期第 8/15 天,第 2、3、4…n 周期第 1 天±2 天,治疗结束(末剂给药后第 30 天±7 天),计划外访视	LBUPERF＝是,SG 必须填写	临床意义判定为空,请提供数据	
2018/7/18		1.0			LBU-SG-001	尿常规	临床意义判定 SG	筛选期(第−28 天~第 0 天),第 1 周期第 1~7 天,第 1 周期第 8/15 天,第 2、3、4…n 周期第 1 天±2 天,治疗结束(末剂给药后第 30 天±7 天),计划外访视	当选择"异常有意义"时,需交叉检查 MH&AE 表单	#根据实际情况撰写质疑文本#	Y

503

16. 凝血功能（BCF）

生效	失效	版本#	方案违背检查	字段编辑检查	检查编码	表单名称	对象条目	所在访视	逻辑文本	质疑文本	人工检查? Y
2018/7/18		1.0			BCF - BCFPERF-001	凝血	是否进行凝血检查? BCFPERF	所有访视	BCFPERF 必须填写	数据缺失，请提供数据	
2018/7/18		1.0			BCF-BCFPERF-001	凝血	是否进行凝血检查? BCFPERF	所有访视	BCFPERF = 否时，表单中其他字段应为空	"是否进行凝血检查?"选择"否"，本表单其他数据应为空，请检查	
2018/7/18		1.0			BCF-BCFDAT-001	凝血	检查日期 BCFDAT	所有访视	BCFPERF＝是时，BCFDAT 必须填写	检查日期为空，请提供数据	
2018/7/18		1.0			BCF-BCFDAT-003	凝血	检查日期 BCFDAT	所有访视	BCFDAT≥VISDAT	检查日期早于访视日期，请检查	
2018/7/18		1.0			BCF-PT-001	凝血	凝血酶原时间 PT	所有访视	BCFPERF＝是时，PT 必须填写	凝血酶原时间为空，请提供数据	
2018/7/18		1.0			BCF-APTT-001	凝血	部分凝血活酶时间 APTT	所有访视	BCFPERF＝是时，APTT 须填写	部分凝血活酶时间为空，请提供数据	
2018/7/18		1.0			BCF-INR-001	凝血	国际标准化比值 INR	所有访视	BCFPERF＝是时，INR 必须填写	国际标准化比值为空，请提供数据	
2018/7/18		1.0			BCF-BCFS-001	凝血	临床意义判定 BCFS	所有访视	当选择"异常有意义"时，需交叉检查 MH&AE 表单	#根据实际情况撰写质疑文本#	Y

17. 尿妊娠检查（HCG）

生效	失效	版本#	方案违背检查	字段编辑检查	检查编码	表单名称	对象条目	所在访视	逻辑文本	质疑文本	人工检查？Y
2018/7/18		1.0			HCG-HCGPERF-001	尿妊娠	是否进行尿妊娠检查？ HCGPERF	第1周期（第1天）~第n周期（第1天）、治疗结束、随访	HCGPERF 必须填写	数据缺失，请提供数据	
2018/7/18		1.0			HCG-HCGPERF-002	尿妊娠	是否进行尿妊娠检查？ HCGPERF	第1周期（第1天）~第n周期（第1天）、治疗结束、随访	HCGPERF≠是，HCGDAT，HCGORRES 必须为空	"是否进行尿妊娠检查？"未选择"是"，检查日期，检查结果却至少有一项不为空，请检查	
2018/7/18		1.0			HCG-HCGPERF-003	尿妊娠	是否进行尿妊娠检查？ HCGPERF	第1周期（第1天）~第n周期（第1天）、治疗结束、随访	SEX＝男，HCGPERF＝不适用	性别选择男性，"是否进行尿妊娠检查？"却未选择"不适用"，请检查	
2018/7/18		1.0			HCG-HCGDAT-001	尿妊娠	检查日期 HCGDAT	第1周期（第1天）~第n周期（第1天）、治疗结束、随访	HCGPERF=是，HCGDAT 必须填写	检查日期为空，请提供数据	
2018/7/18		1.0			HCG-HCGDAT-002	尿妊娠	检查日期 HCGDAT	第1周期（第1天）~第n周期（第1天）、治疗结束、随访	HCGDAT ≥ VISDAT（本次访视）	检查日期在本次访视日期之前，请检查	

续表

生效	失效	版本#	方案违背检查	字段编辑检查	检查编码	表单名称	对象条目	所在访视	逻辑文本	质疑文本	人工检查? Y
2018/7/18		1.0			HCG-HCGDAT-003	尿妊娠	检查日期 HCGDAT	治疗结束	22≤HCGDAT-EXSTDAT（末饮给药）≤36	检查日期不在出组检查的时间窗内，请检查	Y
2018/7/18		1.0			HCG-HCGORRES-001	尿妊娠	检查结果 HCGORRES	第1周期（第1天～第n周期（第1天），治疗结束,随访	HCGPERF=是，HCGORRES 必须填写	检查结果为空，请提供数据	

18. 心电图（EG）

生效	失效	版本#	方案违背检查	字段编辑检查	检查编码	表单名称	对象条目	所在访视	逻辑文本	质疑文本	人工检查? Y
2018/7/18		1.0			EG-EGPERF-001	心电图检查	是否进行12导联心电图检查? EGPERF	筛选期（第-28天～第0天），治疗结束（末剂给药后第30天±7天），计划外访视	EGPERF 必须填写	数据缺失，请提供数据	
2018/7/18		1.0			EG-EGPERF-002	心电图检查	是否进行12导联心电图检查? EGPERF	筛选期（第-28天～第0天），治疗结束（末剂给药后第30天±7天），计划外访视	EGPERF=否，EGDAT,EGHR,EGPR,EGQRS,EGQT,EGQTC和EGSIG必须为空	"是否进行12导联心电图检查?"选择"否"，本表单其他数据应为空，请检查	

续表

生效	失效	版本#	方案违背检查	字段编辑检查	检查编码	表单名称	对象条目	所在访视	逻辑文本	质疑文本	人工检查？Y
2018/7/18		1.0			EG-EGDAT-001	心电图检查	检查日期 EGDAT	筛选期（第−28天~第0天）、治疗结束（末剂给药后第30天±7天）、计划外访视	EGPERF＝是，EGDAT 必须填写	检查日期为空，请提供数据	
2018/7/18		1.0			EG-EGDAT-002	心电图检查	检查日期 EGDAT	筛选期（第−28天~第0天）	EGDAT<EXSTDAT（第一周期第1~7天）【不包括时分】	检查日期不在首次给药前，请检查	
2018/7/18		1.0			EG-EGDAT-003	心电图检查	检查日期 EGDAT	筛选期（第−28天~第0天）、治疗结束（末剂给药后第30天±7天）、计划外访视	EGDAT≥VISDAT	检查日期早于访视日期，请检查	
2018/7/18		1.0			EG-EGDAT-004	心电图检查	检查日期 EGDAT	治疗结束（末剂给药后第30天±7天）	EGDAT 应在末次用药后22~36天进行	#根据实际情况撰写质疑文本#	
2018/7/18		1.0			EG-EGHR-001	心电图检查	心率 EGHR	筛选期（第−28天~第0天）、治疗结束（末剂给药后第30天±7天）、计划外访视	EGPERF＝是，EGHR 必须填写	心率为空，请提供数据	Y

507

续表

生效	失效	版本#	方案违背检查	字段编辑检查	检查编码	表单名称	对象条目	所在访视	逻辑文本	质疑文本	人工检查? Y
2018/7/18		1.0			EG-EGPR-001	心电图检查	PR间期 EGPR	筛选期（第-28天~第0天），治疗结束（末剂给药后第30天±7天），计划外访视	EGPERF＝是，EGPR必须填写	PR间期为空，请提供数据	
2018/7/18		1.0			EG-EGQRS-001	心电图检查	QRS时限 EGQRS	筛选期（第-28天~第0天），治疗结束（末剂给药后第30天±7天），计划外访视	EGPERF＝是，EGQRS必须填写	QRS时限为空，请提供数据	
2018/7/18		1.0			EG-EGQT-001	心电图检查	Q-T间期 EGQT	筛选期（第-28天~第0天），治疗结束（末剂给药后第30天±7天），计划外访视	EGPERF＝是，EGQT必须填写	Q-T间期为空，请提供数据	
2018/7/18		1.0			EG-EGQTC-001	心电图检查	Q-Tc间期 EGQTC	筛选期（第-28天~第0天），治疗结束（末剂给药后第30天±7天），计划外访视	EGPERF＝是，EGQTC必须填写	Q-Tc间期为空，请提供数据	
2018/7/18		1.0			EG-EGSIG-001	心电图检查	心电图检查情况 EGSIG	筛选期（第-28天~第0天），治疗结束（末剂给药后第30天±7天），计划外访视	EGPERF＝是，EGSIG必须填写	心电图检查情况为空，请提供数据	

续表

生效	失效	版本#	方案违背检查	字段编辑检查	检查编码	表单名称	对象条目	所在访视	逻辑文本	质疑文本	人工检查?Y
2018/7/18		1.0			EG-EGSIG-002	心电图检查	心电图检查情况 EGSIG	筛选期（第-28天~第0天），治疗结束（末剂给药后第30天±7天），计划外访视	EGSIG=异常有意义，需交叉检查 MH&AE	#根据实际情况撰写质疑文本#	Y

19. 入选/排除标准（IE）

生效	失效	版本#	方案违背检查	字段编辑检查	检查编码	表单名称	对象条目	所在访视	逻辑文本	质疑文本	人工检查?Y
2018/7/18		1.0			IE-IEYNALL-001	入选/排除标准	是否符合所有入选标准并不符合所有排除标准？ IEYNALL	筛选期	IEYNALL 必须填写	数据缺失，请提供数据	
2018/7/18		1.0			IE-IEYNALL-001	入选/排除标准	是否符合所有入选标准并不符合所有排除标准？ IEYNALL	筛选期	IEYNALL=是，IECAT，IETESTCD，IEVAL 必须为空	"是否符合所有入选标准并不符合所有排除标准?"选择"是"，不符合的入排标准类型及ID 至少有一项不为空，请检查	

续表

生效	失效	版本#	方案违背检查	字段编辑检查	检查编码	表单名称	对象条目	所在访视	逻辑文本	质疑文本	人工检查? Y
2018/7/18		1.0			IE-IECAT-001	入选/排除标准	标准类型 IECAT	筛选期	IEYNALL=否,IECAT 必须填写	标准类型为空,请提供数据	
2018/7/18		1.0			IE-IETESTCD-001	入选/排除标准	受试者不符合的标准编号 IETESTCD	筛选期	IEYNALL=否,IETESTCD 必须填写	不符合入标标准的 ID 为空,请提供数据	
2018/7/18		1.0			IE-IEYN-001	入选/排除标准	是否筛选成功? IEYN	筛选期	IEYNALL=是,IEYN 必须填写	是否筛选成功为空,请提供数据	
2018/7/18		1.0			IE-IEYN-002	入选/排除标准	是否筛选成功? IEYN	筛选期	IEYNALL=否,IEYN 必须选否	"是否符合所有入选标准?"选择所有排除标准并不符合所有"否","是否筛选成功?"却选择"是",请检查	
2018/7/18		1.0			IE-IETESTCD-002	入选/排除标准	受试者不符合的标准编号 IETESTCD	筛选期	AGE≥18,IETESTCD≠IN02	受试者年龄符合方案要求,不符合的标准编号却为 IN02,请检查	Y
2018/7/18		1.0			IE-IETESTCD-003	入选/排除标准	受试者不符合的标准编号 IETESTCD	筛选期	AGE<18,IETESTCD=IN02	受试者年龄不符合方案要求,标准编号为符合,IN02 却为符合,请检查	Y

510

续表

生效	失效	版本#	方案违背检查	字段编辑检查	检查编码	表单名称	对象条目	所在访视	逻辑文本	质疑文本	人工检查？
2018/7/18		1.0			IE-IETESTCD-004	入选/排除标准	受试者不符合的标准编号 IETESTCD	筛选期	白细胞计数（WBC）≥ 4.0×10⁹/L 且中性粒细胞计数（NEUT）≥ 1.5×10⁹/L 且血小板计数（PLT）≥ 100×10⁹/L 且血红蛋白浓度≥ 9.0 g/dl,IETESTCD≠IN06	受试者符合入选标准6要求，不符合的标准编号却为IN06,请检查	Y
2018/7/18		1.0			IE-IETESTCD-005	入选/排除标准	受试者不符合的标准编号 IETESTCD	筛选期	白细胞计数（WBC）< 4.0×10⁹/L 或中性粒细胞计数（NEUT）< 1.5×10⁹/L 或血小板计数（PLT）< 100×10⁹/L 或血红蛋白浓度< 9.0 g/dl,IETESTCD=IN06	受试者不符合标准6要求，不符合的标准编号却不为IN06,请检查	Y
2018/7/18		1.0			IE-IETESTCD-005	入选/排除标准	受试者不符合的标准编号 IETESTCD	筛选期	总胆红素（TBIL）≤ 1.5×ULN，且谷草转氨酶（GOT）和碱性磷酸酶（GPT）和碱性磷酸酶≤2.5倍正常值上限（ULN）；对于肝转移受试者，GPT和GOT ≤ 5倍 ULN，肝和/或骨转移受试者，碱性磷酸酶≤ 5倍 ULN;IETESTCD≠IN07	受试者符合入选标准7要求，不符合的标准编号却为IN07,请检查	Y

续表

生效	失效	版本#	方案违背检查	字段编辑检查	检查编码	表单名称	对象条目	所在访视	逻辑文本	质疑文本	人工检查? Y
2018/7/18		1.0			IE-IETESTCD-006	入选/排除标准	受试者不符合的标准编号 IETESTCD	筛选期	总胆红素（TBIL）>1.5×ULN 或谷草转氨酶（GOT）或碱性磷酸酶（GPT）或碱性磷酸酶>2.5倍正常值上限（ULN）；对于肝转移受试者，GPT 或 GOT >5倍 ULN，肝和/或骨转移受试者，碱性磷酸酶>5倍 ULN；IETESTCD=IN07	受试者不符合入选标准7要求，不符合的标准编号却不为 IN07，请检查	Y
2018/7/18		1.0			IE-IETESTCD-007	入选/排除标准	受试者不符合的标准编号 IETESTCD	筛选期	肌酐清除率≥50 mL/min，IETESTCD≠IN08	受试者符合入选标准8要求，不符合的标准编号却为 IN08，请检查	Y
2018/7/18		1.0			IE-IETESTCD-008	入选/排除标准	受试者不符合的标准编号 IETESTCD	筛选期	肌酐清除率<50 mL/min，IETESTCD=IN08	受试者不符合入选标准8要求，不符合的标准编号却不为 IN08，请检查	Y
2018/7/18		1.0			IE-IETESTCD-009	入选/排除标准	受试者不符合的标准编号 IETESTCD	筛选期	排除标准1与既往病史对应核查	#根据实际情况撰写文本#	Y

续表

生效	失效	版本#	方案违背检查	字段编辑检查	检查编码	表单名称	对象条目	所在访视	逻辑文本	质疑文本	人工检查？Y
2018/7/18		1.0			IE-IETESTCD-010	入选/排除标准	受试者不符合的标准编号 IETESTCD	筛选期	排除标准4（伴有症状或在研究治疗首次给药前3个月内接受过放疗或手术治疗的脑转移者）与放疗史、手术史对应核查	#根据实际情况撰写文本#	Y
2018/7/18		1.0			IE-IETESTCD-011	入选/排除标准	受试者不符合的标准编号 IETESTCD	筛选期	排除标准9（研究治疗首次给药前4周内进行过大型手术者）与手术史对应核查	#根据实际情况撰写文本#	Y
2018/7/18		1.0			IE-IETESTCD-012	入选/排除标准	受试者不符合的标准编号 IETESTCD	筛选期	排除标准10[活动性乙型肝炎者（乙肝表面抗原阳性且HBV-DNA高于参考值上限）或丙型肝炎者（丙型肝炎病毒抗体阳性且HCV-RNA高于参考值上限）当前或既往有酗酒者;肝硬化者]与输血四项表单、个人史对应核查	#根据实际情况撰写文本#	Y
2018/7/18		1.0			IE-IETESTCD-013	入选/排除标准	受试者不符合的标准编号 IETESTCD	筛选期	HIV＝阳性，IETESTCD＝EX11	受试者符合排除标准11要求，不符合的标准编号却不为EX11，请检查	Y
2018/7/18		1.0			IE-IETESTCD-014	入选/排除标准	受试者不符合的标准编号 IETESTCD	筛选期	HIV＝阴性，IETESTCD≠EX11	受试者不符合排除标准11要求，不符合的标准编号却为EX11，请检查	Y

513

续表

生效	失效	版本 #	方案违背检查	字段编辑检查	检查编码	表单名称	对象条目	所在访视	逻辑文本	质疑文本	人工检查？Y
2018/7/18		1.0			IE-IETESTCD-015	入选/排除标准	受试者不符合编号的标准 IETESTCD	筛选期	LB2SIG = 阴性，IETESTCD = EX13	受试者符合排除标准 13 要求，不符合的标准编号却为 EX13，请检查	Y
2018/7/18		1.0			IE-IETESTCD-016	入选/排除标准	受试者不符合编号的标准 IETESTCD	筛选期	LB2SIG = 阴性，IETESTCD ≠ EX13	受试者不符合排除标准 13 要求，不符合的标准编号却不为 EX13，请检查	Y
2018/7/18		1.0			IE-IETESTCD-017	入选/排除标准	受试者不符合编号的标准 IETESTCD	筛选期	QTC > 470 毫秒，IETESTCD = EX14	受试者符合排除标准 14 要求，不符合的标准编号却不为 EX14，请检查	Y
2018/7/18		1.0			IE-IETESTCD-018	入选/排除标准	受试者不符合编号的标准 IETESTCD	筛选期	QTC ≤ 470 毫秒，IETESTCD ≠ EX14	受试者不符合排除标准 14 要求，不符合的标准编号却不为 EX14，请检查	Y
2018/7/18		1.0			IE-IETESTCD-019	入选/排除标准	受试者不符合编号的标准 IETESTCD	筛选期	ECGRES < 45%，IETESTCD = EX15	受试者符合排除标准 15 要求，不符合的标准编号却不为 EX15，请检查	Y
2018/7/18		1.0			IE-IETESTCD-020	入选/排除标准	受试者不符合编号的标准 IETESTCD	筛选期	ECGRES ≥ 45%，IETESTCD ≠ EX15	受试者不符合排除标准 15 要求，不符合的标准编号却为 EX15，请检查	Y

20. 入组状况（IERES）

生效	失效	版本 #	方案违背检查	字段编辑检查	检查编码	表单名称	对象条目	所在访视	逻辑文本	质疑文本	人工检查？Y
2018/7/18		1.0			IERES-IERESYN-001	入组结果	受试者是否成功入组？IERESYN	第1周期第1~7天	IERESYN 必须填写	数据缺失，请提供数据	
2018/7/18		1.0			IERES-IERESYN-002	入组结果	受试者是否成功入组？IERESYN	第1周期第1~7天	IERESYN = 否，SUBJECT、HLDG、IEGROP、GROTIM 必须为空	"受试者是否入组？"选择"否"，入组号、分配剂量组、受试者参与研究阶段、受试者入组日期却至少有一项不为空，请检查	
2018/7/18		1.0			IERES-SUBJECT-001	入组结果	入组号SUBJECT	第1周期第1~7天	IERESYN = 是，SUBJECT 必须填写	入组号为空，请提供数据	
2018/7/18		1.0			IERES-HLDG-001	入组结果	分配剂量组HLDG	第1周期第1~7天	IERESYN = 是，HLDG 必须填写	分配剂量组为空，请提供数据	
2018/7/18		1.0			IERES-IEGROP-001	入组结果	受试者参与研究阶段IEGROP	第1周期第1~7天	IERESYN = 是，IEGROP 必须填写	受试者参与研究阶段为空，请提供数据	
2018/7/18		1.0			IERES-GROTIM-001	入组结果	受试者入组日期GROTIM	第1周期第1~7天	IERESYN = 是，GROTIM 必须填写	受试者入组日期为空，请提供数据	
2018/7/18		1.0			IERES-GROTIM-002	入组结果	受试者入组日期GROTIM	第1周期第1~7天	VISDAT≤GROTIM≤EXDAT	入组日期在访视日期之前或在给药之后，请检查	

21. 受试者特征（SC）

生效	失效	版本#	方案违背检查	字段编辑检查	检查编码	表单名称	对象条目	所在访视	逻辑文本	质疑文本	人工检查? Y
2018/7/18		1.0		Y	SC-SUBJINIT-001	受试者信息	受试者姓名缩写_SUBJINIT	V1	SUBJINIT 必须填写	该字段不能为空	
2018/7/18		1.0		Y	SC-SEQNO-001	受试者信息	受试者筛选编号_SEQNO	V1	SEQNO 必须填写	该字段不能为空	
2018/7/18		1.0			SC-SEQNO-002	受试者信息	受试者筛选编号_SEQNO	V1	SEQNO 必须唯一	筛选编号重复，请核实	Y
2018/7/18		1.0			SC-SUBJIID-001	受试者信息	受试者随机编号_SUBJIID	V1	IERESYN＝是，SUBJIID 必须填写	受试者已入组，受试者随机编号却未填写	
2018/7/18		1.0			SC-SUBJIID-002	受试者信息	受试者随机编号_SUBJIID	V1	SUBJIID 必须唯一	随机编号重复，请核实	Y

22. 随机化（RA）

生效	失效	版本#	方案违背检查	字段编辑检查	检查编码	表单名称	对象条目	所在访视	逻辑文本	质疑文本	人工检查? Y
2018/7/18		1.0			RA-RAYN-001	随机分组、发药	该受试者是否随机进入本研究，并发放试验用药? RAYN	访视 V1	RAYN 必须填写	"该受试者是否随机进入本研究，并发放试验用药?"为空，请提供数据	

续表

生效	失效	版本#	方案违背检查	字段编辑检查	检查编码	表单名称	对象条目	所在访视	逻辑文本	质疑文本	人工检查? Y
2018/7/18		1.0			RA-RAREAS-001	随机分组,发药	否,请说明 RAREAS	访视 V1	RAYN 选"否"时,RAREAS 必须填写	"该受试者是否随机进入本试验研究?"已选择"否","否,请说明"却为空,请检查	

23. 用药状况(EX)

生效	失效	版本#	方案违背检查	字段编辑检查	检查编码	表单名称	对象条目	所在访视	逻辑文本	质疑文本	人工检查? Y
2018/7/18		1.0			EX-EXYN-001	研究药物给药	是否给药? EXYN	第1周期第1~7天,第2,3…n周期第1天±2天	EXYN 必须填写	数据缺失,请提供数据	
2018/7/18		1.0			EX-EXYN-001	研究药物给药	是否给药? EXYN	第1周期第1~7天,第2,3…n周期第1天±2天	EXYN=否,本表单其他数据应为空	"是否给药?"选择"否",本表单其他数据不为空,请检查	
2018/7/18		1.0			EX-EXPOCCUR-001	研究药物给药	是否推迟给药? EXPOCCUR	第1周期第1~7天,第2,3…n周期第1天±2天	EXYN=是,EXPOCCUR 必须填写	"是否推迟给药?"为空,请提供数据	

续表

生效	失效	版本#	方案违背检查	字段编辑检查	检查编码	表单名称	对象条目	所在访视	逻辑文本	质疑文本	人工检查?Y
2018/7/18		1.0			EX-EXPOCCUN-001	研究药物给药	如是，推迟给药原因 EXPOCCUN	第1周期第1~7天，第2,3…n周期第1天±2天	EXPOCCUR=是，EXPOCCUN必须填写	"如是，推迟给药原因"为空，请提供数据	
2018/7/18		1.0			EX-EXPOCCUN-002	研究药物给药	如是，推迟给药原因 EXPOCCUN	第1周期第1~7天，第2,3…n周期第1天±2天	EXPOCCUR=否，EXPOCCUN必须为空	"推迟给药原因"不为空，请检查	
2018/7/18		1.0			EX-EXADOSE-001	研究药物给药	是否剂量调整? EXADOSE	第2,3…n周期第1天±2天	EXYN=是，EXADOSE必须填写	"是否剂量调整?"缺失，请提供数据	
2018/7/18		1.0			EX-ADOSE-001	研究药物给药	如是，调整后剂量 ADOSE	第2,3…n周期第1天±2天	EXADOSE=是，ADOSE必须填写	"是否剂量调整?"为"是"，如是，调整后剂量缺失，请提供数据	
2018/7/18		1.0			EX-ADOSE-002	研究药物给药	如是，调整后剂量 ADOSE	第2,3…n周期第1天±2天	EXADOSE=否，ADOSE须为空	调整后剂量不为空，请检查	
2018/7/18		1.0			EX-EXSTDAT-001	研究药物给药	开始给药时间 EXSTDAT	第1周期第1~7天，第2,3…n周期第1天±2天	EXYN=是，EXSTDAT必须填写	数据缺失，请提供数据	

续表

生效	失效	版本#	方案违背检查	字段编辑检查	检查编码	表单名称	对象条目	所在访视	逻辑文本	质疑文本	人工检查?Y
2018/7/18		1.0			EX-EXSTDAT-002	研究药物给药	开始给药时间 EXSTDAT	第1周期第1~7天，第2,3…n周期第1天±2天	EXSTDAT[不包括时分]=VISDAT	开始给药日期与访视日期不在同一天，请检查	
2018/7/18		1.0			EX-EXENDAT-001	研究药物给药	结束给药时间 EXENDAT	第1周期第1~7天，第2,3…n周期第1天±2天	EXYN=是，EXENDAT必须填写	数据缺失，请提供数据	
2018/7/18		1.0			EX-EXENDAT-002	研究药物给药	结束给药时间 EXENDAT	第1周期第1~7天	EXENDAT-EXSTDAT≥90分钟	首次输注时间少于90分钟，请检查	
2018/7/18		1.0			EX-EXENDAT-003	研究药物给药	结束给药时间 EXENDAT	第2,3…n周期第1天±2天	EXENDAT-EXSTDAT≥30分钟	输注时间少于30分钟，请检查	
2018/7/18		1.0			EX-EXINTRPT-001	研究药物给药	输注期间是否暂停? EXINTRPT	第1周期第1~7天，第2,3…n周期第1天±2天	EXYN=是，EXINTRPT必须填写	"输注期间是否发生暂停?"为空，请提供数据	
2018/7/18		1.0			EX-EXINTRPT-002	研究药物给药	输注期间是否暂停? EXINTRPT	第1周期第1~7天，第2,3…n周期第1天±2天	EXINTRPT=否，EXINTNUM,EXISTTIM,EXINTREA必须为空	#根据实际情况撰写文本#	Y

续表

生效	失效	版本#	方案违背检查	字段编辑检查	检查编码	表单名称	对象条目	所在访视	逻辑文本	质疑文本	人工检查？Y
2018/7/18		1.0			EX-EXINTNUM-001	研究药物给药	暂停次数 EXINTNUM	第1周期第1~7天，第2、3…n周期第1天±2天	EXINTRPT=是，EXINTNUM必须填写	暂停次数为空，请提供数据	
2018/7/18		1.0			EX-EXINTNUM-002	研究药物给药	暂停次数 EXINTNUM	第1周期第1~7天，第2、3…n周期第1天±2天	暂停次数应该写下面具体的暂停描述相对应	#根据实际情况撰写文本#	Y
2018/7/18		1.0			EX-EXISTTIM-001	研究药物给药	输注暂停开始时间 EXISTTIM	第1周期第1~7天，第2、3…n周期第1天±2天	EXINTRPT=是，EXISTTIM必须填写	输注暂停开始时间为空，请提供数据	
2018/7/18		1.0			EX-EXIENTIM-001	研究药物给药	输注暂停结束时间 EXIENTIM	第1周期第1~7天，第2、3…n周期第1天±2天	EXINTRPT=是，EXIENTIM必须填写	输注暂停结束时间为空，请提供数据	
2018/7/18		1.0			EX-EXINTREA-001	研究药物给药	暂停原因 EXINTREA	第1周期第1~7天，第2、3…n周期第1天±2天	EXINTRPT=是，EXINTREA必须填写	暂停原因为空，请提供数据	

续表

生效	失效	版本#	方案违背检查	字段编辑检查	检查编码	表单名称	对象条目	所在访视	逻辑文本	质疑文本	人工检查? Y
2018/7/18		1.0			EX-EXRACTYN-001	研究药物给药	是否有输注反应? EXRACTYN	第1周期第1~7天, 第2、3…n周期第1天±2天	EXYN=是, EXRACTYN 必须填写	"是否有输注反应?"为空, 请提供数据	
2018/7/18		1.0			EX-EXPDOSE-001	研究药物给药	理论给药总量 EXPDOSE	第1周期第1~7天, 第2、3…n周期第1天±2天	EXYN=是, EXPDOSE 必须填写	理论给药总量为空, 请提供数据	
2018/7/18		1.0			EX-EXDSTXT-001	研究药物给药	实际给药总量 EXDSTXT	第1周期第1~7天, 第2、3…n周期第1天±2天	EXYN=是, EXDSTXT 必须填写	实际给药总量为空, 请提供数据	
2018/7/18		1.0			EX-EXPRETYN-001	研究药物给药	给药前是否进行预处理? EXPRETYN	第1周期第1~7天, 第2、3…n周期第1天±2天	EXYN=是, EXPRETYN 必须填写	"给药前是否进行预处理?"为空, 请提供数据	
2018/7/18		1.0			EX-EXPRET-001	研究药物给药	预处理 EXPRET	第1周期第1~7天, 第2、3…n周期第1天±2天	EXPRETYN=是, EXPRET 必须填写	预处理为空, 请提供数据	

续表

生效	失效	版本#	方案违背检查	字段编辑检查	检查编码	表单名称	对象条目	所在访视	逻辑文本	质疑文本	人工检查? Y
2018/7/18		1.0			EX-EXPRET-002	研究药物给药	预处理 EXPRET	第1周期第1～7天，第2,3…n周期第1天±2天	EXPRETYN＝否，EXPRET 必须为空	预处理不为空，请提供数据	

24. 药物分发与回收记录（DA）

生效	失效	版本#	方案违背检查	字段编辑检查	检查编码	表单名称	对象条目	所在访视	逻辑文本	质疑文本	人工检查? Y
2018/7/18		1.0			DA-DARPERF-001	药物回收、发放	该受试者是否归还剩余研究药物？ DARPERF	访视 V2、V3	"该受试者是否归还剩余研究药物？"必须填写	"该受试者是否归还剩余研究药物？"为空，请提供数据	
2018/7/18		1.0			DA-DAYN-001	药物回收、发放	研究药物量是否依从？ DAYN	访视 V2、V3	DAYN 必须填写	"研究药物量是否依从？"为空，请提供数据	
2018/7/18		1.0			DA-DAYN-002	药物回收、发放	研究药物量是否依从？ DAYN	访视 V2、V3	当 80%≤DAIORES/DAIDOSE≤120%时，DAYN 必须选"是"	研究药物实际服药量/研究药物应该服药量在 80%～120%，"研究药物量是否依从？"却填"否"，请检查	

续表

生效	失效	版本#	方案违背检查	字段编辑检查	检查编码	表单名称	对象条目	所在访视	逻辑文本	质疑文本	人工检查？Y
2018/7/18		1.0			DA-DAYN-003	药物回收、发放	研究药物量是否依从？DAYN	访视V2、V3	当DAORES/DADOSE<80%或DAORES/DADOSE>120%时，DAYN必须选"否"	研究药物实际服药量/研究药物应该服药量在80%~120%之外，"研究药物量是否依从？"却填"是"，请检查	
2018/7/18		1.0			DA-DAORES-001	药物回收、发放	研究药物实际服药量DAORES	访视V2、V3	DAORES必须填写	研究药物实际服药量为空，请提供数据	
2018/7/18		1.0			DA-DADOSE-001	药物回收、发放	研究药物应该服药量DADOSE	访视V2、V3	DADOSE必须填写	研究药物应该服药量为空，请提供数据	
2018/7/18		1.0			DA-DRUGREAS-001	药物回收、发放	如为否，请说明DRUGREAS	访视V2、V3	当DAYN选"否"时，DRUGREAS必须填写	"研究药物量是否依从？"已选择"否"，"如为否，请说明"却为空，请检查	
2018/7/18		1.0			DA-DADPERF-001	药物回收、发放	是否发放新的研究药物给受试者？DADPERF	访视V2	DADPERF必须填写	"是否发放新的研究药物给受试者？"为空，请提供数据	
2018/7/18		1.0			DA-DADREAS-001	药物回收、发放	如为否，请说明DADREAS	访视V2	DADPERF选"否"时，DADREAS必须填写	"是否发放新的研究药物给受试者？"已选择"否"，"如为否，请说明"却为空，请检查	

25. 药动学参数（PK）

失效	版本#	方案违背检查	字段编辑检查	检查编码	表单名称	对象条目	所在访视	逻辑文本	质疑文本	人工检查? Y
2018/7/18	1.0			PK-PKPERF-001	PK血样采集	是否进行PK血样采集？PKPERF	PK血样采集	PKPERF 必须填写	数据为空，请提供数据	
2018/7/18	1.0			PK-PKPERF-002	PK血样采集	是否进行PK血样采集？PKPERF	PK血样采集	PKPERF=否，PKND、PKDAT必须填空	"是否进行PK血样采集？"选择"否"，未采集或实际采血时间却至少有一项不为空，请检查	
2018/7/18	1.0			PK-PKTPT-001	PK血样采集	计划采血时间PKTPT	PK血样采集	PKPERF=是，PKTPT必须填写	计划采血时间空，请提供数据	Y
2018/7/18	1.0			PK-PKTPT-002	PK血样采集	计划采血时间PKTPT	PK血样采集	在计划采血时间点第1周期输液结束后48小时、第1周期输液结束后72小时、第1周期输液结束后96小时中只能选择一个	#根据实际情况撰写#	Y
2018/7/18	1.0			PK-PKDAT-001	PK血样采集	实际采血时间PKDAT	PK血样采集	PKPERF=是，且PKND为空，PKDAT必须填写	实际采血时间空，请提供数据	Y
2018/7/18	1.0			PK-PKDAT-001	PK血样采集	实际采血时间PKDAT	PK血样采集	PKPERF=是，未采集，PKND=未采集，PKDAT必须为空	未采集已勾选，实际采血时间却不为空，请检查	

续表

失效	版本#	方案遵循检查	字段编辑检查	检查编码	表单名称	对象条目	所在访视	逻辑文本	质疑文本	人工检查？Y
2018/7/18	1.0			PK-PKDAT-002	PK 血样采集	实际采血时间 PKDAT	PK 血样采集	PKTPT＝第 1 周期输液前，PKDAT ＜ EXSTDAT	实际采血时间不在第 1 周期输液前，请检查	
2018/7/18	1.0			PK-PKDAT-003	PK 血样采集	实际采血时间 PKDAT	PK 血样采集	PKTPT＝第 1 周期输液结束后 30 分钟，15 分 钟 ≤ PKDAT－EXENDAT（第 1 周期）≤45 分钟	实际采血时间不在第 1 周期输液结束后 30 分钟±15 分钟内，请检查	
2018/7/18	1.0			PK-PKDAT-004	PK 血样采集	实际采血时间 PKDAT	PK 血样采集	PKTPT＝第 1 周期输液结束后 4 小时，210 分钟 ≤PKDAT－EXENDAT（第 1 周期）≤270 分钟	实际采血时间不在第 1 周期输液结束后 4 小时±0.5 小时内，请检查	
2018/7/18	1.0			PK-PKDAT-005	PK 血样采集	实际采血时间 PKDAT	PK 血样采集	PKTPT＝第 1 周期输液结束后 8 小时，420 分钟 ≤PKDAT－EXENDAT（第 1 周期）≤540 分钟	实际采血时间不在第 1 周期输液结束后 8 小时±1 小时，请检查	
2018/7/18	1.0			PK-PKDAT-006	PK 血样采集	实际采血时间 PKDAT	PK 血样采集	PKTPT＝第 1 周期输液结束后 24 小时，1 320分钟 ≤PKDAT－EXENDAT（第 1 周期）≤1 560 分钟	实际采血时间不在第 1 周期输液结束后 24 小时±2 小时内，请检查	

续表

失效	版本#	方案违背检查	字段编辑检查	检查编码	表单名称	对象条目	所在访视	逻辑文本	质疑文本	人工检查？Y
2018/7/18	1.0			PK-PKDAT-007	PK 血样采集	实际采血时间 PKDAT	PK 血样采集	PKTPT=第1周期输液结束后48小时，2 640分钟≤PKDAT-EXENDAT（第1周期）≤3 120分钟	实际采血时间不在第1周期输液结束后48小时±4小时内，请检查	
2018/7/18	1.0			PK-PKDAT-008	PK 血样采集	实际采血时间 PKDAT	PK 血样采集	PKTPT=第1周期输液结束后72小时，3 960分钟≤PKDAT-EXENDAT（第1周期）≤4 680分钟	实际采血时间不在第1周期输液结束后72小时±6小时内，请检查	
2018/7/18	1.0			PK-PKDAT-009	PK 血样采集	实际采血时间 PKDAT	PK 血样采集	PKTPT=第1周期输液结束后96小时，5 400分钟≤PKDAT-EXENDAT（第1周期）≤6 120分钟	实际采血时间不在第1周期输液结束后96小时±6小时内，请检查	
2018/7/18	1.0			PK-PKDAT-010	PK 血样采集	实际采血时间 PKDAT	PK 血样采集	PKTPT=第1周期输液结束后第8天，10 080分钟≤PKDAT-EXENDAT（第1周期）≤12 960分钟	实际采血时间不在第1周期输液结束后第8天±1天内，请检查	

续表

失效	版本#	方案违背检查	字段编辑检查	检查编码	表单名称	对象条目	所在访视	逻辑文本	质疑文本	人工检查？Y
2018/7/18	1.0			PK-PKDAT-011	PK 血样采集	实际采血时间 PKDAT	PK 血样采集	PKTPT＝第 1 周期输液结束后第 11 天，14 400 分钟 ≤ PKDAT-EXENDAT（第 1 周期）≤ 17 280分钟	实际采血时间不在第 1 周期输液结束后第 11 天±1 天内，请检查	
2018/7/18	1.0			PK-PKDAT-012	PK 血样采集	实际采血时间 PKDAT	PK 血样采集	PKTPT＝第 1 周期输液结束后第 15 天，20 160 分钟 ≤ PKDAT-EXENDAT（第 1 周期）≤ 23 040分钟	实际采血时间不在第 1 周期输液结束后第 15 天±1 天内，请检查	
2018/7/18	1.0			PK-PKDAT-013	PK 血样采集	实际采血时间 PKDAT	PK 血样采集	PKTPT＝第 1 周期输液结束后第 18 天，24 480 分钟 ≤ PKDAT-EXENDAT（第 1 周期）≤ 27 360分钟	实际采血时间不在第 1 周期输液结束后第 18 天±1 天内，请检查	
2018/7/18	1.0			PK-PKDAT-014	PK 血样采集	实际采血时间 PKDAT	PK 血样采集	PKTPT＝第 2 周期输液前，PKDAT＜EXSTDAT（第 2 周期）	实际采血时间不在第 2 周期输液前，请检查	

续表

失效	版本#	方案违背检查	字段编辑检查	检查编码	表单名称	对象条目	所在访视	逻辑文本	质疑文本	人工检查？Y
2018/7/18	1.0			PK-PKDAT-015	PK 血样采集（剂量递增组）	实际采血时间 PKDAT	PK 血样采集	PKTPT=第 2 周期输液结束后 30 分钟,15 分钟 ≤ PKDAT-EXENDAT（第 2 周期）≤45 分钟	实际采血时间不在第 2 周期输液结束后 30 分钟±15 分钟内,请检查	
2018/7/18	1.0			PK-PKDAT-016	PK 血样采集（剂量递增组）	实际采血时间 PKDAT	PK 血样采集	PKTPT=第 3 周期输液前,PKDAT < EXSTDAT（第 3 周期）	实际采血时间不在第 3 周期输液前,请检查	
2018/7/18	1.0			PK-PKDAT-017	PK 血样采集（剂量递增组）	实际采血时间 PKDAT	PK 血样采集	PKTPT=第 3 周期输液结束后 30 分钟,15 分钟 ≤ PKDAT-EXENDAT（第 3 周期）≤45 分钟	实际采血时间不在第 3 周期输液结束后 30 分钟±15 分钟内,请检查	
2018/7/18	1.0			PK-PKDAT-018	PK 血样采集（剂量递增组）	实际采血时间 PKDAT	PK 血样采集	PKTPT=第 4 周期输液前,PKDAT < EXSTDAT（第 4 周期）	实际采血时间不在第 4 周期输液前,请检查	Y
2018/7/18	1.0			PK-PKDAT-019	PK 血样采集（剂量递增组）	实际采血时间 PKDAT	PK 血样采集	PKTPT=第 4 周期输液结束后 30 分钟,15 分钟 ≤ PKDAT-EXENDAT（第 4 周期）≤45 分钟	实际采血时间不在第 4 周期输液结束后 30 分钟±15 分钟内,请检查	Y

续表

失效	版本#	方案违背检查	字段编辑检查	检查编码	表单名称	对象条目	所在访视	逻辑文本	质疑文本	人工检查? Y
2018/7/18	1.0			PK-PKDAT-020	PK血样采集（剂量递增组）	实际采血时间 PKDAT	PK血样采集	PKTPT=第5周期输液前, PKDAT < EXSTDAT（第5周期）	实际采血时间不在第5周期结束后输液前,请检查	Y
2018/7/18	1.0			PK-PKDAT-021	PK血样采集（剂量递增组）	实际采血时间 PKDAT	PK血样采集	PKTPT=第5周期输液结束后30分钟, 15分钟≤PKDAT-EXENDAT（第5周期）≤45分钟	实际采血时间不在第5周期结束后输液结束后30分钟期±15分钟内,请检查	Y

26. 不良事件（AE）

生效	版本#	方案违背检查	字段编辑检查	检查编码	表单名称	对象条目	所在访视	逻辑文本	质疑文本	人工检查? Y
2018/7/18	1.0			AE-AEYN-001	不良事件	受试者从接受研究药物治疗开始至用药结束后30天内是否有不良事件发生? AEYN	不良事件	AEYN 必须填写	数据缺失, 请提供数据	

续表

生效	失效	版本#	方案违背检查	字段编辑检查	检查编码	表单名称	对象条目	所在访视	逻辑文本	质疑文本	人工检查？Y
2018/7/18		1.0			AE-AEYN-002	不良事件	受试者从接受研究药物治疗开始至用药结束后30天内是否有不良事件发生？AEYN	不良事件	AEYN=否，表单中其他数据点必须为空	#根据实际情况撰写质疑文本#	Y
2018/7/18		1.0			AE-AETERM-001	不良事件	不良事件名称 AETERM	不良事件	AEYN=是，AETERM必须填写	不良事件名称为空，请提供数据	
2018/7/18		1.0			AE-AETERM-002	不良事件	不良事件名称 AETERM	不良事件	不良事件表中无重复记录（相同不良事件名称的时间无重叠）	#根据实际情况撰写质疑文本#	Y
2018/7/18		1.0			AE-AETERM-003	不良事件	不良事件名称 AETERM	不良事件	不良事件表与既往病史无重复记录（MH中存在的持续记录不记做AE，除非严重程度改变）	#根据实际情况撰写质疑文本#	Y
2018/7/18		1.0			AE-AESTDAT-001	不良事件	开始日期 AESTDAT	不良事件	AEYN=是，AESTDAT必须填写	开始日期不能为空，请提供数据	
2018/7/18		1.0			AE-AESTDAT-002	不良事件	开始日期 AESTDAT	不良事件	AESTDAT≥EXSTDAT（第一周期）	不良事件发生日期在首次给药日期时间之前，请检查	

续表

生效	失效	版本#	方案违背检查	字段编辑检查	检查编码	表单名称	对象条目	所在访视	逻辑文本	质疑文本	人工检查? Y
2018/7/18		1.0			AE-AESTDAT-003	不良事件	开始日期 AESTDAT	不良事件	AESTDAT 应在治疗结束后1个月内	#请根据实际情况撰写合适的质疑文本#	Y
2018/7/18		1.0			AE-AEONGO-001	不良事件	不良事件是否持续存在 AEONGO	不良事件	AEYN＝是，AEONGO 必须填写	不良事件是否持续存在缺失，请提供数据	
2018/7/18		1.0			AE-AEENDAT-001	不良事件	结束日期 AEENDAT	不良事件	AEONGO＝否，AEENDAT 必须为空	结束日期缺失，请提供数据	
2018/7/18		1.0			AE-AEENDAT-002	不良事件	结束日期 AEENDAT	不良事件	AEONGO＝是，AEENDAT 必须为空	结束日期不为空，请检查	
2018/7/18		1.0			AE-AEENDAT-003	不良事件	结束日期 AEENDAT	不良事件	AEENDAT≥AESTDAT	"结束日期"在"发生日期"之前，请检查	
2018/7/18		1.0			AE-AESEV-001	不良事件	不良事件的严重程度 AESEV	不良事件	AEYN＝是，AESEV 必须填写	不良事件严重程度为空，请提供数据	
2018/7/18		1.0			AE-AEACN-001	不良事件	对研究药物采取的措施 AEACN	不良事件	AEYN＝是，AEACN 必须填写	对研究药物采取的措施为空，请提供数据	
2018/7/18		1.0			AE-AEACNOTH-001	不良事件	采取的其他措施 AEACNOTH	不良事件	AEYN＝是，AEACNOTH 必须填写	采取的其他措施为空，请提供数据	

531

续表

生效	失效	版本#	方案违背检查	字段编辑检查	检查编码	表单名称	对象条目	所在访视	逻辑文本	质疑文本	人工检查？Y
2018/7/18		1.0			AE-AEACNOTH-002	不良事件	采取的其他措施 AEACNOTH	不良事件	采取的其他措施＝合并用药或非药物治疗时，请又检查"合并用药""非药物治疗"表必须有相关用药记录；且不良事件的起止时间与合并用药的起止时间一致或迟合理	#请根据实际情况撰写合适的质疑文本#	Y
2018/7/18		1.0			AE-AEREL-001	不良事件	与研究药物的关系-AEREL	不良事件	AEYN＝是，AEREL 必须填写	与研究药物的关系为空，请提供数据	
2018/7/18		1.0			AE-AEDLT-001	不良事件	是否为 DLT？AEDLT	不良事件	AEYN＝是，AEDLT 必须填写	"是否为 DLT？"为空，请提供数据。	
2018/7/18		1.0			AE-AESER-001	不良事件	是否严重不良事件? AESER	不良事件	AEYN＝是，AESER 必须填写	"是否为严重不良事件?"为空，请提供数据	
2018/7/18		1.0			AE-AESERT-001	不良事件	符合严重不良事件的依据 AESERT	不良事件	AESER＝是，AESERT 必须填写	符合严重不良事件的依据为空，请检查	
2018/7/18		1.0			AE-AEOUT-001	不良事件	不良事件的转归 AEOUT	不良事件	AEYN＝是，AEOUT 必须填写	不良事件的转归为空，请提供数据	

532

生效	失效	版本#	方案违背检查	字段编辑检查	检查编码	表单名称	对象条目	所在访视	逻辑文本	质疑文本	人工检查?Y
2018/7/18		1.0			AE-AEOUT-002	不良事件	不良事件的转归 AEOUT	不良事件	AEOUT=加重/缓解，请确认 AE 表中有 AE 名称相同的需要有严重程度改变的新记录	#请根据实际情况撰写合适的质疑文本#	Y
2018/7/18		1.0			AE-AEOUT-003	不良事件	不良事件的转归 AEOUT	不良事件	AESEV=5 级，AEOUT=死亡	不良事件严重程度选择 5 级时，不良事件的转归未选择死亡，请检查	
2018/7/18		1.0			AE-AEOUT-004	不良事件	不良事件的转归 AEOUT	不良事件	AESEV=5 级或 AEOUT=死亡时，对应检查死亡报告是否填写以及死亡时间是否大于或等于 AE 开始时间	#根据实际情况撰写质疑文本#	Y
2018/7/18		1.0			AE-AESEQUYN-001	不良事件	是否存在后遗症? AESEQUYN	不良事件	AEYN=是，AESEQUYN 必须填写	"是否存在后遗症?"为空，请提供数据	
2018/7/18		1.0			AE-AEDIS-001	不良事件	受试者是否因此退出试验? AEDIS	不良事件	AEYN=是，AEDIS 必须填写	"受试者是否因此退出试验?"为空，请提供数据	
2018/7/18		1.0			AE-AEDIS-002	不良事件	受试者是否因此退出试验? AEDIS	不良事件	AEDIS=是，与治疗结束页交叉检查	#根据实际情况撰写质疑文本#	Y

27. 合并用药（CM）

生效	失效	版本#	方案违背检查	字段编辑检查	检查编码	表单名称	对象条目	所在访视	逻辑文本	质疑文本	人工检查? Y
2018/7/18		1.0			CM-CMYN-001	既往及合并用药	受试者自首次给药前 30 天至治疗结束是否有合并用药? CMYN	既往及合并用药	CMYN 必须填写	数据缺失，请提供数据	
2018/7/18		1.0			CM-CMYN-002	既往及合并用药	受试者自首次给药前 30 天至治疗结束是否有合并用药? CMYN	既往及合并用药	CMYN = 否，表单中其他数据点必须为空	#根据实际情况撰写质疑文本#	Y
2018/7/18		1.0			CM-CMTRT-001	既往及合并用药	药物通用名 CMTRT	既往及合并用药	CMYN = 是，CMTRT 必须填写	药物通用名为空，请提供数据	
2018/7/18		1.0			CM-CMDSTXT-001	既往及合并用药	单次剂量 CMDSTXT	既往及合并用药	CMYN = 是，CMDSTXT 必须填写	单次剂量为空，请提供数据	
2018/7/18		1.0			CM-CMDOSU-001	既往及合并用药	单位 CMDOSU	既往及合并用药	CMYN = 是，CMDOSU 必须填写	单位为空，请提供数据	
2018/7/18		1.0			CM-CMDOSFRQ-001	既往及合并用药	给药频率 CMDOSFRQ	既往及合并用药	CMYN = 是，CMDOSFRQ 必须填写	给药频率为空，请提供数据	
2018/7/18		1.0			CM-CMROUTE-001	既往及合并用药	给药途径 CMROUTE	既往及合并用药	CMYN = 是，CMROUTE 必须填写	给药途径为空，请提供数据	
2018/7/18		1.0			CM-CMINDC-001	既往及合并用药	使用目的 CMINDC	既往及合并用药	CMYN = 是，CMINDC 必须填写	使用目的为空，请提供数据	

续表

生效	失效	版本#	方案违背检查	字段编辑检查	检查编码	表单名称	对象条目	所在访视	逻辑文本	质疑文本	人工检查? Y
2018/7/18		1.0			CM-CMINDC-002	既往及合并用药	使用目的 CMINDC	既往及合并用药	CMINDC 选择 AE/既往病史时，需交叉检查 AE/既往病史列表单	#根据实际情况撰写质疑文本#	Y
2018/7/18		1.0			CM-CMSTDAT-001	既往及合并用药	开始日期 CMSTDAT	既往及合并用药	CMYN＝是，CMSTDAT 必须填写	开始日期为空，请提供数据	
2018/7/18		1.0			CM-CMSTDAT-002	既往及合并用药	开始日期 CMSTDAT	既往及合并用药	CMSTDAT≤VISDAT（治疗结束）	合并用药开始日期在治疗结束之后，请检查	
2018/7/18		1.0			CM-CMONGO-001	既往及合并用药	是否仍在使用? CMONGO	既往及合并用药	CMYN＝是，CMONGO 必须填写	是否仍在使用为空，请提供数据	
2018/7/18		1.0			CM-CMENDAT-001	既往及合并用药	结束日期 CMENDAT	既往及合并用药	CMONGO＝否，CMENDAT 必须填写	结束日期为空，请提供数据	
2018/7/18		1.0			CM-CMENDT-002	既往及合并用药	结束日期 CMENDAT	既往及合并用药	CMONGO＝是，CMENDAT 必须为空	"是否仍在使用?"选择"是"，结束日期却不为空，请检查	
2018/7/18		1.0			CM-CMENDAT-003	既往及合并用药	结束日期 CMENDAT	既往及合并用药	CMENDAT≥CMSTDAT	结束日期在开始日期之前，请检查	
2018/7/18		1.0			CM-CMENDAT-004	既往及合并用药	结束日期 CMENDAT	既往及合并用药	CMENDAT≥EXSTDAT（第 1 周期 1～7 天）[不包括时分]-30 天	用药结束日期在第一次输注药物前 30 天之前，请检查	

28. 研究总结（CSS）

生效	失效	版本 #	方案违背检查	字段编辑检查	检查编码	表单名称	对象条目	所在访视	逻辑文本	质疑文本	人工检查? Y
2018/7/18		1.0			CSS-CSSYN-001	研究结束	受试者是否完成本试验? CSSYN	研究结束	CSSYN 必须填写	数据缺失，请提供数据	
2018/7/18		1.0			CSS-CSSQUDAT-001	研究结束	研究完成/退出的日期 CSSQUDAT	研究结束	CSSQUDAT 必须填写	数据缺失，请提供数据	
2018/7/18		1.0			CSS-CSSQUDAT-002	研究结束	研究完成/退出的日期 CSSQUDAT	研究结束	CSSQUDAT ≥ 最后一次检查日期	研究完成/退出的日期不在最后一次检查日期当天或之后，请检查	Y
2018/7/18		1.0			CSS-CSSQUREA-001	研究结束	退出研究的主要原因，请选择 CSSQUREA	研究结束	CSSYN = 否，CSSQUREA 必须填写	退出研究的主要原因为空，请提供数据	
2018/7/18		1.0			CSS-CSSQUREA-002	研究结束	受试者是否完成本试验? CSSYN	研究结束	CSSYN = 是，CSSQUREA 必须为空	退出研究的主要原因不为空，请检查	

附录3

质疑处理指南实例

注:该模板仅供参考,具体应用应该根据项目特点增减调整。

申办项目编号		项目编号	
申办方名称			

本文件已由以下人员在最后一页签字确认(电子签)

	签字
作者	姓名
	项目职能
(如无则删除)	签字
审核者	姓名
	项目职能

文件修订履历
按需增加行数。在"新版本编号"一栏标注"草稿"或"终稿"。

新版本编号	文件日期	作者	变更摘要

根据项目是 EDC 或纸质研究的不同,选用适用的部分

1 EDC 系统的质疑处理
注:这里以 Medidata Rave 系统为例,因 EDC 系统功能设置的不同,可能有不同。

1.1 质疑报告

任务	操作
小结	在 EDC 中,标记不同的状态质疑,使其可在质疑详细报告(query detailed report)中被识别

任务	操作
识别不同状态的质疑	每个项目的特殊修订 在"reporter"模块下运行"query detailed report"以获得任意质疑状态的详细信息并对已下载的 Excel 文件进行筛选。如为定制报告则需对其状态进行详细说明

1.2 关闭系统自动质疑

任务	操作
小结	对于未要求回复的系统质疑,如果数据更正满足既定的逻辑核查要求,则该系统质疑将被自动关闭 对于要求回复的系统质疑,如果已经回复,不论数据修正是否满足既定的逻辑核查要求,都需要手动关闭系统质疑。还必须审核该回复以确认该质疑是否需要研究中心人员进一步处理或者可以关闭
识别已回答的系统质疑	参见 1.1
审查研究中心的回复	首发质疑是否得到解决 评估对数据影响,并审查质疑履历和稽查轨迹以作参考 确认数据修正正确或者没有修正
是否已做出正确的数据修正	只适用于系统质疑要求回复并且已经回复的 从质疑下拉列表中选择"close"
如果数据修正错误或者没有数据修正	再发质疑(参考 1.5)。

1.3 生成人工质疑

任务	操作
小结	对 EDC 系统中自动核查没有的部分或者系统本身固有的质疑未能解决数据不一致时,将发起人工质疑以核查。人工质疑必须包括识别的 ID 以识别质疑是由何部门发出 EDC 中的人工质疑是有权限的,根据不同的项目配置,用户只能管理权限允许职能组内的质疑(依据不同的项目配置调整此模块)
选择合适的数据点以发人工质疑	CDM 会根据访视、CRF 页面、字符段,来决定最合适的字符段 如适用于整个 CRF 的质疑则附在该页面的第一项上
打开人工质疑	选择未解决质疑的标记类型 在标记组中选择"site from DM" 输入质疑文本及其 ID,如: ○ B:GTS 生物统计与编程 ○ C:编码 ○ S:SAE 一致性核查 ○ L:实验室 ○ P:项目负责人 如有必要和校对 删除不适用于此项目的 ID 默认情况下要求回复不需要勾选,如要求回复,请在"需要回复"旁边的勾选框勾选

1.4　关闭人工质疑

任务	操作
小结	人工质疑不会自动关闭。必须对人工质疑进行审查以确保它们已被正确解决。由 CDM 发布的人工质疑只能由 CDM 关闭,除非在核心配置中配置了关闭其他职能组质疑的权限 根据每个项目的配置进行修订
确定已回答的人工质疑	参见 1.1
复核研究者回复	首发质疑是否已解决 评估对数据的影响,并审查质疑履历和稽查轨迹以作参考 确认数据修正正确或者没有修正
是否已做出正确的数据修正	只适用于人工质疑要求回复并且已经回复的 从质疑下拉列表中选择"close"
如果数据修正错误或者没有数据修正	再发质疑(参考 1.5)

1.5　再发质疑(re-issuing queries)

任务	操作
小结	当首发人工质疑没有完全被研究者解答时,再发质疑必须引用首发质疑以帮助解决
打开再质疑	在已回答质疑中点击下拉菜单选择"re-query" 输入质疑文本,必要时勾选"requires response",点击保存
再发质疑	○ 如果回复不恰当,或者在关闭之前需要附加信息,则以"open"状态再发质疑 ○ 确保按 DVP 的要求对于每个再发质疑都有恰当的理由。必须参照首发质疑文件,但质疑文本必须重新编辑以确保充分的澄清或添加补充信息从而避免出现相同的结果。
上报质疑	如果发现再质疑被回复得仍不充分,CDM 必须将之上报至 Lead CDM、CRA 注意:一个质疑只能被再发一次。CRA 必须及时与研究中心跟进有关数据问题 如果 CRA 与研究中心沟通后问题仍未解决,CRA 应将之上报至临床运营的 Lead
质疑关闭	只有质疑上报并继续跟进后尚没有得到合适的回复时,才与申办方讨论如何对质疑进行内部关闭。任何从管理上关闭的质疑必须在未解决质疑内部关闭表格中作书面记录并发送给申办方以获批准

2 在纸质 CRF 或混合研究中的质疑处理

2.1 数据澄清表模板

数据澄清表

申办方项目编号		公司项目编号	
申办方名		受试者编号	
方案题目			

受试者编号:		研究中心:	
日期:		研究者:	
DCF ID:			

分册	访视	CRF 页码	数据质疑	解答
				有无修正: □有,请记述以下修正内容 □无 修正理由:

签名:_____ 日期:_____

2.2 混合研究中的 DCF

如果不适用于您的研究,请将之删除

任务	操作
小结	在混合研究中,向研究中心提供 DCF 以对数据不一致进行确认
发布人工质疑	当在 DDE 环境下将数据输入 EDC 时,CDM 将就"数据的不一致"发布人工质疑 参见 1.3
生成质疑解决工作表	

任务	操作
解决质疑并签署质疑解决工作表	研究者在质疑解决方案工作表中提供解决方案并在最后一页签字。
关闭质疑	质疑解决方案工作表的复印件将发送给 CDM,原件由研究中心存档
	（根据每个项目的特殊流程进行修订）
	CDM 在 EDC 中针对每个质疑输入研究者回复并更正相应的数据,如研究者回复满足要求,则关闭质疑
再发质疑 Re-issue query	参见 1.5

2.3　纸质研究中的数据澄清表

任务	操作
小结	将数据澄清表发送至 CRA/研究者(按需删除)
发送 DCF 以解决质疑	有关电子实验数据的 DCF 发送至中心实验室
	有关安全数据库的 DCF 发送至药物警戒专员、医学事务人员等
	沟通计划或联络详细清单中列明与每个接收者的联络细节(按需删除)并保存在项目文件中
发送方法	通过电子邮件、网络发送 DCF
	■ 只能使用申办方的官方邮箱。所有数据澄清表必须以附件形式通过电子邮件发送,出于安全和保密的考虑,不允许在邮件正文中发送数据澄清表
	■ 发送的数据澄清表的标准格式为 PDF 文件。
	■ 所有附件应为"只读"格式
	■ 保留邮件和附件,直到数据澄清表被解决并返回
	通过快递或邮件分发 DCF
	■ 必须在包裹上注明收件人的各项信息(例如姓名、地址、电话)
	■ 当 DCF 通过邮政速递寄送时,必须提醒研究中心生成回复的数据澄清表的副本,并寄回公司数据管理部门
	■ 在寄件的封面,应该注明寄送的数据澄清表的数量、期待收到答复的时间,以及任何其他有助于处理数据澄清表的说明(例如提醒研究者保留签字的原件)
	通过传真发送数据澄清表
	■ 通过传真发送的数据澄清表必须由激光打印机打印在普通纸张上,而不是无碳复写纸上
	■ 封面采用公司正式传真模板,与数据澄清表一起传真。封面应注明发送的数据澄清表的数量
	■ 如果数据澄清表直接传真到研究中心,CRA/研究者(按需删除)应当查收传送文件的完整副本
	■ 签字后的原件由研究者保存
	■ 由于传真用的热敏卷纸会随着时间模糊褪色,所以研究中心的传真机必须使用普通非热敏纸才可以通过传真来发送 DCF

任务	操作
数据澄清表的发送与接收	对于每一份数据澄清表,数据管理部门必须收到已授权签字的 DCF 回复副本
	可以是签字原件的高质量传真、扫描图片,或者复印件
	缺乏研究者签字和日期的数据澄清表将不被受理
	数据澄清表原件在研究中心留存。数据管理部门不会归还收到的数据澄清表原件(数据管理人员应该发送邮件让 CRA 提醒研究者只需要发送复印件)

2.4　通过电子邮件发送的数据澄清表的邮件文本示范

主题:(插入方案名、编号)的数据澄清表

尊敬的(插入接收者姓名)

请查收随信附件(插入方案名、编号)的数据澄清表(插入数据澄清表标号)。

(标明附件发送的质疑数量-将不同样本的数量分列出来)

请将每个数据澄清表打印出来并对质疑提供您的回复。

请在(插入日期)之前,将回复并签字之后的数据澄清表的复印或扫描件通过

传真(插入传真号)

或邮政速递(插入地址)

或电子邮件(插入电子邮箱地址)

发送给(插入公司名)公司数据管理部门的(插入姓名)

如有任何问题,请随时与我联系,联系方式如下。

(祝词)

(姓名)

(职位)

(联系方式)

在本邮件中传送的信息仅用于被发送到的个人或实体,并且可能包含机密和/或特权材料。禁止在任何情况下对该信息进行任何审查、重传、传播或其他使用,或采取任何依赖的行动。如果您误收此信,请销毁任何副本,联系发件人,并删除所有材料。

3　研究中心数据澄清表的处理

3.1　研究中心数据澄清表(site generated clarifications, SGC)的模板

CDM 在发布 SGC 模板之前,对以下信息进行修订:

- 页眉:除了受试者编号之外的所有信息应完整无缺。
- SGC 编号:根据项目要求 SGC 编号。
- 指定项目 的 SGC 模板版本。

研究中心数据澄清表（site generated carifications，SGC）

申办方项目编号		公司项目编号	
申办方名		受试者编号	

SGC 编号	研究中心编号	序号	

CRF 页面/域	修正的字符段	修正理由/CRA 质疑	原有的数据	更新的数据

签名：_____   日期：_____

3.2 SGC 的处理

任务	操作
小结	根据相应研究中心给每个 SGC 进行编号，一个 SGC 编号应包含研究中心编号和一个连续且独一无二的号码以示区分 每个 SGC 只阐明一个问题 在锁库之前，研究中心和 CRA 对所有发送给数据管理部门的 SGC 的记录电子保存，以评估是否所有 SGC 已被查收并录入临床数据库
SGC 的跟踪	研究中心采用标准 SGC 跟踪表进行跟踪

外部数据传输协议模板实例

1. 传输细则

数据文件	
传输要求	
传输流程	
传输文件格式	☒逗号分隔的文件(.csv) □ SAS 数据集 (.sas7bdat) □ SAS 传输文件(.XPT) □ 其他, 具体说明:＿＿＿＿＿＿ 文件名称:
传输文件形式	☒压缩文件:将此文件用 MD5 校验工具进行校验并获得 MD5 码 □ 其他, 具体说明:＿＿＿＿＿＿
传输方法	□ 电子邮件 □ 文件传送协议(sFTP), link:＿＿＿＿＿＿ ☒其他, 具体说明:
密码	☒是, 需在其他文件中说明,并告知双方负责人 □ 否, 具体说明:＿＿＿＿＿＿

2. 传输变量名

变量名类型	变量名标签	变量名描述	数据类型
sample ID	sample ID	The internal unique ID for each sample, for example: 001-01-0.0-1.5-1800001	character